临床急危重症救治手册系列

消化内科急危重症救治手册

XIAOHUA NEIKE JI WEI ZHONGZHENG JIUZHI SHOUCE

主　编　王朝晖

副主编　陈智颖　刘文新

编　者　（以姓氏笔画为序）

　　　　于　涛　王红微　王媛媛

　　　　付那仁图雅　白雅君

　　　　刘艳君　齐丽娜　孙石春

　　　　孙丽娜　李　东　何　颖

　　　　宋　涛　张　楠　张家翾

　　　　张黎黎　董　慧

U0293528

河南科学技术出版社

·郑州·

内容提要

遵循"生命第一,时效为先"的急救理念,并从临床实用出发,笔者编写了一套《临床急危重症救治手册系列》,共 8 个分册,每册分别介绍了诊断、鉴别诊断、急救要点、抢救相关基本操作技术、药物应用等。本册主要介绍消化内科急危重症,包括食管、胃、十二指肠、肠道、肝、胆道、胰腺疾病相关急危重症及消化内科急危重症操作技术。本书在编写过程中注重临床实际应用,提供规范化的消化内科急危重症诊治程序和具体处置方案,力求体现内容的科学性、实用性。本书内容实用,文字精练,临床针对性强,适合各级医院的消化科医师、医科院校实习生及护师阅读参考。

图书在版编目(CIP)数据

消化内科急危重症救治手册/王朝晖主编 . —郑州:河南科学技术出版社,2019.7

ISBN 978-7-5349-9534-7

Ⅰ.①消… Ⅱ.①王… Ⅲ.①消化系统疾病-急性病-诊疗-手册②消化系统疾病-险症-诊疗-手册 Ⅳ.①R570.597-62

中国版本图书馆 CIP 数据核字(2019)第 096779 号

出版发行:河南科学技术出版社
北京名医世纪文化传媒有限公司
地址:北京市丰台区万丰路 316 号万开基地 B 座 1-114 邮编:100161
策划编辑:焦 赟
文字编辑:魏 新
责任审读:周晓洲
责任校对:龚利霞
封面设计:中通世奥
版式设计:崔刚工作室
责任印制:陈震财
印 刷:郑州环发印务有限公司
经 销:全国新华书店、医学书店、网店
开 本:850 mm×1168 mm 1/32 印张:15.5 字数:388 千字
版 次:2019 年 7 月第 1 版 2019 年 7 月第 1 次印刷
定 价:65.00 元

如发现印、装质量问题,影响阅读,请与出版社联系并调换

# 前　言

　　临床上的"急危重症"是指起病突然、来势凶险或病情直转而下,患者很快就进入昏迷、休克、器官衰竭或多器官功能障碍综合征等濒死状态,有的甚至来不及抢救就已经死亡,有的心搏、呼吸骤停即使心肺复苏成功,但最后可因缺血缺氧性脑病而成为植物状态或最终死亡。这些极其严重凶险的疾病,给临床工作带来了极为严重的困难和挑战。所以"急危重症"的救治是一项世界性难题,亟待努力研究,加以提高。

　　消化内科是以研究食管、胃、小肠、大肠、肝、胆及胰腺等器官疾病为主要内容的临床三级学科。消化内科疾病种类繁多,其本身的急症已是临床危重、急诊的常见病,加上其他系统疾病在消化系统的急症表现复杂而多见,因此,与消化系统有关的急危重症的诊断和处理显得复杂和棘手,其处理模式也由通道式向病房式转变,是消化内科医师需要关注的重要问题。

　　随着医学的飞速发展,诊疗手段日新月异,近年来消化内科急危重症的诊断和治疗水平有了重大进展。为了提高消化内科临床医师对消化系急危重症的识别及急救处理能力,我们组织了相关专家,参考近年来国内外出版的专著及相关文献,结合自身的临床经验编写了这本《消化内科急危重症救治手册》,目的是期望本书能使各级消化内科医师,尤其是年轻消化内科医师受益,

对积累急危重症的临床诊治经验、拓展临床诊治思路、提高临床诊治水平有所帮助。

本书共 8 章，主要包括消化内科常见急危症状的诊治思维，食管、胃、十二指肠、肠道、肝、胆道、胰腺疾病相关急危重症，消化内科急危重症操作技术。本书在编写过程中遵循循证医学原则的诊断思路和程序、治疗的基本原则及各种治疗措施的具体方法和应用技巧，力求反映国内外本领域的新理论、新技术、新方法和新成果，提供规范化的消化内科急危重症救治程序和具体处置方案，体现出内容的系统性、完整性，又注重理论联系实际，切合临床，凸显实用。

消化内科急危重症诊疗技术日新月异，鉴于编者的经验水平有限，书中若存在不足和错误，恳请读者在阅读过程中提出宝贵的意见，以期再版修订时进一步完善。

编　者

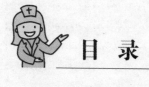

目 录

第1章

消化内科急危症状

第一节　恶心与呕吐

恶心、呕吐是临床上最常见的症状之一。恶心(nausea)是一种特殊的主观感觉,表现为咽喉与上腹部的不适和紧迫欲吐感,多伴有流涎与反复的吞咽动作。严重者可伴头痛、头晕、出汗、面色苍白、心率增快等自主神经功能紊乱的表现。恶心常是呕吐的前驱症状。呕吐(vomit)则是通过胃、食管、口腔、膈肌和腹肌等部位的协同作用,使胃内容物由胃、食管经口腔排出体外,是一种复杂的病理生理反射过程。恶心同时伴有呕吐,但未将胃内容物排出称干呕(retch)。干呕常是呕吐之前呼吸肌的节律性动作。

恶心和呕吐病因众多、症状缓急程度不一。急性剧烈的恶心、呕吐可能导致患者脱水、电解质紊乱、营养不良,严重者可能因消化道黏膜损伤而并发上消化道出血。医师应及早甄别导致恶心和呕吐的危重疾病,根据病史、体征尽早识别病因,同时给予合理检查和对症治疗。

【病因】

引起恶心和呕吐的病因相当繁多,分类复杂,涉及许多系统。凡是能导致胃肠道、腹腔、中枢神经系统及代谢系统发生病理生理改变的疾病均可引起恶心和呕吐。在临床上,按发病机制可分为反射性呕吐、中枢性呕吐、前庭障碍性呕吐和神经官能症性呕吐。

(一)反射性呕吐

1. 消化系统疾病　①咽部受到刺激:如剧咳、吸烟、鼻咽部炎症等；②胃十二指肠疾病：急、慢性胃肠炎，急性胃扩张或幽门梗阻、消化性溃疡、十二指肠壅滞等；③肠道疾病：肠梗阻、急性阑尾炎、急性出血坏死性肠炎、腹型过敏性紫癜等；④肝胆胰疾病：肝硬化、急性肝炎、急慢性胆囊炎或胰腺炎等；⑤腹膜及肠系膜疾病：如急性腹膜炎等。

2. 呼吸系统疾病　肺炎、百日咳等。

3. 循环系统疾病　急性心肌梗死、心力衰竭、休克、高血压危象。

4. 泌尿系统疾病　急性肾炎、急性肾盂肾炎、肾输尿管结石、肾衰竭等。

5. 急性中毒　胃肠道的急性感染（病毒、细菌、寄生虫）、食物中毒等。

6. 妇科疾病　急性盆腔炎、卵巢扭转。

7. 眼科疾病　屈光不正、青光眼。

(二)中枢性呕吐

1. 脑血管疾病　如脑出血、脑栓塞、脑血栓形成、高血压脑病及偏头痛等。

2. 中枢神经系统感染　乙型脑炎、病毒性（脑膜）脑炎、脑脓肿。

3. 颅内占位病变　脑肿瘤。

4. 颅脑损伤　脑挫裂伤或颅内血肿。

5. 内分泌代谢性疾病　糖尿病酮症酸中毒、甲状腺危象、甲状旁腺危象、肾上腺危象、肾上腺功能不全、高钙血症、低血糖及低钠血症等引起脑水肿/颅压升高等而致呕吐。

6. 中毒　乙醇、重金属、一氧化碳、有机磷农药及鼠药等。

7. 药物　许多药物如抗生素、抗肿瘤化疗药物、平喘药、β受体阻滞药、钙拮抗药、解热镇痛药、麻醉药物、洋地黄、阿扑吗啡等。

8. 手术　开颅术、腹腔镜检查、剖腹手术、乳腺手术、耳鼻喉手术等。

9. 妊娠　妊娠剧吐及妊娠晚期急性脂肪肝。

10. 周期性呕吐综合征　为间歇性发作的呕吐,在两次发作之间可无症状,常见于儿童。

11. 其他　癫痫。

(三)前庭障碍性呕吐

1. 迷路炎　是化脓性中耳炎常见的并发症。

2. 梅尼埃病　为突发性的旋转性眩晕伴恶心、呕吐。

3. 晕动病　一般在航空、乘船、乘车时发生。

(四)神经官能症性呕吐

1. 胃肠神经症。

2. 癔症。

【发病机制与病理生理】

呕吐是一个复杂的协调反射动作。呕吐过程可分为恶心、干呕与呕吐 3 个阶段。恶心是人体一种精神活动,许多因素刺激可引起恶心,如迷路刺激、内脏器官疼痛、某些精神因素等。恶心发生时,胃张力和蠕动减弱或消失,排空延缓,而十二指肠和近端空肠紧张性增加,并出现逆蠕动,导致十二指肠内容物反流到胃内。干呕是恶心的进一步加重,干呕发生时,常出现声门关闭、呼吸运动消失或呼吸肌痉挛、腹式呼吸代替胸式呼吸、胃底和贲门部放松而胃窦部短暂收缩、口腔关闭。

呕吐开始时,幽门口关闭,胃内容物不能排到十二指肠;同时,贲门口松弛,贲门部上升,接着腹肌、膈肌和肋间肌收缩,胃内压及腹腔内压骤升,导致胃内容物急速从口喷出。与此同时,出现声门关闭,呼吸停止,软腭、舌骨、喉头抬起,关闭鼻腔及会厌通道,防止胃内容物进入鼻腔及呼吸道。

恶心、呕吐的发生机制仍未完全清楚,目前认为中枢神经系统的两个区域与呕吐反射密切相关。一个是延髓呕吐中枢,另一个是化学感受器触发区(CTZ)。通常把内脏神经末梢传来的冲动,刺激呕吐中枢引起的呕吐称为反射性呕吐,而把CTZ受刺激后,引起呕吐中枢兴奋而发生的呕吐称为中枢性呕吐。

延髓呕吐中枢位于延髓外侧网状结构背外侧缘,迷走神经核附近,是呕吐共同通路的起点,由它传出的冲动导致呕吐。最初认为呕吐中枢位于与呕吐发生相协调的结构附近。以后发现它们不仅解剖上相关,而且在孤束核中联结成神经网络。呕吐中枢接收来自胃肠道和其他躯体部分、迷走神经传入支和交感神经的内脏神经的冲动,或间接由化学感受器触发区传来的刺激,引起呕吐协调运动。呕吐中枢的旁侧有干呕中枢,内侧有吸气中枢,邻近尚有流涎与血管运动中枢,因此恶心与呕吐常伴有这些中枢相关的临床表现。

CTZ位于第四脑室底部的后极区,为双侧性区域,有密集的多巴胺能受体。应用该受体激动药如阿扑吗啡、左旋多巴、溴隐亭等药物均能引起呕吐,而其拮抗药如甲氧氯普胺、多潘立酮等药物则有明显的止呕作用。故认为,多巴胺受体在CTZ对呕吐介导过程中起重要作用。除此之外,CTZ还含有5-羟色胺、去甲肾上腺素、神经肽物质和γ-氨基丁酸等神经递质,这些递质也可能参与呕吐反射过程。CTZ主要接收来自血液循环的化学、药物等方面的呕吐刺激信号,并发出引起呕吐反应的神经冲动。但CTZ本身不能直接引起呕吐,必须通过延髓呕吐中枢的介导才能最终引起呕吐。由于CTZ位于血-脑屏障之外,因此,易于接收体液包括血液和脑脊液的化学刺激,对电刺激不敏感。许多药物或代谢紊乱均可作用于CTZ。现在已发现,不少药物如麻醉药、化疗药物、麦角衍生物类药物及吐根素等,主要作用于CTZ,最后引起呕吐。某些疾病如尿毒症、低氧血症、酮症酸中毒、放射病、晕动症等,引起的恶心、呕吐也与CTZ有关。另外,体内某些多肽物质如甲状腺激素释放激素、P物质、血管紧张素、胃泌素、加压素、血管肠肽等均可作用于CTZ,引起恶心、呕吐,但生长抑素和胆囊收缩素等却无此作用。

呕吐的传入神经冲动系来自三方面。①末梢神经刺激:由咽、胃肠道、肝、胰腺、胆道、腹膜、肠系膜血管、冠状动脉、心脏、泌尿生殖系统等脏器,通过迷走神经系统与交感神经系统的内脏传入神经,直接兴奋呕吐中枢。②中枢神经刺激:由视、嗅、味觉等神经反射,精神因素的影响或脑部炎症、肿瘤、血管性病变,通过大脑皮质、延脑的神经冲动,直接兴奋呕吐中枢。③CTZ 刺激:由药物或代谢产物影响化学感受器触发区,触发神经冲动,传至呕吐中枢而使其兴奋。呕吐中枢对传入冲动的感受阈因人而异。因此,有人受轻微刺激因子的影响,即可激发呕吐;另一些人则可耐受较强的刺激因子而不引起呕吐。一般认为,在功能性呕吐的患者,其呕吐中枢的感受阈较低。

呕吐的传出神经包括膈神经(支配膈肌)、脊髓神经(支配肋间肌与腹肌)、迷走神经传出纤维(支配咽喉肌)及迷走神经与交感神经内脏支传出纤维(支配胃肠平滑肌),通过协调运动,完成呕吐动作。

【临床表现】

(一)呕吐的临床特点

1. **直接刺激呕吐中枢或 VTZ 所致的呕吐**　常发生在空腹或清晨时,呕吐物为胃液或黏液样物质。药物、毒物(如乙醇滥用)、妊娠或糖尿病、尿毒症等代谢性疾病通常引起这一类型的呕吐。

2. **前庭或小脑疾病以及晕动症相关的恶心、呕吐的临床特点**　多发生于青壮年,可伴有眩晕、耳鸣、耳聋、耳发胀、眼球震颤等症状。椎-基底动脉供血不足患者可伴有眩晕、头痛、视物障碍、共济失调、意识障碍,多发生于老年。

3. **颅内病变或颅内压升高所致的呕吐的临床特点**　多无恶心、干呕等前驱症状,突然发作,呈喷射性。患者同时伴有剧烈头痛,可出现意识障碍。

4. **急腹症伴随恶心、呕吐的临床特点**　各种急腹症在引起相应部位急性疼痛的同时,可以伴随恶心、呕吐。有时呕吐十分剧烈,甚至可能是唯一症状。肠系膜上动脉(SMA)综合征通常存在腹壁肌肉张力消失、脊柱前凸增加、体重迅速下降及腹部手术后长期卧床等诱发因素。呕吐物含有胆汁,伴餐后上腹胀满,脐区疼痛,部分患者采用膝胸位或俯卧位后症状可缓解。

5. **妊娠呕吐的临床特点**　早期妊娠呕吐通常发生于清晨进食以前,一般于妊娠第9周左右达到高峰,一般不会持续超过第22周。妊娠剧吐是指一种异常严重的恶心、呕吐,可引起脱水、营养不良、电解质紊乱等并发症。通常于妊娠早期出现,可持续超过妊娠的前3个月。

6. **妊娠急性脂肪肝呕吐的临床特点**　发生在妊娠的最后3个月,呕吐严重,常伴有头痛、全身不适和先兆子痫表现(高血压、水肿、蛋白尿),可以很快进展至肝衰竭和弥散性血管内凝血。肝活检可以发现典型的小泡性脂肪变性。

(二)恶心与呕吐的伴随症状

1. **伴有腹痛**　伴有腹痛者多见于急腹症有关疾病,诊断一般无困难。呕吐后腹痛暂时获得缓解,多提示消化性溃疡、急性胃炎、幽门梗阻或高位肠梗阻,十二指肠壅积症或输出襻综合征等;呕吐后腹痛得不到暂时缓解者,常见于急性胆囊炎、胆石症、泌尿系统结石、胆道蛔虫症、急性胰腺炎、急性腹膜炎等。

2. **伴头痛与眩晕**　恶心、呕吐伴有头痛者,除须考虑引起颅内压增高的疾病外,也应想到偏头痛、鼻窦炎、青光眼、屈光不正,对伴有眩晕者应想到迷路病变,包括梅尼埃病、迷路炎等。还应考虑是否为椎-基底动脉供血不足、小脑后下动脉供血不足或某些药物如链霉素、卡那霉素、新霉素、庆大霉素等不良反应所致的颅神经病变。

3. **其他伴随症状**　伴高度发热者,需注意急性感染和细菌性食物中毒等;伴胸痛者,见于急性心肌梗死和急性肺梗死等;伴皮肤苍白、出冷汗、血压下降等自主神经失调症状者,常见于晕动病、休克与脑缺血发作;伴黄疸者,可见于急性黄疸型肝炎、急性胆道感染、胆石症、胆道蛔虫、急性胰腺炎等。伴有贫血、水肿、食欲缺乏及尿的异常改变者,要考虑尿毒症;伴有月经异常或停经者,可见于早孕或宫外孕破裂;伴有焦虑、抑郁者,多见于癔症、神经官能症等。呕吐频繁而持续时间较久者,常有脱水、消瘦、营养不良,但精神性呕吐的全身情况可基本稳定。对原因不明的恶心与呕吐,应该警惕是否为急性病毒性肝炎的黄疸前期;也应了解患者有无服药史,不少药物如抗生素与抗癌药物等可以引起恶心与呕吐,需在停药后观察该症状是否得到缓解,再次服该药后又出现相同症状来加以鉴别。

(三)恶心、呕吐的并发症

1. **食管和胃损伤**　①急性呕吐后患者常有胃灼热或胸骨后疼痛等食管炎症状;慢性迁延性呕吐所致的食管炎多累及食管较长节段。②突然发生的干呕或呕吐可造成胃食管连接部位黏膜损伤,引起急性上消化道出血,导致呕血,即 Mallory-Weiss 综合征。由于剧烈呕吐可导致食管壁破裂并穿孔和继发性纵隔炎,称为自发性食管破裂综合征,其死亡率较高。③长时间呕吐后,面部和颈部可以出现多发的皮下出血。慢性呕吐可以造成龋齿。

2. **声门痉挛和吸入性肺炎**　酸性物质和胆汁对咽部具有刺激性,可引起一过性声门痉挛和窒息。意识障碍、咳嗽反射减弱或年老者,易出现胃内容物误吸入气管,引起急性窒息和吸入性肺炎。

3. **水、电解质代谢失衡和营养不良**　水、电解质代谢失衡和营养不良是恶心、呕吐的并发症之一,临床表现为脱水、少尿、血液浓缩、低血压、心律失常、肌无力、低钠血症、低钾血症、低氯性碱中毒。

【辅助检查】

(一)实验室检查

1. **基本检查**　血、尿、粪常规,粪隐血及细菌培养,肝、肾功能,电解质,血糖,血、尿淀粉酶等。

2. 根据所怀疑的病因,有针对性地选择一些检查 ①呕吐物检查:包括每次及 1 天的呕吐量,有无隔餐或隔日食物残渣、胆汁或血液,有无发酵气味;在感染性食物中毒,应取呕吐物做细菌培养。②疑有化学或药物中毒者,应将呕吐物进行毒物分析。③怀疑妊娠呕吐应做妊娠试验。④疑诊甲状腺功能亢进症或 Addison 病的患者需检测甲状腺素和促甲状腺素(TSH)。

3. 中枢神经系统检查 疑为中枢性呕吐患者应做眼底检查,头颅 X 线片、CT、MRI,以及脑电图和脑血管造影等检查。

4. 前庭功能测定 疑为耳源性呕吐应做内耳功能检查及前庭功能测定。

(二)影像学检查

反射性呕吐多由消化系疾病引起,酌情进行 X 线检查、B 超、内镜等检查以确定病因。对于急性呕吐的患者,如伴有急性腹痛或疑有机械性梗阻,应拍立位和卧位 X 线腹部片,以发现腹腔内是否有游离气体或是否有扩张的肠襻。腹部 CT 可发现胰腺炎、阑尾炎、胆囊疾病、消化道穿孔、肠梗阻等病变。颅脑 CT、脑血管造影、磁共振检查可显示中枢神经系统病变。对怀疑有幽门梗阻或机械性肠梗阻的患者,可放置胃管行胃肠减压以缓解症状。如在禁食的患者胃管中抽出 200ml 以上的残留物,则提示有梗阻或胃轻瘫。上消化道内镜是诊断幽门梗阻最好的检查方法。

(三)特殊检查

1. 胃排空试验 对于发现胃轻瘫相对准确、简便和无创性,包括放射性闪烁扫描显像法、胃超声评价液体食物的排空,以及 ^{13}C 辛酸呼气试验。

2. 胃电描记图(EGG) 可能发现空腹或餐后出现胃电节律紊乱。

3. 胃十二指肠球部测压 可用于了解胃、十二指肠在消化间期和消化期的运动有无异常,但由于此项检查需在放射透视下放置导管,且检查费时,故不作为常规检查项目。

【诊断】

1. 慢性特发性恶心的诊断必须符合以下所有条件：①每周至少发生数次恶心；②不经常伴有呕吐；③上消化道内镜检查无异常或没有可以解释恶心的代谢性疾病。诊断前症状出现至少 6 个月，近 3 个月症状符合以上标准。

2. 功能性呕吐必须符合以下所有条件：①呕吐平均每周发生 1 次或 1 次以上；②无进食障碍、反刍或依据 DSM-Ⅳ 未发现主要精神疾病；③无自行诱导的呕吐和长期应用大麻史，没有可以解释反复呕吐的代谢性疾病或中枢神经系统疾病。诊断前症状出现至少 6 个月，近 3 个月症状符合以上标准。

3. 周期性呕吐综合征必须符合以下所有条件：①同样的呕吐症状反复急性发作，每次发作持续不超过 1 周；②前 1 年间断发作 3 次或 3 次以上；③发作间期无恶心和呕吐。诊断前症状出现至少 6 个月，近 3 个月症状符合以上标准。支持诊断标准为有偏头痛病史或家族史。

4. 可以根据呕吐伴随的症状对呕吐进行诊断，如观察有无发热、头痛、眩晕、意识障碍；有无腹痛、腹泻、腹胀、便秘等症状；近期有无吃不洁食物或服用某些刺激胃黏膜的药物。

5. 可以根据既往史对呕吐进行诊断。如观察患者有无胃病史、有无原发性高血压、有无慢性肝肾疾病、糖尿病等病史，注意是否妊娠可能、有无精神因素等。

6. 诊断线索：①是否具有胸/腹痛症状；②是否服用药物及接触毒物或相应有毒环境史；③是否具有与妊娠相关的症状或病史；④是否具有中枢神经系统症状表现；⑤是否能用感染解释恶心呕吐；⑥恶心、呕吐是否是全身性症状的一部分；⑦患者是否使用免疫抑制药；⑧是否全麻苏醒期患者；⑨是否有恶心、呕吐不常见的病因。

【鉴别诊断】

1. 恶心、呕吐与其他相关症状的鉴别　呕吐是一种躯体与内脏的协调运动,包括胃蠕动的抑制、小肠逆蠕动、幽门收缩、食管下端括约肌松弛、胸部吸气、腹内压剧增等,最后胃内容物经食管排出体外。反流则是发生于进食后一段时间,无恶心先兆,缺乏上述协调动作,食物毫不费力地经食管进入口腔,多与食管下端括约肌功能异常、胃内容物潴留有关。反刍是对反流食物的反嚼和反咽,经常在餐后多次出现,与呕吐的差异在于反刍现象能随意控制;厌食是与恶心有关的对食物缺乏进食欲望的表现;早饱是一种在进食之前上腹胀满的感觉,恶心是消化不良症状的部分表现,其中消化不良症状包括上腹不适、胃灼热感、食欲缺乏、嗳气和胃胀等。

2. 中枢性呕吐与反射性呕吐的鉴别　见表 1-1。

表 1-1　中枢性呕吐与反射性呕吐的鉴别

鉴别要点	反射性呕吐	中枢性呕吐
常见病因	消化、呼吸及心血管系统疾病等	中枢神经系统疾病等
诱发因素	炎症刺激或病变加重	颅内高压
恶心	常见	少见
呕吐特点	非喷射性	喷射性
伴随症状	腹痛、腹胀	头痛、眩晕
常见体征	腹部压痛等	神经系统病理征

3. 器质性呕吐与功能性呕吐的鉴别　见表 1-2。

表 1-2　器质性呕吐与功能性呕吐的鉴别

鉴别要点	器质性呕吐	功能性呕吐
性别差异	无	多见于女性
明确病因	常存在	缺乏

（续　表）

鉴别要点	器质性呕吐	功能性呕吐
精神诱因	无关	常有忧郁、焦虑等
与进食的关系	不定	餐后即吐
有无恶心	有	无
呕吐特点	较剧烈、明显	较轻
食欲情况	减退	正常或减退
全身状况	多较差	多良好

【治疗】

恶心、呕吐的治疗原则是积极寻找病因,给予针对性的治疗,纠正水、电解质代谢紊乱,并治疗其他并发症。

（一）病因治疗

如果恶心、呕吐的病因明确,治疗原发病即可得到控制。炎症引起的恶心、呕吐者,应积极抗感染治疗;胃肠道梗阻者,应进行药物或手术治疗,解除梗阻;各种原因引起的颅内高压者,应予以手术治疗或根据病情采取相应措施;对于精神性呕吐,应避免接触可能诱发症状的刺激,争取患者家庭和朋友的精神支持;并进行心理方面治疗,使患者树立战胜疾病的信心。必要时可给予氯丙嗪、地西泮、B 族维生素等药物,予以镇静及调节自主神经功能失调等治疗。

（二）对症治疗及纠正水、电解质紊乱治疗

1. 饮食调整　剧烈呕吐、有外科手术指征的患者暂时禁食和禁水;如无上述情况则可少量多次地进食和饮水。同时应避免进食辛辣、油腻、过冷和难于消化的食物;避免饮用含二氧化碳的饮料。

2. 妊娠期恶心、呕吐的孕妇　应建议孕妇增加休息,避免因疲乏加重恶心、呕吐症状;指压按摩或针灸可能对妊娠呕吐有效。

鼓励妊娠妇女补充维生素,尤其是叶酸;进食富含蛋白质的食物可以减轻恶心、呕吐;也可让孕妇在起床前20分钟进食无盐或姜味饼干。姜汤或姜粉,亦能有效治疗妊娠期恶心、呕吐;虽然目前仍缺乏有关采用姜治疗的安全性数据,但是很多地区习惯在饮食中用姜作为调味品,剂量与常规处方剂量相当。

3. 纠正水、电解质紊乱 患者可因经口摄入液体、营养及电解质不足而出现脱水和电解质紊乱,呕吐可引起液体、电解质(尤其是钾离子)的丢失,加重脱水和电解质紊乱。因此应及时评估患者脱水情况,进行血生化检查,以了解电解质失衡情况,保证充分的替代治疗;精确记录开始治疗后的出入量,观察患者的病情变化和治疗反应;有胃扩张的患者需留置鼻胃管并记录引流量,以便给予适当的补充。通常补充生理盐水,同时按需补钾以及给予碳酸氢钠纠正酸中毒,也可考虑维生素 B_1 和多种维生素静脉注射;对于脱水严重或有持续性体重减轻的患者,可考虑给予胃肠外营养。

(三)药物治疗

对于难以查明原因的患者,治疗应侧重于采用药物减轻和消除患者的恶心、呕吐症状。在应用药物治疗时,应注意以下原则:口服和静脉使用镇吐药的疗效相当;应使用能获得最大疗效的最小剂量;选择药物应考虑到药物的毒性,尤其是对妊娠呕吐的孕妇,在选用药物时应考虑症状的严重程度和患者要求治疗的意愿;对于化疗相关的恶心、呕吐,应根据患者的恶心、呕吐风险分级及其他特征应用相应的镇吐药,因为在化疗后至少4天内患者均可能出现恶心、呕吐。

1. 抗组胺类药物 常用 H_1 受体阻滞药,包括异丙嗪、美克洛嗪、苯海拉明、茶苯海明、赛克力嗪等药物(表1-3)。其止吐作用机制主要是与组胺竞争效应细胞上的组胺 H_1 受体,使组胺不能与受体结合,故可对抗组胺收缩胃肠平滑肌的作用。这类药物的中枢抑制作用可能与阻断呕吐中枢 H_1 受体及作用于前庭核和网状结构的胆碱能神经元,从而抑制呕吐反射,可抗头晕、镇吐,并可导致镇静与嗜睡,其作用强度因个体敏感性和药物品种而异。该类药物适用于与迷路相关的恶心、呕吐,如晕动病、偏头痛、眩晕及术后恶心、呕吐。某些药物也可治疗妊娠呕吐,可安全用于孕妇的抗组胺药有异丙嗪、多西拉敏、苯海拉明、茶苯海明、赛克力嗪等。

表 1-3 治疗恶心、呕吐的常用抗组胺类药物

常用药物	用法	注意事项
苯海拉明	用于晕动病治疗时,常用剂量为 25～50mg,在搭乘交通工具前半小时服用,以后根据需要每次 25～50mg,每日 3～4 次 用于其他恶心、呕吐治疗剂量为根据需要每次 25～50mg,每日 3～4 次	1. 用药后可能出现中枢神经系统反应,如疲倦无力、头晕头痛、共济失调、反应兴奋 2. 出现抗毒蕈碱样反应,如口干、尿潴留、视物模糊 3. 胃肠道反应,如腹泻、腹痛、食欲异常等 4. 有些药物可能引起心血管反应及皮肤反应,如心悸、心律失常和皮疹等。慎用于癫痫、肝肾疾病、尿潴留、前列腺增生和老年患者。该类药物有致畸胎作用,孕妇应慎用
茶苯海明	预防晕动病时,每次 20～40mg,在搭乘交通工具前 30～60 分钟服用,最多每日 3 次 治疗晕动病,每次 20～40mg,每日 3 次,最大剂量为每日 240mg 妊娠呕吐,每次 20～40mg,每日 4～6 次或 50mg 静脉注射,每 4～6 小时 1 次 预防和治疗术后呕吐,每次 50mg,肌内或静脉注射,每日 4 次	
美克洛嗪	晕动病每次 25～50mg,在搭乘交通工具前 1 小时服用,以后根据需要每 24 小时用药 1 次	

（续 表）

常用药物	用法	注意事项
美克洛嗪	妊娠呕吐,10～50mg,睡前服用 1 次 预防术后及其他呕吐,每日 25 ～ 100mg,分次服用	
赛克力嗪	晕动病,50mg,每日 3 次	
异丙嗪	晕动病,12.5～50mg,乘交通工具前 0.5～1 小时服用,以后根据需要每 6～8 小时重复 妊娠呕吐,每次 12.5mg,每日 3 次,口 服或直肠给药,如有必要可于睡前 给 25mg 治疗术后呕吐,按需服用每次 10～25mg, 每 4～6 小时 1 次,或 12.5～25mg,肌 内或静脉注射,每 4 小时 1 次	

2. 抗胆碱类药物　常用药物有阿托品、山莨菪碱(654-2)和东莨菪碱等。阿托品和山莨菪碱可降低迷走神经的兴奋性,增加贲门括约肌的张力,解除胃肠痉挛,预防呕吐和反流,常作为手术前预防呕吐用药。山莨菪碱用法为 5～10mg 口服或肌内注射,必要时可以重复给予。东莨菪碱为节后抗胆碱药物,可抑制中枢神经系统,产生镇静、催眠及止呕作用,对晕动症所致恶心、呕吐有良好疗效,该药用法为每次 20mg,肌内/静脉注射,如需要可重复给药;或每次 10～20mg,每日 3～5 次,最大剂量为每日 100mg。

抗胆碱类药物不良反应较大,主要表现为口干、面色潮红、心动过速、视物模糊等,偶见谵妄、抽搐等意识障碍及排尿困难、便秘和皮疹。慎用于 60 岁以上和合并使用多种药物的患者;慎用于老年人、心力衰竭、甲状腺功能亢进症、高血压、腹泻、麻痹性肠梗阻、前列腺肥大,以及闭角型青光眼患者;禁用于慢性肝病或有其既往史、麻醉后或运动后出现低体温、肌病及肾功能不全的患者。

3. 促进胃肠动力药物　目前常用药物有甲氧氯普胺、多潘立酮、西沙必利或莫沙必利和红霉素等。

(1)甲氧氯普胺:是普鲁卡因胺的衍生物,能阻滞多巴胺受体。大剂量还可以抑制 5-羟色胺($5-HT_3$)受体。甲氧氯普胺能抑制 CTZ 的多巴胺受体和 5-羟色胺受体,减少来自胃肠道和 CTZ 进入呕吐中枢的冲动。同时,甲氧氯普胺能促进幽门蠕动,扩张幽门管,缩短胃排空时间,还能使胃平滑肌对乙酰胆碱的敏感性增强,从而改善胃运动功能。甲氧氯普胺对麻醉或化疗诱发的恶心、呕吐效果较好,但需要较大的剂量才能取得良好的镇呕效果,一般需应用甲氧氯普胺 1～2mg/kg,于化疗前静脉注射 30 分钟,也可按需每 2～4 小时重复用药;或化疗前开始,每次 20～40mg。由于甲氧氯普胺为低治疗指数镇吐药,对接受高致吐风险药物化疗的患者,这类镇吐药仅用于无法耐受 $5-HT_3$ 受体拮抗药、NK_1 受体拮抗药和地塞米松的患者或上述药物疗效不佳者。餐前服用 10～20mg 甲氧氯普胺,对糖尿病或迷走神经切除术后引起的胃轻瘫亦有一定效果。目前认为甲氧氯普胺可安全用于妊娠期,因此可作为妊娠呕吐的二线用药,用法为每次 5～10mg,肌内注射,每日 3 次,或每次 5～10mg,口服,每日 3 次。

由于甲氧氯普胺能通过血-脑屏障,对中枢多巴胺受体起作用,从而产生锥体外系反应等中枢神经系统的不良反应,如可能出现嗜睡、倦怠、烦躁不安。少见乳房肿痛或溢乳、便秘或腹泻、皮疹、睡眠障碍、眩晕、严重口渴及头痛等。甲氧氯普胺对于肝肾功能不全或衰竭的患者慎用,对于有癫痫、胃肠道出血、机械性肠梗阻或肠穿孔、嗜铬细胞瘤患者禁用。

(2)多潘立酮:多潘立酮是一种新型的多巴胺受体阻滞药,其结构与吩噻嗪类相似,并与甲氧氯普胺一样具有镇呕作用。但多潘立酮促胃肠动力作用比甲氧氯普胺强至少 17 倍,而且多潘立酮主要作用于外周多巴胺受体阻滞药,中枢神经系统的不良反应比甲氧氯普胺明显减少。其作用机制是促进上胃肠道的蠕动和张力恢复正常,增强胃窦和十二指肠运动,增强胃窦-幽门-十二指肠的协调运动,促进胃排空,减少反流。常用剂量为 10～20mg,每日 3 次。对应用常规剂量不能控制的恶心、呕吐,可加量至少30mg,每日 3 次。对呕吐频繁的患者,可使用多潘立酮栓剂 60～90mg,肛塞,每日 3 次,绝大多数患者的症状能有效得到控制。其不良反应是可能出现腹泻或便秘、腹痛,偶见口渴、胸痛、腹胀及溢乳;同时该药忌用于因刺激胃肠道可能产生危险的患者,如胃肠道出血、机械性肠梗阻或肠穿孔;催乳素分泌性垂体瘤或催乳素腺瘤患者。

(3)莫沙必利:是一种选择性 5-羟色胺 4(5-HT$_4$)受体激动药,可通过兴奋胃肠道胆碱能中间神经元及肌间神经丛的 5-HT$_4$ 受体,促进乙酰胆碱的释放,从而增强上消化道(胃和小肠)运动。由于其不会引起 QT 间期延长,而出现致死性心律失常;莫沙必利与大脑突触膜上的多巴胺 D$_2$、5-HT$_1$、5-HT$_2$ 受体无亲和力,因而没有这些受体阻滞所引起的锥体外系的不良反应等,故逐渐替代了西沙必利的临床应用。主要用于功能性消化不良患者;也可用于胃食管反流性疾病、糖尿病性胃轻瘫及部分胃切除患者的胃功能障碍者。用法为 5mg,口服,每日 3 次,必要时可加倍使用。主要不良反应表现为腹泻、腹痛、口干、皮疹及倦怠、头晕等。偶见嗜酸性粒细胞增多、三酰甘油升高及肝功能异常。

(4)氯波必利:为第三代全胃肠促动力药,是一种高选择性苯甲酰胺类多巴胺受体拮抗药。可增强食管蠕动波幅和食管下端括约肌压力,防止胃内容物反流入食管,改善食管清除率;增强胃和十二指肠收缩性,促进排空,防止食物滞留;增强胃窦-十二指肠协调性,减少十二指肠-胃反流;促进小肠到结肠的转运功能;显著促进胆囊排空。因此具有抑制恶心和镇吐作用,广泛用于化疗、放疗、手术后及感染相关的恶心、呕吐,用法为 0.5mg,口服,每日 3 次。但可能出现倦怠、头晕及乳房胀痛等不良反应;忌用于促进平滑肌收缩可加重胃肠道疾病的情况,如消化道出血、肠梗阻或穿孔,以及抗精神病药物引起迟发性运动障碍的患者。

(5)伊托必利:具有多巴胺 D_2 受体阻滞和乙酰胆碱酯酶抑制的双重作用,通过刺激内源性乙酰胆碱释放并抑制其水解而增强并协调胃、十二指肠收缩力,加速胃排空,并有抑制呕吐的作用。适用各种动力障碍引起的恶心、呕吐,用法为 50mg,口服,每日 3次,饭前 15～30 分钟服用。

主要不良反应:①过敏症状,如皮疹、发热、瘙痒感等;②消化系统,如腹泻、腹痛、便秘、唾液增加等;③精神神经系统,如头痛、刺痛、睡眠障碍、眩晕等;④血液系统,如白细胞减少;⑤偶尔会出现肝、肾功能异常;⑥其他,如胸背部疼痛、疲劳、手指发麻、手抖等。确认出现异常时应停止给药。

(6)红霉素:其机制是通过胃肠道平滑肌膜上的胃动素受体而发挥作用。这种作用与其抗菌部分无关,而与剂量有关,剂量越大,胃肠排空越强。该药目前主要用于经甲氧氯普胺、多潘立酮和西沙必利等药物治疗无效或产生耐药性的糖尿病性胃轻瘫患者。其近期疗效良好,但长期疗效尚未定论。该药长期应用可引起肠道菌群失调,继发真菌感染、肝功能损害等不良反应。因此,红霉素作为促动力药使用时,主要是用甲氧氯普胺、多潘立酮、西沙必利或莫沙必利治疗无效或不能耐受时才用。

4. 5-羟色胺拮抗药　常用药物为昂丹司琼、格雷司琼、雷莫司琼、帕洛诺司琼及托烷司琼等(表 1-4)。其作用机制为 5-HT$_3$ 受体拮抗药能高度特异性地结合 5-HT$_3$ 受体,通过其活性成分与5-HT 竞争 5-HT$_3$ 受体,选择性地阻断中枢神经系统(孤束核、CTZ)、迷走神经传入纤维和胃肠道的 5-HT$_3$ 受体,进而抑制呕吐反射。该类药物为高治疗指数镇吐药,首先用于防治化疗相关性呕吐;预防化疗相关的急性恶心、呕吐时,其疗效相同;同时对放疗和手术后所致的呕吐也有效。帕洛诺司琼还可有效预防迟发性化疗相关的呕吐。

对其他止呕药物治疗无效者,应用 5-HT$_3$ 拮抗药治疗,亦达到满意的效果。但此类药物在妊娠期的安全性尚未证实,仅限于其他可安全用于妊娠期的药物治疗无效的难治性恶心、呕吐的患者。

表 1-4　治疗恶心、呕吐常用 5-羟色胺拮抗药

常用药物	用法	不良反应
昂丹司琼	预防术后呕吐,4mg,麻醉诱导时静脉给药;或 8mg 麻醉诱导前 1 小时口服,然后每次 8mg,间隔 8 小时口服 1 次,共 2 次;或 16mg,麻醉诱导前 1 小时口服 治疗术后呕吐,4mg 缓慢静脉注射或肌内注射 用于化疗和放疗引起的呕吐,每次 8～32mg,一般为化疗前静脉或肌内注射 8mg,如剂量超过 8mg,只能静脉注射。如 8mg,化疗和放疗静脉给药,然后 8mg,口服,每日 2 次,连续口服最多 5 天	通常有轻到中度的头痛、轻度疲劳、便秘、腹泻、短暂性肝转氨酶增高等。罕见有锥体外系反应、惊厥、胸痛、心律失常和低血压;静脉给药速度过快可能出现视物模糊和头晕。同时在肠梗阻患者中慎用
格雷司琼	预防术后呕吐,1mg,麻醉诱导前静脉给药,最大剂量为每日 2mg 预防化疗相关性呕吐,化疗前 1 小时口服 2mg,或化疗前 1 小时口服 1mg,12 小时后再服 1mg;或化疗前 3mg 稀释后缓慢静脉注射或静脉滴注,最大剂量为每日 9mg 预防放疗相关性呕吐,每日 3mg,治疗前静脉给药;或每日 2mg,口服,疗程可持续至放疗后 1 周	

（续　表）

常用药物	用法	不良反应
雷莫司琼	化疗相关性呕吐，每日 0.3mg，治疗前静脉给药；最大剂量每日 0.6mg。或 0.1mg，在给化疗药物 1 小时前口服，疗程不超过 5 天	
帕洛诺司琼	预防术后呕吐，每次 0.75mg，静脉给药，麻醉诱导前 1 次给药预防化疗引起的恶心、呕吐，0.25mg，化疗前 30 分钟 1 次给药，在 7 天内不要重复给药	
托烷司琼	术后恶心、呕吐，每次 2mg，静脉给药，麻醉诱导前给药具有预防作用预防化疗引起的恶心、呕吐，每日 5mg，治疗的 1～6 天静脉给药，也可作为口服液，于早餐前至少 1 小时服用	

5. 吩噻嗪类药物　吩噻嗪类常用的药物有氯丙嗪、奋乃静、三氟拉嗪和普鲁氯哌嗪等。该类药物主要通过选择性地抑制 CTZ 和（或）直接降低延髓呕吐中枢的兴奋性，从而发挥止呕作用。该类药物适用于各种呕吐（晕动病除外），通常用来治疗严重恶心、呕吐，包括与眩晕、偏头痛相关的恶心、呕吐。该药有多种剂型，对不能耐受口服的患者也能进行有效治疗；为低治疗指数化疗镇吐药，对接受高致吐风险药物化疗的患者，这类镇吐药仅用于无法耐受 5-HT$_3$ 受体拮抗药、NK$_1$ 受体拮抗药和地塞米松的患者或上述药物疗效不佳者；可作为妊娠呕吐的二线用药，通常用于严重病例。目前认为氯丙嗪、奋乃静、三氟拉嗪和普鲁氯哌嗪均可安全用于妊娠期。

(1)氯丙嗪:临床上最为常用,其止呕作用机制主要是抑制CTZ,也能对抗阿扑吗啡的催吐作用。术前应用氯丙嗪可减少术后恶心、呕吐发生率;若术后治疗性应用该药,一部分患者的恶心、呕吐症状也能得以控制,其用量为 25～50mg,麻醉诱导前 2～3 小时服用或肌内注射;对于其他呕吐者每次可用 12.5～25mg。

(2)普鲁氯哌嗪:主要用于预防和治疗术后及其他呕吐,预防术后呕吐,其用法为 5～15mg,麻醉诱导前 1 小时服用;或麻醉诱导前 1～2 小时肌内注射 5～10mg,如病情需要 30 分钟后可重复给药 1 次。或麻醉诱导前 15～30 分钟静脉给予 5～15mg,病情需要可重复给药 1 次。治疗术后呕吐,5～15mg,术后口服;或 5～10mg,术后静脉注射或肌内注射,如病情需要可重复给药 1 次。预防其他呕吐,5～15mg,口服,每日 2～3 次。治疗其他呕吐,每次 12.5mg,肌内注射,病情需要,6 小时后口服 5～10mg。

(3)吩噻嗪类药物使用注意事项:①吩噻嗪类药物不良反应较大,主要有口干、上腹不适、厌食、乏力及嗜睡;直立性低血压、心悸或心电图改变;锥体外系反应;少见中毒性肝损害、骨髓抑制;偶可引起癫痫等。②禁用于基底神经节病变、帕金森病、帕金森综合征、骨髓抑制、青光眼、昏迷及对吩噻嗪类药物过敏者。③对于心血管疾病、癫痫患者慎用;出现迟发性运动障碍、过敏性皮疹及恶性综合征应立即停药并进行相应的处理;对肝、肾功能不全者应减量。④该类药物对晕动病引起的呕吐效果差。⑤用药期间不宜驾驶机动车辆、机械操作或高空作业。

6. 丁酰苯类药物 该类常用药物有氟哌啶醇、氟哌利多等,可能产生中枢性抗多巴胺能效应,而具有强烈的镇吐作用。对预防和治疗术后恶心、呕吐,有良好的疗效。对预期性和化疗相关性恶心、呕吐也有效。这类镇吐药仅用于无法耐受 5-HT$_3$ 受体拮抗药、NK$_1$ 受体拮抗药和地塞米松的患者或上述药物疗效不佳者。

(1)氟哌啶醇:预防术后呕吐,2.5～5mg,手术结束时静脉注射或肌内注射,绝大部分的术后恶心、呕吐得以控制。化疗相关的呕吐,每次 1~2mg,口服或每次 1~2mg,静脉给药。其他恶心、呕吐,每次 0.5~5mg,肌内注射或静脉注射,或每次 0.5~5mg,每日 2 次。

(2)氟哌利多:术后恶心、呕吐,成人最大初始剂量为 2.5mg,肌内注射或静脉注射,需要时可重复给予 1.25mg;老年人减少剂量;2-12 岁的儿童,最大初始剂量为 100μg/kg,静脉注射或肌内注射。

(3)丁酰苯类药物使用注意事项:①该类药物可能出现以下不良反应,如嗜睡、焦虑不安、延迟性锥体外系反应、术后苏醒延迟、呼吸抑制及低血压等;②伴有锥体和锥体外系症状的神经障碍患者禁用;③有甲状腺功能亢进症、严重心血管病、有惊厥时,且使用抗惊厥药或脑电图异常、存在已知变态反应或对多种药物有过敏史者慎用;④服药期间不宜驾驶机动车辆、操作机械及高空作业;⑤儿童、孕妇慎用,哺乳妇女用药期间请勿哺乳。

7. 苯二氮䓬类药物 其镇呕作用可能与此类药物可缓解患者的焦虑、恐惧情绪,抑制前庭神经核活动有关。该类常用的药物包括阿普唑仑和劳拉西泮,作为辅助用药,与其他镇吐药物联用治疗化疗相关性恶心、呕吐。其中以劳拉西泮最为常用,在预防化疗相关性呕吐和突破性呕吐时,每次 0.5~2mg,静脉注射、口服或舌下含服。对于化疗相关的预期性恶心、呕吐,每次 0.5~2mg,化疗前 1 天晚上和当天早晨口服。对老年患者宜减少剂量。该类药物亦有不良反应,主要可能出现中枢神经系统反应,如警觉性下降、嗜睡、肌肉无力、共济失调和反常兴奋等;同时还可能出现药物依赖和戒断症状,尤其见于有药物依赖史者,因此对于此类患者宜慎用。

8. 糖皮质激素 为高治疗指数镇吐药,是最常用的镇吐药之一。其抗吐的作用机制可能是通过外周和中枢两种途径抑制 5-HT_3 受体的产生和释放;也可能是改变了血-脑屏障对血清蛋白的通透性,降低了血液中的 5-HT$_3$ 作用于 CTZ 的浓度,从而抑制了恶心、呕吐。地塞米松可通过抑制前列腺素(高效能催吐物质)的合成,起到抗吐作用;另一机制可能是地塞米松促进内啡肽的释放,使得患者情绪乐观、感受舒适和增进食欲等。糖皮质激素主要用于防治化疗相关的恶心、呕吐及术后呕吐,推荐每天单次给药,单剂应用适合于接受低致吐风险药物化疗者。与 5-HT$_3$ 拮抗药和阿瑞吡坦三药联用对接受高、中致吐风险化疗者具有独特疗效。在等效剂量时,糖皮质激素具有相同的疗效和安全性,可以相互替代。甲泼尼松龙可作为治疗孕期恶心、呕吐的备用药物,用于因体重减轻需要肠内或肠外营养的患者,但应注意,因其可能有导致胎儿口腔裂畸形的危险,在妊娠头 3 个月内应避免使用。

(1)地塞米松:预防术后呕吐,4～8mg,麻醉诱导前静脉给药。预防化疗相关性呕吐和突破性呕吐,12mg,化疗前口服或静脉给药,然后在接下来的 2～4 天,每次 8mg,口服或静脉给药,每日 2 次,或化疗前静脉给予 20mg。预防高致吐风险放疗引起的呕吐,2mg,每日 3 次,从每次放疗前 1 天开始用药。

(2)甲泼尼龙:预防化疗相关性呕吐,250mg,分别与化疗前 1 小时、化疗后 1 小时或出院时静脉给药 1 次。

(3)糖皮质激素应用的不良反应:长期使用可能出现下列不良反应,如肾上腺皮质功能不全、骨质疏松、肌肉萎缩、无力或疼痛、易感染、创伤愈合不良、电解质紊乱、体重增加、诱发糖尿病、皮纹、白内障、青光眼和胃肠道刺激症状等,故仅供短期使用。

9. 神经激肽-1 受体(NK$_1$)拮抗药　速激肽家族有 3 个成员:P 物质、神经激肽 A 和神经激肽 B。它们广泛分布于哺乳动物中枢和周围神经,起神经递质和神经调节剂作用。速激肽受体有 3 种即 NK$_1$ 受体、NK$_2$ 受体、NK$_3$ 受体。NK$_1$ 受体是速激肽 P 物质的结合位点,位于脑干呕吐中枢和胃肠道。P 物质和 P 物质免疫反应样物质存在于嗜铬细胞、迷走神经、孤束核、极后区等化疗呕吐产生的关键部位,P物质能诱发呕吐。而特异性阻断极后区及孤束核内的 NK_1 受体的药物能预防所有试验性致吐刺激物(包括顺铂)导致的呕吐。

阿瑞吡坦为高治疗指数镇吐药,与其他镇吐药合用治疗急性和迟发性化疗相关的恶心、呕吐,可作为其他镇吐药物的辅助治疗。含有阿瑞吡坦的镇吐方案在预防高、中致吐风险药物导致的急性和迟发性呕吐时疗效更佳,而且不加重不良反应。当联用糖皮质激素和阿瑞吡坦时,糖皮质激素的剂量应减少,除非是接受含糖皮质激素的化疗方案。

阿瑞吡坦在防治化疗相关性呕吐中的用法为125mg,在化疗的第1天给予化疗药物前1小时口服,然后在化疗的第2天和第3天早晨每日服用80mg,同时需合用糖皮质激素和 5-HT$_3$ 受体阻滞药。用药时需注意,本药可能出现疲劳、呃逆、便秘、肝转氨酶升高,少见头晕、耳鸣、消化不良、腹痛及厌食等。可能与CYP3A4代谢的药物、华法林发生相互作用,减低口服避孕药的效果;此外,有严重肝功能不全者宜慎用。

10. 维生素 B$_6$ 又称吡哆醇,它是各种转氨酶的辅酶,有改善氨基酸的代谢,促进谷氨酸脱羧,增进抑制性神经递质-γ-氨基丁酸(其作用是抑制突触传导)的特点,可作用于呕吐中枢,从而起到清除或减轻胃肠反应的作用。另外,维生素 B$_6$ 能促进氨基酸吸收、蛋白质合成、脂肪代谢,并防止乙酰胆碱的释放,抑制胃肠蠕动,解除内脏平滑肌的痉挛,从而缓解其引起的胃肠道反应。因此可单独或与其他镇吐药联用,治疗因妊娠、化疗及放疗等引起的呕吐,用法为50～100mg,肌内或静脉注射,每日1次。维生素 B$_6$ 在肾功能正常时几乎不产生毒性,乳母摄入正常需要量对婴儿无不良影响,罕见有过敏反应。但孕妇接受大量维生素 B$_6$,可致新生儿维生素 B$_6$ 依赖综合征;维生素 B$_6$ 影响左旋多巴治疗帕金森病的疗效,但对卡比多巴的疗效无影响;服药时尿胆原试验呈假阳性。如果每日应用2～6g,持续几个月,可引起严重神经感觉异常、进行性步态不稳至足麻木、手不灵活,停药后可缓解,但仍软弱无力。

第二节　吞咽困难

吞咽困难(dysphagia)是指吞咽费力、食物通过口咽部或食管时有梗阻感、吞咽过程时间较长、伴有或不伴有咽部或胸骨后疼痛,严重时甚至不能咽下食物。

【病因】

临床上常根据发生吞咽困难的部位分为口咽性吞咽困难和食管性吞咽困难,其病因如下。

1. 口咽性吞咽困难的病因

(1)神经性障碍:①脑血管疾病;②肌萎缩侧索硬化;③帕金森病;④多发性硬化;⑤延髓脊髓灰质炎;⑥肝豆状核变性;⑦颅神经损害;⑧脑干肿瘤。

(2)横纹肌障碍:①多发性肌炎;②皮肌炎;③肌营养不良;④重症肌无力。

(3)器质性损害:①炎性-咽炎,扁桃体脓肿;②头与颈肿瘤;③先天性蹼;④普卢默-文森综合征;⑤颈部骨赘;⑥口咽外科手术;⑦咽囊(Zenker憩室);⑧环咽嵴。

(4)代谢性疾病:①甲状腺功能减退症;②甲状腺功能亢进症;③类固醇性肌病。

2. 食管性吞咽困难的病因

(1)神经肌肉/运动障碍:①失弛缓症;②CREST综合征;③弥漫性食管痉挛;④胡桃夹食管;⑤高压性下食管括约肌;⑥非特异性食管运动障碍;⑦Chaga病;⑧混合性结缔组织病。

(2)内源性机械性狭窄:①与GERD相关;②癌;③食管蹼;④食管憩室;⑤下食管环;⑥良性肿瘤;⑦异物;⑧急性食管黏膜感染;⑨天疱疮/类天疱疮;⑩克罗恩病。

(3)外源性机械性病变:①支气管癌;②纵隔淋巴结;③血管挤压;④纵隔肿瘤;⑤颈椎骨关节病/椎关节强硬。

【分类】

(一)机械性吞咽困难分类

1. 腔内因素　食团过大或食管异物。

2. 管腔狭窄　①炎症、咽炎、扁桃体炎、口咽部损伤及食管炎。②食管良性狭窄:良性肿瘤如平滑肌瘤、脂肪瘤、血管瘤、息肉;食管炎症如反流性食管炎、放射性食管炎、腐蚀性食管炎、结核、真菌性感染等。③恶性肿瘤:食管癌、贲门癌、肉瘤、淋巴瘤等。④食管蹼:缺铁性吞咽困难。⑤黏膜环:食管下端黏膜环。

3. 外压性狭窄　①咽后壁包块或脓肿;②甲状腺极度肿大;③纵隔占位病变:如纵隔肿瘤、脓肿、左房大、主动脉瘤等;④食管裂孔疝。

(二)动力性吞咽困难分类

1. 吞咽启动困难　吞咽、口咽肌麻痹,口腔咽部炎症、脓肿;唾液缺乏,如干燥综合征。

2. 食管平滑肌功能障碍　进行性系统性硬化、糖尿病或酒精中毒性肌病、食管痉挛、贲门失弛缓等。

3. 其他　咽、食管横纹肌功能障碍、运动神经元疾病、重症肌无力、肉毒中毒、有机磷中毒、多发性肌炎、皮肌炎、甲状腺毒性肌病等。

【发病机制】

1. 机械性吞咽困难　是指吞咽食物的腔道发生狭窄引起的吞咽困难,以食管腔狭窄为主。内径<2.5cm 时,即可出现吞咽困难,<1.3cm 时,必然存在吞咽困难。食管壁病变引起整个管腔狭窄者,要较局部病变引起的偏心性狭窄症状为重,外压性狭窄多属后者,出现症状一般较轻、较晚。

2. 动力性吞咽困难　动力性吞咽困难是指随意控制的吞咽

动作发生困难,伴以一系列的吞咽反射性运动障碍,使食物从口腔不能顺利地运递至胃,最常见的原因是各种原因所致延髓麻痹,也可由肌痉挛(如狂犬病)、肠肌丛内神经节细胞减弱(如贲门失弛缓症)引起。此外,进行性系统性硬化等全身疾病可引起食管平滑肌收缩无力,弥漫性食管痉挛可致食管异常收缩,均可导致吞咽困难。

【临床表现】

(一)症状

1. 口咽性吞咽困难 主要由吞咽中枢至控制口咽部横纹肌的运动神经节病变引起,如由脑血管病变、帕金森病、脑干肿瘤、脊髓前角灰质炎等引起。

2. 食管性吞咽困难

(1)食管癌的吞咽困难病程较短,呈进行性加重,一般在半年内从干食发噎到半流食、流食亦难以下咽。

(2)食管良性肿瘤引起的吞咽困难症较轻,或仅为一种阻挡感。

(3)反流性食管炎的吞咽困难不重,且多伴有反食、胃烧灼感、胸痛等反流症状。

(4)贲门失弛缓的吞咽困难病程偏长,反复发作,发病多与精神因素有关。

(二)体征

一般无特异性体征,但口咽性吞咽困难者可能出现软腭或咽后壁瘫痪等;误吸的患者可有肺部感染的体征;严重吞咽困难的患者有营养不良及失水等表现。在体检时有助于鉴别诊断的体征:①体重减轻;②贫血;③颈部淋巴结肿大;④声嘶;⑤伴发神经系统体征,尤其延髓体征;⑥呼吸征象,如病史有咳嗽/气梗;⑦肝大;⑧口腔溃疡或念珠菌感染征象;⑨甲状腺肿。

(三)伴随症状

机械性吞咽困难多有呕吐,呕吐物可带发酵的臭味。梗阻明显者可因反流进入气管引起呛咳。重者可伴有肺部感染,甚至肺胀肿的症状。气道受压患者,亦可出现呼吸困难、咳喘及哮鸣音等改变。恶性肿瘤引起者伴贫血、消瘦,且呈进行性;延髓麻痹引起的动力障碍性吞咽困难者,可能同时有构音不良、发音含糊、声嘶、呛咳、流涎等,常继发呼吸道感染。

【辅助检查】

1. 实验室检查 吞咽困难诊断时需要做血常规、红细胞沉降率检查和血生化检查。其中,血生化检查主要检测血钾、钠、氯、钙等,了解有无水、电解质紊乱。

2. 食管镜或胃镜检查 食管镜或胃镜检查可明确有无异物、狭窄、肿瘤、憩室、炎症病变及先天性异常等。

3. X线检查 通过胸部 X 线及 X 线钡剂检查,可发现有无纵隔肿瘤、心血管异常、食管病变等。

4. 饮水试验 饮水试验是吞咽困难的特殊检查。方法:患者采取坐位,检查者以听诊器体件放置于患者剑突下左侧腹壁,嘱饮水一口,如食管无梗阻,则于 10 秒钟内听到喷射性杂音。

【诊断】

1. 病史诊断

(1)注意起病年龄、病程、饮食习惯,有无嗜酒史及腐蚀剂损伤史等。

(2)注意吞咽困难出现的部位、持续时间、病情发展情况、是否为进行性咽下困难等。

(3)吞咽困难伴随症状,如吞咽痛、胸骨后疼痛、胃灼热、食物反流、声音嘶哑、体重下降等。

2. 体检诊断

(1)一般情况:注意营养状态,有无贫血、失水现象。

(2)咽部检查:咽扁桃体有无炎症或白膜,咽壁有无肿胀、触痛和波动感等。

(3)颈部检查:有无肿块,局部有无炎症、水肿、触痛,颈部运动有无受限。

(4)胸部检查：纵隔有无增宽、心界是否扩大等；此外有指征时应做神经系统检查。

3. 诊断方法

(1)口咽性吞咽困难的诊断方法：食管造影是诊断口咽性吞咽困难的最好办法，可以直观地和生理性地评价吞咽功能和观察口咽部的结构异常。常规测压帮助不大，灌注系统不能准确记录咽部的压力和上食管括约肌的松弛。袖套式导管和腔内压力传感器连接计算机分析，能更准确地记录这一部位的压力变化。内镜检查的意义也不大，而且在怀疑有 Zenker 憩室时是相对禁忌证，因为有穿孔的危险。

应进行仔细的头颈部检查，包括直接喉镜检查和有关神经、代谢、肌病的检查。在没有明显神经或结构异常的患者，应检查甲状腺功能和排除炎症性肌病。

(2)食管性吞咽困难的诊断方法：包括食管钡剂造影、上消化道内镜检查和食管压力测定。因为食管钡剂造影可以提供食管功能和结构的信息，是首选方法。此外，如果液体钡剂未能明确诊断，可加入固体物质(如果汁软糖或药片)再进行检查，以便进一步明确诊断。上消化道内镜可以直接观察黏膜病变，对异常部位还可取活检并能进行治疗。然而内镜可能发现不了轻微的异常如食管环和蹼，也不能提供食管动力异常的信息。食管压力测定对食管的动力障碍性疾病可明确诊断，可用于测定上食管括约肌和下食管括约肌的静息压和松弛压，提供食管收缩波和蠕动的参数。

4. 诊断程序 见图1-1。

【治疗】

吞咽困难的处理取决于潜在的病因。

1. 病因治疗：包括药物治疗、食管扩张疗法及手术治疗等。

2. 对功能性吞咽困难者，可给予胃肠动力药；食管痉挛者可

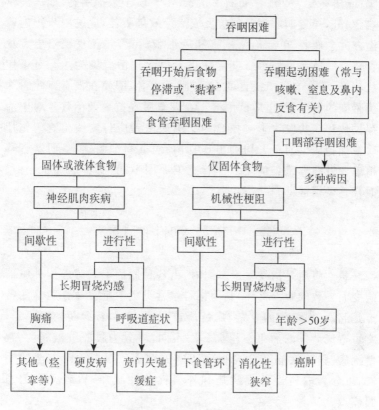

图 1-1　吞咽困难的诊断

给予硝苯地平 10mg,每日 3 次,也可适当给予镇静药。

3. 肉毒杆菌毒素食管下端局部注射,对食管贲门失弛缓症有较好疗效。

4. 食管癌患者,应根据分期进行规范治疗。

5. 药物引起的吞咽痛应停用易引起溃疡的药物,症状持续者应行内镜检查。对于同时有典型胃食管反流症状的患者,可用抑酸治疗试验,可给予 H$_2$ 受体拮抗药,如雷尼替丁 150mg,每日 2

次;或法莫替丁20mg,每日2次;或给予质子泵抑制药,如奥美拉唑20mg,早餐前服用。如抗反流治疗效果不佳,应进一步行内镜检查。念珠菌、单纯疱疹病毒和巨细胞病毒,是免疫缺陷患者食管感染的最常见原因。艾滋病患者以念珠菌感染为主。对于症状较轻,不影响经口摄食的HIV阳性患者,即使在没有口腔念珠菌感染的情况下,也应试用7~10天氟康唑抗真菌治疗。对于治疗失败和症状较重影响摄食的艾滋病患者应行内镜检查。化疗后粒细胞减少的患者均会出现真菌、病毒和细菌感染,而器官移植患者以病毒感染为主。尽管感染原因不同,患者的症状相似。混合感染很常见。

第三节　急性腹痛

急性腹痛是指发生于1周内、由各种原因引起腹腔内外脏器病变而导致的腹部疼痛,是消化科最常见的急症。急性腹痛的特点是起病急骤、病因复杂、病情严重程度不一,若诊断处理不当,常可造成严重的后果。根据病因不同,可分为腹腔脏器病变、腹壁疾病、胸腔疾病和全身疾病所致的腹痛。根据治疗方法的不同,可分为内科性急性腹痛和外科性急性腹痛,后者又称为急腹症。

【病因】

(一)腹腔与盆腔疾病

1. 内脏急性炎症

(1)急性胃肠炎、消化性溃疡、急性肠炎、急性憩室炎、炎症性肠病、急性阑尾炎、急性出血坏死性肠炎等。

(2)急性肝、胆、胰、肾盂炎症:急性肝淤血或炎症、肝脓肿、急性胆囊炎、急性胰腺炎、急性肾盂肾炎等。

(3)腹膜与淋巴结炎症:急性腹膜炎、肠系膜淋巴结炎、急性盆腔炎、子宫内膜异位症等。

2. 内脏急性穿孔或破裂

(1)空腔脏器穿孔:消化性溃疡急性穿孔、胃癌急性穿孔、伤寒肠穿孔、憩室炎穿孔、胆囊穿孔、炎症性肠病穿孔等。

(2)实质性脏器破裂:肝破裂、脾破裂、异位妊娠破裂等。

3. 空腔脏器急性梗阻

(1)梗阻性病变:急性肠梗阻、绞窄性疝、胆道蛔虫症、胆道结石、泌尿系统结石、输卵管梗阻等。

(2)扭转性病变:急性胃扭转、肠扭转、胆囊扭转、肠系膜或大网膜扭转、脾蒂扭转、卵巢扭转等。

4. 内脏急性血管病变　肠系膜动脉血栓、门静脉血栓形成、脾梗死、肾梗死、夹层动脉瘤等。

(二)腹外病变

1. 胸腔病变　肋间神经痛、胸膜炎、急性心肌梗死、急性心包炎、心力衰竭、肺梗死、食管病变等。

2. 全身性疾病

(1)免疫性疾病:腹型过敏性紫癜,系统性红斑狼疮、风湿病等结缔组织病。

(2)内分泌代谢性疾病:糖尿病酮症酸中毒、尿毒症、甲状旁腺功能亢进或减退症、慢性肾上腺皮质减退等代谢性疾病。

(3)中毒性疾病:铅中毒、导泻药中毒等。

(4)血液系统疾病:血卟啉病、白血病、淋巴瘤等。

(5)其他:神经根痛、腹型癫痫等神经性疾病。

【分型】

腹痛按发生机制可以分为3种类型:内脏性疼痛、躯体性疼痛和牵涉性疼痛。

1. 内脏性疼痛　当有害刺激激活内脏疼痛感受器时产生内脏性疼痛。内脏性疼痛的特点如下。

(1)痛阈较高:因为内脏组织的末梢神经感受器分布稀疏,传导痛觉的神经纤维数目较少、较细,只有达到一定强度的刺激才会引起疼痛。挤压、切割或烧灼内脏时,不能引起内脏的痛觉,但当组织有炎症、充血、缺血、平滑肌痉挛或强烈收缩及强烈的化学刺激时,内脏组织的痛阈降低,容易接受刺激产生痛觉。

(2)疼痛范围广泛、弥散、深在和定位模糊:一个内脏器官的传入纤维多通过几个节段的脊神经进入中枢,而同一脊神经又可同时接受几个脏器的传入纤维,因此患者一般无法准确指出疼痛部位。

(3)疼痛部位与脏器的胚胎起源的位置有关:如胃、十二指肠、肝、胆、胰等在胚胎时起源于前肠,这些器官发生疾病时,腹痛多出现在上腹部;小肠和直到脾曲部位的结肠,起源于中肠,腹痛多出现于中腹部和脐周;降结肠、乙状结肠及直肠上部起源于后肠,疼痛位于下腹部。

(4)疼痛的性质与个人耐受力和脏器结构有关:老年人反应迟钝,空腔脏器肌层对张力敏感,在梗阻或痉挛时可产生阵发性绞痛,实质性脏器由于包膜扩张而引起持续性胀痛、钝痛等。包膜扩张越迅速,疼痛就越明显。肾包膜较紧,不易扩张,因此肾有病变肿大时,疼痛可很剧烈;脾包膜较松,富有弹性,因此脾大时,疼痛不明显。

(5)常伴有明显的恶心、呕吐、面色苍白、出汗、脉缓等迷走神经兴奋的反应。

2. 躯体性疼痛　主要由 $T_6 \sim L_1$ 的脊神经支配。各对脊神经末梢感受器主要分布于腹部皮肤、腹壁肌层和腹膜壁层,肠系膜根部也有少量的脊神经分布。当内脏病变累及腹膜壁层或肠系膜根部时,可产生躯体性腹痛。小网膜和膈肌也存在脊髓感觉神经,也可受理化刺激产生躯体性疼痛。躯体性疼痛主要特点如下。

(1)痛觉敏锐:由于脊神经的末梢感受器在腹壁和壁层腹膜分布十分丰富和致密。

(2)定位准确:疼痛多与病变部位相符,脊神经按节段分布,疼痛发生在其传入纤维所支配的相应部位。

（3）疼痛剧烈：尤其对炎症、肿胀、化学刺激更为敏感。

（4）疼痛可因体位改变、咳嗽或深呼吸而加重：躯体性疼痛若起源于壁腹膜受到刺激，常常感觉更为剧烈，比内脏性疼痛定位更加准确。

3. 牵涉性疼痛　牵涉痛则远离病变器官，是由于来自不同器官的内脏传入神经元和躯体传入神经元集中于脊髓同一节段脊索上的二级神经元。牵涉痛可能在皮肤或更深的组织被感知，但一般定位准确。一般情况下，牵涉痛使得内脏刺激看起来更为剧烈（图 1-2）。膈下血肿或脓肿使得膈肌受到刺激，从而产生肩痛。胸膜炎、下叶肺炎、心包炎、心肌梗死等，是刺激了分布在胸膜的 $T_7 \sim T_{12}$ 肋间神经，膈肌周围或下纵隔的神经末梢而引起的腹痛。

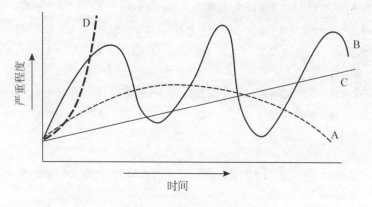

图 1-2　急性腹痛的形式

A. 许多原因引起的腹痛随着时间的推移自行减弱（如胃肠炎）；
B. 有些疼痛呈绞痛（如疼痛随着时间的推移呈现发作和缓解），常见例子包括肠、肾、胆道疼痛"绞痛"。时间窗变化非常大，在肠和肾绞痛中可以几分钟发作 1 次，而胆绞痛则可以数天、数周甚至数月发作 1 次；
C. 一般情况下，腹痛呈进行性加重，如阑尾炎和憩室炎；D. 特殊情况下呈现突发的剧烈疼痛如动脉瘤破裂牵涉性疼痛特点如下：①距离原发部位较远；②多为酸痛、钝痛和牵拉痛，有时痛觉比较尖锐；③定位明确，其部位有一定的规律性，与病变器官的神经节段分布相一致。

【临床表现】

常见急性腹痛疾病的疼痛表现，见表1-5。

表1-5 常见急性腹痛疾病的疼痛表现

常见急性腹痛疾病	起病	部位	部位特点	疼痛描述	放射	强度
阑尾炎	逐渐	开始脐周，后转为右下腹	开始弥漫，后局限	单纯疼痛	右下腹	中度
胆囊炎	快速	右上腹	局限	收缩样	肩部	中度
胰腺炎	快速	上腹部，后背	局限	钻顶样	后背正中	中至重度
憩室炎	逐渐	左下腹	局限	单纯疼痛	无	轻至中度
消化性溃疡穿孔	突发	上腹部	开始局限，后弥漫	烧灼样	无	重度
小肠梗阻	逐渐	脐周	弥漫	压榨样	无	中度
肠系膜缺血或梗死	突发	脐周	弥漫	闷痛	无	重度
腹主动脉瘤破裂	突发	腹部，背部，侧腹	弥漫	撕裂样	后背，侧腹	重度
胃肠炎	逐渐	脐周	弥漫	痉挛性	无	轻至中度
盆腔炎症性疾病	逐渐	下腹或盆腔	局限	单纯疼痛	大腿	中度
异位妊娠破裂	突发	下腹或盆腔	局限	伴头晕	无	中度

【辅助检查】

1. 实验室检查

(1)血、尿、粪的常规检查:血白细胞总数及中性粒细胞增高提示炎症性病变。尿隐血、尿糖提示泌尿系结石、肿瘤等。血便提示肠道感染、绞窄性肠梗阻等。

(2)血清酶学检查:淀粉酶、脂肪酶升高提示胰腺炎,血清胆红素升高提示胆道疾病;心肌酶谱对心肌梗死的诊断有帮助;妊娠试验阳性,有助于异位妊娠破裂出血的诊断。

(3)体液检查:有腹水而诊断不明者,需行腹腔穿刺检查,腹腔穿刺液有助于判断腹腔内出血及感染等诊断。阴道后穹穿刺抽出不凝血,对异位妊娠破裂出血有诊断价值。

2. 影像学检查

(1)腹部 X 线检查:在腹痛中应用广泛,腹部 X 线片发现膈下游离气体对胃肠道穿孔有诊断价值。发现液气平面则可诊断肠梗阻。输尿管部位的钙化影,常提示输尿管结石。

(2)CT 检查:CT 是对急性腹痛最有用的影像学检查技术,腹部和盆腔 CT 扫描可以检测气腹、异常肠管气体和钙化。并且,CT 可以发现憩室炎、胰腺炎、阑尾炎和脓肿等炎症性病变以及结肠癌、胰腺肿瘤和肝、脾、肾的损伤。CT 还可以提供门静脉炎、门静脉栓塞和血管瘤等血管病变以及腹腔内或腹膜后出血的信息。

(3)心电图检查:有助于心肌梗死诊断等。

(4)内镜:可明确有无消化道溃疡或肿瘤。

【诊断】

急性腹痛的诊断重要的是做细致的病史询问、体格检查,确定腹痛的性质、部位、病因,有选择地做一些必要的辅助检查,然后综合全面的材料进行分析,确定病变的部位、性质和病因,对病情做出初步处理。最重要的是医师需要动态观察病情变化,及时对诊断和处理措施进行修正。

(一)患者年龄、性别与急性腹痛诊断

1. 幼儿　以肠套叠、胆道蛔虫病、嵌顿疝多见。

2. 青壮年　以急性阑尾炎、胃十二指肠溃疡急性穿孔、急性胰腺炎、脾破裂、肝破裂等常见。

3. 中老年　多见胆石症、胆囊炎、急性胰腺炎、血管病变等。

4. 女性　常见输卵管炎、卵巢蒂扭转、异位妊娠等。

(二)腹痛的发病诱因评估

1. 既往有溃疡病史,突发腹部剧烈疼痛时,应考虑溃疡病急性穿孔。

2. 剧烈运动后,突然出现腹痛,应考虑肠扭转或尿路结石。

3. 外伤后突然发生剧烈腹痛,应考虑腹腔脏器破裂。

4. 暴饮、暴食后出现中上腹部疼痛,应考虑急性胰腺炎、胆囊炎和胆石症。

5. 有蛔虫病史,尤其服用驱虫药后,突发腹痛,应考虑胆道蛔虫病。

(三)腹痛症状发生的时间和顺序与诊断

1. 内科性急性腹痛　常先有发热、呕吐,然后出现腹痛。腹痛前出现寒战、高热则应考虑急性肾盂肾炎或肺炎,而非急性阑尾炎或胆囊炎。

2. 外科性急性腹痛　先有腹痛,继之出现发热、呕吐等症状。在急性阑尾炎、急性胆囊炎或肠梗阻时,发热和呕吐几乎从不发生于腹痛之前。

(四)腹痛的部位与诊断

腹痛的部位常提示病变所在,是诊断与鉴别诊断的重要依据(表 1-6,表 1-7)。部分急性腹痛有特定部位的放射痛(表 1-8),对诊断有一定的参考价值。

表1-6 腹痛的定位

胚胎来源	器官	胸段 (T)												腰段 (L)					骶段 (S)				腹痛部位
		1	2	3	4	5	6	7	8	9	10	11	12	1	2	3	4	5	1	2	3	4	
前肠	食管远端					—																	剑突与脐之间
	胃、十二指肠								—	—													
	肝、胆								—	—	—												
	胰、脾						—	—	—														
中肠	小肠									—	—	—											脐周围
	盲肠、阑尾 (右 2/3)										—	—											
	横结肠 (右 2/3)											—	—										
后肠	横结肠 (左 1/3)												—	—								脐与耻骨之间
	降乙状结肠											—	—										
	直肠肛管																		—	—	—		
	膀胱、输尿管											—	—										患侧腰部下腹耻骨上
	肾									—	—												
	卵巢、输卵管									—	—												
	子宫睾丸附睾										—												

表 1-7　急性腹痛部位与常见疾病病变

腹痛部位		腹内病变	腹外病变
上腹部	右上	十二指肠溃疡穿孔、急性胆囊炎、胆石症、急性肝炎、急性腹膜炎、右膈下脓肿等	右下肺或胸膜炎症、右肾结石或肾盂肾炎
	中上	胆道蛔虫病、溃疡病穿孔、胃痉挛、急性胰腺炎、阑尾炎早期、裂孔疝等	心绞痛、心肌梗死、糖尿病酮症酸中毒
	左上	急性胰腺炎、胃穿孔、脾曲综合征、脾周围炎、脾梗死、左膈下脓肿等	左下肺或胸膜炎症、左肾结石或肾盂炎、心绞痛
脐周		小肠梗阻、肠蛔虫症、小肠痉挛症、阑尾炎早期、回肠憩室炎、慢性腹膜炎	各种药物或毒素引起的腹痛
下腹部	右下	阑尾炎、腹股沟嵌顿疝、克罗恩病、肠系膜淋巴结炎、小肠穿孔、肠梗阻、肠结核、肠肿瘤等	右输尿管结石
	下腹	宫外孕破裂、卵巢囊肿蒂扭转、盆腔及盆腔脏器病变、盆腔脓肿、痛经等妇科疾病往往偏重于一侧	尿潴留，膀胱炎，急性前列腺炎等
	左下	腹股沟嵌顿疝、乙状结肠扭转、菌痢、阿米巴结肠穿孔、结肠癌等	左输尿管结石

表 1-8　内脏疾病腹痛时的放射痛部位

内脏器官	感应（牵涉、放射痛）
胃、十二指肠	背部
胆囊	肩胛间区、右肩、右肩胛下角
胰腺	背部

(续 表)

内脏器官	感应(牵涉、放射痛)
子宫、附件	腹股沟、大腿内侧
膀胱	腹股沟
输尿管、肾盂	腹股沟、阴唇、阴囊
睾丸	脐部
心脏	肩＋臂、颈、颌、上腹、左耳下

(五)腹痛的性质和程度与诊断

腹内病变致急性腹痛一般由以下5种性质病变引起:炎症性、穿孔性、梗阻性及扭转性、出血性及损伤性、功能紊乱和全身性疾病所致的急性腹痛。

1. 急性腹痛(炎症性) ①大多起病缓慢,腹痛多由模糊到明确,由轻到重。②持续性腹痛,因发病部位、病变程度及其病理变化不同,而呈局限性或全腹痛。③炎性病变波及脏器浆膜和壁腹膜时,炎症病变所在的部位腹膜炎刺激征最明显。④早期可出现全身炎症反应,如寒战、发热、心率快和白细胞升高。常见于急性阑尾炎、急性胆囊炎、急性胃肠炎、急性胰腺炎、急性盆腔炎、急性腹膜炎、急性肠系膜淋巴结炎等。

2. 穿孔性急性腹痛 ①骤然发生、状如刀割样,范围迅速扩大;②板状腹,具有明显腹膜刺激征,常伴有休克;③全身中毒反应在穿孔后发生;④X线可见膈下游离气体,如溃疡穿孔、外伤、胃癌穿孔、炎症或憩室穿孔等。

3. 梗阻性及扭转性急性腹痛 ①阵发性腹部剧痛是其特征,腹痛多突然发生,呈剧烈性绞痛。②腹痛时多伴胃肠道症状,如恶心、呕吐。胃肠道高位梗阻较早发生呕吐,低位梗阻则较晚发生呕吐。③多伴有水、电解质与酸碱平衡失调,休克或晚期出现脓毒血症。④触诊可及压痛性包块,如胆管结石、肠梗阻、输尿管结石、腹内外疝、有蒂肿瘤(如卵巢囊肿)等。

4. 出血性及损伤性急性腹痛 ①起病急骤,常有肝癌、消化性溃疡,以及肝、脾外伤等病史。②持续存在、腹膜炎体征较为明显,有呕吐、腹痛症状;腹肌紧张、压痛、反跳痛体征明显。③呕血、血便、血尿,腹腔穿刺液为血性液体或消化道分泌物。实质性脏器损伤破裂、出血,如外伤性肝、脾破裂,肝癌破裂出血,异位妊娠、黄体破裂;空腔脏器破裂,如膀胱破裂,胃、小肠、大肠破裂等。

5. 功能性紊乱及全身性疾病所致的急性腹痛 ①腹痛常无明确定位,呈间歇性、一过性或不规则性。②腹痛症状重,但体征轻,腹软,无固定压痛和反跳痛。如食管弥漫性痉挛、肠易激综合征、胃肠神经症等。全身性疾病,如肠系膜动脉硬化或缺血性肠病、过敏性紫癜等。

(六)腹痛加重或减轻与诊断

1. 加重 十二指肠溃疡进食或服用抑酸药后腹痛症状可好转,胃溃疡进食后腹痛加重。

2. 减轻 ①呕吐后腹痛缓解常提示幽门或者近端小肠病变;复发性或进行性呕吐往往提示机械性肠梗阻。结肠疼痛可在排便后减轻。②腹膜后疾病,如胰腺炎,在特定的体位,如坐位或前屈位时,疼痛可以减轻。③急性腹膜炎疼痛静卧时减轻,腹壁加压或改变体位时加剧,患者拒按,而铅中毒所致绞痛时患者喜按。

(七)急性腹痛伴随症状与诊断

1. 先发热后腹痛 需考虑胸膜炎、肺炎、自发性腹膜炎等。

2. 腹痛伴发热者 提示腹腔脏器有炎症性病变,如急性腹膜炎、阑尾炎、胰腺炎等。

3. 腹痛伴咯血 提示胸科疾病,如支气管扩张、异物、肿瘤、血液系统疾病、肾病综合征、子宫内膜异位症等。

4. 腹痛伴呕血者 多提示食管溃疡,胃、十二指肠溃疡,急性出血性胃炎、食管胃底静脉破裂出血、胃癌破溃出血、异物损伤等。

5. 腹痛伴恶心、呕吐 多提示急性胃炎,胃、十二指肠溃疡,急性阑尾炎、急性胰腺炎、急性胆囊炎和胆管炎、急性肝炎、肠梗阻、幽门梗阻等。

6. 肛门停止排便排气 多见各种类型肠梗阻。

7. 腹痛伴黏液脓血便 多见于肠套叠、肿瘤、炎症性肠病。腹痛、腹泻多见急性胃肠炎、痢疾。

8. 腹痛伴血便 常见肠系膜血栓形成或栓塞、肠血管瘤破裂、坏死性肠炎。

9. 腹痛伴少尿、无尿、血尿、脓尿等 多提示泌尿系炎症、外伤、结石肿瘤、外伤合并急性肾衰竭。

(八)体格检查

1. 一般检查 ①面色苍白,手足湿冷、少尿等提示有失血性休克;②体位蜷曲,不敢活动,需考虑急性腹膜炎;③辗转不安、呻吟不止提示有梗阻性疾病绞痛发作;④黄疸,有助于肝、胆道系统疾病的诊断。

2. 腹部检查 ①视诊:全腹膨胀多见于肠梗阻、肠麻痹、腹膜炎。胃型及蠕动波见于幽门梗阻,肠型及蠕动波见于肠梗阻。腹壁静脉曲张多是肝硬化引起门脉高压症。②听诊:肠鸣音亢进、气过水声是肠梗阻的表现。肠鸣音消失是肠麻痹的指征,常见于急性腹膜炎。直肠指检对诊断盆腔内炎性肿块、脓肿有帮助。子宫颈有举痛提示异位妊娠破裂等。③触诊:发现压痛、肌紧张与反跳痛是炎症波及腹膜的指征。急性腹膜炎患者常拒按,而铅中毒绞痛患者常喜按。触诊发现肿块,如边界模糊,多提示为炎症;如肿块质地坚硬、边界清楚,常提示有肿瘤可能。④叩诊:发现移动性浊音,多为出血、肝硬化腹水、腹腔炎症渗出液。肝浊音界消失,多见胃十二指肠穿孔。

【鉴别诊断】

1. 内脏性疼痛与躯体性疼痛的鉴别 见表1-9。

表 1-9 内脏性疼痛与躯体性疼痛的鉴别

鉴别要点	内脏性疼痛	躯体性疼痛
产生部位	主要是腹部空腔脏器	壁腹膜包括腹壁和腹膜后
传导	自主神经,对称	节段感觉纤维,不对称
起因	内脏平滑肌痉挛,被膜扩张	壁腹膜等受刺激
疼痛特性	痉挛性疼痛,绞痛,胀痛,烧灼痛	刺痛,刀割样疼痛
定位	模糊,广泛,对称,多在中线	明确,局限,不对称
疼痛时间	周期性	持续性
伴随症状	烦躁,恶心呕吐,苍白等自主神经反射症状	与部位和运动有关
缓解因素	散步,蜷曲等体位改变	休息、制动
加重因素	安静	运动
有效药物	解痉药	镇痛药

2. 常见急性腹痛疾病的鉴别诊断 见表 1-10。

表 1-10 常见急性腹痛疾病的鉴别诊断

疾病名称	病史和(或)诱因	腹痛特点	伴随症状	腹部体征	实验室及器械检查
急性胃肠炎	常有暴饮、暴食或不洁饮食史	逐渐加重的上腹部疼痛或脐周阵发性绞痛	呕吐,腹泻较为频繁,常为水样便	中上腹或脐周轻压痛,有肠鸣音亢进	粪常规化验白细胞增多及有黏液
急性菌痢及阿米巴痢疾	不洁饮食或痢疾接触史	菌痢常引起左下腹痛,阿米巴痢疾常导致右下腹痛	菌痢:发热,脓血便及里急后重感;阿米巴痢疾:暗红色果酱样粪,腐败腥臭	腹软,轻度压痛	粪常规可见红细胞、白细胞,阿米巴痢疾可见阿米巴滋养体或包囊

（续　表）

疾病名称	病史和（或）诱因	腹痛特点	伴随症状	腹部体征	实验室及器械检查
阑尾炎	饮食不节、疲劳、受冷等	转移性右下腹痛，逐渐加剧	体温略升，恶心、呕吐	麦克伯尼点压痛	血白细胞增高
急性胆囊炎、急性胆道感染、胆石症	多在饱餐或进食油腻食物后发作，多见于中年女性	持续性右上腹痛，向右肩背部放射	寒战，发热，黄疸，毒血症	右上腹明显压痛，Murphy征阳性，有时可触及肿大的胆囊	血白细胞升高，尿胆红素阳性，肝功能异常，ERCP检查可发现胆道充盈缺损、胆总管增宽
胆道蛔虫病	有吐蛔虫史	剑突下剧烈钻顶样疼痛，辗转不安，间歇期隐痛或不痛	恶心、呕吐，发热，黄疸，有时可吐出蛔虫	剑突下深压痛，与腹痛程度不相称	血白细胞增高，嗜酸性粒细胞升高，大便可找到蛔虫卵
急性胰腺炎	胆道疾病史，暴饮、暴食及饮酒史	突发中上腹或偏左剧烈疼痛，可向后背部放射	恶心、呕吐，发热，腹胀	中上腹和（或）左上腹压痛，重症可有反跳痛和肌紧张	血、尿淀粉酶增高，重者可不高；血钙下降，血糖升高；CT显示胰腺水肿，周围渗出，重者可有坏死灶
腹型过敏性紫癜	过敏原刺激	脐周或下腹部突然发作性腹部绞痛	皮肤紫癜，恶心，呕吐	脐周或下腹部压痛	毛细血管脆性试验阳性，嗜酸性粒细胞升高

（续　表）

疾病名称	病史和（或）诱因	腹痛特点	伴随症状	腹部体征	实验室及器械检查
胃十二指肠穿孔	中青年多见,有溃疡病史	先中上腹痛,后可扩散至全腹,剧烈疼痛呈刀割样	被动体位,恶心、呕吐,重者可有休克	全腹压痛,反跳痛,肌紧张,呈板状腹,肝浊音界消失	腹部 X 线片显示膈下游离气体
粘连性肠梗阻	曾有腹部手术或腹膜炎史	脐周或全腹阵发性绞痛	恶心、呕吐,腹胀,停止排气排便	脐周或全腹压痛,可见肠型或蠕动波,发生绞窄时,可有腹膜刺激征	腹部 X 线片显示肠腔扩张,并有液平面
肾输尿管结石	过去可能有反复发作史	一侧腹部或腰部剧烈阵发性绞痛,向腹股沟或外生殖器放射	腰痛,恶心、呕吐,尿频,尿急等	肾区叩痛,一侧腹部压痛	尿常规检查可见红细胞;X 线片或肾盂造影显示结石
急性肠系膜动脉栓塞	有动脉硬化或心脏瓣膜病,房颤史,中老年多见	腹部剧烈持续疼痛,阵发加剧	呕吐频繁,可有休克	早期症状重,体征轻,随病情进展可出现明显压痛及腹膜刺激征	血白细胞升高,诊断性腹穿可抽出血性液体,B 超显示肠壁水肿增厚

【治疗】

对急性腹痛患者,抢救生命是第一原则,应根据患者病情轻重的不同而不同。

1. 急性腹痛具体救治流程,见图1-3。

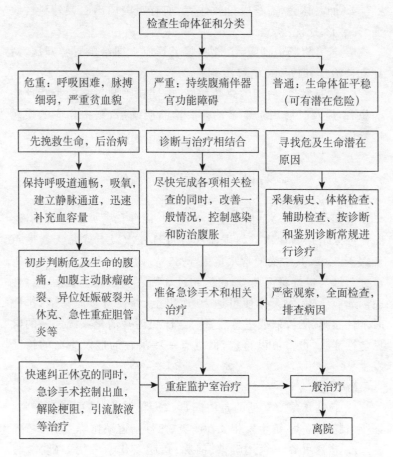

图1-3 急性腹痛的救治

2. 对病因不明的急性腹痛,应密切观察,辅以必要的辅助检查。严密观察期间,应禁食、禁镇痛、禁导泻、禁灌肠,目的是避免掩盖症状,影响对病情的观察和判断,甚至加重病情。

3. 如病情必须使用镇痛药,可先试用阿托品、山莨菪碱等解痉药物,慎用吗啡、哌替啶等麻醉药。

4. 如有休克,需积极抢救休克,如有腹腔内出血或外科性腹痛,需急诊手术治疗。

5. 若有胃肠道梗阻、急性胰腺炎等应立即给予胃肠减压,对症支持治疗,纠正水、电解质紊乱。

6. 对有发热、白细胞总数增高、中性粒细胞增高的炎症性疾病患者,应及时使用抗生素治疗。诊断明确后,则按相应的疾病进行治疗。

第四节　急性腹泻

腹泻(diarrhea)是指排便次数增加,粪便稀薄并可带有黏液、脓血或未消化的食物。如排便次数每日 3 次以上或每天粪便总量大于 200g,其中粪便含水量大于 85%,则可认为是腹泻。腹泻可分急性与慢性腹泻两类,腹泻超过 3 周者属于慢性腹泻。急性腹泻起病急骤,每天排便可达 10 次以上,粪便量多而稀薄,排便时常伴腹鸣、肠绞痛或里急后重。急性腹泻是消化系统疾病的常见急性症状,很多可以自愈,但也有一些潜在的危及生命的情况发生。

【病因】

1. **肠道疾病**　常见的是由病毒、真菌、细菌、蠕虫、原虫等感染所引起的肠炎、抗生素相关性肠炎、急性肠道缺血等。

2. **急性中毒**　食用毒蕈、河豚、鱼胆及化学毒物如砒、磷等引起。

3. **全身性感染**　如败血症、伤寒或副伤寒、钩端螺旋体等病。

4. **其他**　如变态反应性肠炎、过敏性紫癜,服用某些药物如氟尿嘧啶、利舍平、新斯的明等;某些内分泌疾病,如肾上腺素皮质功能减退危象、甲状腺功能亢进症危象等。

【发病机制】

腹泻的发病机制相当复杂,有些因素又互为因果,从病理生理角度可归纳为如下几点。

1. 分泌性腹泻　是肠道分泌大量液体超过肠黏膜吸收能力所致。霍乱弧菌外毒素引起的大量水样腹泻即属于典型的分泌性腹泻。肠道非感染或感染性炎症,如阿米巴肠炎、细菌性痢疾、溃疡性结肠炎、克罗恩病、肠结核及放射性肠炎、肿瘤溃烂等均可使炎症性渗出物增多而致腹泻。某些胃肠道内分泌肿瘤如胃泌素瘤、血管活性肠肽瘤(VIP 瘤)所致的腹泻也属于分泌性腹泻。

2. 消化功能障碍性腹泻　由消化液分泌减少所引起,如慢性胰腺炎、慢性萎缩性胃炎、胃大部切除术后。胰、胆管阻塞可因胆汁和胰酶排泄受阻引起消化功能障碍性腹泻。

3. 渗透性腹泻　是由肠内容物渗透压增高,阻碍肠内水分与电解质的吸收而引起,如乳糖酶缺乏,乳糖不能水解即形成肠内高渗,服用盐类泻剂或甘露醇等引起的腹泻亦属此型。

4. 动力性腹泻　由肠蠕动亢进致肠内食糜停留时间缩短而未被充分吸收所致的腹泻,如甲状腺功能亢进、糖尿病、胃肠功能紊乱等。

5. 吸收不良性腹泻　由肠黏膜的吸收面积减少或吸收障碍所引起,如小肠大部分切除、吸收不良综合征、小儿乳糜泻、成人热带及非热带脂肪泻等。

【临床表现】

1. 侵袭性腹泻　侵袭性细菌性肠炎,如细菌性痢疾,致病菌黏附并侵入肠黏膜和黏膜下层,引起明显的炎症。不同的病原菌侵犯肠的部位不同,有的侵犯小肠为主,有的侵犯结肠为主,有的引起小肠和结肠炎症。此类肠炎的基本临床表现:全身毒血症明显,有高热,重症患者可发生感染性休克;粪可呈黏液脓血便,便量少;便次多;腹痛明显,呈阵发性绞痛;若病变侵及下部结肠特别是直肠,可出现里急后重;乙状结肠镜检查,可见弥漫性炎症及溃疡。若仅侵袭小肠或上部结肠,则大便含水量较多,不伴里急后重。粪镜检有多数白细胞,尤其是下部结肠炎时更为明显。

2. 非侵袭性腹泻　非侵袭性腹泻包括分泌性腹泻(或称肠毒素性腹泻)和渗透性腹泻。由于病原体为非侵袭性,多无组织学变化,其感染主要在小肠,故其临床特征是全身中毒症状不明显,无发热或明显腹痛,腹泻为水样便、量多、不伴有里急后重,易导致失水与酸中毒,大便内无炎性细胞,病程一般较短。

3. 感染性腹泻的发病机制和主要临床症状　见表1-11。

表1-11　感染性腹泻的发病机制和主要临床表现

病原体	部位	发病机制	临床症状
霍乱弧菌	小肠	黏附并产肠毒素	霍乱样腹泻
大肠埃希菌	小肠	黏附并产肠毒素	霍乱样腹泻
产气荚膜杆菌	小肠	黏附并产肠毒素	霍乱样腹泻
亲水气单胞菌	小肠	黏附并产肠毒素	霍乱样腹泻
痢疾亲水气单胞菌志贺菌Ⅰ型	小肠	产细胞毒-肠毒素	霍乱样腹泻,也可有脓血便
志贺菌	大多在结肠	侵入并引起黏膜炎症及破坏	发热、腹泻、粪带血和黏液
EIEC	结肠	侵入并引起黏膜炎症及破坏	发热、腹泻、粪带血和黏液
耶尔森菌	小肠和大肠	侵入并引起黏膜炎症及破坏	发热、腹泻、粪带血和黏液
弯曲菌	大部在小肠	侵入并引起黏膜炎症及破坏	发热、腹泻、粪带血和黏液
病毒	小肠	损坏绒毛,有时为侵袭和细胞毒性	发热、腹泻、粪少带血

(续　表)

病原体	部位	发病机制	临床症状
沙门菌	小肠和大肠	穿透黏膜并侵入全身	多为黏液稀便，偶有大肠炎
EAEC	小肠和大肠	不损伤黏膜，不产肠毒素，仅有黏附作用	大量水泻、无血或黏液

【辅助检查】

1. 粪便常规检查　评估急性腹泻的初始实验室检查。应尽量采集新鲜标本做显微镜检查，以确定是否存在红、白细胞或阿米巴原虫及寄生虫卵等病理成分。疑有血吸虫病者应做粪便孵化检查。粪白细胞增多提示炎性腹泻，需要考虑进行粪便培养；如果粪白细胞阴性，则不需要粪便培养。非感染性肠道疾病，如缺血性或辐射引起的肠炎、憩室炎等，也可以出现粪白细胞增多。含有血和黏液的粪及粪隐血试验阳性时，也是肠道炎症或病变的重要征象，需要进行粪便微生物检查。

2. 粪细菌培养　对确定病原体有重要意义。应在急性期，并尽可能在用药之前采集标本。于自然排便后，挑取有脓血或黏液部位的粪2～3g，液状粪则取絮状物，盛于无菌的容器内或置于保存液或增菌液中送检。一般要求在2小时内送检，至少应在8～12小时送检。

3. 肠镜检查　在粪培养不能鉴定像虫卵和寄生虫这种病原微生物的情况下，可考虑乙状结肠镜和切片获得病原性证据。另外，在有脓血便而粪培养阴性时，实施结肠镜检查也有助于鉴别炎症性肠病。

4. 血液检查　包括血红蛋白、白细胞及其分类（嗜酸性粒细胞），血浆蛋白，电解质，血浆叶酸和维生素 B_{12} 浓度，肝、肾功能及血气分析等。可了解有无贫血、白细胞增多、糖尿病、尿毒症等，并可了解水、电解质和酸碱平衡情况。

5. X 线检查　包括腹部 X 线片、钡剂、钡灌肠,有助于观察胃肠道黏膜的形态、胃肠道肿瘤、胃肠动力等,小肠造影对小肠病变的诊断很有帮助,目前仍是小肠疾病诊断的一种重要手段。钡剂、钡灌肠可与内镜检查相补充。怀疑胰腺疾病引起的腹泻时,胰腺 CT 对诊断有帮助。怀疑缺血性肠病时可行选择性血管造影。

6. 腹部超声检查　超声检查对肝、胆、胰、肾及腹腔疾病诊断有帮助,有利于腹泻的鉴别诊断,一定程度上还可了解胃肠道情况。

7. 逆行胰胆管造影(ERCP)或磁共振胰胆管成像(MRCP)有助于胆、胰疾病引起的腹泻的诊断。

8. 小肠吸收功能测定　包括粪脂测定和糖类吸收试验。

(1)粪脂测定:粪脂测定的检测方法如下。①苏丹Ⅲ染色:粪涂片用苏丹Ⅲ染色,在显微镜下观察红色脂肪滴,是最简单的定性检查方法。②脂肪平衡试验:受试者每日饮食中摄入含 80～100g 脂肪的饮食 5 天,用卡红作指示剂,收集 3 天粪测定粪脂肪含量。脂肪平衡试验被认为是脂肪吸收试验的"金标准"。

(2)糖类吸收试验:腹泻患者糖类吸收试验如下。①右旋木糖吸收试验:试验结果阳性,反映空肠疾病或小肠细菌过度生长引起的吸收不良;②H_2 呼气试验:该方法最常用来检测乳糖吸收不良,也可用于少见的蔗糖吸收不良或葡萄糖和半乳糖转运缺陷;③蛋白质吸收试验:临床上很少用此方法来诊断吸收不良;④维生素 B_{12} 吸收试验;⑤胆盐吸收试验:使用此方法可以了解有无回肠病变所致的胆盐吸收障碍。

9. 血浆胃肠多肽和介质测定　该测定对分泌性腹泻有重要的诊断价值,如血管活性肠肽(VIP 瘤)、胃泌素(胃泌素瘤)、降钙素(甲状腺髓样瘤)、5-羟色胺(类痫)、甲状腺素(甲状腺功能亢进)等。

【诊断】

可根据腹泻的特点对其进行诊断,即密切注意腹泻的起病与病程,持续性或间断性腹泻,排便次数与性状、诱因或原因等。

与慢性腹泻不同,急性腹泻具有起病急、病程短而腹泻次数

频繁的特点。可伴有恶心、呕吐、腹部绞痛,以及有临床意义的全
身症状或营养不良等症状。在接诊急性腹泻患者时,可按以下程
序进行病情评估和病因诊断(图 1-4)。

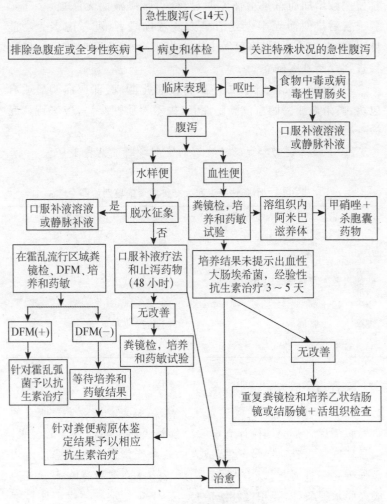

图 1-4　急性腹泻诊断

【鉴别诊断】

1. 功能性腹泻和器质性腹泻的鉴别诊断 年轻患者(<40岁)、一般状况良好、病史长(>1年)、症状为间歇性、无体重下降、排便次数增加而总量增加不明显、粪可带黏液而无脓血、多于早晨或餐后排便而无半夜或清早为便意扰醒者,可考虑多为功能性,如粪常规检查阴性,可做出初步临床诊断,必要时进行结肠镜检查则诊断基本确立。

对于体重下降、半夜或清早为便意扰醒、腹部压痛明显或有包块、粪带血或粪隐血试验阳性者,提示器质性腹泻,应进行彻底检查查明病因。

2. 小肠性腹泻和大肠性腹泻的鉴别诊断 见表 1-12。

表 1-12 小肠性腹泻和大肠性腹泻的鉴别诊断

鉴别要点	小肠性腹泻	大肠性腹泻
粪便	量多,烂或稀薄,可含脂肪,黏液少,臭	量少,肉眼可见脓血,有黏液
排便次数	每日 3~10 次	次数可以更多
体重减轻	常见	少见
腹痛	脐周	下腹部或左下腹
里急后重	无	可有

【治疗】

1. 评估成人水样便腹泻的脱水程度,确定补液方案 所有的急性腹泻患者都会因液体和电解质的损失而有不同程度的脱水,但是轻度脱水难以定量评估,成人的脱水代偿机制和耐受性也明显强于儿童。因此,以中、重度脱水(表 1-13)作为有临床意义的成人脱水征象,需要积极补液治疗。对于突发水样便腹泻伴轻度脱水的患者,也需要早期口服补液溶液,防止体液缺失。

表 1-13　急性腹泻患者脱水严重程度的临床评估

评估要点	轻度	中度	重度
一般情况	清醒、活动自如	嗜睡、乏力、可活动	昏睡、无力、不能坐立
日常活动能力	正常	不能工作	卧床或住院
口渴	无	增加	明显
脉搏	正常	每分钟>90 次	每分钟>90 次
血压	正常	正常或收缩压下降 10~20mmHg	收缩压下降>20mmHg
直立性低血压	无	有或无	有
干燥舌	无	轻微	严重
皮肤弹性	好	尚可	差
眼球凹陷	无	轻微	凹陷

2. 判断血性便腹泻的可能病因,酌情抗微生物治疗

(1)出血性腹泻一般仅伴有轻度脱水,可用口服补液疗法纠正,一般不需要静脉补液治疗。在大多数血性便腹泻患者中,使用抗生素可以缩短病程和病原菌携带阶段。

(2)在临床实际工作中,经认真的粪便检查而排除阿米巴结肠炎和肠出血性大肠埃希菌或 STEC 后,就可以开始经验性抗生素治疗,不需要等待粪培养结果。氟喹诺酮类药物是首选抗生素之一。在成人患病者,诺氟沙星每日 800mg,环丙沙星每日 1000mg 或左氧氟沙星每日 500mg,连续应用 3~5 天。对于老年患者或有易于发生败血症的状况,首选氧氟沙星或环丙沙星。

(3)在排除出血性大肠埃希菌情况下,予以经验性抗菌药物治疗 3~5 天后,仍有血性便腹泻,病情没有改善,则需要重复粪镜检和培养,并考虑结肠镜＋活组织检查。根据粪检查和培养结果及抗生素敏感性,选择针对相应肠道致病菌有效的抗生素。

（4）抗生素相关性腹泻患者,应立即停止有关抗生素,选用针对梭状芽孢杆菌抗生素及抗休克治疗。甲硝唑口服,250～500mg,每天 3 次,连用 7～14 天;中、重度患者可用万古霉素,每天 125～500mg,连用 7～14 天。

3. **对症药物治疗** 尽管急性腹泻应该针对病因治疗,但在临床实践中大多数病因难以很快明确,需要应用止泻药物等对症治疗,以期减少排便量和次数,缩短病程,使患者尽快恢复正常生活与工作。止吐药在急性腹泻治疗中通常是不必要的,主要考虑以下对症治疗药物。

（1）减少肠蠕动的止泻药:包括洛哌丁胺、地芬诺酯、可待因、阿片酊和其他阿片类药物。这类药物的药理作用主要是减弱肠道蠕动,使肠内容物通过延迟,利于肠内水分的吸收,故而具有减少排便频率和数量的临床效应,有助于缓解轻度至中度分泌性腹泻症状。其中,洛哌丁胺不具有成瘾性,是最常推荐用于无并发症成人腹泻的对症治疗药物。如洛哌丁胺与抗生素联合治疗旅行腹泻,可以缩短腹泻的时间高达 1 天。由于这类止泻药物使肠内容物通过延迟,可使侵袭性病原体在肠腔内停留时间延长,增强其对肠黏膜组织的侵袭性,可出现细菌性痢疾发热期延长,难辨梭状芽孢杆菌感染、重症溃疡性结肠炎患者可出现中毒性巨结肠,产毒性志贺大肠埃希菌感染儿童出现溶血性尿毒症综合征,因而应避免用于伴有高热的血性便腹泻、免疫缺陷宿主及伴有腹泻的败血症倾向状况。

（2）抗胆碱能药物:包括阿托品、山莨菪碱、东莨菪碱和盐酸双环胺。抗胆碱能药物不能减少排便量和次数,但对于解除腹部绞痛有一定疗效。大剂量抗胆碱能药物有口干、心悸、尿潴留、视物模糊、肠梗阻和青光眼恶化等不良反应。重症溃疡性结肠炎患者由于可诱发中毒性巨结肠,应禁用或慎用该类药物。

（3）吸附剂:包括药用炭、碱式碳酸铋、蒙脱石、无水铝硅酸盐、铝氢氧化物和鞣酸。其中,以蒙脱石、无水铝硅酸盐和碱式碳酸铋吸附能力更强。在理论上,这些吸附剂可以吸附肠毒素,并阻止毒素黏附于肠黏膜。所以,吸附剂早期使用,才有可能达到疗效。吸附剂仅可以使腹泻次数减少,但不能减少体液丢失,不能改善脱水情况,对伴有发热的血性便腹泻作用较差。

(4)益生菌:AAD 主要是由于肠道菌群紊乱所致,因此可采用益生菌制剂来恢复肠道正常菌群,通过改进肠道屏障功能和免疫刺激作用来健全保护机制,通过合适的、恰当的免疫反应(免疫调节和免疫耐受)来维护宿主健康,临床应用收到良好效果。常用益生菌包括双歧杆菌、乳杆菌、嗜热链球菌、酵母菌等的制剂,此外合生元和益生元也有相同或类似作用。

(5)抗分泌药物:包括铋盐制剂、5-HT₃ 受体拮抗药、消旋卡多曲和奥曲肽。其中铋盐制剂止泻疗效与洛哌丁胺相当,但有粪便发黑、舌苔发黑、耳鸣及便秘的不良反应。5-HT₃ 受体拮抗药可以抑制神经元刺激外分泌作用(可以抑制恶心、呕吐、腹痛及腹胀)和减少蠕动及分泌反射,减少粪便量和改善粪便性状。消旋卡多曲是一种脑啡肽酶抑制药(非阿片制剂),可以防止内源性阿片肽降解,因此减少水和电解质向肠腔过度分泌。奥曲肽是一种长效的合成生长抑素类似物,具有较强抗分泌作用。但奥曲肽价格昂贵,只能皮下注射给药,一般仅用于长期腹泻的难治性病例。

(6)中草药:中药制剂,如香连丸等,可用于轻型无脱水的病例,不推荐用于严重腹泻患者。

4.常用止泻药的作用机制及剂量　见表 1-14。

表 1-14　常用止泻药作用机制及剂量

主要作用机制	药物	剂量
收敛、吸附、保护黏膜	双八面体蒙脱石	3g,每日 3 次
	碱式碳酸铋	0.2～0.9g,每日 3 次
	氧氯化铝凝胶	10～20ml,每日 2～3 次
	药用炭	1.5～4g,每日 2～3 次

（续　表）

主要作用机制	药物	剂量
收敛、吸附、保护黏膜	鞣酸蛋白	1～2g,每日 3 次
减少肠蠕动	复方樟脑酊	2～5ml,每日 3 次
	地芬诺酯	2～5mg,每日 3 次
	洛哌丁胺	4mg,每日 3 次
抑制肠道过度分泌	消旋卡多曲	100mg,每日 3 次

5. 饮食调养　急性腹泻期间要注意饮食调整和早期进食,并非单纯的禁食。一般认为,禁食＞4 小时是不恰当的,ORT 或静脉补液开始后 4 小时内应恢复进食。饮食以清淡、易消化、少油腻为基本原则。提倡少吃多餐(每日 6 餐),摄入热量和微量元素丰富的食物(谷类、肉类、水果和蔬菜),尽可能增加热量摄入。避免摄入高渗性的罐装果汁、乳制品、含咖啡因的饮料和酒精等。

第五节　腹　　水

正常腹腔内有少量液体,一般不超过 200ml,当腹腔内积聚过量的游离液体,称为腹水。腹腔内积液一般在 1000ml 以上,才能经腹部检查发现有移动性浊音。腹水可为全身水肿的表现之一,以腹水为主要表现者,可由不同性质的疾病引起。引起腹水的常见疾病为小结节性肝硬化、结核性腹膜炎、腹膜癌、充血性心力衰竭、肾病综合征、化脓性腹膜炎、慢性胰腺炎等。

【病因】

1. 肝病　小结节性肝硬化、坏死后肝硬化、亚急性重型肝炎、急性重型肝炎、肝癌与胆汁性肝硬化。

2. 静脉阻塞性疾病

(1)门静脉阻塞:门静脉血栓形成与慢性门静脉炎。

(2)肝静脉阻塞综合征(Budd-Chiari):包括肝静脉血栓形成、

癌栓、外来压迫等。

(3)肝静脉开口的近段下腔静脉阻塞:主要由血栓形成、栓塞性静脉炎、肿瘤压迫等所致。

3. 腹膜病变

(1)腹膜炎:急性腹膜炎、自发性细菌性腹膜炎、结核性腹膜炎、多发性浆膜炎、阿米巴肝脓肿破裂。

(2)腹膜癌:肝、胃、结肠、胰腺、胆道、卵巢癌肿等的转移。

(3)其他:肺吸虫性腹膜炎、系统性红斑狼疮并发腹膜炎、胆固醇性腹膜炎。

4. 腹内脏器急性穿孔与破裂

(1)女性生殖系统:异位妊娠、黄体破裂、卵巢囊肿破裂。

(2)空腔脏器:胃、小肠、结肠、阑尾、胆囊、膀胱等急性穿孔。

(3)实质性脏器:肝、脾破裂出血,原发性肝癌结节破裂出血,阿米巴肝脓肿破裂,腹主动脉瘤破裂。

5. 淋巴管、胸导管阻塞或损伤　腹腔或腹膜后恶性肿瘤如淋巴瘤、胃癌、胰腺癌、卵巢癌等转移,胸腔与纵隔肿瘤或丝虫病、腹内结核、外伤等引起淋巴管或胸导管阻塞与损伤,淋巴管先天畸形、纵隔淋巴结炎、左锁骨下静脉栓塞、腹膜粘连带等。

6. 胰管破裂　急、慢性胰腺炎,胰腺损伤。

7. 心脏疾病　充血心性心力衰竭、心包积液、慢性缩窄性心包炎。

8. 肾病　肾炎与肾病综合征、类脂质肾病、青少年型多囊肾。

9. 营养缺乏　低清蛋白血症、维生素 B_1 缺乏症。

10. 其他　黏液性水肿、Meigs 综合征(卵巢纤维瘤伴有腹水或胸腔积液)。

【分类】

1. 漏出性腹水和渗出性腹水　其区别见表 1-15。

表 1-15　漏出性腹水和渗出性腹水的鉴别

鉴别要点	漏出液	渗出液
原因	非炎症所致	炎症、肿瘤、化学或物理性刺激
外观	澄清、淡黄、浆液性	不定,可为血性、脓性、乳糜性等
透明度	透明或微浊	多浑浊
比重	低于 1.018	高于 1.018
凝固	不自凝	能自凝
黏蛋白定性	阴性	阳性
蛋白定量	$<25g/L$	$>30g/L$
葡萄糖定量	与血糖相近	常低于血糖水平
细胞计数	常$<100\times10^6/L$	常$>500\times10^6/L$
中性粒细胞 （PMN）	$<25\%$	$>80\%$
细胞分类	以淋巴细胞、间皮细胞为主	根据不同病因分别以中性粒细胞或淋巴细胞为主
细菌学检测	阴性	可找到病原菌
病因	肝硬化、下腔静脉阻塞、缩窄性心包炎、充血性心力衰竭、肾病综合征、Meigs综合征等	常由细菌、寄生虫感染,胃液、胆汁、胰液、化学性刺激、外伤、恶性肿瘤等引起,黏膜性水肿液也属此类

　　2. **血清-腹水白蛋白梯度（SAAG）分类腹水**　依据腹水中血清-腹水白蛋白梯度可以将腹水分为门脉高压性腹水和非门脉高压性腹水（表 1-16）。SAAG 就是将血清白蛋白浓度减去腹水中的白蛋白浓度,以 g/L 表示。这种分类的优点是便于识别门脉高压性腹水,而且不受其他因素的影响。

　　(1)门静脉高压性腹水（SAAG≥11g/L）:最常见者为肝硬化

引起的门静脉高压。其他可能的原因包括酒精性肝炎、心源性腹水、大块肝转移瘤、急性肝衰竭、布-加综合征、门静脉血栓、静脉闭塞性疾病、妊娠脂肪肝等。

（2）非门静脉高压性腹水（SAAG＜11g/L）：多见于腹腔恶性肿瘤、结核性腹膜炎、胰源性腹水、胆源性腹水和肾病综合征等。

表 1-16　SAAG腹水分类

	高梯度（SAAG≥11g/L）	低梯度（SAAG＜11g/L）
腹水常见原因	肝硬化	腹膜转移癌
	酒精性肝炎	结核性腹膜炎
	心源性腹水	胰源性腹水
	"混合性"腹水	肠梗阻或肠梗死
	肝癌（原发或转移）	胆汁性腹水
	暴发性肝衰竭	肾病综合征
	肝静脉阻塞综合征	手术后的淋巴管漏
	门静脉血栓形成	缔结组织病引起的浆膜炎
	黏液性水肿	
	肝小静脉闭锁病	
	妊娠脂肪肝	

【发病机制】

1. 门静脉高压　腹腔脏器的静脉血汇集后主要由门静脉进入肝，经肝血窦后再由肝静脉流入下腔静脉，最后流至右心房。如果发生肝静脉或肝静脉小分支阻塞或肝静脉流出道受阻，则导致门静脉高压，使门静脉系统毛细血管及肝窦内静脉压升高，从而引起腹水。但是，仅有肝（窦）前性门静脉高压而没有肝硬化的患者很少出现腹水。

2. 血浆胶体渗透压降低　血浆胶体渗透压与腹水静水压

是使体液留存于毛细血管内的力量,门脉压和腹水胶体渗透压是形成腹水的力量;正常情况下,两种力量处于平衡状态。由于肝细胞受损、白蛋白合成障碍、血浆胶体渗透压下降,同时门静脉压力增加,因此血管内外静水压和渗透压之间的平衡被打破,从而促使血浆从血管内进入腹腔,致使体液聚积于腹腔,形成腹水。

3. 肝淋巴液循环障碍　胸导管内的淋巴液一半来自肝,另一半则来自门脉系统。肝硬化时血浆自肝窦渗透到周围的组织间隙,使肝淋巴液生成过多,结果是肝淋巴流量的增加超过了胸导管引流能力,形成淋巴超过回流,导致肝淋巴漏,通过肝表面外溢,形成腹水。

4. 肾与水钠潴留　肝硬化门脉高压时,由于一氧化氮等扩血管物质的活性增加,全身小动脉扩张导致相对血管内容量不足,通过复杂的机制激活肾素-血管紧张素-醛固酮系统,以图对抗内脏小动脉的扩张并恢复有效血管内容量。结果是醛固酮活性增高、血管升压素分泌增加,最终导致钠和水的潴留,从而促进和加重腹水的形成。另外,由于内皮素等缩血管物质活性增加和肾局部的一氧化氮活性相对不足,导致肾动脉收缩、有效肾血量和肾小球滤过率下降,肾功能受损,加重钠水潴留。

【临床表现】

(一)症状

1. 腹胀　腹胀是腹水最早最基本的症状。

2. 腹痛　腹水性质不同,腹痛性质、程度也不同。漏出性腹水多表现为全腹胀痛;渗出性腹水多表现为全腹或局部钝痛;癌性腹水多表现为隐痛,并呈进行性加重;脏器破裂致腹水多呈局部剧痛,而后累及全腹。

3. 原发病症状　肝硬化腹水患者有乏力、食欲缺乏、肝区不适、恶心、低热等症状;恶性肿瘤所致腹水常伴低热、乏力、全身恶病质和腹水增长迅速等表现;结核性腹膜炎患者常有乏力、纳差、盗汗、低热,起病较缓慢;肾病所致腹水者多有尿少、血尿、全身水肿和贫血等症状。右心衰竭和缩窄性心包炎引起的腹水,患者多有心悸、呼吸困难。

(二)体征

1. **腹部膨隆**　腹部形态可呈鼓状、球状或蛙腹状改变。

2. **腹块**　渗出性及癌性腹水者常可触及包块,多呈圆形,边界不清,活动度差,表面不光滑或压痛;原发性腹膜或网膜癌包块多呈"饼状",有面大、边薄、界不清等特征。

3. **移动性浊音**　当腹腔内游离腹水在 1000ml 以上时,即可查出移动性浊音。肘膝位(胸膝式)叩诊脐周浊音可检出仅约 200ml 的腹水,亦称水坑征(puddle sign)。

4. **原发病体征**　肝硬化、门脉高压所致的腹水患者常有肝掌、蜘蛛痣、毛细血管扩张、黄疸、脾大及腹壁静脉曲张等体征;结核性腹膜炎患者腹部有柔韧感,可伴有腹部压痛,有的可出现腹部包块或肠粘连、肠梗阻表现;右心衰竭、缩窄性心包炎所致的腹水可有发绀、颈静脉充盈、奇脉和肝颈静脉回流征阳性;Budd-Chiari 综合征可见胸腹壁及背部血流方向由下而上的静脉曲张和肝大的体征。

【辅助检查】

1. **腹腔穿刺**　抽取腹水进行相应的检查是鉴别腹水性质最有效、最经济的方法,它可以很快地鉴别门脉高压性腹水和其他病因所致的腹水,同时也可以发现是否存在腹水感染。腹腔穿刺术相对安全,所以,对每个有腹水明显体征的患者,都应该进行腹腔穿刺和腹水的化验检查。

2. **腹水细胞计数**　腹水细胞计数可以判断患者是否存在自发性腹膜炎。腹水中性粒细胞计数≥250/mm³(0.25×10⁹/L)可以诊断自发性腹膜炎。肝硬化腹水中的红细胞计数一般＜1000/mm³,而血性腹水(红细胞＞50 000/mm³)多见于腹膜肿瘤和结核性腹膜炎所致的腹水或肝癌破裂出血。只有 2% 左右的肝硬化患者出现血性腹水,而这些血性腹水的患者中,有约30%有可能存在肝细胞癌。

腹水化验对确定腹水的病因有重要价值,尤其在良、恶性腹水的鉴别中更为重要。腹水化验包括腹水常规、生化及细菌培养等,目前用于临床的生化指标有腹水蛋白质、葡萄糖定量、铁蛋白、胆固醇、乳酸脱氢酶及纤维连接蛋白,肿瘤标志物癌胚抗原(CEA)、甲胎蛋白(AFP)、CA125、CA199等。

3. 血常规、红细胞沉降率及尿常规检查 通过血常规、红细胞沉降率及尿常规检查,可以了解腹水患者有无贫血及白细胞数量改变。结核、肿瘤患者可有红细胞沉降率加快;肾病患者的尿液会有改变。

4. 肝功能检查 腹水患者的肝功能检查项目包括碱性磷酸酶、血清转氨酶、胆红素、γ-谷氨酰转肽酶、血浆蛋白以及乳酸脱氢酶等。以上各项指标腹水患者均可有异常改变。

5. 腹水的胰酶检测 腹水的胰酶检测项目包括脂肪酶,血、尿淀粉酶和胰蛋白酶等。胰酶检测对胰源性腹水有诊断价值。

6. 腹水的病原免疫学检查 腹水的病原免疫学检查包括各型肝炎病毒抗原抗体、血清PPD抗体或结核菌素(OT)皮内试验、血吸虫环卵试验、血清CEA、AFP等。

7. B超 检查腹水及腹腔内脏器,对肝、胰腺肿瘤的诊断有帮助。

8. 其他 胃肠钡剂X线透视、腹部X线片、胸部X线检查、胃肠内镜检查或腹部CT检查、血糖及甲状腺功能检查等均有助于病因的诊断。

【诊断】

1. 诊断程序 腹水的诊断程序一般包括以下方面:①确定腹水的存在;②诊断性穿刺,了解腹水的特性;③根据患者的病史、体征及必要的检查明确腹水的病因。

2. 腹水的症状与体征诊断　可通过患者的症状与体征进行腹水诊断。诊断时应注意腹水发生的缓急,腹水患者是否伴有发热、腹痛、呕血、黄疸、乏力、心悸、气短、体重减轻及粪或尿液颜色改变等症状,是否伴有腹壁及腰背部静脉曲张、肝脾大、肝掌、蜘蛛痣或皮肤、黏膜出血点及面色改变等体征。

【鉴别诊断】

1. 肝硬化腹水　乙肝后肝硬化,出现腹水时,肝硬化的其他表现已明显,如慢性肝病病容、蜘蛛痣、脾大、腹壁静脉曲张等。结合病史和B超检查、腹水性质的确定,对肝硬化腹水的诊断一般不难。

2. 癌性腹水　肿瘤患者发生腹水的形成有多种因素,如淋巴管阻塞、液体从肿瘤微血管渗出或由肿瘤刺激产生的旁分泌因子,即血管通透性因子,使膜通透性增加。癌性腹水总蛋白>25g/L、SAAG<11g/L,腹水 LDH、CEA、CA125、CA199 等可升高,特别是腹水中浓度大于血清中浓度时,更有诊断价值。腹水细胞学结癌性腹水的诊断意义很大。

3. 结核性腹水　结核性腹水由结核分枝杆菌感染腹膜引起,主要是发热、盗汗、食欲缺乏、疲乏和体重减轻。75%结核性腹膜炎发生腹水,25%有肝大。腹水性质对于初步诊断有重要价值,结核性腹膜炎 85%~100%腹水总蛋白>25g/L、SAAG<11g/L,多数患者白细胞计数超过 250×10^6/L,淋巴细胞>80%占 90%以上。腹水 ADA 对结核性腹膜炎的诊断特异性增高,升高≥40U/L 有助诊断。腹水结核菌抗体(PPD-IgG)阳性有助诊断,特别腹水抗体浓度大于血清时。腹水浓缩找抗酸杆菌的阳性率不到 5%,培养的阳性率也不高,且时间很长,对诊断帮助不大。结核性腹膜炎的诊断主要根据腹水检验、ADA 测定,结合病史、体征、X 线和超声检查综合判断。有些结核性腹膜炎血清 CA125 可能显著升高,应注意与卵巢肿瘤鉴别。诊断困难时,可行腹腔镜检查,必要时进行诊断性抗结核治疗。

4. 心源性腹水　心源性腹水占腹水原因中的一小部分。心源性腹水并不意味心源性肝硬化,由心脏病引起充血性肝病的组织损伤表现多种多样,心源性肝硬化并不常见。心源性腹水如果没有合并肝硬化,表现为门脉高压性腹水的特点,蛋白浓度高、SAAG>11g/L。腹水中高蛋白是因为肝充血时,肝窦的高通透性使蛋白漏出。当充血性肝病发展为肝纤维化或肝硬化时,由于肝窦毛细血管化,通透性减少,腹水的蛋白浓度降低。因此,心源性腹水中的蛋白浓度对判断肝病变的状况与意义,特别是心脏器官移植时必须考虑患者的肝情况。

5. 肾性腹水　慢性肾病引起腹水有多种因素、营养不良、钠水潴留、低蛋白血症、腹膜通透性增加等。合并隐匿性肝病如肝硬化、淀粉样变性,合并腹腔感染如结核性腹膜炎、自发性腹膜炎也是腹水的原因。肾性腹水的治疗包括腹腔颈静脉分流、腹膜透析等。晚期肾病可行肾移植,如果终末期肾病同时合并肝硬化,可实行肝肾联合移植术。

6. 胰性腹水　是指慢性胰腺炎基础上发生的腹水,有别于急性胰腺炎或胰腺癌引起的腹水。多数患者有饮酒史和其他慢性胰腺炎的病因。腹水是由于假性囊肿漏出、胰管破裂形成窦道到腹腔。这种胰液渗出缓慢,常达数周或数月,可能形成大量腹水,但胰腺炎的症状轻微甚至没有。腹水蛋白常>30g/L,白细胞数增加。最显著的特点是腹水淀粉酶明显升高,而血清淀粉酶正常或轻度升高。

【治疗】

1. 原发病治疗　腹水可进行原发病的治疗,如结核性腹膜炎应给予抗结核治疗,肿瘤则应予手术切除或化疗、放疗等。

2. 一般治疗　腹水的一般治疗要求:患者需要卧床休息,每日测体重和尿量。肝硬化时,应给予适度及高热量的蛋白质饮食;伴发肝性脑病时,应给予低蛋白饮食。腹水患者必须限制钠、水的摄入,给予低盐或无盐饮食。

3. 利尿药治疗 腹水患者可使用利尿药增加钠、水的排出，通常应用潴钾利尿药与排钾利尿药两种。原则上先用螺内酯，无效时加用呋塞米或氢氯噻嗪。开始时用螺内酯20mg，每日4次；根据利尿反应每隔5天增加，每日80mg，若效果仍不显著，则加用呋塞米，每日40～60mg。螺内酯与呋塞米剂量的比例为100mg∶40mg，最大剂量为螺内酯每日400mg和呋塞米每日160mg。呋塞米在排钠的同时也排钾，故服用时需要补充氯化钾。

4. 提高血浆胶体渗透压治疗 腹水患者需要提高血浆胶体渗透压，每周定期少量、多次静脉输注鲜血或清蛋白，对改善机体一般情况、提高血浆胶体渗透压、恢复肝功能、促进腹水的消退等均有很大的帮助。

5. 腹水浓缩回输 腹水浓缩回输是治疗难治性腹水的较好方法。放出腹水5000ml，通过超滤或透析等方式浓缩处理成500ml，再静脉回输。

第六节 黄 疸

黄疸(jaundice)是一种常见的临床表现，系血清内胆红素浓度增高超过34μmol/L，使巩膜、皮肤、黏膜、体液和其他组织被染成黄色。因巩膜含有较多的弹性硬蛋白，与胆红素有较强的亲和力，故黄疸患者巩膜黄染常先于黏膜、皮肤而首先被察觉。当血清总胆红素浓度升高，在17.1～34.2μmol/L，而肉眼看不出黄疸时，称隐性黄疸或亚临床黄疸；当血清总胆红素浓度超过34.2μmol/L时，临床上即可发现黄疸，也称为显性黄疸。黄疸主要由肝胆疾病引起，也可见于其他系统疾病。

【分类】

1. 按血清中增高的胆红素种类分型

(1)以结合型胆红素(CB)增高为主的黄疸。

(2)以非结合型胆红素(UCB)增高为主的黄疸。

(3)混合型高胆红素血症。

2. 按损伤部位分类 ①肝前性黄疸;②肝性黄疸;③肝后性黄疸。

3. 病因学分类 ①溶血性黄疸;②肝细胞性黄疸;③胆汁淤积性黄疸;④先天性非溶血性黄疸(体质性黄疸)。

【病因及发病机制】

(一)溶血性黄疸

溶血性黄疸是由多种原因使红细胞破坏增加,产生大量游离胆红素,超过肝处理能力而发生滞留性黄疸,因血清胆红素主要是非结合胆红素,又称高非结合胆红素血症,而结合胆红素一般不增高,如果结合胆红素增高并占总胆红素量的 15% 以上,考虑因溶血的原因使肝功能也受到了损害。溶血性黄疸是肝前性黄疸中最常见的疾病,分为先天性和获得性黄疸两大类。

1. 红细胞内异常

(1)细胞膜缺损:常见于遗传性球形细胞增多症,遗传性椭圆形细胞增多症,阵发性睡眠性血红蛋白尿。

(2)红细胞酶缺陷:如蚕豆病和伯氨喹型药物性溶血。

(3)血红蛋白病:常见于地中海贫血,镰状细胞性贫血,血红蛋白病。

2. 红细胞外异常

(1)免疫性溶血:①同族抗体引起溶血,多见于 ABO 血型不合或 Rh 血型不合溶血性输血反应、新生儿溶血等。②自身免疫引起的溶血,包括原发性自身免疫性溶血和继发性自身免疫性溶血。前者为先天性免疫遗传缺陷所致,较少见;后者多由药物(吲朵美辛、青霉素)、感染、结缔组织、淋巴系统恶性增生等引起。

(2)非免疫性溶血:多见于代谢、脾亢进、感染或理化等因素所致的溶血与黄疸。

(二)肝细胞性黄疸

1. **感染**　系指由病毒、细菌、原虫、寄生虫、螺旋体等病因引起的肝或全身感染。

(1)病毒:甲、乙、丙、丁、戊型肝炎病毒,传染性单核细胞增多症,坏死后肝硬化等,其中以病毒性肝炎为最多见。

(2)细菌:化脓性肝炎、肝脓肿、亚急性细菌性心内膜炎、大叶肺炎、化脓性胆管炎、布氏杆菌病、肝结核、伤寒、败血症和内毒血症等。

(3)寄生虫和原虫:血吸虫病、疟疾、黑热病、阿米巴肝脓肿、肝胆管蛔虫病、肝吸虫病等。

(4)螺旋体:钩端螺旋体病、梅毒、回归热。

2. **化学等中毒因素**　系指能损伤肝脏的各种化学药品或制剂。

(1)麻醉、镇痛类药物:乙醇、乙烯、吗啡、巴比妥类、氯丙嗪等。

(2)抗菌药:磺胺、异烟肼、氯霉素、四环素、新生霉素、利福平、甲巯咪唑、硫氧嘧啶等。

(3)激素、金属及化学制剂:甲睾酮、砷、铅、汞、苯肼、四氯化碳等。

3. **代谢性疾病**　甲状腺功能亢进症、血色病、Gaucher病、Niemann-Pick病、糖尿病、淀粉样变性病、肝糖原贮积病、肝豆状核变性等。

4. **营养性疾病**　营养性疾病是指肝营养不良,如脂肪肝、肝硬化、非洲恶性营养不良症等。

5. **肿瘤及肝浸润性病变**　原发性肝癌、继发性肝癌、淋巴瘤及白血病等。

6. **其他**　休克、门-体分流术后的肝血流减少、充血性心力衰竭引起的肝淤血。

(三)胆汁淤积性黄疸

机械性因素阻塞胆道或胆汁分泌障碍、胆汁浓缩而流量减少、毛细胆管通透性增加都可以导致胆道内胆盐沉淀、胆栓形成。

1. 肝内阻塞

(1)病毒性肝炎。

(2)药物因素:如氯丙嗪、甲睾酮、氯磺丙脲、砷剂、甲巯咪唑、磺胺、对氨水杨酸、红霉素、呋喃爱因等。

(3)原发性胆汁性肝硬化。

(4)妊娠期特发性黄疸。

(5)酒精肝综合征。

(6)良性手术后黄疸。

(7)肝内肿瘤,如原发性和继发性肝癌等。

(8)肝内胆管病变,如原发性硬化性胆管炎、肝内胆管结石、肝内小胆管发育不全等。

2. 肝外阻塞

(1)肝病变:原发性和继发性肝癌、肝内胆管结石或寄生虫病、肝胆管癌等。

(2)胆囊病变:结石、炎症、肿瘤、寄生虫等。

(3)肝外胆管病变:结石、寄生虫、原发性肿瘤、胆管炎、胆道出血或血凝块。

(4)胆管壁病变:炎症、肿瘤、外伤、先天性畸形、原发性硬化性胆管炎、Vater壶腹周围病变等。

(5)胆管外疾病:胆管周围淋巴结肿大压迫、十二指肠球后溃疡、胰头癌、急慢性胰腺炎、胆囊癌、肝癌、胃癌等外压性疾病,以及胆总管周围粘连、牵拉、移位等。

(四)先天性非溶血性黄疸(体质性黄疸)

因为肝细胞对胆红素的摄取、结合和排泄有缺陷所致黄疸。

1. Gilbert 综合征　肝细胞摄取 UCB 功能障碍及微粒体内葡萄糖醛酸转移酶不足,导致血中 UCB 增高而出现黄疸。

2. Rotor 综合征　肝细胞对摄取 UCB 和排泄 CB 存在先天障碍导致黄疸。

3. Crigler-Najjar 综合征　肝细胞缺乏葡萄糖醛酸转移酶,致使 UCB 不能形成 CB,导致血中 UCB 高,可产生核黄疸,见于新生儿,预后极差。

4. Dubin-Johnson 综合征　肝细胞对 CB 及某些阴离子(如靛青绿、X 线造影剂)向毛细胆管排泄障碍,血清 CB 增加而发生黄疸。

【临床表现】

1. 溶血性黄疸　溶血性黄疸的临床表现取决于溶血的病因、速度、程度和发病部位。

(1)急性溶血性黄疸:多见于突然理化因素刺激、急性严重感染或输入大量异型血等引起红细胞急剧大量破坏。一般一次大量溶血后 5～6 小时血清胆红素达最高峰,再过 5～6 小时皮肤才被黄染。本症起病急,腰背四肢酸痛,寒战高热、胸闷、憋气、头痛、腹痛、恶心、呕吐、面色苍白,严重者可出现休克和尿闭等,并迅速出现黄疸、贫血和肝脾大。若处理不及时,患者常死于休克或急性肾衰竭;若治疗及时可迅速恢复,溶血停止后,黄疸可逐渐缓解。

(2)慢性溶血性黄疸:临床多见,起病缓,症状轻,主要表现为贫血、黄疸和肝脾大。可表现为疲乏无力、头晕目眩、心悸气短等贫血缺氧症状。皮肤黏膜呈轻度黄染(柠檬色),无皮肤瘙痒;伴有肝脾大、疼痛,尤以脾肿大明显。

2. 肝细胞性黄疸

(1)急性期:患者多有乏力、厌食、恶心、呕吐、腹胀、肝区痛等症状,皮肤和黏膜出现黄染(呈浅黄或深黄色),肝大,有明显压痛。

(2)慢性期:除有上述急性期症状与体征外,肝区压痛不明显。肝硬化患者多有肝硬化的症状与体征,如肝掌、蜘蛛痣、腹壁静脉曲张、腹水、出血倾向等。

3. 胆汁淤积性黄疸 随病因、阻塞部位与阻塞性质不同而异。

(1)原发病的表现:胆囊炎、胆石症常伴有胆绞痛、发热、黄疸间歇发生;先天性胆总管囊肿表现上腹部持续性疼痛、肿块和波动性黄疸;化脓性胆管炎常起病急、寒战、高热、腹痛,迅速出现休克和腹膜炎症;恶性疾病多呈上腹隐痛,进行性消瘦、恶病质、肝大和黄疸;无痛黄疸是胰头癌或壶腹癌的表现。

(2)阻塞性黄疸的表现:间歇性黄疸是胆石症的表现;持续性黄疸且逐渐加重,程度较深(棕褐色),常见恶性肿瘤所致。高胆盐血症系胆盐刺激皮肤神经末梢和支配心脏的迷走神经致皮肤奇痒及皮肤瘙痒;心动过缓,动脉压下降,严重时可引起心搏骤停;胆盐不入肠道,肠道缺乏胆汁酸导致腹胀、脂肪泻,脂溶性维生素(A、D、E、K)缺乏;维生素 K 缺乏时因肝不能合成凝血因子 Ⅱ、Ⅶ、Ⅸ 和 Ⅹ 而发生出血倾向;因胆道部分或全部阻塞,粪中无胆红素或尿胆原排泄减少不能将粪便染黄,故粪便呈灰白色(白陶土色)。不管肝内或肝外阻塞均伴有淤胆性肝大,当梗阻位于胆囊管以下时常伴有胆囊肿大,可无压痛。

4. 先天性非溶血性黄疸(体质性黄疸) 先天性非溶血性黄疸是指肝细胞对胆红素的摄取、结合及排泄有先天性酶缺陷所致。临床上少见,常发生于小儿和青年期,有家族史。

(1)Gilbert 综合征:多发生在年轻男性,自幼年起即有慢性波动性黄疸,一般情况良好,肝脾不大,肝功能正常。黄疸可随着年龄增长而减轻或消退;常因疲劳、饮酒、感染而加重。

(2)Crigler-Najjar 综合征:又称先天性葡萄糖醛酸转移酶缺乏症、先天性非梗阻性非溶血性黄疸、克里格勒-纳贾尔综合征,是一种少见的、发生于新生儿和婴幼儿的遗传性高胆红素血症。黄疸出现在新生儿出生后 2 周内,男女患病率无差别,黄疸较重(深褐色),核黄疸时表现为全身肌肉痉挛、强直、角弓反张、震颤性麻痹,多因呼吸衰竭死亡,最长可存活 3～5 年。

(3)Dubin-Johnson 综合征:又称为慢性特发性黄疸,为遗传性结合胆红素增高Ⅰ型,1954 年 Dubin 等首先报道。Dubin-Johnson 综合征临床表现特点为长期性或间歇性黄疸。多数研究表明 Dubin-Johnson 综合征血缘相近比率很高,属常染色体隐性遗传性疾病,一家可多人发病,患者是 Dubin-Johnson 综合征致病基因的纯合子,但也有些患者并无家族史。常见于青年人,世界各地均有病例报道。本病多见于青少年,通常在 25 岁前发病,常有家族史,呈慢性良性经过。慢性轻度黄疸,呈间歇性发作,即长期波动性黄疸,可因劳累、感染、妊娠、饮酒等加重黄疸、尿色(黑色尿)。一般情况良好,部分患者有轻度乏力、食欲缺乏、恶心、肝区疼痛,半数患者轻度肿大和压痛,脾不肿大。

(4)Rotor 综合征(RS):是遗传性结合胆红素增高Ⅱ型,于1948 年由 Rotor 首先报道,当初认为是 DJS 的亚型,但通过有机阴离子清除试验和尿中粪卟啉异构体分析,证实 RS 是独立的疾病,比 DJS 少见,亦属常染色体隐性遗传。本病男女均可发病,半数有家族史,黄疸较轻,呈慢性波动性,可终身不退,常因劳累、激动、感染后加重。无明显自觉症状,感觉良好,偶有肝区痛,食欲缺乏。一般无肝脾肿大。

【辅助检查】

1. B 超检查　大小、形态、肝内有无占位性病变,胆囊大小及胆道系统有无结石及扩张,脾有无肿大、胰腺有无病变等有较大的帮助。

2. X 线检查　腹部 X 线片可发现胆道结石、胰腺钙化。胆道造影可发现胆管结石,并可判断胆囊收缩功能及胆管有无扩张。

3. 内镜逆行胰胆管造影术(ERCP)　可通过内镜直接观察壶腹区与乳头部有无病变,可经造影区别肝外或肝内胆管阻塞的部位。也可了解胰腺有无病变。

4. 经皮肝穿刺胆管造影（PTC）　能清楚地显示整个胆道系统,可区分肝外胆管阻塞与肝内胆汁淤积性黄疸,并对胆管阻塞的部位、程度及范围有所了解。

5. 上腹部 CT 扫描　对显示肝、胆、胰等病变及鉴别引起黄疸的疾病较有帮助。

6. 磁共振成像（MRI）　对肝良、恶性肿瘤的鉴别优于 CT,诊断胆管扩张不比 CT 优越,但诊断胆结石相当敏感。

7. 放射性核素检查　应用^{198}Au 或^{99}Tc 肝扫描可了解肝有无占位性病变,用^{131}I 玫瑰红扫描对鉴别肝外阻塞性黄疸与肝细胞性黄疸有一定的帮助。

8. 磁共振胰胆管造影（MRCP）　是利用水成像原理进行的一种非介入性胰胆管成像技术。因胆管系统内的胆汁属于相对静止的液体,因此 MRCP 可清晰显示胆管系统的形态结构。MRCP 是一种无创性胆管显像技术,可对各种原因引起的梗阻性黄疸胆道扩张做出比较客观的诊断。它操作简单、安全、无创,不必使用造影剂,不需要进行术前准备,特别适用于 B 超或 CT 有阳性发现,但又不能明确诊断的一般情况较差的患者。

9. 肝穿刺活检及腹腔镜检查　对疑难黄疸病例的诊断有重要的帮助,但肝穿刺活检用于胆汁淤积性黄疸时可发生胆汁外溢造成腹膜炎,伴肝功能不良者亦可因凝血机制障碍而致内出血,故应慎重考虑指征。

10. 肝生化试验

(1)胆红素代谢试验:包括血清总胆红素（TBIL）和直接胆红素（DBIL）,以及尿胆红素和尿胆原,以区别胆红素升高的类型。

(2)血清酶学检查:同时测定 ALT、AST、ALP、GGT,有利于分辨肝细胞性黄疸和胆汁淤积性黄疸。如 ALT、AST,明显增加常为肝细胞损害的特征,而 ALP、GGT 明显升高则常为胆汁淤积的特征。

(3)血浆凝血酶原时间测定:胆汁淤积性黄疸时,肌注维生素 K 可使延长的凝血酶原时间恢复或接近正常。严重肝病时凝血酶原合成障碍,凝血酶原时间延长,即使注射维生素 K 亦不能纠正。

(4)血脂测定:反映肝细胞的脂质代谢功能及胆汁排泄功能。胆汁淤积时胆固醇和三酰甘油均可增高;肝细胞损伤严重时,胆固醇水平明显降低。

11. 免疫学检查　慢性活动性肝炎时 IgG 明显增高;原发性胆汁性肝硬化时 IgM 显著上升,而且血清 M_2 型抗线粒体抗体阳性。肝炎标志物及 AFP 检测有助于病毒性肝炎及肝癌诊断。

12. 血液学检查　主要用于协助诊断溶血性黄疸。遗传性溶血性黄疸时,除贫血外,外周血中晚幼红细胞和网织红细胞可显著增多,骨髓红细胞系统明显增生活跃。遗传性球形红细胞增多症时,红细胞脆性增加;珠蛋白生成障碍性贫血(亦称地中海贫血)时,红细胞脆性降低。抗人球蛋白试验(Coombs 试验)在自身免疫性溶血性贫血及新生儿溶血性贫血时呈阳性反应。

【诊断】

黄疸涉及疾病较多,病因复杂,应根据上述病史、体征、实验室和其他检查结果进行综合分析,合理安排诊断程序。

1. 病史诊断　进行病史诊断时应注意黄疸患者的性别与年龄、有无肝胆疾病家族史、是否接受输血及注射、有无传染病接触史、是否使用口服避孕药和非甾体抗炎药及妊娠史、饮酒史、冶游史和黄疸的病程等,以上均可提示诊断。

2. 诊断程序　见图 1-5。

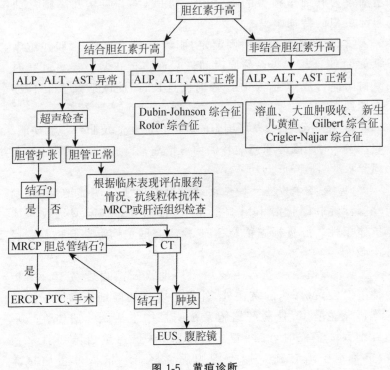

图 1-5 黄疸诊断

3. 黄疸伴随症状的诊断

(1)黄疸伴发热：见于急性胆管炎、肝脓肿、钩端螺旋体病、败血症、大叶性肺炎。病毒性肝炎或急性溶血可先有发热而后出现黄疸。

(2)黄疸伴上腹剧烈疼痛：可见于胆道结石、肝脓肿或胆道蛔虫病；右上腹剧痛、寒战高热和黄疸为 Charcot 三联征；提示急性化脓性胆管炎。持续性右上腹钝痛或胀痛可见于病毒性肝炎、肝脓肿或原发性肝癌。

(3)黄疸伴肝大：轻度至中度肿大、质地软或中等硬度且表面光滑,见于病毒性肝炎、急性胆道感染或胆道阻塞。明显肿大,质地坚硬,表面凹凸不平有结节者见于原发或继发性肝癌。肝大不明显,而质地较硬边缘不整,表面有小结节者见于肝硬化。

(4)伴胆囊肿大:提示胆总管有梗阻,常见于胰头癌、壶腹癌、胆总管癌、胆总管结石等。

(5)伴脾大:见于病毒性肝炎、钩端螺旋体病、败血症、疟疾、肝硬化、各种原因引起的溶血性贫血及淋巴瘤等。

(6)伴腹水:见于重症肝炎、肝硬化失代偿期、肝癌等。

【鉴别诊断】

黄疸实验室检查的鉴别,见表 1-17。

表 1-17　黄疸实验室检查的鉴别

鉴别要点	溶血性黄疸	肝细胞性黄疸	胆汁淤积性黄疸
病史	有溶血因素可查,有类似发作史	肝炎或肝硬化病史	结石者反复腹痛伴黄疸,肿瘤者常伴消瘦
症状与体征	贫血、血红蛋白尿、脾大	肝区胀痛或不适,消化道症状明显,肝、脾大	黄疸波动或进行性加重,胆囊肿大,皮肤瘙痒
胆红素测定			
非结合胆红素(UCB)	增加	增加	增加
结合性胆红素(CB)	正常	增加	明显增加
总胆红素(TB)	增加	增加	增加
CB/TB	15%~20%	30%~40%	50%~60%
尿胆红素	(-)	(+)	(++)
尿胆原	增加	轻度增加	减少或消失
ALT、AST	正常	明显增加	可增高

（续　表）

鉴别要点	溶血性黄疸	肝细胞性黄疸	胆汁淤积性黄疸
ALP	正常	可增高	明显增高
GGT	正常	增高	明显增高
PT	正常	延长	延长
对维生素K反应	正常	差	好
胆固醇	正常	轻度增加或降低	明显增加
血浆蛋白	正常	ALB降低 Glob升高	正常
其他	溶血的实验室表现,如网织红细胞增加	肝功能检查异常	影像学发现胆道梗阻病变

【治疗】

1. 护肝疗法　黄疸患者应给予高热量饮食,适当选用护肝药物,注意避免使用损肝药物。阻塞性黄疸时,可因肠道缺乏结合的胆汁酸盐而出现脂溶性维生素 A、维生素 D、维生素 K 的缺乏,宜注射补充。

2. 对症支持治疗　黄疸患者应针对黄疸的症状进行支持治疗,如镇痛、解热。瘙痒明显者,可试用熊去氧胆酸,每日 4 次,每次 100～150mg。对 Gilbert 综合征、Crigler-Najjar 综合征 Ⅱ 型,应用肝细胞葡萄糖醛基转移酶的诱导剂苯巴比妥,可降低血清非结合胆红素。

3. 中医中药治疗　对黄疸进行中医治疗时,可选用有退黄作用的中药方剂,随症状加减。如茵陈四逆汤、大黄消石汤和茵陈蒿汤或茵陈五苓散等。也可静脉滴注茵栀黄、甘草酸二铵(甘利欣)注射液。

第七节　消化道出血

消化道出血是临床常见的症状。消化道是指从食管到肛门的管道,包括食管、胃、十二指肠、空肠、回肠、盲肠、结肠及直肠。上消化道出血是指屈氏韧带以上的食管、胃、十二指肠、上段空肠及胰管和胆管的出血。屈氏韧带以下的肠道出血称为下消化道出血。上消化道出血与下消化道出血的临床特点不尽相同,治疗手段也有差异。

【病因】

(一)上消化道出血

1. 消化系统疾病

(1)食管疾病:反流性食管炎、食管憩室炎、食管癌、食管异物、食管贲门黏膜撕裂、食管损伤等。大量呕血常由门脉高压所致的食管静脉曲张破裂所致,食管异物戳穿主动脉可造成大量呕血,并危及生命。

(2)胃及十二指肠疾病:最常见的为消化性溃疡,其次急性糜烂出血性胃炎、胃癌、胃泌素瘤(Zollinger-Ellison 综合征)、胃血管异常如恒径动脉综合征(Dieulafoy 病变)、贲门黏膜撕裂综合征等亦可引起呕血。其他少见疾病有平滑肌瘤、平滑肌肉瘤、淋巴瘤、息肉、胃黏膜脱垂、急性胃扩张、胃扭转、憩室炎、结核、克罗恩病等。

(3)门脉高压引起的食管-胃底静脉曲张破裂或门脉高压性胃病出血。

2. 上消化道邻近器官或组织的疾病　如胆道结石、胆道蛔虫、胆囊癌、胆管癌及壶腹癌出血均可引起大量血液流入十二指肠导致呕血。此外,还有急、慢性胰腺炎,胰腺癌合并脓肿破溃,主动脉瘤破入食管、胃或十二指肠,纵隔肿瘤破入食管等。

3. 全身性疾病

(1)血液病及血管性疾病:血小板减少性紫癜、过敏性紫癜、白血病、血友病、霍奇金病、遗传性毛细血管扩张症、弥散性血管内凝血及其他凝血机制障碍(如应用抗凝药过量)等。

(2)感染性疾病:流行性出血热、钩端螺旋体病、登革热、急性重型肝炎、败血症等。

(3)结缔组织病:系统性红斑狼疮、皮肌炎、结节性多动脉炎累及上消化道。

(4)其他:尿毒症、肺源性心脏病、呼吸功能衰竭等。

(二)下消化道出血

大部分下消化道出血来自大肠,小肠出血比较少见,但诊断较为困难。引起下消化道出血最常见的原因为大肠癌和大肠息肉,肠道炎症性病变次之,其中肠伤寒、肠结核、溃疡性结肠炎、克罗恩病和坏死性小肠炎有时可发生大量出血。引起便血的原因很多,常见的有如下疾病。

1. 下消化道疾病

(1)小肠疾病:肠结核、肠伤寒、急性出血性坏死性肠炎、钩虫病、Crohn 病、小肠肿瘤、小肠血管病变、空肠憩室炎或溃疡、Meckel 憩室炎或溃疡、肠套叠等。

(2)结肠疾病:急性细菌性痢疾、阿米巴痢疾、血吸虫病、溃疡性结肠炎、结肠憩室炎、结肠癌、结肠息肉、缺血性结肠炎等。

(3)直肠肛管疾病:直肠肛管损伤、非特异性直肠炎、放射性直肠炎、直肠息肉、直肠癌、痔、肛裂、肛瘘等。

(4)血管病变:如血管瘤、毛细血管扩张症、血管畸形、血管退行性变、缺血性肠炎、静脉曲张等。

2. 全身性疾病 白血病、血小板减少性紫癜、血友病、遗传性毛细血管扩张症、维生素 C 及 K 缺乏症、肝病、尿毒症、流行性出血热、败血症等。

【临床表现】

(一)上消化道出血

上消化道出血的临床表现主要取决于出血量及出血速度。

1. **呕血与黑粪**　呕血前常有上腹不适和恶心,随后呕吐血性胃内容物。其颜色视出血量的多少、在胃内停留的时间以及出血的部位而不同。出血量多、在胃内停留时间短、出血位于食管则血色鲜红或混有凝血块,或为暗红色;当出血量较少或在胃内停留时间长,则因血红蛋白与胃酸作用形成酸化正铁血红蛋白(hematin),呕吐物可呈咖啡渣样,为棕褐色。呕血的同时因部分血液经肠道排出体外,可形成黑粪(melena)。

2. **失血性周围循环衰竭**　出血量占循环血容量 10% 以下时,一般无明显临床表现;出血量占循环血容量 10%～20% 时,可有头晕、无力等症状,多无血压、脉搏等变化;出血量达循环血容量的 20% 以上时,则有冷汗、四肢厥冷、心慌、脉搏增快等急性失血症状;若出血量在循环血容量的 30% 以上,则有神志不清、面色苍白、心率加快、脉搏细弱、血压下降、呼吸急促等急性周围循环衰竭的表现。

3. **血液学改变**　出血早期可无明显血液学改变,出血 3～4 小时以后由于组织液的渗出及输液等情况,血液被稀释,血红蛋白及血细胞比容逐渐降低。急性出血患者为正细胞正色素性贫血,慢性失血则呈小细胞低色素性贫血。

4. **发热**　消化道大量出血后,多数患者在 24 小时内出现低热,一般不超过 38.5℃,可持续 3～5 天,原因可能与循环血容量减少、贫血、周围循环衰竭,导致体温调节中枢的功能障碍。

5. **氮质血症**　上消化道大量出血后,血中尿素氮浓度增高,24～48 小时达高峰,出血停止后 3～4 天恢复正常,如尿素氮＞14.3mmol/L,提示出血量在 1000ml 以上,如持续超过 35.7mmol/L,提示病情凶险。

(二)下消化道出血

下消化道出血一般为血便或暗红色大便,不伴呕血。但出血量大的上消化道出血亦可表现为暗红色大便;高位小肠出血乃至右半结肠出血,如血液在肠腔停留较久,亦可呈柏油样。血便可表现为急性大出血、慢性少量出血及间歇性出血。便血颜色可因出血部位不同、出血量的多少及血液在肠腔内停留时间的长短而异。如出血量多、速度快则呈鲜红色；若出血量少、速度慢，血液在肠道内停留时间较长，则可为暗红色。粪便可全为血液或混合有粪便，也可仅黏附于粪便表面或于排便后肛门滴血。消化道出血每日在 5ml 以下者，无肉眼可见的粪便颜色改变，称为隐血便，隐血便须用隐血试验才能确定。

【辅助检查】

1. 血细胞分析　通常急性大量出血后患者均有失血性贫血，但在出血早期，患者血红蛋白浓度、红细胞计数与血细胞比容可无明显变化。上消化道大量出血 2～5 小时，白细胞计数可升高达到 $(10～20)×10^9/L$，血止后 2～3 天可恢复正常。但伴有脾功能亢进的肝硬化患者，白细胞计数可不增高。如果患者出血前无贫血，血红蛋白在短时间内下降至 70g/L 以下，表示出血量大。动态监测血细胞比容也有助于评估消化道出血的严重程度，但是应该结合血流动力学评估，因为大量补液会造成血细胞比容下降的假象。

2. 粪隐血试验（OBT）　在消化道出血的诊断和治疗监测中有着重要意义，其与采用的方法是化学法还是免疫学方法有关。基于免疫法粪隐血试验（IFOBT）探测上消化道出血的敏感性不如化学法粪便隐血试验（CFOBT），但可能对下消化道出血性疾病的筛查具有相对特异性。

3. 肝功能　能够帮助评估患者的病情和预后。

4. 肾功能和电解质　上消化道大量出血后，由于大量血液分解产物被肠道吸收，引起血尿素氮浓度增高，称为肠源性氮质血症。血尿素氮常于出血后数小时开始上升，24～48 小时达高峰，3～4 天降至正常。若活动性出血已停止，且血容量已基本纠正而尿量仍少，同时伴有尿素氮居高不下，则应考虑由于休克时间过长或原有肾病变基础而发生肾衰竭的可能。

5. 凝血功能　判断是否存在原发凝血功能障碍或继发因素。如考虑系血液病导致的消化道出血,则应做血小板计数、出凝血时间、凝血酶原时间及凝血因子等检查,必要时应做骨髓象检查。

6. 血型　即使病情稳定的急性消化道出血患者也应当测定血型,以备应急时需要。

7. 心电图　能够帮助除外心律失常和急性冠脉综合征引起的低血压,也可以帮助诊断由于低血红蛋白而诱发的急性冠状动脉综合征。特别对于老年患者及大量出血的患者,低血容量导致的冠状动脉灌注不足,发生心肌梗死的风险增加,有必要监测心电图和血清心肌酶学变化。

8. 胸片　除外肺炎(特别是误吸引起的吸入性肺炎)、肺水肿。

9. 腹部超声　明确肝胆脾等脏器情况。

【诊断】

(一)消化道出血伴随症状的诊断

1. 上消化道出血伴随症状的诊断

(1)上腹痛:中青年人,慢性反复发作的上腹痛,具有一定周期性与节律性,多为消化性溃疡;中老年人,慢性上腹痛,疼痛无明显规律性并伴有厌食、消瘦或贫血者,应警惕胃癌。

(2)肝脾大,皮肤有蜘蛛痣、肝掌、腹壁静脉曲张或有腹水,检查有肝功能障碍,提示肝硬化门脉高压;肝区疼痛、肝大、质地坚硬、表面凹凸不平或有结节,血清甲胎蛋白(AFP)阳性者多为肝癌。

(3)黄疸、寒战、发热伴右上腹绞痛而呕血者,可能由胆道疾病引起;黄疸、发热及全身皮肤黏膜有出血倾向者,见于某些感染性疾病,如败血症及钩端螺旋体病等。

(4)皮肤黏膜出血:常与血液疾病及凝血功能障碍性疾病有关。

(5)其他:近期有服用非甾体消炎药物史、酗酒史、大面积烧伤、颅脑手术、脑血管疾病和严重外伤伴呕血者,应考虑急性胃黏膜病变。在剧烈呕吐后继而呕血,应注意食管贲门黏膜撕裂。

(6)头晕、黑矇、口渴、冷汗:提示血容量不足。上述症状于出血早期可随体位变动(如由卧位变坐位、立位时)而发生。伴有肠鸣、黑粪者,提示有活动性出血。

2. 下消化道出血伴随症状的诊断

(1)腹痛:腹痛时排血便或脓血便,便后腹痛减轻,见于细菌性痢疾、阿米巴痢疾或溃疡性结肠炎;腹痛伴便血还见于急性出血性坏死性肠炎、肠套叠、肠系膜血栓形成或栓塞、膈疝等。

(2)里急后重:即肛门坠胀感。感觉排便未净,排便频繁,但每次排便量甚少,且排便后未感轻松,提示为肛门、直肠疾病,见于痢疾、直肠炎及直肠癌。

(3)发热:便血伴发热常见于传染性疾病,如败血症、流行性出血热、钩端螺旋体病或部分恶性肿瘤,如肠道淋巴瘤、白血病等。

(4)全身出血倾向:便血伴皮肤黏膜出血者,可见于急性传染性疾病及血液疾病,如重症肝炎、流行性出血热、白血病、过敏性紫癜、血友病等。

(5)皮肤改变:皮肤有蜘蛛痣及肝掌者,便血可能与肝硬化门脉高压有关。皮肤黏膜有毛细血管扩张,提示便血可能由遗传性毛细血管扩张症所致。

(6)腹部肿块:便血伴腹部肿块者,应考虑肠道恶性淋巴瘤、结肠癌、肠结核、肠套叠及 Crohn 病等。

(二)出血部位的判断

患者出现呕血、黑粪及头晕、脉搏增快、血压降低等周围循环衰竭征象,急性上消化道出血诊断基本成立。但要除外某些口、鼻、咽部或呼吸道病变出血被吞入食管,口服某些药物(如铁剂、铋剂等)和食物(如动物血等)引起的黑粪。便血是下消化道出血的主要表现,但小肠乃至近回肠端的结肠出血也可有黑粪,见于结肠运动功能减弱或缓慢出血,此时应与上消化道出血鉴别。

(三)出血量的判断

正确判断出血量对及时采取正确的抢救措施至关重要。

1. 上消化道出血 通常可采用下列方法判断出血量:一般每日出血量在 5ml 以上,粪隐血试验呈阳性;每日出血 50～70ml 以上可出现黑粪;胃内积血量达到 250～300ml 可引起呕血。出血量在 400ml 以下,血容量轻度减少,可由组织液及脾贮血所补偿,可无自觉症状;急性失血在 400ml 以上,可出现头晕、心慌、冷汗、口干、乏力等症状;如果有晕厥、四肢冰冷、烦躁不安、尿少表示出血量大,出血至少在 1200ml 以上;若出血仍然继续,除晕厥外,尚有气短、无尿,此时急性出血已达 2000ml 以上。

有学者主张用休克指数来估计失血量,休克指数:脉搏/收缩压(mmHg),正常值为 0.54,表示血容量正常;指数=1,失血 760～1200ml(占总血量 20%～30%);指数>1,失血 1200～2000ml(占总血量 30%～50%)。

血红蛋白测定可帮助估计失血的程度,在急性出血的初期,由于血浓缩及血液重新分布等代偿机制,血红蛋白可暂时无变化,一般需组织液渗入血管内补充血容量,3～4 小时后才会出现血红蛋白下降,在出血后 32 小时,血红蛋白可被稀释到最大程度。如果患者出血前无贫血,血红蛋白在短时间内下降至 70g/L 以下,表示出血量在 1200ml 以上,化验检查血红蛋白,每降低 10g/L,约相当于失血 400ml。

2. 下消化道出血 下列情况应考虑急性大出血:①鲜血便每次量达 200～300ml;②12 小时内输血超过 800ml,仍不能使血压保持平稳者;③早期即出现休克征象者。

(四)活动性出血的判断

有下列表现,提示活动性出血。

1. 反复呕血,便血次数及量增多或伴有肠鸣音亢进。

2. 胃管抽出物有较多新鲜血。

3. 在 24 小时内经积极输液、输血仍不能稳定血压和脉搏，一般情况未改善或经迅速输液、输血后，中心静脉压仍在下降。

4. 血红蛋白、红细胞计数和血细胞比容继续下降，网织红细胞计数持续增高。

5. 补液和尿量足够的情况下，血尿素氮持续或再次升高。

（五）出血病因的诊断

询问病史或仔细体格检查通常可对消化道出血的病因做出初步诊断。详细询问病史有无消化道疾病，注意了解出血的前驱症状，是否有剧烈呕吐，是否服用过水杨酸制剂、非甾体抗炎药、激素等刺激胃黏膜的药物。详细了解血粪的颜色，血与粪质是否相混，便血量及次数，伴随症状等。

在急性出血期可选择特殊检查，进一步明确病因，急诊胃镜已成为上消化道出血的首选检查方法，对急性便血的患者是否行急诊结肠镜检查仍存在不同意见。放射性核素扫描可确定出血的大致部位，对于每分钟出血速度＞1ml，选择性动脉造影阳性率高，特别是血管畸形、血管瘤、出血性肠炎所致的消化道出血；对于严重的出血，血管造影是首选方法。

（六）体格检查

1. 血流动力学状态　心动过速、丝状脉、低血压或直立性低血压、低氧的表现、末梢湿冷、意识状态改变。

2. 腹部查体　特别注意肠鸣音是否活跃，腹部是否有压痛、移动性浊音等。上腹部局限压痛提示为胃溃疡；脐右上局限性压痛可能为十二指肠球部溃疡。上腹部包块多见于胃及横结肠肿瘤；脐周包块移动度较大者，应考虑小肠肿瘤；右下腹包块，应考虑回盲部病变，如肿瘤、慢性阑尾炎、肠结核或克罗恩病形成的炎性包块等。需检查腹股沟区域是否有包块及压痛情况，绞窄疝可能需要外科急诊干预。胆囊肿大合并黄疸，常提示胆总管下端阻塞或 Vater 壶腹周围癌。肝大、质硬、表面不光滑，需考虑肝癌可能。

3. 慢性肝病或门脉高压的体征　肝大、脾大、肝掌、蜘蛛痣、水母状脐周静脉突起、外周性水肿。

4. 直肠指诊　是否有血粪或黑粪。

5. 左锁骨上淋巴结是否肿大　胃、肠、胰腺恶性肿瘤转移,可导致左锁骨上淋巴结肿大、质硬,粘连固定,无压痛。

6. 皮肤黏膜出血　可见于血友病、白血病、弥散性血管内凝血等。口唇黏膜黑斑提示 Peutz-Jeghers 综合征,毛细血管扩张除见于肝病外,也见于遗传性毛细血管扩张症和类癌综合征。

【鉴别诊断】

应注意与口腔、扁桃体出血,肺结核、支气管扩张、二尖瓣病变所致咯血和口服药物、特殊食物引起的黑粪相鉴别。

【治疗】

(一)一般急救措施

一般急救措施包括卧床休息、吸氧,有呕血者应禁食,监测生命体征,如心率、血压、脉搏、呼吸、尿量和神志变化。定期复查红细胞计数、血红蛋白、血细胞比容与尿素氮等。

(二)补充血容量

常用液体包括等渗葡萄糖注射液、生理盐水、平衡液、血浆、全血或其他血浆代用品。急性失血后血液浓缩,血较黏稠,应静脉输入 5%～10% 葡萄糖注射液或平衡液等晶体液。失血量较大时可输入血浆等胶体扩容药,必要时输血。

(三)止血措施

1. 非食管静脉曲张出血

(1)止血药物:①口服或胃内灌注止血药,常用去甲肾上腺素、凝血酶、云南白药、孟氏液等;②静脉用止血药,如酚磺乙胺(止血敏)、维生素 K、巴曲酶等。

(2)抑制胃酸分泌药:①H_2 受体拮抗药,如西咪替丁、雷尼替丁、法莫替丁;②质子泵抑制药,如奥美拉唑、兰索拉唑、泮托拉唑、雷贝拉唑等。

(3)内镜下止血:治疗方法包括高频电凝、氩离子凝固术、热探头、微波、激光和止血夹等。

（4）介入治疗：对出血量大、内科药物治疗无效的患者，可行选择性血管造影及栓塞治疗。

（5）手术治疗：诊断明确但药物和介入治疗无效者，或诊断不明确，可考虑手术探查，结合术中内镜明确诊断和止血治疗。

2. 食管-胃底静脉曲张破裂出血

（1）血管升压素及其衍生物：三甘氨酰赖氨酸加压素、生长抑素。

（2）双囊三腔管压迫止血。

（3）内镜下治疗：食管静脉曲张套扎疗法、食管静脉曲张硬化剂疗法。

（4）经颈静脉肝内门体分流术（TIPS）。

第2章

食管急危重症

第一节　食管穿孔

　　食管穿孔是指各种原因引起的食管壁全层的破裂、穿孔,常合并有严重的纵隔、胸腔或腹腔感染,并进一步发展成败血症及休克。由于食管特殊的解剖位置,可以被多种原因造成损伤。食管穿孔是最严重的消化系急症之一,早期诊断与治疗有赖于对该病的高度警惕,以及对相应的临床表现做出正确的判断。预后取决于确诊时间、穿孔部位、穿孔原因、食管的原发病变和治疗措施是否正确。

　　【病因】

　　食管损伤的原因很多,包括器械性、外伤性、异物性、腐蚀性(化学性)、放射性等,其中常见病因为器械与异物所致。腐蚀性、器械性穿孔多有明显原因,较易诊断。胸部创伤性食管穿孔多为严重复合伤,其周围脏器如气管、血管常同时受损,且常因症状复杂而误诊误治。自发性者多有食管原发疾病,加之暴饮、暴食及剧烈呕吐所致。放射灼伤多为迟发性,损伤程度难以估计,可波及周围大血管与脏器,造成严重后果。

　　机械性损伤中又可分为腔内损伤和腔外损伤。根据食管损伤的部位又分为颈部食管损伤、胸部食管损伤和腹部食管损伤。

　　1. 腔内损伤　食管腔内损伤多发生在使用医疗器械在食管内或通过食管进行诊断和治疗的过程中,在有贲门失弛缓症、食管狭窄的患者,如果操作不小心则更易发生食管损伤。

2. 腔外损伤 腔外损伤主要由于胸部或颈部挫伤或穿透性枪伤、刀伤,并多与胸部或颈部的其他损伤同时存在。

【发病机制】

胃肠道结构中的浆膜和黏膜下层含有抗张力的胶原和弹性纤维,由于食管没有浆膜层而不同于消化道的其他部位,使之更易于损伤。食管的颈段后壁黏膜被覆一层很薄的纤维膜,中段仅被右侧胸膜覆盖,下段被左侧胸膜覆盖,周围没有软组织支持,加上正常胸腔内压力低于大气压,这些是食管易于损伤的解剖因素。用仪器在食管腔内检查和治疗引起损伤的并发症主要是食管穿孔。食管穿孔的部位多是环咽肌和咽括约肌连接处的颈部食管,约 50% 的食管穿孔发生在环咽部 Lanniers 三角,这个三角由咽括约肌和在第 5、6 颈椎水平的环咽肌构成。当有颈骨刺和颈部过伸时,极易被损伤发生穿孔。第 2 个用仪器易引起食管损伤的部位为上段食管,这个部位相对狭窄,部分同肺门、主动脉弓及左主支气管固定。其他易于损伤的部位是食管的远端与胃连接处,还有梗阻病变的近段、食管癌延伸的部位及进行检查或扩张的部位。

食管穿孔后口腔含有的大量细菌随唾液咽下,酸度很强的胃液、胃内容物在胸腔负压的作用下,较易经过穿孔的部位流入纵隔,导致纵隔的感染和消化液的腐蚀,并可穿破纵隔胸膜进入胸腔,引起胸腔内化脓性炎症。

【临床表现】

不同原因引起食管损伤的症状和体征不同,而穿孔的部位、大小不同,穿孔后到就诊的时间不同,其临床表现也有不同。

1. 颈部食管穿孔 颈部食管穿孔常发生在较薄的食管后壁,由于食管附着的椎前筋膜可以限制污染向侧方扩散,穿孔的最初数小时颈部可没有炎症表现,数小时后由于口腔或胃内的液体经过穿孔进入食管后间隙和沿着食管平面进入纵隔,引起纵隔炎症,患者主诉颈部疼痛、僵直,呕吐带血性的胃内容物和呼吸困难。体格检查发现患者危弱,伴各种不同程度的呼吸困难。通常可听到经鼻腔呼吸发出粗糙的呼吸声。颈部触诊发现颈部硬和由于皮下气肿产生的捻发音。全身感染中毒症状常在 24 小时后发生。

2. 胸部食管穿孔　与颈部穿孔不同,胸段食管穿孔直接引起纵隔污染,迅速发生纵隔气肿和纵隔炎。尽管早期仅是纵隔的污染,但可迅速发展为坏死性炎症过程。当薄的纵隔胸膜被炎症穿破,胃液及胃内容物经破口流到纵隔和胸膜腔,引起胸膜腔的污染和积液,形成纵隔和胸膜腔化脓性炎症。中上段食管穿孔常穿破胸腔。

食管穿孔后引起的这种炎症过程和体液的大量蓄积在临床上表现为一侧胸腔剧烈疼痛,同时伴有呼吸时加重,并向肩胛区放射。在穿孔部位有明确的吞咽困难,低血容量,体温升高,心率增快,并且心率增快与体温升高不成比例。全身感染中毒症状、呼吸困难的程度,根据胸腔污染的严重性、液气胸的量及是否存在有气道压迫,而有轻重不同。纵隔镜检查后发生的食管损伤更不易诊断,有时甚至当患者发生纵隔炎和皮下气肿时,或病理报告活检组织有食管黏膜或食管肌肉时,才做出食管损伤或穿孔的诊断。

体格检查可发现患者有不同程度的中毒症状,不敢用力呼吸,肺底可听到啰音,当屏住呼吸时,可听到随着每次心跳发出的纵隔摩擦音或捻发音。颈根部或前胸壁触及皮下气体。当穿孔破入一侧胸膜腔时,出现不同程度的液气胸的体征。受累侧胸腔上部叩鼓音,下部叩浊音,病侧呼吸音消失。少数病例可发展为伴有气管移位、纵隔受压的张力性气胸,纵隔及胸腔的炎症产生对膈肌的刺激,可表现为腹痛、上腹部肌紧张、腹部压痛,应注意同急腹症相鉴别。

3. 腹部食管穿孔　食管腹腔段的损伤较少见,一旦损伤,由于胃的液体进入游离腹腔,主要引起腹腔的污染,临床表现为急性腹膜炎的症状和体征。这同胃、十二指肠穿孔很相似,应注意胸段食管远端的损伤也可以表现为这种情况。有时这种污染可能不在腹腔而在后腹膜,这将使诊断更加困难,这是由于腹腔段食管与膈肌相邻近,常有上腹部疼痛和胸骨后钝痛并放射到肩部的较典型的特征。

【辅助检查】

1. X线检查 根据穿孔的部位和原因做X线片检查。颈部穿孔可以发现颈部筋膜平面含有气体,气管移位,食管后间隙增宽,正常的颈椎生理弯曲消失。有些患者可在食管后间隙发现有气-液平面,颈部或纵隔气肿及气胸、气腹。胸部食管穿孔时发现纵隔影增宽,纵隔内有气体或气-液平面,胸腔内气-液平面。腹部食管穿孔时可发现膈下游离气体。用普通X线检查,有一部分的病例不能显示这些提示食管穿孔的X线征象,并受穿孔后时间的影响。

2. 食管造影 许多患者就诊时并非都具有典型症状,而表现为严重的呼吸困难、低血压、败血症、休克、昏迷,或模糊不清的急腹症或胸部急症。因此,应对怀疑有食管穿孔而一般情况允许的患者,用食管造影来肯定诊断。对普通X线片提示有食管穿孔的病例,也应用食管造影来明确穿孔的大小和部位。在透视下口服造影剂可以显示食管腔、食管穿孔的部位及食管远端有无狭窄。口服碘油造影的效果较好,刺激性小。如使用钡剂一旦漏出食管外,手术清除困难。Foley等介绍先用水溶性造影剂,如果没有看到瘘口,再加钡剂来进一步明确诊断。应当指出,尽管使用造影作为常规诊断手段,但仍有一小部分出现假阴性,因此当造影阴性时也不能完全除外食管穿孔。

3. 食管镜检查 对胸部创伤、异物引起的食管损伤有重要诊断价值。当食管造影阴性时,有时用食管镜可直接看到食管损伤的情况,并能提供准确的定位,了解污染的情况。食管镜的结果也有助于治疗的选择。

4. CT 检查 当临床怀疑有食管损伤而 X 线又不能提示确切的诊断依据时,进一步的诊断还包括选用胸部或腹部的 CT 检查。对食管造影"正常"的患者,根据病史、体检及 CT 检查结果来诊断。当 CT 影像有以下征象时,应考虑食管穿孔的诊断。

(1)围绕食管的纵隔软组织内有气体。

(2)在纵隔或在胸腔的脓腔紧靠食管。

(3)充气的食管与一个邻近纵隔或纵隔旁充液的腔相通。

(4)胸腔积液特别是左侧胸腔积液则更进一步提示食管穿孔的可能。

当具备以上任何一项时,应做食管造影以肯定诊断和确定穿孔的部位,这对指导手术治疗是非常重要的。用 CT 对患者进行最初疗效的随诊观察,也是特别有效的方法。

5. MRI 检查 可全面显示并发症,对颈前纵隔内软组织肿胀、积液、气管移位,颈、胸椎骨折的显示清晰。对显示纵隔脓肿、胸腔积液方面敏感。膈疝时 MRI 信号不均,可显示病灶与膈下的关系。

6. 血常规 随着炎症的进展可出现白细胞异常增高。

7. 诊断性胸腔穿刺 如果抽出的胸腔液体 pH<6,或者口服亚甲蓝溶液后,抽出的胸腔液体呈蓝色,可诊断食管穿孔。

8. 细菌培养 取穿刺液或食管分泌物进行细菌培养及药物敏感试验,以指导选择抗生素。

【诊断】

食管穿孔后的并发症和病死率同从发病到诊断时间有明显关系,因此早期迅速做出食管穿孔的诊断是非常重要的。当重视并时常想到这种疾病发生时,结合有关病史、症状、体征及必要的辅助检查多可做出及时、正确诊断。少数病例早期未能及时诊断,直至后期出现脓胸,甚至在胸穿或胸腔引流液中发现食物方做出诊断。

1. 病史 很多患者可有明确病史。异物性、腐蚀性(化学性)

食管穿孔均有明确的病史。对所有行食管内器械操作后出现颈部、胸部或腹部疼痛的患者,应想到发生食管穿孔的可能性。胸部创伤,特别是食管附近有创伤患者,应常规检查是否有食管损伤。

2. **临床表现** 有 Mackler 三联征即呕吐、下胸痛、下颈部皮下气肿时,更应迅速怀疑有食管穿孔的可能,并应做进一步检查。

3. **X 线检查** 为发现食管穿孔的主要方法。普通正侧位胸片、颈片可发现异物,食管造影可明确穿孔部位,一般应首选水溶性造影剂,如泛影葡胺碘油,如阴性可再使用钡剂,并于术中清除。

4. **内镜检查** 内镜检查需谨慎,如 X 线检查为阴性,而又高度怀疑穿孔者,可采用内镜检查,但操作要仔细轻柔,对于异物性穿孔,内镜尚有治疗目的,腐蚀性穿孔应于急性期过后进行。

5. **其他** 如有胸腔闭式引流管,口服亚甲蓝观察胸液颜色,有助于诊断。结合临床表现、X 线特征,诊断多无困难。

【鉴别诊断】

1. **胃、十二指肠溃疡穿孔**

(1)**胃溃疡穿孔**:胃溃疡向深部发展,可穿透胃壁,为溃疡病的常见并发症,对于有明确诊断为溃疡的患者,如突然出现上腹部疼痛,并伴有恶心、呕吐。冷汗、面色苍白、心悸等症状的要考虑到有胃穿孔的可能。溃疡穿孔根据其临床表现可分为 3 种类型,即急性、亚急性和慢性。穿孔的类型主要取决于溃疡的部位,其次决定于溃疡发展的进程及其与周围组织器官的关系。如胃的前壁或上下缘的溃疡,容易产生急性穿孔;位于胃后壁的溃疡,由于紧贴邻近器官,易受粘连限制往往产生慢性穿孔。临床上常见的类型是急性穿孔。

患胃溃疡的患者,一旦溃疡突然穿破,患者顿觉上腹部剧痛,难以忍受,以至被迫卧床,疼痛可放射到后背及右肩;当胃肠内容物弥散全腹时,则引起全腹性剧痛,有恶心、呕吐、穿孔初期,由于剧烈的刺激,可产生神经源性休克,患者面色苍白、四肢发凉、出冷汗、脉搏细速、血压下降、呼吸短促,一般历时不久及自行好转;1～4 小时后,腹痛可减轻,患者能起立行动、思饮,但呼吸仍困难、拒绝牵涉腹肌的动作。经过 12 小时后,由于腹膜炎的发生,患者可发热、心悸、气促、血压下降、尿量减少,病情不断加重,以至发展到真正的休克。最明显的体征有全腹肌紧张如板状、压痛明显、拒按、有反跳痛。腹部 X 线片大部分的患者可见膈下游离气体的存在,有时也可借助 B 超和腹部穿刺明确诊断。对于既往没有"胃病"病史的患者,如出现上述症状和体征,也应考虑到无痛性溃疡穿孔的可能。

(2)十二指肠溃疡穿孔:十二指肠溃疡病变向深度发展,肠壁变薄或加上胃肠腔内压突然增加,可向腹腔穿破,肠内容物流入腹腔,称为急性穿孔(游离穿孔),其后果是产生急性弥漫性腹膜炎。急性溃疡穿孔的主要原因是活动性溃疡基底组织坏死,穿透浆膜层,致十二指肠腔与腹腔相通,其主要诱因包括:①饮食过饱、剧烈呕吐或咳嗽致腹内压骤然增高;②过度劳累、精神过分紧张;③吸烟与饮酒;④免疫抑制药的应用,尤其在器官移植患者中应用糖皮质激素治疗;⑤其他因素包括患者年龄增加、慢性阻塞性肺疾病、创伤、大面积烧伤和多发性器官功能衰竭等。十二指肠溃疡穿孔绝大部分见于球部前壁。

溃疡穿孔后,含有食物、胃液、胆汁、胰液等的十二指肠内容物流入腹腔,首先胃酸、胆汁等刺激引起化学性腹膜炎,产生剧烈的持续性腹痛。数小时后,胃肠内容物流出减少,而腹膜刺激所致渗出液增加,胃肠流出的内容物被稀释,腹痛可暂时减轻。一般于 8～12 小时后,由于腹腔内细菌的生长和繁殖,形成细菌性腹膜炎,可引起肠麻痹、败血症及中毒性休克等。空腹时穿孔、穿孔孔径又小者,病情常较轻,可形成局限性腹膜炎或炎症局限形成膈下脓肿,或右髂窝脓肿。胃溃疡穿孔的病情常较十二指肠溃疡穿孔严重。亚急性和慢性穿孔可形成穿透性溃疡、胃胆囊瘘或十二指肠胆囊瘘等。

2. 自发性气胸　自发性气胸是由于肺或胸膜病变,造成脏层胸膜破裂,空气进入胸膜腔,形成气胸。

气胸产生后,胸膜腔内压力增加(正常时胸膜腔内为负压),使肺不能膨胀,肺压向肺门,甚至使气管、心脏等发生移位,被推向对侧胸腔。慢性支气管炎并发肺气肿、支气管哮喘、尘肺、广泛肺纤维化、肺大疱破裂、肺癌、肺结核空洞和肺脓肿等均可引起气胸。老年人而言,原发病为慢性阻塞性肺气肿的占多数,发病诱因多为感染、剧烈咳嗽和哮喘。

(1)胸痛:大部分患者有不同程度的胸痛,这是由于胸膜粘连牵拉、撕裂引起的。胸痛可突然发生,呈刺痛或胀痛,咳嗽及深吸气时疼痛加剧。但由于老年人感觉迟钝,胸痛的表现往往不如年轻人明显。因此,容易造成早期诊断的延误。

(2)呼吸困难:常与胸痛同时发生,年轻人肺压缩小于20%,呼吸困难可不明显。但因老年人多有慢性肺部疾病,且肺功能差,虽然肺压缩仅为10%,亦可出现明显的呼吸困难。如为高压性气胸,患者可呈进行性呼吸困难,甚至休克、呼吸衰竭等。

(3)咳嗽:多为干咳,为胸膜反射性刺激引起。如果合并感染或支气管胸膜瘘,则咳嗽加重,咳脓性痰。

(4)休克:高压性气胸如未得到及时救治,患者可发生休克,这时患者除有呼吸困难外,还有发绀、大汗淋漓、烦躁不安、意识不清、四肢厥冷、脉搏减弱、血压下降甚至死亡。

(5)老年人自发性气胸的体征,易被原发疾病掩盖(如慢性支气管炎合并阻塞性肺气肿),造成诊断延误。此时,X线检查可帮助确诊,并可了解肺压缩的程度,同时注意气管偏移的情况,常获有益的提示。

【治疗】

(一)非手术治疗

对于食管损伤很轻,临床上又不能肯定是否有全层食管穿孔的患者可以首先采用非手术的治疗方法。

非手术治疗的原则为清除污染源、有效引流、应用抗生素、加强防御功能、有效营养支持。

1. 非手术治疗适应证

(1)器械引起损伤穿孔,特别是在颈部的穿孔,多未累及胸腔。

(2)溃疡性狭窄和贲门失弛缓症或食管静脉曲张用硬化剂治疗后,在扩张时引起的穿孔,以及食管周围有纤维化形成,能限制纵隔的污染。

(3)从食管穿孔到诊断已经间隔数天,但症状轻微有自愈趋势者。

(4)早期诊断小而局限的穿孔。

(5)穿孔后引起的污染仅限于纵隔或纵隔与壁层胸膜之间,没有造影剂溢入附近体腔。

(6)有效的脓腔引流使穿孔对胸腔污染很小。

(7)从损伤到诊断未经口进食。

(8)穿孔远端通畅。

(9)穿孔的位置不在肿瘤部位、不在腹腔和梗阻的近端。

(10)症状轻微,无全身感染迹象。

2. 非手术治疗措施

(1)禁食:在怀疑或一时诊断有食管损伤时,应立即停止经口进食、进水,并嘱患者尽可能地减少吞咽动作。

(2)胃肠减压:尽管有学者提出选择性地应用胃肠减压,放入胃肠减压管使食管下段括约肌不能完全关闭,有可能加重胃反流,但多数认为应常规使用胃肠减压,以减少胃液的潴留,采用多孔的上下缘,以达到有效吸引,防止外渗的作用。除胃肠减压外,有时还需经鼻腔间断吸引口咽部分泌物。

(3)广谱抗生素:食管穿孔后引起的主要病理是食管周围组织的炎症感染,如纵隔炎、胸膜炎或腹膜炎,因此一旦怀疑有食管损伤应早期选用广谱有效抗生素。广谱抗生素需使用至少 7～14 天。

(4)维持营养:由于食管穿孔的治疗时间较长,往往需停止经口进食 10 天以上,因此不论是否采用保守治疗,在最初治疗时,都需要同时建立预防性的胃肠外营养或有效的胃肠道营养如空肠造口。

(5)积极纠正和维持水、电解质平衡。

(6)经食管灌洗:具体做法是置胸腔引流管进入脓腔,达漏口处,并用负压吸引。用呋喃西林溶液漱洗口腔,再口服含抗生素的无菌盐水(如庆大霉素)50～100ml。晚 10 时到晨 6 时停服,胸腔引流出的液体污浊时或量较多时,口服量增加。口服有困难者可置胃管于穿孔上部,以每小时 50～70ml 速度滴注。一旦引流量减少,液体转清,即开始进食牛奶、豆浆,每次进食后服抗生素,用无菌水冲洗食管,防止食物残渣在食管腔外存留。引流量在 30～50ml 时,行食管造影或口服亚甲蓝,证实瘘口封闭,X 线胸片无积液,改为开放引流,逐步退出。这种方法利于早期肺膨胀,消灭残腔,促进食管早期愈合。当不进食时,将胃肠减压管放在穿孔部位,用生理盐水或抗生素溶液灌入冲洗。

(7)食管带膜支架置入术:穿过癌瘤或气管食管瘘的部位,在食管腔内置管或置入支架。

3. 非手术治疗注意事项

(1)观察患者症状、体温、血常规的变化。

(2)充分通畅引流,无论经胸或纵隔或由食管镜吸引均须反复摄 X 线胸片,如引流不当,应及时更换,切勿等待。

(3)保证营养,鼻饲、胃或空肠造口是最好方法,肠外营养虽方便,但往往成分不全,且代价昂贵。

(4)保守治疗 24 小时如果症状不见好转或有加重时,则应考虑手术治疗。

(二)手术治疗

1. **食管穿孔手术治疗原则、适应证、术前准备**

(1)手术治疗原则:①清除所有炎症和坏死的组织;②根据不同的部位,用适当的方法确切闭合穿孔;③矫正并除去食管穿孔远侧梗阻;④当损伤发生在食管梗阻的近段或在梗阻的部位,或当诊断过晚(一般＞24 小时),直接修补损伤的食管则是禁忌的;⑤防止继续污染纵隔及胸膜腔和维持营养则是非常重要的。

(2)手术治疗适应证:①诊断时间早,食管穿孔或破裂 12 小时内;②胸腔污染较轻;③穿孔较大;④患者年龄较轻,全身情况较好;⑤穿孔伴有气胸、胸腔积液、气腹、纵隔气肿或脓肿;⑥有异物存留影响愈合者;⑦伴有食管恶性疾病和食管远端狭窄;⑧非医源性疾病和食管损伤。

(3)术前准备:①经鼻插入胃管行胃肠减压;②食管损伤严重患者有休克表现时,应积极抗休克治疗;③液气胸严重,有呼吸困难者应先行闭式引流;④应用抗生素防治感染;⑤健侧卧位;⑥气管内插管静脉复合全身麻醉。

2. **手术治疗的入路**　食管穿孔手术治疗的入路依穿孔的部位而不同。

(1)颈部穿孔:小的颈部食管穿孔,处理上往往仅需要在穿孔的旁边放一引流,瘘口即可自己闭合,而不必做进一步手术处理。引流的方法是延胸锁乳突肌的前缘做纵行切口,在颈内动静脉的前方直接显露食管,放入软橡皮片引流,并从切口下方另戳孔引出,在颈椎前水平应用钝性剥离,因为在这个部位的穿孔,如果处理不当,可使穿孔向纵隔方向扩展,并使感染进入纵隔。

(2)胸部穿孔:食管中上段穿孔时可经胸第 4、5 肋间进胸腔,下段穿孔则经胸第 6、7 肋间进胸腔,如没有胸腔污染,中上段从右侧开胸,下段从左侧开胸,根据食管破入哪一侧胸腔,则应从该侧开胸,以便于手术处理。

(3)腹部穿孔:腹部穿孔如果胸腔没有污染,手术探查可直接经上腹部正中切口进行。

3. 手术治疗方法

(1)引流:不论采用哪种治疗方法,有效引流是必不可少的,特别在广泛炎症和全身情况不佳时,必要时应在 CT 引导下置入引流管。这种方法在颈部穿孔或胸部穿孔患者都有效。另外,如果对一期修补有怀疑或用于加固的组织不可靠时,也可在局部加用引流。有效引流使肺早期膨胀,也使修复成功的概率加大。有学者也主张开胸清创,行纵隔和(或)胸腔引流;或于破裂的食管腔内置 22～24 号"T"形管,穿孔附近置大号引流管,围绕 T 形管闭合穿孔,使之产生一个可控的食管皮肤瘘做持续负压吸引,待 3周后窦道形成再拔管,瘘孔不愈合者,再行二次手术。这种方法用于裂口行胸膜外纵隔引流。

(2)一期缝合:一期缝合不论是否用周围的组织加固,均是外科手术治疗食管穿孔常用的方法。主要用于早期穿孔、撕裂组织较整齐者。时间虽越早越好,但感染和食管壁炎性水肿程度均是重要决定因素。当有手术适应证时,应行急诊手术。缝合修补穿孔的食管,术中应选择后外侧切口,据损伤部位选择肋间隙进胸;游离食管,显露破口,进一步切开肌层,将肌层延长,显露黏膜裂口,充分显露黏膜层的损伤,彻底清除无活力的组织;在良性病变大多数病例黏膜正常,手术时应将穿孔缘修剪成新鲜创缘,大的穿孔应探查纵隔,仔细找到穿孔的边缘,用 2-0 号的可吸收缝线,也可以用不吸收的细线,间断缝合修补穿孔的食管,同时局部引流。要达到一期严密缝合,分层间断闭合黏膜和肌层是手术修复成功的关键。没有适当的显露和严密的缝合是术后发生瘘的主要原因,如果损伤时间较长组织产生水肿时,可以仅闭合黏膜层,并同时彻底冲洗和清除污染的组织。用较大口径的闭式引流,7～10 天后行食管造影,如没有造影剂外溢,可恢复经口进食。食管穿孔时间大于 24 小时或局部污染、炎症反应严重、组织有坏死时,应只做局部引流,不修补穿孔。一期闭合最好是在健康的食管组织,当有远端梗阻时,单纯一期闭合是无效的,必须同时解决梗阻,才能达到成功的修复。一期缝合切忌有张力,术后须分别置纵隔与胸腔引流。

(3)加固缝合:由于一期缝合食管损伤有裂开和瘘的可能性,特别是当患者从穿孔到治疗时已间隔数小时,因此有必要采用加固缝合的方法闭合食管穿孔。在胸部有许多组织可用于这种加固缝合,特别是用食管周围有炎性反应增厚的胸膜。其他可利用的组织还有网膜、肺肌瓣,具有不易坏死、有一定的张力、弹性较好和再生能力强的特点。取全层 12cm 长、5～7cm 宽,基底位于食管处,向上翻起,用于食管下段的修复。不论用哪一种组织修复加固,这种组织最好是用在修复和食管壁中,而不是简单覆盖于修复之上。修补主动脉瘘口时,可根据大小和感染程度选择直接带垫片间断褥式缝合或人工补片修补,局部用带蒂大网膜覆盖、填塞。若瘘口大或已形成假性动脉瘤无法修补时,可在体外循环或左心转流下行人工血管置换术,但手术成功概率小。

(4)处理食管疾病:穿孔发生在狭窄或肿瘤上段,穿孔远端有梗阻,这种穿孔几乎不能自行愈合。在患者全身情况良好、能够接受手术,且穿孔时间短,病变的食管又可以切除的情况下,最好的处理办法是手术切除病变的食管。食管切除后,采用一期还是二期消化道再建,须根据污染的情况和患者的情况决定。一旦决定做食管切除,应做颈部吻合,因为颈部吻合易于操作。当病变或肿瘤不能切除时,大多数病例食管穿孔将是致死的并发症。如同时存在贲门失弛缓症或严重的反流性食管炎时,争取尽可能一并处置。

(5)食管外置:食管外置或旷置的手术近年来已很少使用,只有在患者的病情严重、纵隔胸腔感染明显、食管破裂处组织坏死、营养状况极度不良时,用上述种种方法均不适合或无效的病例,才用颈部食管外置造瘘术或胃造瘘减压术。这种手术包括切除全胸段食管、缝贲门并行胃与空肠造瘘,胸段食管自颈部拔出外置以减少胸内污染,待病情稳定(2 个月后)再建食管(多行空肠或结肠代食管术)。此手术较大,但因去掉污染源,引流充分,营养有保证,故术后效果尚好。

第二节　食管自发性破裂

食管自发性破裂(spontaneous rupture of esophagus,SRE)是指非直接、异物或器械损伤的食管透壁破裂或全层裂开,为原因未明的食管穿孔。它多由于呕吐等原因所引起食管腔内压力骤增,致使邻近横膈上的食管全层纵行撕裂。由荷兰医生 Hermann Boerhaave 在 1724 年首次在尸解后报道,故又称 Boerhaave 综合征,该病因多数发生于饮酒、暴饮暴食引起剧烈呕吐,继之伴随严重胸痛、呼吸困难、纵隔或皮下气肿,以及纵隔心血管的反常运动,亦有人称催吐后综合征、压力性穿孔、自发性穿孔。有时破裂与胃酸分泌有关,又称为“消化性食管破裂”。为了区别器械损伤等外伤性穿孔,有学者称之为非外伤性食管穿孔。

【病因及发病机制】

食管自发性破裂几乎均发生于腹内压力骤升的情况,呕吐时腹肌和膈肌强烈收缩,致使腹内压力迅速升高,如果呕吐时上食管括约肌不能弛缓或食管痉挛,则胃内容物不能吐出,结果食管内压力骤升,可引起破裂。由于食管左后侧壁肌层最薄,因此破裂最易发生于此,先肌层撕裂,然后黏膜疝出,最后也破裂,裂口多发生于食管下段贲门上 2.5～7.5cm 处,一般为纵行,长1～4cm。

【临床表现】

本病多见于成年男性,偶发生在女性、新生儿及儿童。SRE典型的临床表现为呕吐、下胸部疼痛及皮下气肿,称为 Mackler三联征。少数患者以不典型表现起病,如上消化道出血、吞咽痛、吞咽困难、腹痛等。自发性食管破裂可能先形成壁内撕裂或者血肿,再向腔内或者腔外突破;也可以先从黏膜撕裂(Mallor-Weiss综合征)或外层肌肉撕裂(急性纵隔血肿,有学者称不完全性Boerhaave综合征)开始。具体症状与穿孔的部位、大小及时间有关。

1. **病史特点**　典型患者常有胃溃疡或消化不良病史,大量饮酒或过食史引起近期发作。

2. **呕吐、呕血**　病初症状为呕吐、恶心、上腹痛、胸痛。因破裂处出血,1/3~1/2患者有呕血,呕吐物为咖啡样,偶尔带血丝,很少呕出大量鲜血。

3. **疼痛**　是本病最突出的症状,多为饱餐或酗酒剧烈呕吐后,突然出现胸部或上腹部难以忍受的疼痛,一般为剧烈撕裂样或者刀割样疼痛,疼痛随呼吸吞咽加重,并向同侧肩背部及胸骨后放散,剧烈恶心、呕吐常因严重疼痛中断。痛的位置多为上腹部,也可在胸骨后、两季肋部、下胸部,有时放射至肩背部。颈段食管穿孔常诉胸痛,中段穿孔主诉腹痛,胸腹段穿孔则出现腹痛和背痛,吞咽或呼吸时疼痛加重,同时伴吞咽困难、呼吸困难和口渴感,疼痛剧烈时吗啡也难以缓解。

4. **其他症状**　症状严重时可有气短、呼吸困难、发绀、休克等。呼吸困难与疼痛、胸膜夹层、气胸、液气胸等有关。由于剧烈疼痛、缺氧和失血,患者迅速陷入休克,出现躁动不安、面色苍白、皮肤湿冷、脉搏细速、血压下降。如合并纵隔胸腔感染可出现发热,甚至出现败血症及感染中毒性休克。

5. **体征**　气管向健侧移位,上腹部可有腹膜炎体征,多表现为急腹症,患者多取坐位、半坐位,可有上腹部压痛伴腹肌紧张,甚至板状。肝浊音界不缩小。食管破裂后导致纵隔炎、纵隔气肿、气胸、胸腔积液和脓胸(后三者常在左侧,亦可累及双侧),呼吸困难加剧、发绀。由于气体和液体积存于纵隔软组织内,在心前区可听到与心跳同步的嘎吱音,即心跳和呼吸运动牵引纵隔软组织产生的摩擦音(Hamman杂音)。由于纵隔气肿,气体自纵隔进入颈部的皮下组织,按之产生典型的捻发音。

【辅助检查】

1. **血常规** 食管破裂患者早期可无发热,血白细胞也不升高;稍晚则可有发热、寒战、血白细胞增高。

2. **X线检查** 胸部透视具有重要价值,自发性食管破裂的影像学检查主要表现:①纵隔气肿及皮下气肿;②纵隔增宽或者纵隔内液平面阴影;③胸腔积液;④液气胸;⑤肺不张和肺炎。但上述征象缺乏特异性。胸片可发现液气胸、纵隔气肿及颈胸部皮下气肿,并偶可见具有诊断价值的"食团漂浮征"。本病的早期X线表现可有 Nacklerios "V" 形征,系食管破裂口冒出的气体积聚于主动脉左侧及横照上形成的 "V" 形透亮区,个别患者可合并气腹征和心包积气征。

3. **食管造影** 疑食管破裂时,应做吞碘油摄片,明确诊断,见到造影剂由食管裂口流至纵隔或胸腔是证实诊断最实用的方法,不但可明确破口的位置,还可明确是否合并有食管癌、食管憩室等病变,但对裂口大小的估计有一定限度。造影剂宜选用碘油或水性碘化钠,如未能发现破口,再予以口服硫酸钡,开始少量,逐渐加量,一旦见到破口即停服钡剂。食管造影时可采取多种体位,以增加造影剂外溢的机会。食管造影有假阴性,可能原因主要有:①造影剂太黏稠,不易溢出(如钡剂);②造影剂通过太快(如泛影葡胺);③裂口处水肿、被凝块或食物块填塞等。

4. **胸部CT** 显示胸腔内积液密度差别明显较胸片佳,可见密度不均的胸腔积液,这可作为食管破裂时所致胸腔积液区别于其他原因所致胸腔积液的一个征象,其形成机制为消化道内容物进入胸腔内所致。

5. **诊断性穿刺** 患者出现液气胸后,行诊断性穿刺,简易而且必要。如抽出物为血性酸味液体或发现食物残渣,则可以确诊。如穿刺前口服少量亚甲蓝液更能明确显示。穿刺液淀粉酶值可以很高。

6. 食管镜检查　目前存在较多争议。使用食管造影等检查仍不能确诊时,内镜检查仍是确定食管破裂的好方法,但要仔细操作,对呕血者慎用。

7. 其他检查方法　口服亚甲蓝后胸腔引流管可见胸腔积液蓝染,或胸腔闭式引流液内见到食物残渣及胃液,或该液体污浊伴有特殊异味的浓汁,测其淀粉酶升高,pH 降低至 6.0,发现来自唾液腺的鳞状上皮细胞等,均是确诊本病简单而有效的方法。

【诊断】

凡大量饮酒或饱食后发生呕吐,随之出现胸痛或上腹剧痛,均应疑本病。X 线胸片具有重要价值,如见到液气胸或纵隔气肿,则应高度怀疑本病;口服碘油食管造影,见到碘油溢出即可确诊,同时可明确裂口部位及长度。若造影剂未外溢,也不能排除本病。诊断性胸腔穿刺或胸腔引流,简易而且必要,如抽出物或引流物为酸性液体或发现食管残渣,则可以确诊。如穿刺或胸腔引流前口服少量亚甲蓝液可明确显示裂口部位及长度,胸腔渗出液中可含有较多的淀粉酶。

对急腹症患者应进行以下检查,便可发现 SRE:①呕吐后腹痛、胸痛患者要进行胸部透视,检查有无液气胸;②液气胸应立即做诊断性穿刺,检查积液性质,根据情况,可以先口服少量亚甲蓝液;③胸部透视如显示不清,应拍摄正、侧位立位胸片,观察有无纵隔气肿;④饮酒、过食后呕吐患者诉急性腹痛、胸痛时,如情况允许可吞咽 40% 碘油行食管造影。

【鉴别诊断】

SRE 需与食管穿孔、Mallory-Weiss 综合征、十二指肠溃疡穿孔、膈疝嵌顿、自发性气胸等相鉴别。

1. 食管穿孔　SRE 与食管穿孔不同,后者是指机械性、化学性及食管本身的疾病如溃疡、炎症或肿瘤等所致的全层穿孔。异物性、腐蚀性(化学性)食管穿孔均有明确的病史。对所有行食管内器械操作后出现颈部、胸部或腹部疼痛的患者,应想到发生食管穿孔的可能性。胸部创伤,特别是食管附近有创伤患者,应常规检查是否有食管损伤。临床表现有 Mackler 三联征即呕吐、下胸痛、下颈部皮下气肿时更应迅速怀疑有食管穿孔的可能。X 线检查为发现食管穿孔的主要方法。普通正侧位胸片、颈片可发现异物,食管造影可明确穿孔部位,一般应首选水溶性造影剂,如泛影葡胺碘油,如阴性可再重复使用钡剂,并于术中清除。如 X 线检查为阴性,而又高度怀疑穿孔者,可采用内镜检查,但操作要仔细轻柔,对于异物性穿孔,内镜尚有治疗目的,腐蚀性穿孔应于急性期过后进行。如有胸腔闭式引流管,口服亚甲蓝观察胸液颜色,有助于诊断。结合临床表现、X 线特征,诊断多无困难。

还有一种部分穿孔的中间类型,其特点是食管壁内血肿形成,与全层破裂相比,病情较轻且预后较好。

2. Mallory-Weiss 综合征　Mallory-Weiss 综合征是指呕吐引起的食管-胃黏膜的不完全撕裂。有导致腹内压增高的诱因和病史,对于以往无胃病史、肝病史,因各种原因先引起的剧烈呕吐而后呕血的病例,均应考虑该病的可能性。提高对该病的认识,详细地询问病史对及时做出 Mallory-Weiss 综合征的诊断、指导治疗至关重要,尤其是对不宜急诊胃镜检查者。根据剧烈频繁的呕吐,开始呕吐物无血而后呕血的表现做出 Mallory-Weiss 综合征的诊断,具有较高的特异性。胃镜检查是确诊的最有效手段,尽早进行胃镜检查可避免错过最佳检查时机,减少漏(误)诊,达到及时诊断和治疗的目的。最好在发病 24 小时内急诊胃镜检查或出血时即时检查,因为超过 72 小时裂伤可以愈合。X 线气钡双重造影、选择性腹腔动脉造影均助于诊断。

3. 十二指肠溃疡穿孔　急性溃疡穿孔的主要原因是活动性溃疡基底组织坏死,穿透浆膜层,致十二指肠腔与腹腔相通,其主要诱因包括:①饮食过饱、剧烈呕吐或咳嗽致腹内压骤然增高;②过度劳累、精神过分紧张;③吸烟与饮酒;④免疫抑制药的应用,尤其在器官移植患者中应用糖皮质激素治疗;⑤其他因素包括患者年龄增加、慢性阻塞性肺疾病、创伤、大面积烧伤和多发性器官功能衰竭等。十二指肠溃疡穿孔绝大部分见于球部前壁。溃疡穿孔后,含有食物、胃液、胆汁、胰液等十二指肠内容物流入腹腔,首先胃酸、胆汁等刺激引起化学性腹膜炎,产生剧烈的持续性腹痛。数小时后,胃肠内容物流出减少,而腹膜刺激所致渗出液增加,胃肠流出的内容物被稀释,腹痛可暂时减轻。一般于 8~12 小时后,由于腹腔内细菌的生长和繁殖,形成细菌性腹膜炎,可引起肠麻痹、败血症及中毒性休克等。空腹时穿孔、穿孔孔径小者,病情常较轻,可形成局限性腹膜炎或炎症局限形成膈下脓肿或右髂窝脓肿。胃溃疡穿孔的病情常较十二指肠溃疡穿孔严重。亚急性和慢性穿孔可形成穿透性溃疡、胃胆囊瘘或十二指肠胆囊瘘等。

4. **膈疝**　是指腹腔脏器等通过膈肌异位移动至胸腔内的疾病状态。一般按有无创伤史把膈疝分为外伤性膈疝与非外伤性膈疝,后者又可分为先天性与后天性两类。非外伤性膈疝中最常见者为食管裂孔疝、胸腹裂孔疝、胸骨旁疝和膈缺如等。

(1)创伤性膈疝:患者症状较严重。除胸部外伤症状外,尚可伴有腹内脏器破裂引起出血、穿孔和胸腹腔严重污染。左膈肌破裂,膈下脏器可通过膈裂口疝入胸腔,引起胸部剧痛,并可放射至同侧肩部和上臂部,有时有上腹部疼痛或腹肌紧张。由于疝入胸内脏器的占位,压迫肺组织和心脏,纵隔向对侧移位,使肺容量明显减少,患者出现气急和呼吸困难,严重时有发绀,心脏移位使大静脉回心血流受阻,心排血量减小,引起心率加快、血压下降,甚至导致休克状态。如疝入胸内脏器发生梗阻或绞窄时,可出现腹痛、腹胀、恶心、呕吐和呕血便血等梗阻症状,严重者可引起中毒性休克。体格检查发现患侧胸部叩诊呈浊音或鼓音,呼吸音减弱或消失,有时可听到肠鸣音。

(2)先天性膈疝:主要按疝的位置、大小、疝的内容物和疝入胸内脏器功能的变化而异。胸骨旁裂孔疝因裂孔较小,常在成年后才出现症状,主要表现为上腹部隐痛、饱胀不适、食欲缺乏、消化不良、间歇性便秘和腹胀,上述症状易被忽视而误诊为消化道疾病,偶尔 X 线检查时,可发现胸骨后存在胃泡和肠曲阴影而被确诊。如疝入小肠或结肠发生嵌顿,则可产生急性肠梗阻或肠绞窄的临床症状。

5. 自发性气胸　自发性气胸是在无外伤或人为因素情况下,脏层胸膜破裂,气体进入胸膜腔导致胸腔积气而引起。肺无明显病变由胸膜下气肿泡破裂形成者称特发性气胸;继发于慢阻肺、肺结核等胸膜及肺疾病者称继发性气胸;按病理生理变化又分为闭合性(单纯性)、开放性(交通性)和张力性(高压性)三类。

(1)病史与症状:可有或无用力增加胸腔、腹腔压力等诱因,多突然发病,主要症状为呼吸困难、患侧胸痛、刺激性干咳,张力性气胸者症状严重烦躁不安,可出现发绀、多汗甚至休克。

(2)体征:少量或局限性气胸多无阳性体征。典型者气管向健侧移位,患侧胸廓饱满、呼吸动度减弱,叩诊呈过清音,呼吸音减弱或消失。左侧气胸并发纵隔气肿者,有时心前区可听到与心跳一致的劈啪音(Hamman 征)。

(3)辅助检查:①X 线胸部检查,为最可靠诊断方法,可判断气胸程度、肺被压缩情况、有无纵隔气肿、胸腔积液等并发症;②血气分析,肺压缩>20%者可出现低氧血症;③胸腔穿刺测压,有助判断气胸的类型;④胸腔镜检查,对慢性、反复发作的气胸,有助于弄清肺表面及胸膜病变情况;⑤血液学检查,无并发症时无阳性发现。

【治疗】

SRE 的处理原则:①迅速确立诊断;②尽快消除感染源,引流感染区域;③妥善处理食管裂口,恢复食管的连续性;④预防食管裂口闭合后再破裂;⑤强调早期手术;⑥应用有效的抗生素控制感染,充分的营养支持治疗,促进裂口愈合,减少并发症的发生,降低病死率。

(一)非手术治疗

非手术治疗的方法既是治疗的手段,又是观察病情变化的方法,同时还是手术治疗必不可少的术前准备。

1. 适应证

(1)从食管穿孔到诊断已经间隔数天,但症状轻微,无全身感染征象,临床表现稳定的患者。

(2)早期诊断小的、局限的穿孔。

(3)穿孔后引起的污染仅限于纵隔或纵隔与壁层胸膜之间,没有造影剂溢入附近体腔,能有效地控制食管穿孔引起的感染。

(4)能经皮准确置入有效的脓腔引流,使穿孔对胸腔污染很小。

(5)从损伤到诊断未经口进食,具安全有效的胃肠外营养和肠道营养。

(6)诊断被长期延误,经证实患者已经耐受食管破裂,手术对其治疗无意义者。

(7)食管破裂较重的危重患者,因其发病时间长,中毒症状重,全身情况差,不能耐受大手术者。另外,对破口小,就诊及时,胸腔污染较轻的 SRE,可行单纯胸腔闭式引流或食管内加用带膜食管支架封堵破口。

2. 治疗措施

(1)应立即禁食,以免食物由破口继续流入纵隔或胸腔。

(2)积极纠正水、电解质、酸碱平衡紊乱,加强营养支持治疗,并应用有效的抗生素控制感染;吹气球促进肺膨胀。

(3)留置胃肠减压管、胸腔闭式引流管,尽量将唾液及食管内胃内容物引出。可经胸腔引流管应用抗生素液体冲洗胸腔;必要时,再在上胸部另置胸腔闭式引流管,用于胸腔冲洗。

(4)营养支持治疗,可应用造口或者深静脉营养,应用造口后肠道内营养远比静脉营养要好。一般选用空肠造口,其不但符合生理,防止各种因深静脉营养所造成的并发症,且能较胃造口及鼻饲有效地防止反流。在空肠造口的同时,也可同时行胃造口,其作用是通过负压吸引减少胸腔及纵隔污染。

(5)食管支架的应用

支架治疗的优点:①不受起病到实施治疗时间的限制;②为微创操作,可减少患者的痛苦和风险;③费用小,不需要特殊设备。

支架治疗的缺点:①食管支架扩张力强,可引起食管扩张,致使裂口增大,不易愈合;②支架有脱落移位的危险,难以维持较长时间的堵瘘作用;③支架对食管的长期扩张压迫,可引起食管缺血坏死;④肉芽组织增生,造成食管狭窄并发症,再次手术需要切除较大范围食管,不利于愈合。⑤自发性食管破裂的裂口较大,支架封堵裂口不易;⑥食管破裂为良性病变,支架置入为临时性治疗,食管破裂愈合后应取出支架。针对食管破裂的这些特点,应选择稳定性和生物相容性好的 CZES 脚刺型食管支架,该支架不易发生移位,不易刺激肉芽增生,置入后可取出(不受置入时间限制),不应选择记忆性合金食管支架,因其两端不带膜,置入后刺激肉芽组织增生,长入支架网眼,支架不能取出,而肉芽增生可引起食管狭窄,有一部分的良性食管疾病患者于应用记忆性合金食管支架后发生再狭窄。

食管支架的置入最好在 X 线下进行,以便更好确定支架的位置和及时造影检查支架的覆盖效果,术后病情允许时及时复查胸片,了解支架位置是否有变动,如有变动及时调整,在条件允许的情况下,同时行胸腔镜脓胸清除术,可缩短治愈时间。

(二)手术治疗

多数患者发病凶猛,故一旦确诊或者高度怀疑本病,应在积极改善全身情况的同时,当机立断进行手术。休克并非是手术的禁忌,多数患者在打开纵隔解除填塞后血压反而回升。只要患者全身情况能耐受开胸手术,原则是彻底清除脓液及坏死组织,并根据穿孔部位选用合适的方法闭合穿孔,充分引流,可使感染中毒症状迅速得到控制。同时防止继续污染纵隔、胸膜腔,注意维持营养。

1. 食管裂口单纯修补术　传统观点认为食管破裂在 24 小时以内可以一期修补,24～48 小时争取一期修补,超过 48 小时不应一期修补。目前多数学者认为只要患者全身情况能够耐受开胸手术,应首选食管修补,不必把 24 小时作为一期修补与否的时间限制,因为破裂后的时间并不是衡量手术修补的唯一标准,感染程度和食管壁的炎性水肿表现更是重要的决定因素。单纯修补主要用在某些发病早,胸腔污染轻或者污染仅限于纵隔内的患者。术中应尽量减少游离正常食管,以保证正常血供,适当修剪食管破口,因黏膜裂口往往超过肌层裂口长度,故应找到黏膜裂口之上、下缘,再进行修补,可采用黏膜肌层分层缝合。

2. 食管破口一期修补＋缝合口组织覆盖加强　一期修补同单纯修补术,首先要清理坏死组织,修剪破口,因黏膜破口多长于肌层破口,有时需要延长肌层破口,找到黏膜破口上下端,才能避免上下端遗留小破口,修补时不应过多分离食管,以免影响其血供,缝合要黏膜层肌层分层间断纵行缝合,横缝更易裂伤。此法较适合发病短时间内即明确诊断及食管局部炎症不严重的患者。将破裂食管切除,胃-食管吻合术简单、创伤小且符合消化道生理。修补后选用带蒂组织覆盖或加强,在覆盖后可应用有效的生物胶制剂涂抹,可防止再破裂及食管狭窄的发生。

3. 食管部分切除、食管-胃吻合术　部分患者因食管撕裂严重,破口范围大,破裂食管组织脆,局部炎症重或合并肿瘤,血液循环不良者,不论时间早晚不宜单纯修补。对于不可勉强修补者,可采取切除病变食管,食管胃弓下、弓上或者颈部吻合术,由于破裂食管切除,食管-胃吻合术可以切除污染较重、愈合能力不良的病变食管,吻合部位与污染区有一定的距离,与食管吻合的胃血供良好,因而对于发病时间长的患者疗效好于裂口修补、带蒂组织覆盖加固,可获得满意疗效。此外,还有非经胸食管剥脱,食管胃颈部吻合术,剥脱时注意用力要适度,防止损伤重要器官,食管剥脱后要仔细检查食管床有无活动性出血及残留病变食管。颈部吻合因局部无污染,故利于吻合口愈合和防止吻合口瘘的发生。本术式虽一期切除病变食管并且消化道重建,但损伤大,易发生吻合口瘘,且食管破裂为局部损伤,行大部切除后改变了上消化道正常的解剖和生理功能,可能造成术后反流、吻合口狭窄、消化功能紊乱等。

4. 各种方式的旷置、二期消化道重建 适用于胸腔污染严重,局部破口损伤重,全身情况差者。此法安全,但需要二次手术。最常用的是空肠造口营养支持,胃造口负压吸引,颈部食管旷置,配合有效的抗感染及胸腔闭式引流甚至胸腔内冲洗等,二期消化道重建,包括食管切除、食管-胃吻合或者结肠代食管。对于病程长且已形成慢性脓胸者,此时开胸手术会有很大的难度和风险,可采用一期行旷置食管,经胸骨后食管-胃颈部吻合转流术的方法。这种方法不进胸,对心肺影响小,手术时间也较短,患者易于耐受。整个手术不经过感染的胸腔、纵隔,相对清洁,不易感染;而且是颈部吻合,比较安全。食管旷置后唾液不再漏入胸腔,胃内容物也不再反流入胸腔,起到了很好的"截源"作用,再加上胸腔的充分引流,感染可以得到控制。旷置的食管无张力,破口较易自行愈合。食管黏膜是鳞状上皮,无分泌功能,因此将食管上下两端封闭旷置起来不会产生严重并发症。

5. 胸膜剥脱、食管胸膜瘘切除修补术 适用于误诊时间长、破口水肿、不能一期修补或者有瘘者。

6. 结扎颈段腹段食管治疗胸段食管破裂 部分患者病情严重,食管破裂处组织坏死,纵隔及胸腔感染重,可切除胸段食管,颈段食管外置,结扎贲门,并行胃与空肠造口,约 2 个月病情稳定后,再建食管(如结肠代食管)。以可吸收线分别结扎颈段腹段食管,颈段食管结扎线上方切开食管置大号 T 形管引流,腹段食管结扎线以下胃造瘘置双管分别于胃底持续吸引胃液,另一管至十二指肠用以注入流质食物,给予营养管支持。此法注意结扎颈段食管时不要损伤迷走神经及颈动脉鞘,结扎线不宜细,以免割断食管,注意松紧适度,以免食管壁坏死,结扎腹段食管注意不要损伤迷走神经。

7. 辅以手术方法的各种引流及造口　在上述手术的同时,根据具体情况应分别置胸腔闭式引流 2 枚或 1 枚,用以吸引胃液及胸腔内渗出,并可于术后观察引流物,测其 pH,对判断愈合情况有益,或用抗生素间断对胸腔冲洗。胃造口及空肠造口分别用以吸收胃液及营养支持。食管破裂修补一般均需放置胃管,如破口在中段而未进入胸腔,其远端又无狭窄可不置胃管,主张在主动脉弓以下的食管破裂应予以胃造口或空肠造口术,而不放置胃管。在高位的食管破裂,放置胃管往往是有效的措施。

第三节　腐蚀性食管炎

腐蚀性食管炎(corrosive esophagitis)为摄入化学腐蚀物而引起的食管损伤,早期发生管壁组织水肿、溃疡、坏死甚至穿孔,晚期可形成管腔狭窄。腐蚀性食管炎是消化内科常见的急症,称食管化学性烧伤(chemical burns of esophagus),临床上一般分为酸性腐蚀和碱性腐蚀两类。酸性腐蚀后症状稍轻,碱性腐蚀则相反,主要症状为胸骨后及上腹部的烧灼感或剧痛,常伴有恶心与呕吐,重者可引起出血或食管穿孔等并发症。

【病因及发病机制】

酸性化学物质,如强酸(硫酸、硝酸、盐酸、石炭酸等)可与组织接触而发生凝固性坏死,由于食管鳞状上皮表面所附黏液耐酸能力较强,多可阻止酸向深部组织渗透,故其可不被吸收而达到胃内;碱性化学物质,如氢氧化钾、氢氧化钠、来苏儿液、卤水、氨水及石灰水等能溶解蛋白质、胶原和脂肪,吞服后主要产生液化性坏死,并向深部组织渗透,引起广泛的组织损害。液态碱因为比重较高,易通过咽部进入食管和胃;固态碱则因较易黏附而常局限于咽或食管某一区域。

【病理】

食管化学灼伤的严重程度,决定于吞服化学腐蚀剂的类型、浓度、剂量、食管的解剖特点、伴随的呕吐情况,以及腐蚀剂与组织接触时间。

吞服化学腐蚀剂后,灼伤的部位不止限于食管,常包括口咽部、喉部、胃或十二指肠。通常腐蚀剂与食管3个生理狭窄段接触时间最长,因此常在这些部位发生较广泛的灼伤。

根据灼伤的病理程度,一般可分为Ⅰ、Ⅱ、Ⅲ度灼伤。①Ⅰ度:仅引起黏膜表层的损伤,导致黏膜充血、水肿。黏膜层脱落后完全修复,不形成瘢痕或狭窄。②Ⅱ度:损伤侵及黏膜下层和肌层。1～2周病变组织脱落,形成深的溃疡,随后肉芽组织增生修复,第2～3周开始纤维增生,数周或数月后由于胶原收缩而引起食管或胃的狭窄。食管狭窄好发于腐蚀剂聚集的3个生理狭窄处;胃的狭窄在空腹者好发于胃窦,而餐后吞服腐蚀剂者常发生于胃体中部。③Ⅲ度:食管全层及其周围组织凝固坏死,可导致食管穿孔和纵隔炎。

根据受伤后的时期,病理学上分为3期。①急性坏死期:受伤后1～4天,此期出现液化坏死,血栓形成及进行性炎性改变;②溃疡、肉芽肿形成期:受伤后5～12天,此期坏死黏膜脱落,肉芽组织形成,成纤维细胞出现,胶原开始沉积。③瘢痕狭窄期:受伤后3周,此期纤维组织增生,胶原进一步沉积。

【临床表现】

(一)症状

1. 急性期 在吞服腐蚀剂后立即发生口、咽及食管疼痛,影响吞咽,并引起食管痉挛,出现吞咽障碍、流涎,在儿童尤明显。唇、口和咽可有溃疡,其严重程度与食管损伤无直接关系,食管严重损伤不一定有口咽溃疡,唇、口及咽严重溃疡不一定有食管损伤。可因会厌及喉水肿而引起喉阻塞。这些症状可维持数日,1周左右逐渐减轻,能进流质或半流质饮食。若咽下腐蚀物量过多或浓度较大,即可出现中毒现象,如昏睡、虚脱。发热和腹痛预示可能有食管穿孔。可有胃穿孔、气管食管瘘、肺炎及纵隔炎。

2. 缓解期 在急性期若及时适当治疗,也无并发症时,疼痛逐渐消失,吞咽功能有所恢复,饮食量增加,患者自觉轻快。常被误认为痊愈,以致忽略进一步诊治。

3. 瘢痕形成期 受伤 3～4 周后,因食管瘢痕狭窄而出现梗阻症状,又复出现吞咽障碍,并逐渐加重,甚至滴水难入,勉强吞入后又立即吐出。1.2%～1.6%的此类患者可并发癌变。

(二)体征

常缺乏特异性,主要为口腔黏膜水肿、坏死、组织脱落,咽部充血、水肿、糜烂,口咽部可见到灼痂(硫酸引起的黑色痂,盐酸为灰棕色痂,硝酸为黄色痂,醋酸为白色痂,强碱灼伤后引起黏膜透明水肿),如肺部误吸可致支气管炎和肺部感染。

【辅助检查】

1. 实验室检查 当腐蚀性食管炎合并食管穿孔、出血或呼吸道感染时,实验室检查中可见血红蛋白降低、白细胞计数升高。

2. X 线检查 胸部 X 线片可显示肺部病变情况及是否存在纵隔炎。胸腹部 X 线片可发现纵隔及腹腔的游离气体,帮助诊断食管、胃穿孔。食管造影检查应在急性炎症消退后,患者能吞服流食方可进行。如疑有食管瘘或穿孔,造影剂可流入呼吸道,最好采用碘油造影。

依据腐蚀性食管炎病变发展的不同阶段及损伤程度不同,X线检查可分为轻度、中度、重度。①轻度:早期为食管下段继发性痉挛,黏膜纹理尚正常,也可轻度增粗、扭曲,后期瘢痕、狭窄不明显。②中度:食管受累长度增加,继发性痉挛显著,黏膜纹理不规则呈锯齿状或串珠状。③重症:管腔明显缩小,甚至呈鼠尾状。

3. 内镜检查 内镜检查可评估食管损伤的范围及程度。一般于吞服腐蚀剂后 12~24 小时行胃镜检查。吞服 5 天后食管壁薄,不宜再行内镜检查以避免食管穿孔。吞服腐蚀剂后如有休克、严重的咽喉部水肿和坏死、会厌坏死、严重的呼吸困难、腹膜炎、膈下游离气体及纵隔炎等情况时,禁忌行内镜检查。

(1)腐蚀性食管炎损伤的内镜表现:黏膜水肿、充血、变色、渗出、糜烂和溃疡。食管黏膜接触腐蚀剂后早期内镜下表现可不严重,糜烂和溃疡在几天后才出现,所以早期内镜发现不能预测食管损伤的准确深度。但内镜检查正常的患者不大可能发展成为临床症状明显的溃疡。

(2)内镜下可将食管的腐蚀性损伤分为 3 度。①Ⅰ度:黏膜充血和水肿,但未见渗出及溃疡。②Ⅱ度:黏膜、黏膜下层和肌层受损伤,Ⅱa 级为严重充血、水疱、组织变脆、出血、白色渗出、糜烂和浅溃疡;Ⅱb 级除Ⅱa 的表现外,还有散在的深而圆的溃疡。③Ⅲ度:食管透壁损伤,可腐蚀相邻的纵隔和(或)腹膜等结构,Ⅲa 级为小面积散在坏死灶,黏膜暗黑色或棕黑色,深溃疡;Ⅲb 级为广泛坏死、黏膜剥脱、出血。

【诊断及鉴别诊断】

腐蚀性食管炎一般根据其病史、症状及体征不难诊断,且常与腐蚀性胃炎并存。但在临床中应注意是否合并有食管的其他病变。对于中老年男性患者而言,尤需注意与食管癌的鉴别。食管癌以吞咽困难、消瘦等为主要表现,病情呈进行性加重,X 线及胃镜结合活组织检查可明确诊断。

【治疗】

(一)治疗原则

1. 损伤后有穿孔、坏死者,应急症切除食管,颈部食管外置,并行空肠造瘘以饲食,以后行食管重建。

2. 食管损伤后早期经鼻腔放置胃管,既可经胃管注入食物,又可防止食管腔完全闭锁,为日后扩张增加方便及安全度。

3. 早期应用抗生素和肾上腺皮质激素,为预防或减轻炎症反应,减轻日后瘢痕形成。

4. 狭窄范围长、程度重者或行扩张无效者,应行结肠代食管术以重建消化道。

(二)早期一般治疗

1. 食管灼伤后一般禁忌洗胃,只有对口服吸收量少、症状轻的患者可试用细口径胃管洗胃以便抽吸毒物。如插进胃管有阻力,则应终止,以免发生穿孔。

2. 应尽早给予口服鸡蛋清、牛乳或植物油,以达到稀释毒物或减少其吸收的目的,无条件时甚至吞咽生理盐水或清水稀释。

3. 强酸灼伤者,可口服抗酸药及黏膜保护药,强碱中毒者禁用酸性物质中和,因酸碱物质相互作用后产生的热量可加重黏膜损伤。

4. 有剧痛者可选用镇痛药,但应慎用吗啡类制剂,以免掩盖穿孔等并发症,造成假象而延误治疗。

5. 应立即输液治疗,损伤后 24 小时内,最好就开始大量类固醇激素配合广谱抗生素治疗,这样能防止并延迟瘢痕性狭窄。如泼尼松,第 1 日按成年人每日 80mg(75～100mg),第 2 日按 60mg,第 3 日按 40mg,以后酌减为 20mg,至少维持 4 周,以后逐渐减药,如病情稳定可每日 5mg,全疗程约在 8 周以上,小儿每日 1～2mg/kg。对疑有食管、胃穿孔者禁用激素。抗生素应用到 X 线显示食管烧伤愈合为止。

6. 维持呼吸道通畅,当发生喉头水肿,出现呼吸困难,应及时行气管内插管或做气管切开术,以维持正常呼吸。

7. 若在缓解期发现有可能发生严重狭窄或闭锁时,应当及早留置胃管并吞咽粗丝线,防止完全闭锁,这也有助于维持营养,并准备将来扩张或循环扩张治疗。如不能进食,可行胃肠内营养至空肠内或予以静脉内高营养治疗,以保证患者的热量及维生素、电解质的供给。少数患者尚可考虑行胃造瘘术。

8. 如并发出血,应采用质子泵抑制药等强抑酸类药物治疗,如奥美拉唑每日 40～80mg,静脉滴注。发生食管穿孔时,应行紧急外科手术治疗。

(三)晚期食管狭窄的扩张治疗

狭窄轻、长度短的可行早期扩张疗法,宜在伤后 2～3 周食管急性炎症、水肿开始消退后进行。应用激素的患者在灼伤后 4～6 周时食管常极其脆弱,扩张已造成穿孔,应待激素停用以后的 2～4 周慎重进行。对轻度环状狭窄可采用食管镜下探条扩张术;对长管状狭窄宜采用吞线经胃造口拉出,系紧扩张子顺向或逆向做扩张术。有的采用塑料细条做扩张术。扩张应定期重复进行,扩张疗法一般每周不超过 2 次为宜。

(四)幽门梗阻的治疗

当腐蚀性胃炎损伤程度较重时,后期可能会合并有幽门梗阻。患者出现隔餐呕吐,查体可见胃高度扩张,蠕动波明显,有振水音等胃潴留表现,行腹部 X 线片可见胀大的胃泡和气-液平面应高度怀疑出现幽门梗阻。本病的主要治疗方法是禁食、胃肠减压、抑酸药的使用,静脉营养支持,纠正水电解质紊乱和酸碱平衡失调紊乱等。一般内科治疗 3～5 天,50％以上患者的梗阻可缓解,对于病情稳定,但有幽门处瘢痕、结缔组织增生形成的幽门梗阻患者可行内镜下球囊扩张术治疗。扩张治疗不满意或不成功者,则需考虑外科手术治疗。

(五)手术治疗

对严重长段狭窄及扩张疗法失败者,可采用手术治疗。在狭窄部的上方将食管切断,根据具体情况以胃、空肠或结肠与其吻合替代食管。将狭窄段食管旷置或切除。胃或肠段上提途径可经胸膜腔、胸骨后或胸骨前皮下,根据患者一般情况而定。其手术指征包括:①食管穿孔;②完全性食管狭窄;③食管狭窄呈袋形或不规则;④患者拒绝食管扩张或不能耐受者。

(六)并发症

吞服腐蚀剂后的并发症可以分为局部和全身两类。

1. 全身并发症 服毒量较多,则有全身中毒现象,重者在数小时内或 1～2 天内死亡。

2. 局部并发症

(1)出血:在服毒后数天内可出现小量吐血,但大量出血则为坏死组织脱落所致,常出现于 1～2 周,一般多在 10 天左右突然发生大量出血,重的可因无法制止而死亡。故对严重的患者,1 周后各种症状虽然消失,最好仍卧床休息、进流质饮食直至 2 周后,如此多不致发生大量出血。

(2)食管穿孔和纵隔炎:只并发于吞服毒液过浓而量又大的患者,一般碱性腐蚀较酸性者更易发生食管穿孔,多在食管下端破裂至左侧胸腔,有时穿过至气管,形成气管食管瘘管。

(3)胃烧伤、胃穿孔和腹膜炎:并发于酸性腐蚀剂者为多,呈急腹症表现,病情危重。

(4)喉水肿、吸入性肺炎、肺脓肿和支气管扩张症:可以并发于急性腐蚀性食管炎和瘢痕狭窄时期,尤易发于儿童患者。

(5)食管瘢痕狭窄:常为难以避免的并发症,只有早期预防才可防止其发生,胃瘢痕狭窄也常并发于吞咽酸性腐蚀剂的患者中。

第四节　急性化脓性食管炎

化脓性食管炎是发生于食管黏膜有破损的情况下化脓性细菌侵入食管黏膜所导致的化脓性炎症,多继发于食管异物或器械检查造成食管黏膜损伤的基础上。患者可无症状或仅有颈部疼痛或咽痛。病变范围较大的患者除颈部疼痛或吞咽痛外,还可出现吞咽困难、胸骨后疼痛、寒战、发热等症状。反应性较高者常可出现高热。

【病因及发病机制】

感染的病原体多为咽部的革兰阳性球菌或革兰阴性杆菌。损伤所致的感染一般发生于损伤部位或附近,免疫功能下降者感染则多见于食管中、下段。感染可较局限,表现为一至数个小脓肿,也可呈较为广泛的蜂窝织炎,累及食管周围组织、纵隔或毗邻脏器而形成瘘管,脓肿引流至食管腔后可自然痊愈。

【临床表现】

1. 感染范围 感染较局限的情况下,脓肿可穿破并向食管腔引流而自愈,患者无症状或仅有颈部疼痛或咽痛。病变范围较大的患者除颈部疼痛或吞咽痛外,还可出现吞咽困难、胸骨后疼痛、寒战、发热等症状。

2. 患者反应性 反应性较高者,常可出现高热;少数患者可发生败血症并出现相应的表现。

【辅助检查】

血常规白细胞总数及中性粒细胞数升高。食管分泌物细菌培养发现致病菌。内镜检查常见食管黏膜充血、水肿、溃疡、假膜及局部脆性增加;内镜活检病理如在黏膜下层见到较多的细菌可确诊。

【诊断】

食管异物或器械检查造成损伤史。发热、胸骨后疼痛等临床表现。内镜下发现脓肿等病变,一般易于诊断。

【鉴别诊断】

1. 反流性食管炎 胸骨后烧灼感或烧灼痛者,可通过食管腔内 pH 测定、食管滴酸试验、食管腔内测压,以及胃-食管闪烁显像,以确定有无胃食管反流病,必要时可做食管内镜及活组织检查来明确诊断。

2. 病毒性食管炎 食管的疱疹病毒感染常同时有鼻唇部疱疹。主要症状为吞咽疼痛。疼痛常于咽下食物时加剧,患者吞咽后食物在食管内下行缓慢。少数患者以吞咽困难为主要症状,轻微感染者可无症状。

3. 晚期食管癌 主要表现进食梗阻,患者出现消瘦、体重减轻、失水、贫血、锁骨上淋巴结肿大等表现,X 线钡剂造影检查见食管蠕动停顿或逆蠕动,管壁局部僵硬扩张不充分,黏膜紊乱、中断和消失,管腔狭窄,不规则充盈缺损,溃疡或瘘管形成及食管轴向异常。食管镜检查是诊断食管癌比较可靠的方法,可见局部黏膜粗糙、增厚、表面糜烂、易出血、表浅性溃疡或菜花状突起,活检可以确诊。

4. 食管克罗恩病　克罗恩病是一种胃肠道的慢性、非特异性的全壁层肉芽肿性炎症,病变呈节段性分布,可累及从口腔到肛门整个消化道的一段或可同时侵犯若干段。其症状多由食管黏膜的溃疡引起,患者的临床表现多种多样、轻重不一,甚至不出现症状。在诊断思路和诊断程序上,对于有原因未明的吞咽疼痛、吞咽困难、胸骨后疼痛、恶心、呕吐、呕血症状的患者,应考虑到食管炎症性病变和肿瘤的可能性。一般均应进行常规的食管 X 线检查和内镜检查。如活检病理检查未提示食管癌或其他恶性肿瘤时,除应考虑其他食管炎外,尚应考虑食管克罗恩病的可能。

5. 食管白斑　黏膜发生角化过度,即出现白色斑块状变化,称为白斑。此种白斑可发生在身体各处黏膜,以口腔和外阴部黏膜比较多见,食管白斑是一种罕见的疾病,可作为黏膜白斑病的一个局部的表现或者是仅限于食管的疾病。食管白斑一般无明显自觉症状,后期白斑对于热和刺激性食物特别敏感。如果白斑迅速扩大、增厚、破溃、硬结时,可出现胸骨后疼痛。食管镜检查是诊断本病的重要手段,内镜下显示散在性白色斑块,重者全部食管发白,白斑块略高于正常黏膜。白斑之间为正常黏膜。活组织检查白斑组织呈棘细胞增厚并含有大量糖原。确诊有赖于内镜下所见和内镜直视下取黏膜活组织检查。

【治疗】

1. 应用抗生素控制感染　一般常选用对革兰阳性菌为主的抗生素,有条件时可根据药敏试验选用有效抗生素,临床使用以静脉给药为主。青霉素类、头孢菌素类作用较好。

2. 对症治疗　常选用抑制胃酸分泌的药物辅助治疗,这些制

酸药可防止胃酸反流而达到镇痛的目的。可选用的药物,见表
2-1。

表 2-1　急性化脓性食管炎治疗的抑制胃酸分泌药物

药物类型	常用药物	用法用量
H_2 受体拮抗药	西咪替丁	0.8g,每日 1 次,口服
	法莫替丁	20mg,每日 3 次,口服
质子泵抑制药	奥美拉唑胶囊	20mg,每日 1 次,口服

3. 通过胃镜行脓肿引流　可在胃镜下通过注射针抽吸脓肿部位的脓液,以达到部分引流的目的。

4. 手术治疗　病变累及周围组织,与纵隔和毗邻脏器形成瘘管等并发症且经内科非手术治疗无效者,可做外科瘘管修补或做切除术。

第五节　反流性食管炎

反流性食管炎(reflux esophagitis,RE)是胃食管反流病的典型表现之一,是由于胃内容物反流至食管引起,俗称"烧心病",因为正常情况下胃酸只存在于胃中,当反流入食管时灼烧或刺激食管而产生"烧心感"。常发生于饭后,因为食管括约肌张力减弱或胃内压力高于食管而引起。胃内容物长期反复刺激食管黏膜,尤其是食管下段黏膜而引起炎症,该病经常与慢性胃炎、消化性溃疡或食道裂孔疝等病并存,但也可单独存在。

【病因及发病机制】

1. 抗反流屏障的破坏　食管胃连接处抗反流屏障亦称第一抗反流屏幕,其中最重要的结构是食管下端括约肌(LES)。LES是在食管与胃交界线之上 3～5cm 范围内的高压区。该处静息压为 2.0～4.0kPa(15～30mmHg),构成一个压力屏障,起着防止胃

内容物反流入食管的生理作用。正常人腹内压增加能通过迷走神经而引起 LES 收缩反射,使 LES 压成倍增加以防胃食管反流。LES 压过低和腹内压增加时不能引起有力的 LES 收缩反应者,则可导致胃食管反流。

2. 食管酸廓清功能的障碍　正常食管酸廓清功能包括食管排空和唾液中和两部分。当酸性胃内容物反流时,只需 1～2 次(10～15 秒)食管继发性蠕动即可排空几乎所有的反流物。残留于食管黏膜陷窝内的少量酸液则可被唾液中和。食管酸廓清的功能在于减少食管黏膜浸泡于胃酸中的时限,故有防止反流食管炎的作用。

3. 食管黏膜抗反流屏障功能的损害　食管黏膜抗反流的屏障功能组成因素包括:①上皮前因素包括黏液层、黏膜表面的 HCO_3^- 浓度;②上皮因素包括上皮细胞膜和细胞间的连接结构,以及上皮运输、细胞内缓冲液、细胞代谢等功能;③上皮后因素系指组织的内基础酸状态和血供情况。以上防御屏障受损伤时,即使在正常反流情况下,亦可致食管炎。

4. 胃十二指肠功能失常

(1)胃排空异常:反流性食管炎患者有胃排空延长现象。

(2)胃十二指肠反流:在正常情况下,食管鳞状上皮细胞有角化表层,可以防止 H^+ 渗入黏膜,以保护食管黏膜面免受酸性反流物的损伤。当幽门括约肌张力和 LES 压同时低下时,胃液中的盐酸和胃蛋白酶,十二指肠液中的胆酸、胰液和溶血性卵磷脂等均可同时反流入食管,侵蚀食管上皮细胞的角化层,并使之变薄或脱落。反流物中的 H^+ 及胃蛋白酶则透过新生的鳞状上皮细胞层而深入食管组织,引起食管炎。

5. 裂孔疝　食管胃接合部随胃体向上移位进入胸腔。胃体的上升使膈脚分开,裂孔扩大。疝囊小时,随体位、用力及咳嗽而上下滑动。疝囊增大后不再滑动,改变了裂孔附近的正常解剖关系,造成食管胃接合部闭合不全。胃的疝入使食管进入胃的 His

角消失,膈食管膜被拉长、变薄,腹段食管上移,使接合部的闭合功能进一步恶化。50%以上的裂孔疝患者会发生反流性食管炎。

6. 妊娠呕吐 因妊娠增加了腹内压力而发生的裂孔疝可以引起反流性食管炎,但分娩后可以恢复,无须任何治疗。呕吐及长期呃逆亦可使贲门口经常开放而发生反流性食管炎,去除病因后可以恢复正常。

7. 其他疾病 新生儿及婴幼儿在发育过程中,因有食管下括约肌功能不良而发生反流,随幼儿发育,大部分可减轻。仍有原发性食管下括约肌功能不良使关闭不全,以及因器质性疾病如食管下段及贲门部肿瘤、硬皮病和各种造成幽门梗阻的,均能引起反流性食管炎。

【临床表现】

反流性食管炎临床表现多样复杂,包括食管症状、食管外症状及并发症表现。食管症状包括反流症状,如反酸、反食及嗳气和反流物刺激症状,如胃灼热感、胸痛及吞咽困难;食管外症状包括哮喘、慢性咳嗽、慢性咽喉炎等;并发症包括反流性食管炎、食管出血、食管狭窄、Barrett食管及食管腺癌。

(一)食管症状

1. 反流 是典型胃食管反流病(GERD)的特征性症状。反流的定义是胃内容物反流入口腔或下咽部,典型的反流综合征可以在不用诊断性试验的情况下通过特征性症状来诊断。反流物可以是胃酸、胆汁或食物。反流无需腹肌、膈肌收缩,发生基础是胃食管交界的松弛,腹压-胸压梯度有利于胃内容物的回流,因此一般无恶心、呕吐。如果反流物为不消化食物即为反食,如为酸味液体则为反酸,嗳气也属于反流的表现。饱食、弯腰、咳嗽、屏气均可诱发反流症状。

2. 胃灼热感 俗称烧心,典型GERD的特征性症状。胃灼热指胸骨后烧灼感,多由胸骨下段向上延伸,甚至达咽喉部。胃食管反流是引起胃灼热最主要的原因,一些非反流因素也可引起胃灼热,具体发生率不明。典型情况下多出现在饭后 1 小时。屈曲、弯腰、咳嗽、妊娠、腹水、头低位仰卧等姿势,均可诱发或加重胃灼热。还可由于进食过量,或摄入茶、酒、咖啡、果汁、阿司匹林等诱发。睡眠时反流较多的患者,夜间常因胃灼热、反流而惊醒。因深睡时,食管无活动,清除反流物较慢,也无重力作用帮助消除,又缺乏唾液的中和作用,所以夜间反流较频繁的患者,食管组织损坏较为严重。

3. 胸痛　为胸骨后或心窝部隐痛,严重者为剧烈的刺痛。属于非心源性胸痛,常放射到后背、胸部、肩部、颈部及耳后,症状多在饭后 1 小时左右发生,剧烈运动、半卧位等可诱发,过热、过酸食物可使之加重。胃食管反流可以引起胸痛,且不易与缺血性心脏病的疼痛相区别。

4. 吞咽困难　是反流性食管炎的常见症状。早期吞咽困难为间歇性发作,因炎症刺激引起食管痉挛所致。后期则可由于食管瘢痕所致的狭窄,出现持续性吞咽困难。吞咽困难的程度取决于狭窄的长度和口径大小。持续、进展性或引起患者不适的吞咽困难是食管狭窄或癌症的报警症状,需要进一步检查。

(二)食管外症状

1. 呼吸道症状　①支气管哮喘:GERD 与哮喘密切相关,大多数哮喘患者存在胃食管反流症状,GERD 和哮喘相互影响这一恶性循环可致胃食管反流进行性加重或顽固性哮喘;②慢性咳嗽:反流性食管炎被认为是引起慢性咳嗽最常见的病因之一,被称为胃食管反流性咳嗽(GERC),其中约 50% 的患者无典型的胃食管反流症状;③阻塞型睡眠呼吸暂停综合征(OSAS):OSAS 患者中 GERD 发生率在增加,在呼吸睡眠障碍的患者中 GERD 症状常见;④其他:反流性食管炎与其他一些肺部疾病也存在着联系,如特发性肺纤维化、反复发作的肺炎、支气管扩张等。

2. 耳鼻咽喉部表现　①慢性咽喉炎:胃食管反流性咽喉病实际上是一组以胃食管反流为病因而产生的咽喉部病变及其相应

的临床综合征,其中最常见的是反流性咽喉炎。对于有反流症状的慢性咽喉炎患者,使用质子泵抑制药是治疗的一线选择。②其他:喉癌、鼻窦炎、复发性中耳炎等可能与胃食管反流有一定的相关性。

3. 口腔表现　反流物刺激,可有口腔烧灼感,舌感觉过敏,个别患者出现口腔溃疡。有些患者可有口酸、口苦、口臭、味觉损害或唾液分泌增多等,这可是酸刺激食管,反射性引起的酸清除的保护性反应。干燥综合征时,由于唾液分泌减少,对食管酸的中和清除能力减低,易诱发或加重反流物对黏膜的损害。胃酸频繁地反流至口腔,牙齿持续地暴露于胃酸中,可引起严重的牙侵蚀症。反流性食管炎患者中牙侵蚀症发生率在上升。

4. 其他症状　可有癔球症、难治性呃逆及婴儿猝死综合征等。

(三)并发症

1. 上消化道出血　反流性食管炎患者因食管黏膜糜烂或溃疡可发生少量出血。反流性食管炎引起的消化道出血并不多见,主要发生于形成食管溃疡的患者。炎症本身的糜烂及溃疡,可损及局部血管而造成出血。持续的化学损伤,比如由于酸反流导致的上皮细胞之间紧密连接处的改变,也可导致出血。出血量则视所累及的血管及其程度而异,一般为少量出血。临床表现以黑粪为主,少部分可出现呕血。严重的反流性食管炎患者出现反食症状时,可带有咖啡样物或血性物,严重者并发食管穿孔。

2. 食管狭窄　反复发生的反流性食管炎可产生纤维组织增生,导致食管狭窄,其典型症状是持续性吞咽困难,此外尚有哽噎、呕吐、胸痛等。出现食管狭窄后,反酸、反食、胃灼热感等反流症状减轻或不明显。大多数食管狭窄发生于鳞状上皮、柱状上皮交界处,范围较短,为 2~4cm,极少见者向上延续达主动脉弓,狭窄处黏膜层常有小的糜烂面,一般造成 2~3cm 的狭窄。如狭窄段位于较高水平,则可能同时存在 Barrett 食管,这种食管狭窄常有紧密的纤维化和食管全周的炎症。当食管狭窄发生早、程度轻时,可无明显临床表现。一般情况下发展缓慢,需经历数月的时间,但偶有发展较快者,数周可形成明显的食管狭窄。随着狭窄程度的加重,可出现食物梗阻、吞咽困难和吞咽疼痛。患者常诉说进食固体食物时出现吞咽困难,大多数患者可进流质饮食,而且一般体重没有明显下降。

3. Barrett 食管和食管腺癌 食管腺癌的危险性与胃灼热感的频率和时间成正比。长节段 Barrett 食管伴肠型上皮化生是食管腺癌最重要的、明确的危险因素。

【辅助检查】

1. 心电图 疼痛发作时应行心电图检查,以便与心绞痛鉴别。

2. 内镜检查 内镜检查是诊断反流性食管炎的金标准。内镜可以确诊反流性食管炎,并可评估其严重程度并进行分级。同时可排除上消化道器质性疾病如食管癌、胃癌等。

3. 24 小时食管 pH 监测 对患者进行 24 小时食管 pH 连续监测,可反映昼夜酸反流情况,提供食管是否存在过度酸反流的证据,并了解酸反流的程度及其与症状发生的关系。在症状不典型、无反流性食管炎或虽具备典型症状,而治疗无效时更具诊断价值。

4. 食管测压 可测定 LES 的长度和部位、LES 压、LES 松弛压、食管体部压力及食管上括约肌压力等,为诊断食管动力异常的重要手段。

5. 钡剂检查 食管吞钡检查能发现部分食管病变,如食管溃疡或狭窄,但亦可能会遗漏一些浅表溃疡或糜烂。气钡双重造影对反流性食管炎的诊断特异性很高,但敏感性较差,但因其方法简单易行,设备及技术要求均不高,很多基层医院仍在广泛开展。钡剂还可以排除食管恶性疾病。

6. 食管滴酸试验 患者取坐位,插鼻胃管并固定于距门齿

30～35cm 处,先滴入生理盐水 5～10ml,共 15 分钟,若无不适,再以同法滴入 0.1mol 盐酸 15 分钟,若出现胸骨后疼痛或灼热感为阳性。

【诊断及鉴别诊断】

(一)诊断

电子胃镜检查是诊断反流性食管炎的主要方法,内镜直视下观察、活组织学检查或卢戈(Lugol)液染色可判定反流性食管炎的程度,同时在一定范围内明确可能与反流性食管炎有关的异常所见及并发症,如食管裂孔疝、食管狭窄及 Barrett 食管等。内镜下反流性食管炎的分级对病情判断和指导治疗有很大的价值。

1. 反流性食管炎内镜分级标准 ①0 级:正常(可有组织学改变);②Ⅰa 级:点状或条状发红,糜烂<2 处;③Ⅰb 级:点状或条状发红,糜烂≥2 处;④Ⅱ级:有条状发红、糜烂,并有融合,但并非全周性,融合<75%;⑤Ⅲ级:病变广泛,发红、糜烂融合呈全周性,融合≥75%。[必须注明:各病变部位(食管上、中、下段)和长度;若有狭窄注明狭窄直径和长度;Barrett 管应注明长度、有无食管裂孔疝]

2. 反流性食管炎病理分级 ①食管鳞状上皮增生,包括基底细胞增生超过 3 层和上皮延伸;②黏膜固有层乳头向表面延伸,达上皮层厚度 2/3,浅层毛细血管扩张、充血和(或)出血;③上皮层内中性粒细胞和淋巴细胞浸润;④黏膜糜烂或溃疡形成,炎细胞浸润,肉芽组织形成和(或)纤维化;⑤胃食管连接处以上出现 Barrett 食管改变。

(二)鉴别诊断

虽然反流性食管炎的症状有其特点,临床上仍应与其他病因的食管炎、消化性溃疡、各种原因的消化不良、胆道疾病及食管动力疾病等相鉴别。

胸痛为主时,应与心源性、非心源性胸痛的各种病因进行鉴别,如怀疑心绞痛,应做心电图和运动试验,在除外心源性胸痛后,再行有关食管性胸痛的检查。两种疾病的鉴别要点:食管炎性胸痛表现为胸骨后或胸骨下烧灼痛、刺痛,也可以为钝痛;其发作与进食、体力活动、体位如卧位和弯腰等有关,进食牛乳、饮水、制酸药可缓解。而心绞痛多在夜间发病,劳累后加重,进食后不能缓解,体位对病情影响小,服用扩血管药物,如硝酸异山梨酯、硝酸甘油等明显有效。

对有吞咽困难者,应与食管癌和食管贲门失弛缓症相鉴别。对有吞咽疼痛,同时内镜显示有食管炎的患者,应与感染性食管炎(如真菌性食管炎)、药物性食管炎等鉴别。

【治疗】

治疗目的是减轻反流及减少胃分泌物的刺激及腐蚀,控制症状、治愈食管炎、减少复发和防治并发症。

(一)一般治疗

改变生活方式与饮食习惯。为了减少卧位及夜间反流可将床头抬高 15～20cm。避免睡前 2 小时内进食,日间进食后亦不宜立即卧床。注意减少一切引起腹压增高的因素,如肥胖、便秘、禁束腰带等。应避免进食使食管下括约肌压力降低的食物,如高脂肪、巧克力、咖啡、浓茶等。应戒烟和禁酒。避免应用降低食管下括约肌压力的药物及引起胃排空延迟的药物。如一些老年患者因食管下括约肌功能减退易出现胃食管反流,如同时合并有心血管疾病而服用硝酸甘油制剂或钙拮抗药可加重反流症状,应适当避免。一些支气管哮喘患者如合并胃食管反流可加重或诱发哮喘症状,尽量避免应用茶碱及多巴胺受体激动药,并加用抗反流治疗。

(二)药物治疗

1. 促胃肠动力药 如多潘立酮、莫沙必利、依托必利等,这类药物可能通过增加食管下括约肌压力、改善食管蠕动功能、促进胃排空,从而达到减少胃内容物食管反流及减少其在食管的暴露时间。由于这类药物疗效有限且不确定,因此只适用于轻症患者,或作为与抑酸药物合用的辅助治疗。

2. **抑酸药物治疗**　抑酸治疗是目前治疗反流性食管炎的主要措施,对初次接受治疗的患者或有食管炎的患者宜以质子泵抑制药治疗,以求迅速控制症状、治愈食管炎。

(1)H_2受体拮抗药(H_2RA):如西咪替丁、雷尼替丁、法莫替丁等。H_2RA能减少 24 小时胃酸分泌 $50\%\sim70\%$,但不能有效抑制进食刺激引起的胃酸分泌,因此适用于轻、中症患者。可按治疗消化性溃疡常规用量,但宜分次口服,增加剂量可提高疗效,同时亦增加不良反应。疗程 8～12 周。

(2)质子泵抑制药(PPI):包括奥美拉唑、兰索拉唑、泮托拉唑、雷贝拉唑和埃索美拉唑等。PPI 抑酸作用强,对反流性食管炎的疗效优于 H_2RA,特别适用于症状重、有严重食管炎的患者。一般按治疗消化性溃疡常规用量,疗程 4～8 周。对个别疗效不佳者可加倍剂量或与促胃肠动力药联合使用,并适当延长疗程。

(3)抗酸药:仅用于症状轻、间歇发作的患者,作为临时缓解症状用。

(三)维持治疗

反流性食管炎具有慢性复发倾向,为减少症状复发,防止食管炎反复复发引起的并发症,需考虑给予维持治疗。停药后很快复发且症状持续者,往往需要长程维持治疗;有食管炎并发症如食管溃疡、食管狭窄、Barrett 食管者,肯定需要长程维持治疗。H_2RA 和 PPI 均可用于维持治疗,其中以 PPI 效果最好。维持治疗的剂量因患者而异,以调整至患者无症状之最低剂量为最适剂量。

(四)内镜下微创治疗

其具有操作简单、创伤小、不良反应少、恢复快等特点,因而较易被患者接受。内镜抗反流治疗方法现有 3 类:第 1 类是将下段食管括约肌区肌层变性的 Stretta 微量射频治疗技术;第 2 类是于贲门部造成皱襞的折叠缝合技术,包括腔内胃折叠术(ELGP

法)、全层折叠术(NDO 手术)和内镜下缝合术(ESD 法);第 3 类是在下段食管括约肌区注射异物的方法,包括 Enteryx 法和 Gatekeeper 法。

(五)手术治疗

抗反流手术是不同式式的胃底折叠术,目的是阻止胃内容物反流入食管。抗反流手术的疗效与 PPI 相当,但术后有一定的并发症。对于以下适应证,可以根据患者的意愿来决定抗反流手术。

1. 食管旁裂孔疝。

2. 裂孔疝合并有反流性食管炎,症状反复发作经内科治疗无效。

3. 反流性食管炎已出现严重并发症如反复呼吸道疾病、食管溃疡、出血、瘢痕性狭窄。

4. 巨大裂孔疝出现压迫或梗阻症状者。食管旁裂孔疝可行疝的修补,同时应行抗反流手术,以免术后发生反流。解除食管狭窄的治疗先经扩张治疗,如无效者须手术治疗。

(六)并发症的治疗

1. 食管狭窄 除极少数严重瘢痕性狭窄需行手术切除外,绝大部分狭窄可行内镜下食管扩张术治疗。扩张术后给予长程 PPI 维持治疗可防止狭窄复发,对年轻患者亦可考虑抗反流手术。

2. Barrett 食管 必须使用 PPI 治疗及长程维持治疗。Barrett 食管发生食管腺癌的危险性大大增高,尽管有各种清除 Barrett 食管方法的报道,但均未获肯定,因此加强随访是目前预防 Barrett 食管癌变的唯一方法。重点是早期识别异型增生,发现重度异型增生或早期食管癌及时手术切除。

第六节 急性放射性食管炎

因放射线所引起的食管损伤,称之为放射性食管炎(radiation

esophagitis)。放射性食管炎常见于放疗后 1 周或数周内出现,一般症状较轻。严重者可出现胸部剧痛、发热、呛咳、呼吸困难、呕吐、呕血。放射治疗广泛地应用于胸腔纵隔恶性肿瘤的处理,但由于放射线对生物体产生的电离作用,亦可使正常组织和细胞遭受损伤和破坏。食管的鳞状上皮对放射性物质比较敏感,因此,在放疗过程中有可能发生放射性食管损伤,尤其当放疗与化疗同时进行时,这种食管损伤会更加严重。

【病理生理】

放射性食管炎常发生于肺癌及纵隔等胸部恶性肿瘤的放疗过程中或之后,有时间接发生于口咽部恶性肿瘤的放疗。放疗大于 30Gy 可引起食管神经肌肉的损伤,导致食管的蠕动减弱,甚至消失。随着放射线剂量增大,食管损伤愈重。放射线本身的电离作用可使食管上皮细胞损伤、坏死。在此基础上,由于食管蠕动的减慢,造成有害物质通过食管时间延长,加重了这种损伤。此外,放疗可引起机体白细胞减少,机体免疫力减低,从而引起食管感染,出现食管的炎症性改变。口咽部恶性肿瘤的放疗,有时也会引起放射性食管炎,这与放射线导致涎腺萎缩、唾液分泌极度下降有关。唾液是中和胃酸,保护食管黏膜的有效物质。抗酸屏障减弱,可致使损伤因子作用强于保护因子,从而引起反流性食管炎。

【病理分期】

1. 坏死期 食管受放射线照射后,基底细胞停止分裂,很快出现变性坏死,黏膜下水肿,血管扩张,上皮脱落。此期食管黏膜表现为充血、水肿、糜烂、溃疡。

2. 枯萎期 放疗 2～3 周后坏死组织脱落,管壁变薄,黏膜变得平滑,可出现明显的食管平滑肌异常。此期易发生食管出血、穿孔。

3. 再生期 放疗数月后基底层残存的细胞开始再生,逐渐向上延伸、移行,表层重新覆盖新生的上皮细胞。此期,由于放射引起的血管和组织损害,逐渐出现纤维化,食管变细、狭窄,并且食管运动障碍加重。

【临床表现】

放射性食管炎典型的症状,为咽下疼痛或胸骨后疼痛。常见于放疗后1周或数周内出现,一般症状较轻,表现为摄入不足。严重者可出现胸部剧痛、发热、呛咳、呼吸困难、呕吐、呕血等导致患者营养不良、电解质紊乱,甚至中断治疗,影响放疗疗效。如患者持续性胸骨后剧痛,伴发热、脉搏加快等,应警惕食管穿孔,需立即进一步检查并做恰当处理。食管癌患者放疗后并发食管穿孔、大出血和瘘管,并非全由放射性食管炎所致,而可能是肿瘤外侵放疗后退缩的结果。

【辅助检查】

1. 常规化验检查 血白细胞计数可降低。

2. 食管吞钡检查 早期有症状者,可见全蠕动波减弱、食管溃疡等,晚期则可见食管狭窄。

3. 食管镜检 可窥见不同时期的食管炎表现。

【诊断及鉴别诊断】

(一)诊断

根据患者放疗病史及症状,诊断并不困难。早期有症状者,食管吞钡检查可见全蠕动波减弱、食管溃疡等,晚期则可见食管狭窄。食管镜检查可窥见不同时期的食管炎表现。

(二)鉴别诊断

1. 化脓性食管炎 化脓性食管炎以异物所致机械损伤最为常见。细菌在食管壁繁殖,引起局部炎性渗出、不同程度的组织坏死及脓液形成,也可呈较为广泛的蜂窝织炎。内镜活检病理如在黏膜下层见到较多的细菌可确诊。

2. 食管结核 食管结核患者一般多有其他器官结核的先驱症状,特别是肺结核。食管本身症状往往被其他器官症状混淆或掩盖,以至不能及时发现。按照结核的病理过程,早期浸润进展阶段可有乏力、低热、血沉增快等中毒症状,但也有症状不明显者。继之出现吞咽不适和进行性吞咽困难,常伴有持续性咽喉部及胸骨后疼痛,吞咽时加重。溃疡型的病变多以咽下时疼痛为其特征。吞咽困难提示病变纤维化引起瘢痕狭窄。

3. **真菌性食管炎** 临床症状多不典型,部分患者可以无任何临床症状。常见症状是吞咽疼痛、吞咽困难、上腹不适、胸骨后疼痛和胃灼热感。重者胸骨后呈刀割样绞痛,可放射至背部酷似心绞痛。念珠菌性食管炎可发生严重出血但不常见。未经治疗的患者可有上皮脱落、穿孔,甚至播散性念珠菌病。食管穿孔可引起纵隔炎、食管气管瘘和食管狭窄。对持续高热的粒细胞减少患者应检查有无皮肤、肝脾、肺等播散性急性念珠菌病。

4. **病毒性食管炎** 食管的 HSV 感染常同时有鼻唇部疱疹。主要症状为吞咽疼痛。疼痛常于咽下食物时加剧,患者吞咽后食物在食管内下行缓慢。少数患者以吞咽困难为主要症状,轻微感染者可无症状。

【治疗】

1. **解除食管平滑肌痉挛和保护食管黏膜** 常用药物见表2-2。

表 2-2 急性放射性食管炎解除食管平滑肌痉挛和保护食管黏膜药物

药物名称	用法用量
硝苯地平	10mg,每日 3 次,饭前 30 分钟服
硝酸异山梨酯	10mg,每日 3 次,饭前 30 分钟服
硫糖铝	0.5g,每日 3～4 次,饭前 30 分钟服

2. **抑制胃酸,防止酸反流入食管**

(1)H_2 受体阻滞药:如雷尼替丁 150mg,每日 2 次,饭前 30 分钟服。

(2)质子泵抑制药:如奥美拉唑 20mg,每日 1 次,饭前 30 分钟服。

（3）对症治疗：给予止吐、止血、镇静，预防感染。疑有穿孔需禁食、输液、抗感染。

3. 皮质激素的应用　因大剂量照射治疗可引起肾上腺皮质功能衰竭。皮质激素可减轻放射损伤，改善病程。但需同时并用抗生素预防感染。使用泼尼松 20～30mg，每日 1 次，口服为宜。

4. 增强细胞免疫　放疗可引起机体白细胞减少，机体免疫力减低，从而引起食管感染，出现食管的炎症性改变，可用增强免疫力药增强细胞免疫，如应用人免疫核糖核酸苷 2ml，每日 1 次，肌内注射。疗程为 1～3 个月。

5. 中西医结合治疗　放射性食管炎仍属中医学的"噎膈"，对放疗的不良反应，中医学认为是火邪外侵、灼伤阴液，可辨证为阴亏火热、瘀血内结。"降逆安胃汤"系列针对放射性食管炎的现代研究机制，发挥中药治病求本优势，促进患者受损免疫功能的修复，调整机体已被破坏的阴阳平衡和气血平衡，采用中医与西医相结合，治标与治本相结合，治疗与调养相结合，可取得较好的疗效。

6. 并发症处理　如患者持续性胸骨后剧痛，伴发热、脉搏加快等，应警惕食管穿孔，需立即进一步检查并做恰当处理，如内科处理难度大，可外科手术治疗。食管癌患者放疗后并发食管穿孔、大出血和瘘管，并非全由放射性食管炎所致，而可能是肿瘤外侵放疗后退缩的结果。

7. 饮食　饮食选择以高热量、高蛋白、高维生素和易消化饮食为宜。

第七节　食管贲门黏膜撕裂综合征

食管贲门黏膜撕裂综合征（Mallory-Weiss syndrome，MWS）是指因为剧烈频繁恶心、呕吐引起食管内压力突然增高，导致下端食管或贲门部黏膜纵行撕裂,发生以上消化道出血为主的综合征。

【病因】

临床上凡可引起剧烈恶心、呕吐或其他致腹内压增加的情况,均可导致食管贲门黏膜撕裂,其中较常见原因有剧烈咳嗽、顽固性呃逆、顽固性便秘、大量饮酒、幽门梗阻、妊娠反应、抬举重物、肿瘤患者应用化疗后剧烈呕吐、胃镜检查中 U 形反转观察贲门时手法过猛、观察时间过长等。

【发病机制】

食管贲门黏膜撕裂综合征主要是腹内压力或胃内压力骤然升高所引起,大多数与干呕或呕吐有关,呕吐时食管内压力迅速升高至 $13.3\sim26.7kPa(100\sim200mmHg)$,而胸腔食管内压力仅为 $6.7kPa(50mmHg)$,由于贲门附近黏膜在组织结构上较薄弱、黏膜肌层伸展性较差,周围缺乏支持组织,当腹内压骤然升高,即引起食管远端贲门部黏膜撕裂;而食管黏膜下层有丰富的血管丛,撕裂后可造成急性大出血,其破裂的血管多为黏膜下横行动脉。酗酒、饱食、眩晕、晕车、妊娠、急性胃肠炎、活动性消化性溃疡、急性胰腺炎、急性胆囊炎、化疗、留置胃管、胃镜检查、糖尿病酸中毒、尿毒症等均能引起剧烈呕吐。在引起胃内压力增加的其他情况,也都能造成黏膜撕裂,包括剧烈咳嗽、用力排便、举重、分娩、麻醉期间的严重呃逆、腹外按摩、闭式胸外按摩、幽门梗阻、哮喘、癫痫发作、腹部钝性挫伤等。某些腹内疾病,如食管裂孔疝、消化性溃疡、胃炎、食管炎、肝硬化等常与食管贲门黏膜撕裂同时存在,这些疾病可能在其发病上起到促进作用。特别是在患有食管裂孔疝的情况下,呕吐时胃、食管交界处压力大大增加,易于在胃的贲门部发生撕裂。如呕吐时产生一过性裂孔疝,撕裂部位是骑跨于食管与胃交界处。

【临床表现】

本病可发生于任何年龄,但临床以 40—50 岁的男性病例多见。典型表现为突发急性上消化道出血,且出血前有反复干呕或呕吐,继之呕血,多为新鲜血液。但也有部分患者出血前无恶心、呕吐,且有一小部分的患者仅表现为黑粪或便血。由于是动脉出血,少数患者特别是有多处裂伤的患者,因出血量大可导致失血性休克而死亡。

【辅助检查】

1. 内镜检查　急诊内镜检查对食管贲门黏膜撕裂综合征有重要的诊断价值。在内镜检查中可见食管下端靠胃体上部黏膜撕裂,以小弯侧最多见,裂痕呈纵行线状,常覆盖凝血块或新鲜出血,裂痕周围有黏膜充血、水肿。

2. 血管造影　活动性出血时,施行肠系膜上动脉或腹腔动脉造影,可见造影剂在黏膜撕裂处溢出,并沿食管向上流,可显示食管黏膜的轮廓,或流向胃底部。

3. X 线气钡双重造影　仅少数可在食管、胃结合部发现线状损伤,主要表现为出血灶不规则充盈缺损,出血小动脉呈一小的圆形透明影,钡剂受阻。该检查方法对本病诊断价值不大,但有助于排除癌、溃疡、静脉曲张等病变。主要适用于有胃镜检查禁忌或不愿意进行胃镜检查者,检查一般要求在大出血至少停止 3 天之后进行,禁用于不能排除食管穿透性损伤者。

4. 放射性核素扫描　必须在活动性出血时进行,适用于:①内镜检查和 X 线气钡双重造影不能确定出血来源的不明原因出血;②因严重急性大量出血或其他原因不能进行内镜检查者。放射性核素扫描是静脉推注锝-99m 标记的患者自体红细胞做腹部扫描,在出血速度每分钟 $>0.1ml$ 时,标记红细胞在出血部位溢出形成浓染区,由此可判断出血部位,该法创伤少,但存在假阳性和定位错误。

5. 其他检查　①血液分析;②粪常规＋隐血;③肝、肾功能;④凝血象全套。

【诊断及鉴别诊断】

1. 诊断　酗酒妊娠、消化性溃疡肝硬化、肠梗阻、停服抗酸药或食物中毒患者在呕吐后出现上消化道出血症状时应考虑贲门黏膜撕裂综合征的可能,应在发病后 24 小时内行胃镜检查。镜下见胃食管结合部黏膜有纵行撕裂伤或虽无明显食管及胃黏膜损伤,但有出血来自食管-胃结合部即可确诊。

2. 鉴别诊断

(1)自发性食管撕裂综合征(Boerhaave 综合征):Mallory-Weiss 综合征与自发性食管破裂的鉴别点在于食管损伤程度,Mallory-Weiss 综合征一般不超过黏膜下层,而自发性食管破裂则累及食管壁全层。Boerhaave 综合征可引起食管破裂,有颈部皮下气肿、呼吸急促、腹肌触痛三联征,胸腹部 X 线检查出现腹水、气胸、液气胸、纵隔气肿等改变,行碘油食管造影检查可确诊。

(2)糜烂出血性胃炎:糜烂出血性胃炎可表现为呕咖啡样物,部分患者可呕鲜血。但一般伴有无规律的上腹部疼痛,发病前多有服用非甾体抗炎药或大量饮酒病史。另外,一些急危重症或严重感染的患者在晚期可出现因糜烂出血性胃炎所致的上消化道出血,胃镜见胃黏膜呈多处糜烂出血,可给予鉴别。

(3)消化性溃疡并出血:消化性溃疡并出血以呕咖啡样物和排黑粪多见,既往多有慢性上腹部疼痛,秋冬季发作,空腹痛及夜间痛多见,并伴有反酸、胃灼热等症状,出血后疼痛反而减轻,胃镜见胃或十二指肠溃疡形成,可确诊。

(4)食管-胃底静脉曲张破裂出血:食管-胃底静脉曲张破裂出血表现为呕鲜血,但呕血量大,常合并失血性休克,既往多有慢性肝病史,查体可见蜘蛛痣、肝掌、脾大和腹水等肝硬化或门脉高压表现,胃镜检查见食管和(或)胃底静脉曲张,可以鉴别。

(5)食管癌合并出血:食管癌合并出血可表现为呕血,但既往有进行性吞咽困难、消瘦、贫血等表现,胃镜可见食管腔内肿物,并通过活检病理证实。

【治疗】

一般采用内科非手术治疗或内镜下治疗,内镜下止血是治疗活动性出血的首选方法。对于出血较少者,大多数病例均可治愈或自凝。对于非手术治疗或内镜下治疗失败者,宜尽早手术。不宜采用三腔二囊管压迫,因这种黏膜撕裂出血属动脉性,气囊压迫可能加重出血并影响黏膜愈合。本病的出血量与黏膜撕裂的范围、程度和位置有关,严重时可引起休克。

(一)一般治疗

1. 卧位休息,保持呼吸道通畅,必要时吸氧。活动性出血期间禁食。

2. 严密监测患者生命体征,观察呕血与黑粪情况。定期复查血常规。必要时行中心静脉压测定。对于老年患者根据情况进行心电监护。

3. 对症治疗应用解痉、止吐药物,解除病因,防止再出血;呕吐严重者可加用镇静药物,如地西泮;对于化疗药物引起剧烈呕吐者可考虑使用中枢性镇吐药物,如昂丹司琼。

4. 支持治疗对于出血量较大者,应尽早建立有效静脉通道,尽快补充血容量,维持血压。严密观察生命体征变化,必要时可考虑紧急输血。下列情况为紧急输血指征:①改变体位出现晕厥、血压下降和心率加快;②失血性休克;③血红蛋白低于 $70g/L$ 或血细胞比容低于 25%。

(二)止血措施

1. 血管升压素 通过对内脏血管收缩作用,减少门脉血流量,从而控制出血。推荐疗法是每分钟 0.2 U 静脉持续滴注,视治疗反应,可逐渐增加剂量至每分钟 0.4 U;目前主张同时使用硝酸甘油,以减少血管升压素引起的不良反应。

2. 抑制胃酸分泌药物 抑制胃酸分泌,提高胃内 pH 具有止血作用;同时,抑酸治疗可改善出血部位的酸性环境,改善黏膜防御功能,阻断高酸对创面的刺激,从而有利于促进创面愈合。临

床上常规给予 H_2 受体拮抗药或质子泵抑制药,后者在提高及维持胃内 pH 的作用优于前者,急性出血期予以静脉途径给药,如法莫替丁 20mg,每 12 小时 1 次;奥美拉唑每次 40mg,每 12 小时 1 次。

3. 生长抑素 对内脏血管具有选择性收缩作用,可明显减少内脏血流量,另外有促进胃黏膜增生、促进血小板凝集和血块收缩的作用。该类药物止血作用肯定,且不伴全身血流动力学改变,但价格较贵。目前用于临床有 14 肽天然生长抑素,首剂 250μg 静脉缓注,继以每小时 250μg 持续静脉滴注。8 肽生长抑素同类物奥曲肽半衰期较长,通常首剂 100μg 静脉缓注,继以每小时 25~50μg 持续静脉滴注。

4. 内镜治疗

(1)内镜下喷洒止血:喷洒 1∶10 000 肾上腺素或去甲肾上腺素(8mg/100ml)或凝血酶(500~2000U 用温水 50~100ml 溶解)或巴曲酶(1~2U 用生理盐水 10ml 稀释)直至出血停止,也可喷洒 10%孟氏液。

(2)注射疗法:可于镜下出血点周围 3~4 处小剂量递增注射肾上腺素(1∶10 000)或注射无水酒精或硬化剂至黏膜变白。应注意掌握适度剂量,少见并发症为局部坏死和穿孔。

(3)高频电凝止血:止血效率高且迅速,但应注意避免高功率电凝,以防止穿孔。

(4)激光、微波凝固止血:利用热效应达到凝固止血目的,且有利于改善局部营养和代谢,也利于改善局部免疫防御功能,具有止血效果肯定、操作简便、不影响黏膜愈合、无远期并发症等优点,对于妊娠女性不宜用药者尤为合适。

(5)金属夹治疗:通过机械力量将病灶连同附近组织紧箍,不仅截断血流,而且封闭创口,有利于创口的愈合,但要求术者技术熟练,尽可能保证止血时金属夹与创口垂直,否则容易引起脱落。

(三)介入治疗

随着介入放射技术的普及,因其痛苦小、安全性高且止血迅速可靠,在消化道出血治疗中占有重要地位。其主要技术包括经动脉药物灌注和栓塞治疗,一般认为经动脉灌注血管升压素仅对低速率出血有一定作用且较易复发。超选择动脉栓塞术多采用明胶海绵颗粒对胃左动脉栓塞,止血较为迅速,其关键在于将导管超选择性插至胃左动脉。

对于经非手术治疗和内镜治疗失败的患者,可考虑行动脉栓塞治疗,食管贲门部主要由胃左动脉供血,可栓塞胃左动脉或其食管支。采用 Seldinger 技术经股动脉穿刺插管,选择性将导管插至胃左动脉,先进行常规血管造影,观察胃左动脉及其食管支的情况,如发现造影剂外溢,则确诊血管破裂出血,使用 1mm×1mm×1mm 大小的吸收性明胶海绵颗粒进行栓塞止血,然后再行造影观察栓塞效果。吸收性明胶海绵约 2 周内吸收。该方法止血迅速可靠,但需要有经验的介入医师操作。

(四)手术治疗

对于非手术治疗无效或内镜下治疗失败者或有食管穿孔可能者,宜尽早行外科手术治疗,行胃切开术及缝合撕裂部位,疗效确切。术后宜做胃肠减压,以防呕吐而再次出血。有条件者也可选择在消化内镜导引下行腹腔镜手术,较开腹手术具有创伤小、恢复快等优点。

MWS 外科手术治疗适应证包括:①经内科治疗无效者;②大量出血不止危及生命者;③有食管穿孔可疑者。

第八节 食 管 癌

食管癌(esophageal carcinoma)是指从下咽到食管胃结合部之间食管上皮来源的癌。食管癌属于恶性肿瘤,以鳞状上皮癌多见。临床上最典型的症状是进行性吞咽困难。

【病因及发病机制】

食管癌的发生与亚硝胺、霉菌、营养不良、微量元素缺乏、食管损伤和慢性炎症、遗传因素等多种原因有关,发病机制较为复杂。鳞癌组织发生学上表现为食管上皮基底细胞单纯增生→不典型增生→原位癌的连续过程。腺癌表现为食管 Barrett 上皮或食管胃黏膜异位→不典型增生→原位癌的过程。

【病理】

食管癌的病变部位以中段居多,下段次之,上段最少。部分胃贲门癌延伸至食管下段,常与食管下段癌在临床上不易区别,故又称为食管贲门癌。

1. 临床病理分期

(1)早期食管癌的分期:早期食管癌是指癌变局限于黏膜层内,而没有突破黏膜肌层。理论上可以分为 M_1(局限于上皮层内)、M_2(突破上皮层,而未累及黏膜肌层)、M_3(未突破黏膜肌层),而依靠内镜检查很难分清楚。

(2)食管癌的 TNM 分类系统,见表 2-3。

表 2-3　食管癌的 TNM 分类

项目	分类
肿瘤浸润(T)——原发肿瘤浸润的深度	T_0 没有原发肿瘤的证据
	T_{is} 原位癌,上皮内肿瘤
	T_1 肿瘤只侵犯黏膜或黏膜下
	T_2 肿瘤侵犯固有肌层
	T_3 肿瘤侵犯外膜
	T_4 肿瘤侵犯邻近脏器
区域性淋巴结受累(N)——恶性播散到局部或区域的淋巴结	N_0 没有局部或区域淋巴结的转移
	N_1 发现一个或更多恶性淋巴结受累
	N_x 不能评价淋巴结浸润
远隔转移(M)	M_0 没有远隔转移(腹腔轴线的淋巴结被认为是近端和中段食管癌的转移)
	M_1 有远隔转移
	M_x 不能评价转移(如因为食管阻塞)及甚至不能评价胃

(3)基于 TNM 标准的食管癌分期,表 2-4。

表 2-4 基于 TNM 标准的食管癌分期

分期	肿瘤浸润深度	淋巴结侵犯	转移性疾病
0 期	T_{is}	N_0	M_0
Ⅰ 期	T_1	N_0	M_0
ⅡA 期	T_2/T_3	N_0	M_0
ⅡB 期	T_1/T_2	N_1	M_0
Ⅲ 期	T_3	N_1	M_0
	T_4	任何 N 期	M_0
Ⅳ 期	任何 T 期	任何 N 期	M_1

2. 病理形态分型

(1)早期食管癌的病理形态分型:隐伏型、糜烂型、斑块型和乳头型。

(2)中晚期食管癌的病理形态分型:髓质型、蕈伞型、溃疡型、缩窄型和未定型。

3. 组织学分类 我国约占 90％ 为鳞状细胞癌,少数为腺癌,另有少数为恶性程度高的未分化癌。

4. 食管癌的扩散和转移

(1)直接转移:早中期食管癌主要为壁内扩散,因食管无浆膜层,容易直接侵犯邻近器官。

(2)淋巴转移:食管癌的主要转移方式。

(3)血行转移:晚期可以转移到肝、肺、骨、肾、肾上腺、脑等处。

【临床表现】

1. 早期症状 食管癌早期患者在吞咽时胸骨后有针刺样轻微疼痛或烧灼感,尤以进过刺激性或粗糙过热食物时显著。食物通过缓慢且有滞留感。以上症状时轻时重,持续时间长短不一,有时可无症状。

2. 中晚期症状 进行性吞咽困难是食管癌中晚期患者最常见的主诉。狭窄的食管腔最初导致固体食物的吞咽困难,随着疾病的进展管腔进一步阻塞,导致液体食物吞咽困难,并导致营养物质摄入的减少和体重下降。梗阻部位以上的食物或肿瘤侵入气道可以引起反流、咳嗽和误吸,喉返神经受侵和(或)反复的反流会引起声嘶或声音改变。显性胃肠道出血如呕血或黑粪并不常见。贫血常出现,且慢性的、亚临床的出血正是贫血的原因。

【辅助检查】

1. 血液生化检查 食管癌患者血液碱性磷酸酶或血钙升高应考虑有骨转移的可能,血液谷草转氨酶、碱性磷酸酶、胆红素或乳酸脱氢酶升高可考虑有肝转移的可能。

2. 内镜检查 是发现和诊断食管癌的首选方法。可直接观察病灶的形态,并可在直视下做活组织病理检查,以确定诊断。内镜下食管黏膜染色法有助于提高早期食管癌的检出率。

(1)早期食管癌的内镜表现和分型:病变局限于食管黏膜内及黏膜下层,主要特征为局限性充血、浅表性糜烂、粗糙不平等黏膜浅表病变。分为充血型、糜烂型、斑块型、乳头型。内镜下活检病理证实可确诊。

(2)中、晚期食管癌的内镜表现和分型:具有肿块突出或有深溃疡、管腔狭窄的特点,分为肿块型、溃疡型、肿块浸润型、溃疡浸润型和周围狭窄型。食管癌的内镜活检阳性率在90%以上。

(3)食管癌的特殊内镜检查:① 染色内镜检查法,卢戈(Lugol)液染色法、甲苯胺蓝染色法和甲苯胺蓝-Lugol 液双重染色法,可大大提高早期病变的检出率。②超声内镜检查(EUS),能清楚地显示出癌组织侵犯食管壁的深度和范围、周围器官和淋巴结有无转移。EUS 和 CT 在研究食管癌分期中可以互补。

3. X 线钡剂造影

(1)早期食管癌 X 线钡剂造影的征象:①黏膜皱襞增粗,纤曲及中断;②食管边缘毛刺状;③小充盈缺损与小龛影;④局限性管壁僵硬或有钡剂滞留。

(2)中、晚期病例可见病变处管腔不规则狭窄、充盈缺损、管壁蠕动消失、黏膜紊乱、软组织影以及腔内型的巨大充盈缺损。

4. CT 检查　食管癌 CT 检查的对象主要是中、晚期食管癌患者。CT 显示为管壁的环行增厚或偏心的不规则增厚,或呈现整个肿瘤团块。对于食管腔外部分,可显示肿瘤与周围组织、邻近器官的关系。肿瘤可以压迫、推移气管或主支气管,甚而突入气管腔内;也可以侵及包绕主动脉。当肿瘤与周围脏器分界不清时应高度考虑浸润发生。CT 还可显示有无淋巴结转移,以利于对食管癌进行分期(表 2-5)。

表 2-5　食管癌 CT 检查分期

分　期	表　现
Ⅰ期	癌瘤限于食管腔内,管壁不增厚,无纵隔内蔓延或转移
Ⅱ期	食管壁增厚超过 5mm,未向外浸润
Ⅲ期	癌瘤直接浸润周围组织,并有局部纵隔淋巴结转移,无远处转移
Ⅳ期	癌瘤有远处转移

【诊断】

进行性吞咽困难患者应首选内镜检查,以明确诊断。依据临床表现和辅助检查,典型的食管癌诊断并无很大困难。对于早期食管癌,应结合临床早发现、早诊断。

【鉴别诊断】

1. 食管良性狭窄　鉴别主要靠食管镜及活检。食管良性狭窄是指食管化学性烧伤或反流性食管炎引起的瘢痕狭窄。食管化学性烧伤以儿童及年轻人较多,一般有误服强酸或强碱的历史;反流性食管炎病变一般位于食管下段,常伴有先天性短食管或食管裂孔疝。

2. 食管结核 胃镜检查可确定诊断。食管结核较少见的临床表现有进食发噎史。X线所见病变部位缩窄发僵,有较大溃疡,周围的充盈缺损及黏膜破坏不如食管癌明显。

3. 胃食管反流病 是指胃十二指肠内容物异常反流至食管而引起了慢性症状和(或)组织损伤。临床症状主要表现为反酸、胃灼热、吞咽疼痛或吞咽困难。内镜检查可以有黏膜炎症、糜烂或溃疡,有并发症时可以出现食管狭窄,但没有肿瘤证据。

4. 贲门失弛缓症 是一种原因不明的以下食管括约肌松弛障碍和食管体部无蠕动为主要特征的原发性食管动力紊乱性疾病。临床常见症状为吞咽困难、食物反流及下段胸骨后不适或疼痛。X线诊断最重要特征:下食管括约肌(LES)不随吞咽出现松弛,而呈间歇性开放。远端食管光滑变细如鸟嘴状。狭窄部边缘是对称的、光滑的,食管壁柔软绝无僵硬感。吸入亚硝酸异戊酯或口服、舌下含服硝酸异山梨酯 5~10mg 可使贲门弛缓,钡剂随即通过。

5. 其他 尚需与肺纵隔淋巴结转移、纵隔肿瘤、纵隔淋巴结炎、食管裂孔疝、左心房明显增大、主动脉瘤外压等食管外压改变,以及食管平滑肌瘤、食管静脉曲张等疾病相鉴别。癔球症患者多为女性,间有咽部球样异物感,进食时消失,常有精神因素诱发,无器质性食管疾病。

【治疗】

食管癌的治疗有手术、放疗、化疗、内镜下治疗和综合治疗。使用哪种方法应根据病史、病变部位、肿瘤扩展的范围及患者的全身情况来决定。而本病的根治关键在于对食管癌的早期诊断。

1. 手术治疗 我国食管外科手术切除率已达 80%~90%,早期切除常可达到根治效果。

2. 放射治疗 鳞癌和未分化癌对放疗有效,而腺癌相对不敏感。放疗主要适用于手术难度大的上段食管癌和不能切除的中、下段食管癌。上段食管癌的放疗效果不亚于手术,故放疗作为首选。手术前放疗可使肿瘤体积缩小,提高切除率和存活率。手术中未能完全清除的病灶或病灶附近有残余未清除的淋巴结行术后放疗有益。

3. 化疗　食管癌的化疗敏感性较低,主要是因为食管增殖细胞较少,生长比例小的原因。单独应用化疗效果很差。联合化疗比单药疗效有所提高。

4. 综合治疗　通常是放疗加化疗,两者可以同时进行或序贯应用,能提高食管癌的局部控制率,减少远处转移,延长生存期。化疗可加强放疗的作用,但严重不良反应发生率较高。

5. 内镜下介入治疗

(1)早期食管癌的内镜治疗:内镜下黏膜切除术(EMR)适用于原位癌、黏膜内癌和重度不典型增生、病灶最大直径<3cm、病灶侵及食管周径<1/2,最佳部位位于食管中、下段3~9点钟方位者。不适合于病灶>3cm或超过食管周径3/4的原位癌和黏膜内癌、黏膜下浸润癌、一般情况较差和心肺肝肾等重要脏器功能不佳、有食管静脉曲张、出凝血时间异常或有出血倾向者。

(2)进展期食管癌的内镜治疗:①单纯扩张,方法简单,时间短,但需反复扩张。②食管内支架置放术,治疗食管癌性狭窄,较长时间地缓解梗阻,改善生活质量;适用无手术指征、食管气管瘘(用带膜支架)、放疗引起的食管狭窄及食管肿瘤复发。

(3)内镜下消融术:Nd-YAG激光适合于外生型或息肉型肿瘤,位于中、下段<5cm的肿瘤,治疗后可改善吞咽。

(4)光动力治疗:一种新的实验性治疗,用于治疗局部食管癌的闭塞,注射一种光敏感化合物,与可调的氩-汞染料激光相连的分散纤维被置于邻近肿瘤的部位。激光激活放射出合适波长的冷光,可造成敏感肿瘤的选择性坏死。

第3章

胃、十二指肠急危重症

第一节　急性胃炎

急性胃炎（acute gastritis）是指由各种原因所致的急性胃黏膜炎性病变。病变多局限于黏膜层，严重时可累及肌层甚至达浆膜层，表现为充血、水肿、糜烂、出血等。急性胃炎临床上分为急性单纯性胃炎、急性糜烂出血性胃炎、急性腐蚀性胃炎和急性化脓性胃炎。其中，急性糜烂出血性胃炎的临床意义最大且发病率最高，其以黏膜糜烂、出血为主要表现。

【病因】

1. 理化因素　如过冷、过热或过于粗糙的食物，咖啡、浓茶、烈酒等刺激性饮品；胆汁反流；强酸、强碱；NSAIDs 类药物、大剂量激素等。

2. 生物因素　多因进食污染细菌或毒素的食物而发病，常见的致病菌有沙门菌、嗜盐菌、致病性大肠埃希菌等，常见毒素为金黄色葡萄球菌毒素或肉毒杆菌毒素。

3. 精神、神经因素　颅脑疾病及手术，烧伤及严重创伤，心、肺、肝、肾器官功能衰竭等引起的应激状态，以及过敏反应等。

4. 胃内异物　胃石或吞入异物等外源性刺激。

【发病机制及病理】

1. 急性单纯性胃炎　急性单纯性胃炎病变可为弥漫性，或仅限于胃窦部黏膜的卡他性炎症。黏膜充血水肿，表面有渗出物，可有点状出血和糜烂。固有层有淋巴细胞、中性粒细胞、浆细胞浸润。严重者黏膜下层水肿、充血。

2. 急性糜烂性胃炎　急性糜烂性胃炎组织学表现为黏膜固有层中性粒细胞和单个核细胞浸润，以中性粒细胞为主；有不同程度的上皮细胞丧失，并见血液渗入；腺体歪曲，渗出物含蛋白质样物质和中性粒细胞。如果主要病损表现为糜烂和出血，则称为急性糜烂出血性胃炎，多由药物和急性应激造成，也称为急性胃黏膜损害。急性应激导致血管强力收缩，胃黏膜血流减少，胃黏膜屏障功能减弱，胃腔内渗血常见，约 20％出现较大量出血，少数可发生急性溃疡；烧伤所致者称 Curling 溃疡，中枢神经病变所致者称 Cushing 溃疡。

3. 胃黏膜防御机制　胃黏膜防御机制包括黏膜屏障、黏液屏障、黏膜上皮修复、黏膜和黏膜下层丰富的血流、前列腺素和肽类物质（表皮生长因子等）和自由基清除系统。

4. 急性应激的发生机制　严重创伤、大手术、大面积烧伤、脑血管意外和严重脏器功能衰竭及其休克或者败血症等所致的急性应激的发生机制为：急性应激→皮质-垂体前叶-肾上腺皮质轴活动亢进、交感-副交感神经系统失衡→机体的代偿功能不足→不能维持胃黏膜微循环的正常运行→黏膜缺血、缺氧→黏液和碳酸氢盐分泌减少及内源性前列腺素合成不足→黏膜屏障破坏和氢离子反弥散→降低黏膜内 pH→进一步损伤血管与黏膜→糜烂和出血。

【临床表现】

1. 急性单纯性胃炎　临床上多见感染或进食了被细菌毒素污染的食物后所致的急性单纯性胃炎。一般起病急，症状轻重不一，可表现为上腹痛、食欲缺乏、恶心、呕吐、腹泻。严重者可有发热、脱水、酸中毒，甚至休克等症状，偶有呕血或便血。体检有上腹部及脐周压痛、肠鸣音亢进。一般病程短，数日内即可好转。少部分患者没有明显症状，仅在胃镜下黏膜呈现急性胃炎的表现。

2. **急性糜烂性胃炎** 轻者有上腹部疼痛、食欲缺乏等消化不良的表现。上消化道出血常见，一般为少量、间歇性、可自止，出血量大者也可引起呕血和（或）黑粪，严重者可引起低血压甚至休克。体检可有上腹部或脐周压痛、肠鸣音亢进。确诊有赖于急诊胃镜检查，一般应在大出血后 24～48 小时进行；可见以多发性糜烂、出血灶为特征的急性胃黏膜损害。

3. **急性腐蚀性胃炎** 本病是由吞服或误服强酸、强碱或其他腐蚀剂引起急性胃黏膜糜烂所致。最早可出现口腔、咽喉、胸部及中上腹部剧烈疼痛，常伴有吞咽疼痛、咽下困难、恶心和呕吐，严重者可致呕血、急性食管或胃穿孔和急性腹膜炎，并可出现休克。急性期后，可逐渐形成食管、贲门或幽门的瘢痕性狭窄和萎缩性胃炎。

4. **急性化脓性胃炎** 由于抗生素的广泛应用，本病罕见。患者起病常较急，症状多极严重，可有高热、寒战、上腹部剧痛，并可有上腹部肌紧张和明显压痛等急性腹腔炎症的表现，血压可下降，可出现中毒性休克。

【辅助检查】

1. **实验室检查** 感染因素引起者外周血白细胞计数一般轻度增高、中性粒细胞比例增高，化脓性急性胃炎者外周血白细胞升高明显。伴肠炎者粪常规检查可见少量黏液及红、白细胞，粪培养可检出病原菌。以出血为主者，粪和呕吐物隐血试验阳性；出血量大时，可有血中白细胞升高，一过性血尿素氮升高。

2. **内镜检查** 胃黏膜明显充血、水肿，有时见糜烂及出血点，黏膜表面覆盖黏稠的炎性渗出物和黏液。对于急性单纯性胃炎内镜不必作为常规检查，有上消化道出血者应在出血后 24～48 小时进行胃镜检查。

【诊断】

主要由病史和症状做出拟诊，而经胃镜检查发现糜烂及出血病灶得以确诊。但吞服腐蚀物质者禁忌胃镜检查。有长期服

NSAID 药物、酗酒以及临床重危患者,均应想到急性胃炎可能。

【鉴别诊断】

1. 急性阑尾炎　以转移性右下腹痛为特征,初期有中上腹或脐周疼痛,数小时后腹痛转移并固定于右下腹,可伴有恶心、呕吐,体征为右下腹麦克伯尼点压痛、反跳痛等腹膜刺激征,外周血白细胞明显升高。而急性胃炎腹部压痛位于上腹和脐周,一般无腹膜刺激征。

2. 急性胆囊炎　表现为右上腹持续性剧痛或绞痛,阵发性加重,可放射到右肩部,进食油腻食物可诱发,查体 Murphy 征阳性。腹部 B 超、CT 或 MRI 等影像学检查可确立诊断。

3. 急性胰腺炎　常有暴饮、暴食史或胆石症病史,突发中上腹持续剧烈疼痛,向腰背部呈束带样放射,伴恶心、呕吐,血尿淀粉酶升高,B 超、CT 等辅助检查可发现胰腺呈弥漫性或局限性肿大。

4. 急性肠梗阻　持续性腹胀、腹痛,阵发性加重,肛门停止排便、排气,伴剧烈呕吐。查体可及肠型;早期肠鸣音亢进,晚期可减弱或消失。腹部立位 X 线片可见气-液平面。

以出血为主者,需要在 48 小时内完善胃镜检查,以与其他可引起消化道出血的疾病鉴别。

【治疗】

(一)急性单纯性胃炎

1. 一般治疗　应去除病因,卧床休息,清淡饮食,必要时禁食。水、电解质紊乱时,轻者可给予口服补液盐,重者应给予静脉补充平衡盐液或 5% 葡萄糖盐水,并注意补钾。

2. 对症治疗

(1)解痉镇痛:适用于腹痛较剧烈的患者。①阿托品 0.3mg,口服;或 0.2~0.5mg,皮下注射,必要时可 6 小时后重复使用。②或山莨菪碱,10mg,口服或肌内注射,必要时可重复使用。③或颠茄片,8mg,口服,每日 3 次。④或普鲁本辛,15~30mg,口服,每日 3 次。

(2)止吐:①可选用多潘立酮,10mg,口服,每日 3 次。②或甲氧氯普胺,10mg,口服或肌内注射、静脉注射,每日 3 次。③或维生素 B_6 100~200mg,加入 5%~10%葡萄糖注射液静脉滴注。

(3)抗酸治疗:①西咪替丁 200mg,口服,每日 4 次;或 400mg,口服,每 12 小时 1 次,或静脉注射。②或雷尼替丁,口服,150mg,每 12 小时 1 次;或静脉注射。③法替莫丁 20mg,口服,每 12 小时 1 次。对上腹灼热伴反酸者,可使用质子泵抑制药如奥美拉唑 20mg,口服,每日 1~2 次治疗。

(4)保护胃黏膜:可选用麦滋林、十六角蒙脱石(思密达)、硫糖铝、前列腺素 E 或胶体铋剂等黏膜保护剂治疗,以减轻黏膜炎症,促进黏膜上皮细胞的修复。

3. 抗感染治疗 　一般不需要抗感染治疗。由细菌引起尤其伴腹泻者,可选用小檗碱、呋喃唑酮、磺胺类制剂、诺氟沙星等喹诺酮制剂、庆大霉素等抗菌药物。需注意药物的毒性及不良反应。

4. 维持水、电解质及酸碱平衡 　因呕吐、腹泻导致水、电解质紊乱时,轻者可给予口服补液盐,重者应予静脉补液。可选用平衡盐液或 5%葡萄糖盐水,并注意补钾。对于有酸中毒者可用 5%碳酸氢钠注射液进行纠正。

(二)急性糜烂性胃炎

1. 一般治疗 　去除诱发病因,治疗原发病。患者应卧床休息,禁食或流质饮食,保持安静,烦躁不安时给予适量的镇静药如地西泮。出血明显者应保持呼吸道通畅,必要时吸氧。加强护理,密切观察神志、呼吸、脉搏、血压变化及出血情况,记录 24 小时出入量。

2. 抗酸治疗 　根据病情可选用或联合使用。

(1)制酸药:出血期应用较少,出血控制后可选服复方氢氧化铝(胃舒平)、复方铝酸铋(胃必治)、复方次硝酸铋(胃速乐),2~3

片,每日 3～4 次。

(2)H$_2$ 受体拮抗药:可选服西咪替丁,200mg,每日 4 次或 400mg,每 12 小时 1 次;雷尼替丁 150mg,每 12 小时 1 次;法莫替丁 20mg,每 12 小时 1 次。不能进食者可予静脉注射。

(3)质子泵抑制药(PPI):可口服奥美拉唑 20mg,每日 1 次或每 12 小时 1 次;兰索拉唑 30mg,每日 1 次或每 12 小时 1 次;泮托拉唑 40mg,每日 1 次或每 12 小时 1 次;雷贝拉唑每日 10～20mg,因其药动学的特点属非酶代谢(即不完全依赖肝细胞色素 P450 同工酶 CYP2C19 进行代谢),故其抑酸效果无显著个体差异性;埃索美拉唑,每日 20～40mg,口服,该药是奥美拉唑的左旋异构体。

3. **保护胃黏膜**　可口服复方谷氨酰胺(麦滋林)0.67g,每日 3 次;硫糖铝 1.0g,每日 3～4 次;铝碳酸镁,3 片,每日 3～4 次;果胶铋、十六角蒙脱石(思密达)3.0g,每日 3 次;亦可选用吉福士、磷酸铝胶浆等服用。近年来还多广泛应用替普瑞酮胶囊,50mg,每日 3 次;或前列腺素 E$_2$ 衍生物米索前列醇,常用量为 200μg,每日 4 次,餐前和睡前口服。

4. **大出血者的治疗措施**

(1)补充血容量:对伴上消化道大出血者应立即建立静脉通道,积极补液,酌量输注新鲜血液,迅速纠正休克及水、电解质紊乱。输液开始宜快,可选用生理盐水、林格液、右旋糖酐-40(低分子右旋糖酐)等。补液量根据失血量而定,但右旋糖酐-40 在 24 小时内不宜超过 1000ml。输血指征:①血红蛋白<70g/L,红细胞计数<3×10^{12}/L 或血细胞比容<30%;②收缩压<80mmHg;③脉率>140 次/分。

(2)局部止血:留置胃管,可观察出血情况、判断治疗效果、降低胃内压力,也可经胃管注入药物止血。常用局部止血药物及用法用量,见表 3-1。

表 3-1　急性糜烂性胃炎大出血者的局部止血

药物名称	用法、用量
去甲肾上腺素	6～8mg 加于生理盐水 100ml 中，分次口服或胃内间歇灌注
凝血酶	1000～4000U 加水稀释，分次口服或胃管注入
云南白药	0.5g 加水溶解后口服，每日 3 次
冰盐水	注入 3～5℃冰盐水，每次约 500ml，反复冲洗，直至冲洗液清亮，总量不超过 3000ml，可清除胃内积血，使黏膜下层血管收缩，有利于止血

（3）止血药：见表 3-2。

表 3-2　急性糜烂性胃炎大出血的止血药应用

药物名称	作用机制及用法、用量	注意事项
卡巴克洛（安络血）	可以减低毛细血管的渗透性，并增加断裂毛细血管断端回缩作用，每 4～8 小时肌内注射 10mg	止血药物在出血控制后应及时停用
酚磺乙胺（止血敏）	能促使血小板凝血活性物质的释放，并增加其集聚活性与黏附性，可用 2～4g 加入 5％葡萄糖注射液或生理盐水中输入	
巴曲酶	能使纤维蛋白原转化成纤维蛋白，且不受凝血酶抑制药的影响。还能促进出血部位血小板聚集，1kU，每 8 小时 1 次静脉注射（首次使用时应同时皮下注射 1kU）	

注：也可酌情选用氨基己酸、氨甲苯酸（抗血纤溶芳酸）等药物

（4）抗分泌药：抗分泌药（表 3-3）可以减少胃酸分泌，防止 H^+ 逆向弥散，pH 上升后，可使胃蛋白酶失去活性，有利于凝血块的形成，从而达到间接止血的目的。

表 3-3 　急性糜烂性胃炎大出血者的抗分泌药物治疗

药物类型	药物名称	用法、用量
H₂ 受体拮抗药	西咪替丁	200mg，每日 4 次或 400mg，每 12 小时 1 次
	法莫替丁	每次 20～40mg，每日 1～2 次，加入葡萄糖或生理盐水中静脉滴注
质子泵抑制药	奥美拉唑	静脉滴注 40mg，每日 1～2 次
	泮托拉唑	40mg 静脉滴注，每日 1～2 次

（5）中药：许多中药复方经动物实验和临床验证具有较强的细胞保护作用，如大柴胡汤、加味左金丸、补中益气汤、沙参麦冬汤、四逆汤等。中成药胃痛灵口服液、猴头健胃灵等可减轻急性胃黏膜损伤。

（6）生长抑素：人工合成的生长抑素能抑制胃酸、胃蛋白酶和胃泌素的分泌，刺激胃黏液分泌，减少内脏血流量。常用有十四肽生长抑素，首次以 250μg 加入 5％葡萄糖注射液 20ml 缓慢静脉注射，再以每小时 250μg 静脉持续滴注，必要时剂量可加倍。人工合成类似物八肽生长抑素，首剂 100μg，皮下或静脉注射，然后以每小时 20～50μg 的速度静脉维持 24～48 小时。此类药物用于严重出血而常规方法治疗无效者。

（7）内镜下止血：内镜治疗前应尽可能抽吸和去除胃内积血，保持内镜视野清晰。可用 5％～10％孟氏液 30～50ml 或去甲肾上腺素、凝血酶局部喷洒止血。也可酌情选用电凝、激光、微波凝固止血。常规止血方法无效时，可选用内镜下止血方法。

（8）选择性动脉内灌注垂体后叶素：常规止血方法无效时可考虑应用放射介入治疗。方法为经股动脉穿刺插管，将垂体后叶素灌注入腹腔动脉及肠系膜上动脉，每分钟 0.1～0.3U，维持 18～24 小时。近年来多选用特利加压素每次 1～2mg 灌注，疗效更好，不良反应少。

(9)手术治疗:少数伴有应激性溃疡出血者,经 24～48 小时内科积极治疗仍难以控制出血时,在急诊胃镜检查后基本明确诊断的基础上,可选用外科手术治疗。

(三)急性腐蚀性胃炎

本病是一种严重的内科急症,必须积极抢救。

1. 治疗原则 应了解口服的腐蚀剂种类,并及早静脉输液补充足够的营养,纠正电解质和酸碱失衡,保持呼吸道畅通。

2. 急性腐蚀性胃炎的治疗

(1)禁食、禁洗胃或使用催吐剂。尽早饮蛋清或牛乳稀释。强碱不能用酸中和,强酸在牛乳稀释后可服氢氧化铝凝胶 60ml。

(2)积极防治休克,镇痛,剧痛时慎用吗啡、哌替啶,以防掩盖胃穿孔的表现,喉头水肿致呼吸困难者,可行气管切开并吸氧。

(3)防治感染,可选用青霉素、氨苄西林、头孢菌素等广谱抗生素。

(4)输液,维持内环境平衡,需要时静脉高营养补液。

(5)急性期过后,可施行食管扩张术以预防食管狭窄,幽门梗阻者可行手术治疗。

(四)急性化脓性胃炎

急性化脓性胃炎治疗成功的关键在于早期诊断。治疗措施主要包括应用适当足量的抗生素以控制感染,纠正休克及水、电解质紊乱及一般支持疗法等,也可选择胃黏膜保护药及抑酸药治疗。如并发胃穿孔,经抗生素积极治疗无效时,如全身一般情况尚好,可行外科手术治疗,如胃蜂窝织炎的引流术或部分胃切除术(切除病变)。

(五)急性胃炎的并发症及治疗

急性胃炎的并发症包括穿孔、腹膜炎、水电解质紊乱和酸碱失衡等。细菌感染者应选用抗生素进行治疗,因过度呕吐致脱水者应及时补充水和电解质,并适时检测血气分析,必要时纠正紊乱。对于穿孔或腹膜炎者,必要时进行外科治疗。

第二节　急性胃扩张

急性胃扩张是指胃及十二指肠在短期内有大量液体、气体和食物潴留不能排出,而发生的极度扩张,导致反复呕吐,进而出现水、电解质紊乱,甚至休克、死亡的一种综合征。本病多在手术后发生,亦可因暴饮、暴食所致。儿童和成人均可发病,男性多见。通常由于创伤、麻醉和外科手术,特别是迷走神经切断术后,引起胃自主神经功能失调,造成胃平滑肌麻痹,胃急性扩张。也可因为胃扭转、嵌顿性食管裂孔疝,以及各种原因所致的十二指肠壅积症、十二指肠肿瘤、异物、暴饮暴食等都可引起胃潴留和急性胃扩张。

【病因及发病机制】

1. **外科手术**　创伤、麻醉和外科手术,尤其是腹腔、盆腔手术及迷走神经切断术,均可直接刺激躯体或内脏神经,引起胃的自主神经功能失调,胃壁的反射性抑制,造成胃平滑肌弛缓,进而形成扩张。

2. **疾病状态**　嵌顿性食管裂孔疝、胃扭转及十二指肠壅滞症、十二指肠肿瘤、异物等均可引起急性胃扩张。躯体部上石膏、腹腔内严重感染、糖尿病等均可影响胃排空,导致急性胃扩张。

3. **各种外伤产生的应激状态**　尤其是上腹部挫伤或严重复合伤,其发生与腹腔神经丛受强烈刺激有关。

4. **进食**　短时间内进食过多也是偶见原因。

【临床表现】

大多起病缓慢,迷走神经切断术者常于术后第 2 周开始进流质饮食后发病。主要症状有腹胀、上腹或脐周隐痛、恶心和持续性呕吐。呕吐物为浑浊的棕绿色或咖啡色液体,呕吐后症状并不减轻。随着病情的加重,全身情况进行性恶化,严重者可出现脱水、碱中毒,并表现为烦躁不安、呼吸急促、手足抽搐、血压下降和休克。突出的体征为上腹膨隆,可见毫无蠕动的胃轮廓,局部有压痛,叩诊过度回响,有振水声。脐右偏上出现局限性包块,外观隆起,触之光滑而有弹性、轻压痛,其右下边界较清,此为极度扩张的胃窦,称"巨胃窦症",乃是急性胃扩张特有的重要体征,可作为临床诊断的有力佐证。本病可因胃壁坏死发生急性胃穿孔和急性腹膜炎。

【辅助检查】

1. 实验室检查

(1)血常规:白细胞总数多为正常。如果并发胃穿孔,白细胞可显著增高并伴核左移。明显脱水后由于血液浓缩,所以红细胞和血红蛋白增高。

(2)尿常规:蛋白尿、管型尿。

(3)肾功能:血尿素氮增高。

(4)电解质及酸碱平衡:反复呕吐可导致胃酸、钾、钠及氢离子丢失,造成低钾、低钠及低氯血症,二氧化碳结合力升高。

2. 立位腹部 X 线片　可见左上腹巨大液平面和充满腹腔的特大胃影及左膈肌抬高。

3. 腹部 B 超　可见胃高度扩张,胃壁变薄。

【诊断】

早期诊断很关键。临床上绝大部分的急性胃扩张患者伴有呕吐及进行性上腹痛,短期内出现低血容量性表现、呼吸困难、代谢性碱中毒及少尿。绝大部分可发现明显的腹部隆起,有时可叩出腹部振水音,腹部 X 线片可发现胃显著扩张、积气及气液平面。如果穿孔,可出现皮下气肿及腹膜炎体征,X 线膈下游离气体。腹部超声波能够检查出 X 线不能发现的少量腹腔游离气体。

1. 术后急性胃扩张的诊断　患者在手术后早期或过度饱食后会发生上腹部饱胀以及呕吐胃内容物,即可疑诊有急性胃扩张,立即插入胃管,如吸出大量与呕吐物相同的液体,即可确诊。

2. 非术后急性胃扩张的诊断　应注意以下各点:①非术后急

性胃扩张患者往往有暴饮、暴食史或年龄大、体质差,并存有其他严重疾病。②起病后较快出现脉率增快、血压下降和腹胀。后者既可以左上腹为主,亦可因胃过度扩张而呈全腹腹胀,但腹痛不剧,腹部压痛亦不重,肠鸣音减弱,这些是与机械性肠梗阻鉴别的重要之处。③患者多有特征性溢出性呕吐,呕吐物呈咖啡色。④引流通畅的胃管有大量胃液引出,腹胀亦随之明显减轻,是该病的另一重要特点。

【鉴别诊断】

1. **急性胃炎** 常有饮食不当,酗酒、服刺激性药物等诱因。多数急性起病。症状轻重不一。主要表现为上腹饱胀、隐痛、食欲缺乏、嗳气、恶心、呕吐,严重者呕吐物略带血性,腹胀不明显,呕吐后腹痛减轻。由沙门菌或金黄色葡萄球菌及其毒素致病者,常于进食数小时或 24 小时内发病,多伴有腹泻、发热,严重者有脱水、酸中毒或休克等。亦可伴上消化道出血。因此,应询问患者疼痛部位、性质、特点,伴随症状,有何诱因。体检发现上腹部及脐周压痛,肠鸣音亢进,偶可发热,注意有无脱水甚至休克表现。酌情做血常规及急诊胃镜检查。实验室检查周围血白细胞数增多,中性白细胞增多;X 线检查见病变黏膜粗糙、局部压痛、激惹;内镜检查见胃黏膜充血、水肿、渗出、斑点状出血或糜烂等。

2. **幽门梗阻** 溃疡病、胃窦部肿瘤引起的幽门梗阻也可发生胃扩张及呕吐,但起病缓慢,呕吐物无胆汁。常有上腹部胀痛、胀满、嗳气和反酸,尤其在饭后更明显;而呕吐则多在夜间发生,可以吐出隔日或隔夜的食物残渣,且有酸腐味。呕吐量可以很大,甚至一次可以达 1 L 以上。呕吐后腹胀和腹痛可以减轻或暂时缓解,但这些症状可以反复出现,由于患者惧怕呕吐而自行限制饮食,常很快就出现消瘦、脱水、少尿、便秘等,严重时可引起电解质和酸碱平衡紊乱,乃至代谢性碱中毒。上腹部可见到胃型及胃蠕动波,很少发生心率增快、血压下降等。X 射线钡餐造影或胃镜检查可明确诊断。

3. 高位机械性肠梗阻　肠梗阻的诊断要点如下。

(1)有 4 项主要症状:腹痛、腹胀、呕吐、肛门停止排气与排便。

(2)腹部检查,可见肠型、腹部压痛、肠鸣音亢进或消失。

(3)X 线腹部透视或摄片检查,可见肠腔明显扩张与多个液平面。

符合上述诊断要点的病例,肠梗阻的诊断即可确立。但判断其病因,则需要从年龄、病史、体检、X 线检查等方面分析着手。X 线腹部透视或摄片检查对证实临床诊断,确定肠梗阻的部位很有帮助。根据患者体力情况,可采用立或卧式,从正位或侧位摄片,必要时进行系列摄片。有需要时行 B 型超声检查和钡剂检查。超声检查可以鉴别动力性或机械性梗阻,更是确诊儿童肠套叠的首选工具。电脑断层扫描是诊断成人肠套叠和判断小肠梗阻性质的首选工具。

4. 急性弥漫性腹膜炎　有胃肠道穿孔或腹腔内脏器急性炎症逐渐扩散的病史,腹膜炎体征明显,常伴有发热、白细胞升高。麻痹性肠梗阻时,肠鸣音消失。腹部 X 线片有多个液平面。

5. 肠麻痹　可由急性胰腺炎、外伤性腹膜炎等引起。肠麻痹主要累及小肠,腹胀以腹中部明显,胃内不会有大量积液和积气,抽空胃内容物后患者症状无明显改善,X 线片可见多个阶梯状液平面。

【治疗】

急性胃扩张开始主要表现为大量气体和液体在胃及十二指肠上段潴留,所以治疗关键主要有禁食、禁水、胃肠减压和保持水、电解质及酸碱平衡。

(一)非手术治疗

急性胃扩张患者,如无严重的并发症,首先采用内科治疗。

1. 禁食、禁水、胃肠减压　首先应给予严格禁食、禁水,同时放置胃管以起到持续胃肠减压的作用,吸出胃内全部积液及气体,每隔半小时用温生理盐水冲洗,直至胃液颜色变淡,量逐渐减少,胃肠道功能完全恢复为止。对非暴饮、暴食者,只要引流管位置恰当,均能通畅引流。但暴饮、暴食后的急性胃扩张,应选用粗大鼻胃管,并密切观察通畅与否,如堵塞,可用少量温生理盐水自胃管注入,冲开堵塞物,但不可用力过猛以免胃穿孔;或保持负压下拔出胃管,带出堵塞物,再行插入。病情好转 24 小时后可往胃里注入少量液体,试饮少量糖水或白开水。经过 3～5 天,如无异常情况,即可开始恢复少量进食,改饮米汤、豆浆、牛奶等,以后逐渐加量,改喝稀粥或食用软面条等。对于过度饱餐者所致的急性胃扩张,如果胃管难以吸出胃内残渣的则应考虑手术治疗。

2. 水、电解质和酸碱平衡　每天需记录出入量,检查血钾、钠、氯、二氧化碳结合力、尿素氮等。血钾水平低,注意适当补钾,以免患者再度出现腹胀,低血钾常因血浓缩而被掩盖,应给予注意。此类患者往往有代谢性碱中毒倾向,补碱应慎重。注意充分输液,防止休克等并发症的发生,维持营养,必要时给予胃肠外营养(PN)或全胃肠外营养(TPN),补充足够的热量、蛋白质、维生素及微量元素。如出现休克,则应快速从静脉输入生理盐水及 10% 葡萄糖注射液,使尿量正常,必要时输入全血。

3. 体位疗法　经常改变卧位姿势以解除十二指肠横部的受压。如病情许可,可采用俯卧位,头转向侧方,床脚抬高约 30cm,可减轻小肠系膜的紧张,并防止其对十二指肠的压迫,以利胃内容进入远侧消化道。

4. 胃肠动力药　必要时应用促进胃肠蠕动恢复的药物,同时应避免短时间内进食过多。

5. 吸氧　高浓度吸氧对改善症状和促进胃肠道功能恢复有一定帮助。

6. 积极治疗原发病及并发症　如伴有其他疾病及病理状况,应同时积极予以纠正。

(二)手术治疗

1. **手术指征**　急性胃扩张的治疗措施包括：①积极治疗原发病；②暂时禁食,持续胃肠减压；③纠正失水、电解质和酸碱平衡紊乱,休克者应积极抗休克治疗,禁用抗胆碱能药；④并发胃穿孔或经非手术治疗无效时,应施行胃造口术,术后继续胃肠减压。

2. **手术治疗原则**

(1)暴食后胃内有大量食物积滞而胃管又抽不出时,可单纯胃切开减压,剖腹切开胃壁,消除食物,全层缝合胃壁并浆肌层间断缝合加固,术后继续胃管减压。

(2)若胃已穿孔或胃壁坏死,应在积极准备后及早手术缝合修补,并按腹膜炎处理。

3. **手术治疗方式**　可行手术方式包括胃部分切除、胃空肠吻合、胃造口手术、颈部食管造口术,营养性空肠造漏术等。手术应根据患者具体状态,选择简单而有效的术式,如单纯胃切开减压、胃修补及胃造瘘术等。胃壁坏死常发生于贲门下及胃底近贲门处,由于坏死区周围炎症水肿及组织菲薄,局部组织移动性较差,对较大片坏死的病例,修补或造口是徒劳无益的,宜采用近侧胃部分切除加胃食管吻合术为妥。营养性空肠造口对需要手术的病例来说,往往是必需的附加术式。

4. **预后**　如非手术治疗失败、效果不佳,临床出现胃壁坏死穿孔表现或怀疑胃穿孔时,应及时中转手术探查或手术治疗。以往手术病死率高,不做手术,则病死率更高。近代外科在腹部大手术后多放置胃管,术后多变换体位,注意水、电解质及酸碱平衡,急性胃扩张发生率及病死率已大为降低。

第三节　胃扭转

胃扭转(volvulus of stomach)是指因维持胃正常位置的固定

机制发生障碍或胃邻近脏器病变使胃移位,而致胃本身沿不同轴向发生异常扭转。轻者无症状,重者可致梗阻及血供障碍引起急性腹痛和休克,甚至危及生命。本病可发生于任何年龄,但多见于 40－60 岁,常与食管旁裂孔疝同时存在,膈疝被认为是胃扭转的病因。

【病因及发病机制】

1. 新生儿胃扭转:是一种先天性畸形,可能与小肠旋转不良有关,使胃脾韧带或胃结肠韧带松弛而致胃固定不良。多数可随婴儿生长发育而自行矫正。

2. 成人胃扭转:多数存在解剖学因素,在不同的诱因激发下而致病。胃的正常位置主要依靠食管下端和幽门部的固定,肝胃韧带和胃结肠韧带、胃脾韧带也对胃大、小弯起了一定的固定作用。较大的食管裂孔疝、膈疝、膈膨出及十二指肠降段外侧腹膜过度松弛,使食管裂孔处的食管下端和幽门部不易固定。此外,胃下垂和胃大、小弯侧的韧带松弛或过长等,均是胃扭转发病的解剖学因素。

3. 急性胃扩张、急性结肠气胀、暴饮暴食、剧烈呕吐和胃的逆蠕动等可以成为胃的位置突然改变的动力,故常是促发急性型胃扭转的诱因。胃周围的炎症和粘连可牵扯胃壁而使其固定于不正常位置而出现扭转,这些病变常是促发慢性型胃扭转的诱因。

【分型】

1. 按扭转的轴心分类

(1)器官轴型扭转:贲门和幽门为固定点,沿纵轴向上扭转,胃大弯在上,胃小弯在下,结肠上行,脾脏和胰腺亦移位。

(2)系膜轴型扭转:以胃小弯和胃大弯中点连线为轴呈顺钟向或逆钟向扭转。使胃体和胃窦重叠,走向为右扭转则胃体在前,反之胃窦在前。

(3)混合型扭转:兼有前两型特点,最常见。

2. 按扭转的范围分类

(1)完全扭转:除与膈肌相贴部分外,全胃皆扭转,多见于器官轴型扭转,多不超过180°。

(2)部分扭转:仅胃某部扭转,常发生在胃窦部。扭转可超过180°。可见于各种轴型扭转。

3. 按扭转的程度或性质分类

(1)急性胃扭转:扭转超过180°,极易发生梗阻和绞窄。严重者可有血管闭塞和胃壁坏死。

(2)慢性胃扭转:扭转未超过180°,多不发生梗阻和绞窄。

【临床表现】

1. 急性胃扭转　起病较突然,发展迅速,其临床表现与溃疡病急性穿孔、急性胰腺炎、急性肠梗阻等急腹症颇为相似,与急性胃扩张有时不易鉴别。起病时均有骤发的上腹部疼痛,程度剧烈,并牵涉至背部。常伴频繁呕吐和嗳气,呕吐物中不含胆汁。如扭转程度完全,梗阻部位在胃近端,则有上述上腹局限性膨胀、干呕和胃管不能插入的典型表现。如扭转程度较轻,临床表现很不典型,腹部 X 线片常可见扩大的胃阴影,内充满气体和液体。

2. 慢性胃扭转　如无梗阻,可无明显症状或其症状较为轻微,类似溃疡病或慢性胆囊炎等慢性病变。

【辅助检查】

1. X 线检查　胃扭转 X 线检查征象:①腹部 X 线片见胃影扩张,充满气体和液体,胃沿其纵轴扭转,使胃大弯向前上方或后上方翻转,胃失去正常 X 线解剖形态,大弯侧形成胃的顶缘,紧贴膈肌,胃窦部亦随之翻转,十二指肠球部由于反位而斜向右下方,幽门高于十二指肠,使胃形成蜷虾状。②由于胃大弯上翻,从而构成真假两个胃泡,有两个液平面,胃呈"发针"样襻,不随体位改变而变化,胃角向右向后。③吞钡时,钡剂不能通过贲门。④胃黏膜扭曲交叉,食管腹腔段延长。⑤常伴有膈疝等 X 线征象。急性胃扭转多见器官轴型,慢性胃扭转多见系膜轴型。

2. 内镜检查　表现有齿状线和胃黏膜皱襞扭曲,胃腔内解剖位置改变如大小弯、前后壁颠倒,胃角形态改变或消失,幽门口移位,胃大弯纵形皱襞黏膜在扭转处突然中断,胃腔扩大远端呈锥形狭窄,进镜时有阻力等,有时胃体腔有大量液体潴留。

【诊断】

1. 急性胃扭转

(1)突发上腹局限性、膨胀性疼痛。

(2)干呕。

(3)左上腹包块。

(4)胃管不能置入。

(5)腹部 X 线立位片可见扩大的充满液气体的胃影。

2. 慢性胃扭转

(1)反复发作性腹痛、腹胀、呕吐。

(2)上消化道造影是诊断此症的重要依据。①器官轴扭转型:胃大小弯倒置,胃黏膜皱襞扭转。②系膜轴扭转型:胃镜可见2 个气液平面,贲门与幽门位置相近。

【鉴别诊断】

1. 急性胃扭转与溃疡病急性穿孔、急性胰腺炎、急性肠梗阻等急腹症颇为相似,临床上做相关检查不难鉴别,与急性胃扩张有时不易鉴别。

2. 慢性胃扭转临床上可无特异性症状,类似溃疡病或慢性胆囊炎等慢性病变。胃肠钡餐检查是重要的鉴别诊断方法。

【治疗】

(一)急性胃扭转

急性胃扭转是一种极为严重的急腹症,有时不易做出早期诊断,病死率高,一经发现应及时处理。多数病例需急诊手术治疗,少数经非手术治疗也可缓解。

1. 非手术治疗　可首先试行插入胃管进行减压。少数如能将胃管成功插入胃腔,可经胃管吸出胃内大量气体和液体,急性症状可随之缓解,并自行复位。其缺点:①疗效短,易复发;②易在插管时损伤食管;③可能隐藏着更严重的胃及其周围脏器的病变未被发现和及时治疗。

2. **紧急手术治疗** 大多数患者胃管不能成功插入,应积极做好准备,及早手术治疗。

(1)解除胃膨胀:开腹后,因胃部高度膨胀和邻近脏器移位,常不能辨明病变真实情况,给进一步手术处理带来困难,即使已发现扭转也不能勉强复位,以免造成胃壁撕裂或穿孔,应首先解除胃膨胀。具体方法是经胃壁插入套管针,将胃内气体和液体吸出,然后将针孔缝合。

(2)复位:根据扭转轴向、转向复位,动作宜轻柔,勿损伤周围脏器及胃本身。复位后应观察胃壁血供及恢复情况,如已有坏死者,应视范围大小,结合胃部原发病情况给予处理或切除坏死组织后胃壁内翻缝合或行胃部分切除。

(3)病因探查和治疗:胃扭转复位后,尚应仔细探查造成扭转的原因。有膈疝者可进行修补术;粘连者可分离,切断粘连带;胃溃疡或肿瘤可行胃大部切除术等。

(4)胃固定术:复位后未找到病因者可考虑做胃固定术,以防复发。可将胃缝合固定于腹前壁、空肠或膈面。

(5)危急患者的应变措施:部分患者病情危急,不能耐受进一步手术,可仅行单纯复位术。一般胃扭转复发率不高,不行胃固定术也可获满意结果。此外,如需行膈疝修补术或因胃肿瘤需做胃大部切除术等,也应暂缓,待患者度过危难期后再行二期手术为宜。

3. **辅助治疗**

(1)输液:急性胃扭转常有水、电解质和酸碱平衡失调,应输液予以纠正。此外,如有休克应积极抗休克治疗。胃扭转复位后,在禁食、胃肠减压和恢复正常进食前仍应继续输液,以补充每天热量、水和电解质等的需要。

（2）胃肠减压：手术或非手术复位成功后应持续胃肠减压、禁食，以保持胃内空虚，一般术后 3～4 天方可停止胃肠减压。

（3）饮食：胃肠减压停止后，可开始进食少量流质，并在密切观察下逐渐增食量。

（4）病因及并发症治疗：经非手术疗法复位后或因病情危重仅行复位术者，可能有某些病因或并发症尚未处理，应给予相应治疗。

（二）慢性胃扭转

慢性胃扭转症状变化幅度较大，病因各不相同，多数无需急诊手术治疗。非手术疗法常能奏效，必要时则行择期手术。

1. 非手术疗法　对症状轻、无并发症的原发性慢性胃扭转或继发性胃扭转而病因无需手术治疗者可采用非手术疗法。

（1）对症治疗：少吃多餐，必要时使用对症药物。

（2）内镜治疗：利用内镜可使慢性胃扭转复位，远、近期效果皆好。胃镜达贲门后，向胃腔内反复注入气体并抽出气体，使胃黏膜皱襞扭转的角度变钝，刺激胃的顺向蠕动。胃镜进入胃腔后，循腔进镜，边进镜边注气观察，若见胃腔突然扩大或患者感到一过性腹痛，有时镜身可有震颤感，胃镜顺利进入幽门，扭转已自行解除。如单用注气法不能复位，可将内镜进到胃窦部，然后抽干胃腔内气体，使胃壁与镜身相贴，弯曲镜头适当注气，按胃扭转相反方向转动镜身并不断拉直镜身，从而使胃扭转复位。如仍不能转复，可按上述方法重新进行。

胃镜复位注意事项：①复位操作过程中手法要轻，技术要熟练，一定要循腔进镜；②复位成功后患者的临床症状虽明显减轻，但要完全消失尚需 2～3 天，且术后 1～2 天可能出现少量黑粪，应向患者解释清楚，必要时可适量服用制酸剂或胃黏膜保护剂；③慢性胃扭转复位后不宜进食过多，过饱时禁忌做弯腰等大动作，以避免复发。

胃镜检查可发现 X 线较难肯定的不完全性和部分性扭转,对慢性胃扭转的诊断可靠,并可明确原发病和并发症,优于其他的诊断措施,复位安全、明确,方法简便易行,成功率高,能减少患者痛苦,且诊断和复位可同时进行。随着内镜的发展,慢性胃扭转的胃镜诊断和复位已提到重要的地位。

2. 手术治疗

(1)手术指征:①症状较重,发作频繁;②内镜复位后迅速复发或失败;③继发性慢性胃扭转病因治疗的需要,如膈疝、胃癌等。

(2)手术治疗原则与要点:①对原发性胃扭转可在复位后行胃固定术,可以固定于前腹壁,也可固定于空肠或膈部。②对继发性胃扭转,在复位后应进行病因治疗,胃溃疡和胃肿瘤可行胃大部切除术,粘连应给予分离,食管裂孔疝应做修补术。对膈膨升者除做膈升部膈肌折叠缝合修补术外,有主张做胃固定及结肠移位术。即自幽门至胃底切断胃结肠韧带,将横结肠及大网膜移至膈下空隙,再将胃固定于肝圆韧带及横结肠系膜上。

第四节 急性胃黏膜病变

急性胃黏膜病变(acute gastric mucosal lesion,AGML)是严重心理障碍和危重临床疾病的常见并发症。各种应激因素引起的急性胃黏膜损害和应激性浅表溃疡统称为急性胃黏膜病变,又称应激性溃疡。该病是指在药物损害下及各种应激状态下,特别是严重创伤、烧伤、休克、出血、感染或肝、肺、肾等脏器功能严重受损时,胃或十二指肠、食管发生急性黏膜糜烂和溃疡,临床上表现为上消化道出血,少数可发生穿孔,危及患者生命。急性胃黏膜病变多见于胃底、胃体黏膜,也见于胃窦及十二指肠。发生在烧伤患者的应激性溃疡多在胃窦,其胃酸分泌多,易穿孔。药物损害是急性胃黏膜病变发生的主要因素之一,多由阿司匹林、吲哚美辛和糖皮质激素等引起,该药可削弱胃黏膜屏障的保护作用而造成胃黏膜急性损害。

【病因】

1. 内源性致病因素　如严重的感染、创伤、休克、败血症,各重要脏器的功能衰竭、过度紧张劳累等。

2. 外源性致病因素　某些药物如阿司匹林、吲哚美辛等非甾体类消炎药、糖皮质激素、某些抗生素、乙醇、胆盐等。

【发病机制】

急性胃黏膜病变的发病机制较复杂。各种应激因素作用于中枢神经系统和胃肠道,引起机体神经内分泌失调,破坏胃黏膜屏障保护因子与损伤因子的平衡,其中最主要的机制是胃黏膜微循环障碍引起胃黏膜缺血和胃酸分泌增加、H^+反弥散入胃黏膜,引起胃黏膜糜烂、出血,导致应激性溃疡形成。

1. 胃酸分泌增加　应激状态时胃酸分泌增加。研究证实,颅脑损伤和烧伤后胃液中氢离子浓度增加,与应激状态下,中枢促甲状腺激素释放激素(TRH)分泌增加、神经中枢和下丘脑损伤引起的神经内分泌失调、血清胃泌素增高、颅内高压刺激迷走神经兴奋,从而促进胃酸及胃蛋白酶分泌增加有关。

2. 胃黏膜屏障破坏　有些患者在低胃酸状态下也可发生应激性溃疡,因此胃黏膜屏障的破坏是形成应激性溃疡的又一重要机制。导致胃黏膜屏障破坏的因素主要如下。

(1)胃黏膜血流改变:应激状态时,交感-肾上腺系统兴奋,儿茶酚胺分泌增加,导致胃黏膜血管痉挛,并可使黏膜下层动静脉短路,流经黏膜表面的血液减少,而胃黏膜缺血可造成黏膜坏死。黏膜损害程度与缺血程度有很大关系。

(2)黏液与碳酸氢盐减少:应激状态时,交感神经兴奋,胃运动减弱,幽门功能紊乱,胆汁反流入胃。胆盐有抑制碳酸氢盐分泌作用,并能溶解胃黏液,间接抑制黏液合成。

(3)氧自由基的作用:应激状态时,机体可产生大量超氧离子,其可使细胞完整性受到破坏,核酸合成减少,上皮细胞更新速率减慢,损伤胃黏膜。

(4)胃黏膜上皮细胞更新速度减慢:应激因素可通过多种途径使胃黏膜上皮细胞增生减慢,加之危重患者禁食,使得黏膜上皮细胞再生缺少能量,使胃黏膜上皮无法及时更新,从而削弱了黏膜的屏障作用。

3. 应激状态下胃肠动力的变化 在生理状态下,胃肠组织器官具有自动节律和蠕动功能,而在应激状态时胃肠组织器官的生理功能受到抑制和干扰,胃肠动力紊乱也是导致应激性溃疡形成的重要因素。

【临床表现】

1. 症状

(1)呕血、便血:为本病最主要的症状。多是突然发生,呕血、便血。出血量一般较大,可同时发生便血,严重者很快出现出血性休克。出血可呈持续性,也可间隔长时间再次发生。

(2)可出现低血容量的表现:如胸闷、烦躁不安、心悸、恐惧等,并可出现神志障碍,特别是老年人。

(3)腹痛:无腹痛,但可有上腹部胀满或不适,一旦出现腹痛很可能发生胃穿孔,需要注意。

2. 体征

(1)体征:因为大量出血,可出现出血性休克的体征,如面色苍白、出冷汗、末梢发绀、心率快、血压降低等。

(2)腹部体征:可有上腹部胀满。在出血时,肠鸣音亢进。肠鸣音亢进可作为是否在肠腔内存留较多的血液客观的指标。如果发生胃穿孔,则出现典型的急性腹膜炎体征。如果发生出血性休克,则肠鸣音减弱或消失,而出现肠麻痹的体征。

(3)其他疾病:可发现基础疾病的临床表现。

【辅助检查】

1. 内镜检查 急性胃黏膜病变的镜下表现主要有以下类型,见表3-4。

表 3-4 急性胃黏膜病镜下表现

类型	表现
充血水肿性	胃及十二指肠黏膜广泛中重度充血,黏膜潮红、肿胀、反光增强
出血糜烂型	不规则斑片状糜烂,常见新鲜渗血或附着血痂,可发生在食管、胃和十二指肠的任何部位,但以胃窦居多,常伴有胃壁张力低下和幽门开放及频繁胆汁反流,在出血创面或被覆有褐色或胆汁样分泌物处往往其下方为糜烂病灶
急性溃疡型	溃疡表浅,呈圆形、椭圆形、线形或不规则形等,常呈多形性分布,好发于胃体大弯侧、后壁及贲门下方,食管下端及十二指肠也常发生,溃疡表面附着血痂或黏液,周围充血,病灶主要为多发性溃疡,少数为单发溃疡
坏死剥脱型	见于食管中下段黏膜管状或条索状剥脱,胃体、胃窦黏膜斑片状剥脱,部分患者可在食管腔和胃腔见到剥脱的黏膜残体,在其下面可见浅表溃疡或新鲜出血

上述各型病变在内镜检查时可同时并存,由于检查时患者所处的应激状态不同,各型轻重表现可不一致,但往往是以某型损害为主。

2. 选择性动脉血管造影 在患者无法耐受或大出血无法行内镜检查时,可行选择性血管造影。如经股动脉插管选择性胃十二指肠动脉造影,当病灶活动性出血量每分钟大于 0.5ml 时,可见出血部位的造影剂外溢、积聚、久不消散,有助于出血定位,但阴性结果并不表明无 AGML 的存在。

3. 放射性核素检查 对内镜检查和选择性动脉造影未能确定出血部位的患者,可选择锝-99m 标记的自身红细胞静脉注射后行腹部照相闪烁扫描,能有效检出胃肠道出血的部位,此种非侵入性检查,敏感性较高,能检出每分钟 0.05～0.1ml 的出血灶。

4. 实验室检查

(1)血常规检查:血红蛋白、红细胞可减少,但是在早期不明显,随着时间的延长,血液被稀释后,就可显现出来。

(2)查血型:以备输血时使用。

(3)常规检查:如血电解质、血糖、二氧化碳结合力。

【诊断】

急性胃黏膜病变的诊断主要依据病史及临床表现,确诊有赖于 48 小时内行胃镜检查。急诊胃镜检查不仅可以明确病变的部位、范围和形态特征,为内镜下止血治疗提供直接依据和机会。

【鉴别诊断】

1. 食管疾病

(1)食管静脉曲张破裂出血:见于肝硬化失代偿期,突出表现为大量呕血、黑粪。患者常有肝炎史、血吸虫病史或长期饮酒史。体格检查发现肝掌、蜘蛛痣、脾大、腹壁静脉曲张等有助于诊断。B 超检查、肝功能及凝血机制受损,对肝硬化具有诊断价值。另外,需注意一种特发性门脉高压症,患者往往只有门脉高压造成的食管、胃底静脉曲张,脾功能亢进,但无肝功能损害。

(2)食管贲门黏膜撕裂综合征:大多是由剧烈呕吐而诱发,偶见于因剧烈咳嗽、喷嚏等引起。患者在剧烈呕吐或干呕之后,出现呕血时,需考虑此综合征可能。胃镜检查可见胃与食管交界处有黏膜裂伤,与胃、食管的纵轴平行。以下的情况往往会影响诊断:①出血量较大时内镜下视野不清;②出血停止 24～48 小时裂伤黏膜修复。

(3)糜烂性食管炎或食管溃疡:糜烂性食管炎或食管溃疡多由胃酸、胆汁反流引起,其他如白塞病、克罗恩病、真菌感染等也可引起。糜烂性食管炎可引起上消化道出血,以呕血为主,一般出血较慢,出血量较少,胃镜检查可鉴别。

(4)表层剥脱性食管炎:是较少见的食管疾病,一般有不同程度的胸骨后疼痛、呕出食物和鲜血,在反复剧烈呕吐后可吐出完整的管形膜状物,其构造与正常食管黏膜相同。

(5)其他:如食管憩室炎、食管癌、食管异物损伤血管等也可引起上消化道出血,胃镜检查可确诊。

2. **胃与十二指肠疾病**

(1)消化性溃疡:消化性溃疡的上腹痛具有慢性反复发作、周期性和节律性的特点,胃镜检查发现溃疡常较局限,边界清楚,其出血多由于溃疡侵及血管引发;而急性胃黏膜病变的出血多为弥漫性渗血,极少数可发生局限性的大出血。病史结合胃镜检查有助于鉴别。

(2)胃癌:中老年男性患者多见,多有食欲缺乏、消瘦、贫血、黑粪等症状。一般出血量不多,但也有侵犯大血管而发生致死性出血者。胃镜检查并取活检可确诊。

(3)杜氏病:出血是由于胃肠黏膜下恒径动脉破裂所致,胃镜表现为裸露小动脉破口,破口处呈活动性渗血或见喷血的小血管。胃镜检查可与急性胃黏膜病变鉴别。

(4)少见的其他胃肿瘤:如胃淋巴瘤、胃平滑肌肉瘤等,当发生溃破或溃疡形成时,均可引起急性上消化道出血。这些胃肿瘤在临床上不常见,患者多无特征性表现,X线检查需与其他胃内恶性肿瘤相鉴别,确诊依靠胃镜检查及活检。

(5)肠系膜缺血性疾病:老年人在应激状态下出现腹痛和消化道出血时,应警惕此病。彩色B超血管多普勒检查或选择性血管造影可予鉴别。

3. **胆道疾病**　其特点是剑突下或右上腹阵发性绞痛,疼痛缓解后出现便血或呕血,可伴有寒战、发热及黄疸。出血时右上腹可触及胀大的胆囊,症状有周期性发作的特点。腹部B超发现胆系病变对诊断有帮助,确诊需行血管造影或剖腹探查。

4. **血液系统疾病**　各类型紫癜、白血病、再生障碍性贫血、血友病等,都可发生上消化道出血,但由于有原发病临床表现,一般鉴别诊断较易。另外,查血常规、出凝血时间等也有助于诊断。

5. **遗传性出血性毛细血管扩张症**　毛细血管扩张症可出现消化道出血,常反复发作,有时可发生急性大出血。在患者的颜面皮肤、口腔黏膜、鼻咽部皮肤等处也可发现扩张毛细血管。该病有家族聚集性。胃镜检查可发现高出黏膜表面、色鲜红或深红的毛细血管扩张与出血灶。

【治疗】

(一)积极治疗原发病,消除病因

急性胃黏膜病变预后差,其根本预防措施是积极治疗原发病。尽快纠正缺血、缺氧、电解质紊乱,休克患者补充血容量,预防和控制感染,改善体内环境,必要时应用抑酸药,同时应注意解除患者的应激状态。

(二)一般治疗

应密切观察出血量、血压、脉率、呼吸、神志、尿量等,应注意纠正水、电解质紊乱,补充血容量,防治休克。

(三)留置胃管

急性胃黏膜病变出血者应留置胃管,用冰盐水冲洗残留血液或血块,经胃管注入去甲肾上腺素或凝血酶等止血;同时,定期抽取胃液观察是否继续出血,并判断出血量。

(四)对症支持治疗

保持呼吸道通畅,避免呕血时引起窒息,必要时吸氧。定期复查血常规和尿素氮。对于出血量较大,尽快建立静脉通道,积极补充血容量。出现收缩压下降到90mmHg以下,脉率增至120次/分以上,血红蛋白低于60g/L时,应立即查血型和交叉配血,在配血过程中,可先输平衡液或葡萄糖盐水。应注意原有心脏病或老年患者必要时可根据中心静脉压调节输入量,避免因输液、输血过快、过多而引起肺水肿。

(五)药物治疗

1. 制酸剂 血小板聚集及血浆凝血功能所诱导的止血作用需在 pH＞6.0 时才能有效发挥,而且新形成的凝血块在 pH＜5.0 的胃液中会迅速被消化。因此,抑制胃酸分泌提高胃内 pH 具有止血作用。制酸剂治疗上消化道出血,疗效确切。质子泵抑制药(PPI)是目前急性胃黏膜病变出血治疗的首选药物,止血效果明显优于 H_2 受体拮抗药。

(1)PPI:PPI 属于苯并咪唑类,包括奥美拉唑、兰索拉唑、泮托拉唑、雷贝拉唑和埃索美拉唑等(表 3-5)。PPI 类可强有力地抑制胃壁细胞的 H^+-K^+-ATP 酶(即质子泵),有效而持久的抑制基础和刺激后的胃酸分泌,减少胃蛋白酶的活性,保护胃黏膜,目前已广泛用于上消化道出血的治疗和预防。不同类型的 PPI 类药物动力学及药效和临床特性也存在差异。5 种 PPI 活化速率不同,起效时间有所差异,其中雷贝拉唑最快,泮托拉唑最慢。质子泵抑制药的半衰期一般都较短,约为 2 小时。其抑酸作用逐步增强,一般在用药后 48~72 小时可增至最高,并维持较长时间。

表 3-5　急性胃黏膜病变常用止血质子泵抑制药

药物名称	用法、用量	作用机制及不良反应和注意事项
奥美拉唑	常规为首剂 40～80mg 静脉注射,之后持续静脉滴注,每 12 小时 40mg	奥美拉唑完全由肝微粒体细胞色素 P450 氧化酶(CYP2C19 和 CYP3A44)代谢,受 CYP2C19 基因多态性的影响,不同个体代谢强度和速率有差异,纯合子强代谢型者代谢快,肝首关作用明显,血药浓度低,起效慢而弱;弱代谢型者则相反。因此该药治疗效果有个体差异。仅极少数患者服用该药出现不良反应,消化系统不良反应有腹泻、便秘、恶心或呕吐、腹胀、口干等,神经系统不良反应有头痛、头晕、失眠。因有抗雄激素作用,偶见男性乳房发育、阳痿、女性月经延长。对本药过敏、哺乳期及妊娠 3 个月内者为禁忌证,肝、肾功能不全者应减量使用

（续　表）

药物名称	用法、用量	作用机制及不良反应和注意事项
兰索拉唑	第2代质子泵抑制药，首次剂量为30mg 静脉注射	
泮托拉唑	治疗剂量一般首次每日为 40mg	在弱酸性环境中比同类药更稳定，且对质子泵的选择性高，对 P450 依赖酶抑制作用较弱
雷贝拉唑	首次剂量为 20mg 静脉注射	活化速度最快，起效也快。且对肝 CYP2C19 的依赖性较低，因此受该酶基因多态性的影响小。抑制胃酸的作用更稳定、个体差异小、药物间相互作用少
埃索美拉唑	治疗出血首次剂量为 20mg	是奥美拉唑的左旋异构体，该药大部分经 CYP2C19 代谢，因此对个体缺乏有活性的 CYP2C19 而以 CYP3 A44 代谢为主者，该药的血药浓度增加，作用加强。口服经肠道吸收迅速，1～2 小时达血液峰值。克拉霉素可抑制 CYP3 A44，同时使用可增加药物浓度。常见的不良反应与其他同类药物相似，对妊娠、哺乳和儿童影响不明，应慎用

（2）H_2 受体拮抗药：竞争性拮抗组胺与壁细胞上的组胺受体结合，从而抑制胃酸分泌。对基础胃酸分泌、夜间胃酸分泌及食物、促胃液素、组胺和迷走神经兴奋等刺激引起的胃酸分泌均有抑制作用，尤其是对夜间胃酸的分泌作用更突出。常用药物有西咪替丁、雷尼替丁、法莫替丁、尼扎替丁和罗沙替丁。不良反应有转氨酶升高、男性乳房发育、口苦、腹胀、腹泻、皮疹、面部潮红、心动过缓、嗜睡等、剥脱性皮炎、心律失常、骨髓抑制等，严重不良反应一般罕见。因其抑酸效果不彻底，目前已很少用于急性胃黏膜

病变的治疗。

2. **胃黏膜保护剂**　该类药可增加黏液分泌、增加黏膜表面 HCO_3^- 厚度、加固细胞膜完整性、阻滞 H^+ 回渗、维持黏膜细胞正常再生、增加黏膜血流量、增加黏膜前列腺素、保护胃黏膜。

(1)磷酸铝凝胶:该药能中和缓冲胃酸,使胃内 pH 升高,缓解胃酸过多的症状。与氢氧化铝相比,不引起体内磷酸盐的丢失,不影响磷、钙平衡。凝胶剂的磷酸铝能形成胶体保护性薄膜,能隔离并保护损伤组织。通常一天 2～3 次或在症状发作时服用,每次 1～2 包。

(2)铝碳酸镁片:抗酸剂。特点为作用快且中和能力强,可使胃内 pH 长时间维持在 3～5,同时能络合胆汁。用法:饭后 1～2 小时及睡前口服,一次 1～2 片,一天 3～4 次。

(3)瑞巴派特:一种新型黏膜保护剂,除具备黏膜保护剂的一般特性如增加黏液和碳酸氢盐、促内源性 PGE 合成、改善黏膜血流量和促进黏膜细胞再生、促受损黏膜修复以外,尚对自由基有抑制作用。应激反应所致黏膜微循环障碍导致缺血再灌注,NSAIDs 和 Hp 感染等造成的中性粒细胞刺激、活化,皆可产生氧自由基(O_2^-),进而形成 H_2O_2,产生羟自由基(OH)。这些自由基可损伤血管内皮,使细胞膜脂质过氧化,造成胃黏膜损伤,在 AGML 中起重要作用。用法:口服,100mg,每日 3 次。本药主要用于预防胃黏膜损伤或配合抑酸剂提高疗效。不良反应包括瘙痒、药疹样湿疹、荨麻疹、便秘、腹泻、腹胀、嗳气、γ-GT/AIP 增高、白细胞或血小板减少。严重者应停药。儿童、妊娠、哺乳期及用本药过敏者禁用,肾功能不全者慎用。

(4)前列腺素及其衍生物:人工合成的 PG 衍生物可刺激胃黏液和碳酸氢盐分泌,促进磷脂合成,增加黏膜血流量,加强黏膜屏障。口服可迅速吸收,在肝、肾、肠组织中浓度高于血液。半衰期 20～40 分钟,不经肝肾代谢,代谢产物 75% 从尿液中排出。治疗剂量:200μg,每日 4 次,餐前和睡前服用,一般使用 4～8 周;对

PG 过敏、青光眼、哮喘、过敏体质者,心、肝、肾、肾上腺功能不全者禁用,心、脑血管病、低血压、癫痫患者慎用。

(5)胶体铋制剂:本药的药理作用如下。①在胃内遇酸,可与溃疡或炎性组织的糖蛋白形成不溶性氧化铋胶体沉淀物,覆在溃疡上,防止胃蛋白酶、胃酸及食物对溃疡的侵蚀作用,利于损伤黏膜愈合;②与胃蛋白酶形成络合物降低其活性;③促进碳酸氢盐及黏液分泌,防止黏液糖蛋白被分解,防止氢离子逆弥散;④与表皮生长因子形成复合物聚集在溃疡表面,同时防止表皮生长因子被胃蛋白酶降解,促进溃疡愈合;⑤刺激内源性前列腺素分泌;⑥改善胃黏膜血流。用量:口服,120mg,每日 4 次,餐前 30 分钟各 1 次,睡前 1 次,连续服用 4 周,一般不得超过 8 周。服药期间可出现粪变黑,个别有腹泻、便秘、恶心、呕吐、消化不良等,但不影响治疗,停药后可消失。需注意血铋浓度超过 $100\mu g/L$ 可导致铋性脑病,不宜长期服用。大剂量可导致短期内发生可逆性肾衰竭。抗酸药和牛奶可干扰本药作用,不宜同服。

3. 止血药

(1)血管收缩药:去甲肾上腺素 8～12mg,加冰盐水 100～150ml,分次口服,可使出血的小动脉强烈收缩而止血。不主张在老年人使用血管收缩药,因其导致内脏血流量减少,特别是肠系膜血管收缩,诱发肠系膜血管病。

(2)凝血酶:它可直接作用于血液中的纤维蛋白原,促使其转变为纤维蛋白,加强血液凝固,达到止血目的。使用方法:每次 500～2000 U 用温开水 50～100ml 溶解,口服或胃管注入,每 1～6 小时 1 次。不得与酸、碱及重金属等药物配伍,必须与创面接触才能止血;临用时新鲜配制,如出现过敏症状应立即停用。

(3)10%孟氏液:是碱性硫酸铁溶液,有强力收敛作用,可使蛋白凝固,血管闭塞而止血。剂量 10～30ml 灌胃,如治疗无效,4～6 小时可重复应用。

(4)巴曲酶:消化道出血经制酸、保护黏膜等治疗未奏效者,亦可加用巴曲酶,该药具有凝血酶样和凝血激酶样作用,能促进出血部位的血小板聚集,释放血小板因子3(PF3)等一系列凝血因子,促进纤维蛋白原降解,进而交联聚合成难溶性纤维蛋白,促进在出血部位的血栓形成而止血。急性出血时,可静脉注射2kU,5~10分钟生效,持续24小时。非急性出血或防止出血时,可肌内或皮下注射1kU,血液中缺乏某些凝血因子时,宜补充后再用该药,以免作用减弱。

(5)静脉输注血管收缩药:在制酸、黏膜保护等治疗后出血仍未控制者,可使用血管收缩药,包括生长抑素等。生长抑素可与胃肠道和胰腺组织的不同部位受体结合,既可选择性减少内脏血流量,降低血压,又可抑制胃酸、胃蛋白酶的分泌,降低血清胃泌素,在治疗上消化道出血中有很好的效果;用法:每12小时3mg持续静脉滴注。奥曲肽是人工合成的生长抑素八肽类似物,用法:0.1mg,皮下注射,每8小时1次,也可以静脉滴注。常见的不良反应为厌食、恶心、呕吐、腹胀、腹痛、腹泻等,偶见高血糖,罕见有肝胆功能障碍。

4. 其他药物　氧自由基在急性胃黏膜病变的发病机制中也起着很重要的作用,别嘌醇、维生素E及中药小红参等有拮抗自由基的作用。

(六)内镜治疗

内镜能迅速确定出血部位,找出病因和进行积极有效地治疗。临床上对呕血和(或)黑粪患者,在纠正休克和稳定生命体征的原则下,应在出血24小时内,进行急诊胃镜检查和及时在内镜下进行治疗。

1. 药物喷洒法　胃镜下寻找胃及十二指肠黏膜病变及出血情况,发现病灶后,经活检孔灌注8mg/ml去甲肾上腺素冰盐水以清除胃内积血,同时注入空气暴露出血病灶。对弥漫性渗血或溃疡面非动脉性出血在镜下喷洒去甲肾上腺素冰水溶液(8mg/100ml)、5%~10%孟氏溶液及凝血酶等。从活检孔道插入塑料导管,在距离出血灶 1~2cm 处直接喷洒上述一种药物,至出血停止。

2. **局部注射法** 喷洒止血效果不好或动脉性出血者可用高渗盐水、肾上腺素混合液,在距出血管 1~2cm 处注射,注射深度不超过黏膜下层。1:10 000 肾上腺素高渗溶液沿着出血灶边缘及中央分 4~6 个点进行注射,每点 1.0~1.5ml,直至出血停止,总量限制在 10ml 以内。

3. **激光止血** 用激光照射于出血灶,光能转化为热能,局部高温使组织蛋白凝固,血管闭塞而止血,一般用功率 60~80W,石英光纤与出血灶距离 0.5~1.0cm,用脚踏开关控制,见局部乳白色、冒烟,显示出血停止。

4. **微波止血** 微波功率 60~80mA,微波电极插入出血灶(针状电极)或接触出血灶(球状电极),用脚踏开关控制时间,照射后可见局部发白即出血停止。微波产生热效应引起蛋白凝固而止血。

5. **热探头凝固止血** 将热探头经内镜活检孔插入胃内,在直视下接触出血灶,使蛋白质凝固而止血。在内镜下热探头对准出血灶,注水冲洗病变表面血凝块,然后将热探头轻压于出血灶,并行热凝固,病变组织颜色变白后,注水使探头冷却并与凝固组织分离。如仍有出血,可反复几次,直至出血停止。

(七)腹腔动脉血管介入治疗

当内镜治疗出血不能控制或不能实施时可采用治疗性血管造影,经动脉插管输注血管升压素或对出血动脉进行栓塞,通常选用胃左动脉,有效率较高。

1. **治疗方法** ①持续动脉注射法,即经导管持续灌注血管收缩药。血管升压素是血管收缩药的代表性药物,通常以每分钟 0.2~0.4U 速度经导管持续注射,一般注射 24~48 小时。如出血未停止,可行动脉栓塞治疗;②用栓塞剂阻塞出血动脉,为动脉栓塞疗法。

2. 常用栓塞剂 包括自体凝血块、明胶海绵、不锈钢圈、聚乙烯醇及无水乙醇等。

第五节 胃、十二指肠溃疡穿孔

胃、十二指肠溃疡向深部发展，可穿透胃或十二指肠壁，称为胃、十二指肠溃疡穿孔。溃疡穿孔根据临床表现可以分为急性、亚急性和慢性三种。穿孔的类型主要取决于穿孔的部位，其次取决于溃疡发展的进程与周围组织器官的关系。胃、十二指肠溃疡的急性穿孔，多发生在胃、十二指肠的前壁近幽门处，穿孔以后，往往由于胃内容物流到腹腔内，刺激腹膜或造成感染而发生急性弥漫性腹膜炎。十二指肠球部后壁及部分胃窦后壁或小弯溃疡侵及浆膜层时，常与周围脏器或组织粘连然后才发生穿透，多穿入邻近脏器如胰腺等处，易受粘连限制或被包裹在小网膜囊内，其发展呈慢性过程，称穿透性溃疡或包裹性穿孔，属于慢性穿孔。溃疡穿孔很小或很快被堵塞，尤其是在空腹时发生，腹腔污染仅限于右上腹部，其过程介于急慢性穿孔之间者，称为亚急性穿孔，一般只引起局限性腹膜炎。

【病因】

1. 有刺激胃酸分泌增加或降低胃黏膜保护的因素 如进食烟、酒、浓茶、咖啡或刺激性食物；服用阿司匹林、水杨酸制剂、糖皮质激素等损伤胃黏膜的药物，情绪过度激动或过度疲劳等。

2. 胃内压力增加 如暴食或从事重体力劳动，可因胃内压力突然增高而引起胃壁薄弱处穿破。

3. 其他 溃疡活动期未接受有效治疗而任其发展。

【病理】

穿孔的口径以 3～6mm 多见，最小者似针尖，超过 10mm 者很少。一般胃溃疡穿孔比十二指肠溃疡的穿孔大，且多位于幽门附近小弯侧。急性穿孔，起初是由于胃与十二指肠内容物引起的化学性腹膜炎。炎症的范围与程度取决于穿孔的大小,内容物注入腹腔的量与性质,以及患者的健康状态与反应性强弱。一般经8～12小时,转变为细菌性腹膜炎。亚急性穿孔由于孔小或已经被堵塞,腹腔漏出量少,因此仅限于右上腹有炎症病变。慢性穿孔实际上是在未穿破以前周围已经愈合,故描述为溃疡穿透更为贴切。如穿入胰腺,可引起局部胰腺炎症反应;如穿入小网膜腔,由于漏出量很少,经网膜包裹后形成小网膜腔脓肿。

【临床表现】

1. 腹痛 突然发生剧烈腹痛是溃疡穿孔的最初最经常和最重要的症状。大多数穿孔患者有上腹痛的溃疡病史或既往曾确诊过溃疡病,且穿孔前数日往往疼痛加重,与溃疡病灶发展相一致。但少数溃疡病患者无临床症状(无痛性溃疡),病灶任其自然愈合或任其发展为出血或穿孔,一旦穿孔才会突感剧痛而就诊。这提示我们,注意无溃疡病史者并不能否定溃疡穿孔的诊断。穿孔时疼痛最初开始于上腹部或穿孔的部位,常呈刀割或烧灼样痛,一般为持续性,但也有阵发性加重。患者因剧烈疼痛、精神恐惧,自觉如大祸临身。根据胃肠内容物在腹腔扩散的量和方向的不同,疼痛可能放射至右肩、右肩胛下方或背部。疼痛很快扩散至全腹部。因消化液沿升结肠旁向下流至右髂窝,故右髂窝疼痛和压痛可能尤其明显,易误诊为阑尾炎。这种剧烈疼痛初期是由强的化学性刺激所致。腹腔受刺激后会产生大量渗出液,渗出液可将消化液稀释,1～4小时疼痛反而可暂时减轻。此时患者主观感觉较轻,自认为危机已过,如此时来就诊常引起误诊。

2. 休克症状 穿孔初期,患者常有一定程度休克症状,主要是腹膜受刺激后引起的神经性休克,待腹膜反应性大量渗出液中和消化液后,随着疼痛的减轻,休克症状往往自行好转。病情发展至细菌性腹膜炎和肠麻痹,病情恶化,患者可再次出现中毒性休克现象。

3. 恶心、呕吐 约有50%的患者有恶心、呕吐,在早期为反射性,呕吐后腹痛并不减轻。待发展为弥漫性腹膜炎时,可出现肠麻痹,此时呕吐加重,同时有腹胀、便秘等症状。

4. 腹部触痛　穿孔早期触痛可能局限于上腹部或偏右上腹,有时右下腹触痛也相当明显,很像急性阑尾炎。但不久触痛可遍及整个腹部,腹壁的反跳痛也常明显。

5. 腹肌紧张　由于腹膜受刺激,腹肌有明显紧张强直现象,常呈所谓"板样强直",腹肌强直在穿孔初期最明显,晚期腹膜炎形成后,强直程度反有相应的减轻。

6. 腹腔游离气体　溃疡穿孔后,胃十二指肠内的气体将进入腹腔内。因此如能证实腹腔有游离气体存在,是诊断溃疡穿孔的有力证据。体检时 50% 以上的患者可发现肝浊音区缩小或消失。

7. 其他症状　发热、脉搏增快、白细胞增多等现象,但一般都在穿孔后数小时出现。腹膜大量渗出液在腹腔积液超过 500ml 时,可叩出移动性浊音。

亚急性穿孔的临床表现一般较轻,肌紧张限于上腹部,压痛与反跳痛亦只在上腹部可以引出,下腹部仍可以听到肠鸣音。慢性穿孔表现为持续性疼痛代替既往规律性胃痛,而程度较过去为重,且限于一个小的范围。上腹部有局限性深压痛,有的能触及肿块。

【辅助检查】

1. X 线检查　对诊断胃肠穿孔可以提供直接证据。虽不能定性为溃疡穿孔,但至少可以证明穿孔的存在。胃肠穿孔绝大多数是溃疡病穿孔,而其少见原因的穿孔可根据相应的病史做出鉴别。大部分的病例能看到膈下有游离气体存在。如患者不能站立做透视检查,可以从左侧卧位投照水平方向的腹部 X 线片看到大的液平面。此外,还能从 X 线片看出麻痹性肠梗阻与急性腹膜炎的征象。

2. 实验室检查　可见白细胞增多,一般急性穿孔的病例,白细胞的计数在 $(15\sim20)\times10^9/L$,中性粒细胞增多;血红蛋白和红细胞计数因有不同程度的脱水,亦有升高。诊断性腹腔穿刺,抽出的液体做显微镜检查,如见满视野的白细胞或脓球,说明为炎性腹水,是诊断腹膜炎的证据。还可以测定氨的含量,若超过 $3\mu g/ml$,说明有胃肠穿孔。

【诊断】

根据病史和临床表现,绝大部分诊断并不困难。但少数既往无溃疡症状者给诊断带来了困难。故不管有无溃疡病史,只要有突然的上腹剧痛、腹膜刺激征、肝浊音区缩小等典型的症状就应高度怀疑溃疡穿孔的可能。为了诊断更确切,并为制订治疗方案提供依据,需要做进一步检查。

【鉴别诊断】

1. 急性阑尾炎

(1)腹痛性质:溃疡病穿孔所表现出的转移性右下腹痛,往往先有上腹部隐痛不适再有突发剧痛,然后再有腹痛转移到右下腹。腹痛或因为消化液的稀释而缓解,或一开始就有上腹部突发的剧痛然后再有腹痛转移到右下腹。而阑尾炎的转移性右下腹痛往往是先有脐周的隐痛再有转移并固定于右下腹的表现。部分阑尾穿孔也可表现出剧痛之后的腹痛缓解,但从剧痛到腹痛缓解所经时间往往较短,稍有缓解后疼痛再逐渐加剧。而溃疡病穿孔表现出来的剧痛到腹痛缓解所经时间往往较长。

(2)腹痛部位:溃疡病穿孔最先出现腹痛的部位多为剑突下疼痛,而阑尾炎最先出现腹痛的部位多为脐周或上中腹或干脆就是右下腹。溃疡病穿孔所表现的"转移"其实是右下腹疼痛逐渐加重,而上腹部的疼痛并没有缓解。阑尾炎所表现的"转移"是脐周疼痛缓解,右下腹疼痛逐渐加重。

(3)压痛点与肌紧张:查体应注意阑尾炎一定在右下腹有最重的固定压痛点,即使穿孔引起弥漫性腹膜炎,上腹部的压痛和肌紧张仍然很轻,且无气腹存在。溃疡穿孔应该有上腹的肌紧张明显,且发病急剧,一开始就有腹膜炎的体征。

2. 急性胰腺炎　急性胰腺炎与溃疡病急性穿孔有很多相似之处,但前者腹痛起病相对要慢,不像溃疡急性穿孔那样"突发"。疼痛多从左上腹开始,放射至左肩、左侧腰背部。左上腹压痛往往比右侧明显,血尿淀粉酶明显增高,腹腔穿刺液淀粉酶更高,亦无气腹。

3. 其他疾病引起的胃肠穿孔　克罗恩病、结核憩室、肿瘤等亦可引起胃肠穿孔,但少见或罕见,且各有不同的慢性病史。

【治疗】

溃疡病穿孔的治疗原则主要是禁食、早期手术、抗休克、抗感染等。

(一)非手术治疗

1. 非手术治疗适应证

(1)患者就诊时间早,胃、十二指肠内容物注入腹腔不多,表现化学性腹膜炎很轻,经胃肠减压易得到控制。

(2)穿孔较小或已经被堵塞的亚急性穿孔。

(3)空腹穿孔,入院时腹膜炎的体征不重。

(4)患者情况较好,经入院初步处理后腹膜炎有所减轻。

(5)慢性穿孔不必行紧急手术,但后来多需行手术治疗。

(6)不适宜手术者。

2. 非手术治疗措施

(1)禁食:一经确诊为溃疡病急性穿孔,即禁任何饮食,包括各种药品,目的是尽量减少胃内容物及胃内分泌。

(2)镇痛:由于溃疡穿孔的疼痛剧烈难忍,有些患者可因疼痛而休克,故一旦明确诊断,即可肌内注射哌替啶等镇痛药物,解除患者痛苦。

(3)胃肠减压:及早放置胃管,抽吸胃内容物,减轻胃肠压力,防止外溢腹腔继续污染。

(4)静脉输液:可根据患者呕吐轻重、尿量多少、体温变化、胃肠减压量及血压改变情况等,及时补充调整输液量和电解质,并加强营养等支持治疗。

(5)抗感染:首先多采用抗菌能力强且抗菌谱广的抗生素,如头孢霉素类、氨苄西林等。待腹水细菌培养结果出来后则可选用敏感抗生素。

(6)抑制酸分泌:胃酸对于无酸屏障的腹膜刺激性非常强。酸刺激是溃疡穿孔者剧烈疼痛和腹膜炎发生的最主要病理机制;因此,抑制胃酸分泌是治疗溃疡病穿孔最重要的措施之一。PPI和生长抑素的广泛使用,使溃疡病穿孔的保守治疗病死率降低。

(二)手术治疗

1. 手术指征

(1)年龄在 45 岁以上、溃疡病史 5 年以上。

(2)有出血史或再次穿孔。

(3)饱餐后发生的穿孔。

(4)穿孔后就诊不及时。

(5)一般情况差,血压、脉搏不稳定或有休克及明显中毒症状的。

(6)合并有出血或幽门梗阻。

(7)经非手术疗法效果不佳或病情更趋恶化者。

2. 手术治疗措施　手术时机非常重要,如穿孔时间超过 24 小时,虽给予手术治疗,病死率亦大增;即使幸存,也易引起腹腔内脓肿或广泛粘连。因此,早期诊断,及时处理非常重要。手术应以方法简单、时间短、解决主要问题为原则。可结合患者病史长短、溃疡症状轻重、腹腔污染情况及有无其他并发症来决定手术方式。

(1)单纯修补缝合术:单纯修补缝合术方法简单,至今临床仍广泛应用,但需除外溃疡巨大穿孔或癌性穿孔。它仅治疗穿孔而未治愈溃疡,术后溃疡复发率高,需再次手术。单纯修补术是十二指肠溃疡穿孔的不确定性手术,仅把它作为确定性手术的前期治疗方法,所以单纯修补术只适用于年龄大、症状重、伴有休克等而不能接受较长时间手术的患者。必须指出,术后要进行药物治疗,包括 H_2 受体阻滞药,PPI(奥美拉唑)等,如果治疗 6 个月复查溃疡仍未愈或出现幽门梗阻、溃疡再次穿孔等严重并发症,必须行确定性的手术治疗。

(2)胃大部切除术:其手术适应证及手术方式已为专科医师所掌握,可作为急性胃、十二指肠溃疡穿孔的确定性手术方式。它切除了穿孔的溃疡病灶,去掉了大部分的胃,既解决了穿孔,又消灭了溃疡病灶。但它存在着胃大部切除术的并发症,同时并不是每个穿孔的患者都适合行胃大部切除术,它受患者全身及局部情况的限制,如有无休克、有无并发严重疾病、穿孔时间是否太长、局部是否有巨大溃疡穿孔、是否有穿透性后壁溃疡穿孔,这些都制约着胃大部切除术的施行。常见严重并发症为吻合口瘘及十二指肠残端瘘。胃大部切除术分 Billroth Ⅰ 式和 Ⅱ 式,Ⅰ 式手术操作较简单,费时少,吻合后的胃肠道接近正常解剖生理状态,术后胃肠道功能紊乱引起的并发症少,故被优先选用,但易复发或发生吻合口瘘;Ⅱ 式能够切除足够的胃组织而降低溃疡复发率,对十二指肠残端的组织要求较 Ⅰ 式低,但 Ⅱ 式改变了正常的解剖生理结构,带来了诸多并发症。胃大部切除术,不是十二指肠溃疡穿孔治疗的最佳术式。

(3)各种迷走神经切断术:迷走神经切断术既降低了神经相又降低了激素相胃酸分泌,促使溃疡愈合。目前临床上效果明确的迷走神经切断术:①选择性迷走神经切断术加胃引流术;②高选择性迷走神经切断术;③胃浆肌层切开术;④高选择迷走神经切断术加保留胃窦部浆肌层胃窦黏膜切除。这些手术方法除④外,皆已被应用到十二指肠溃疡穿孔的治疗,且取得较满意的效果。其中穿孔修补加高选择性迷走神经切断术应用较广泛。穿孔修补加高选择性迷走神经切断术由于不受溃疡穿孔局部情况的限制,近期、远期并发症远远低于胃大部切除术,因而更为适用。

(4)腹腔镜技术:因其有对腹腔观察的良好视野,彻底的腹腔冲洗及极少的伤口并发症的发生(特别是对高危患者),这种方法已经逐渐被广泛使用。使用腹腔镜技术用大网膜覆盖穿孔,可以大大减少手术创伤及痛苦,缩短患者恢复时间,但是对比于开放手术而言,腹腔镜修补术后发生再穿孔而需要进行二次手术的比例明显增高。这种方法是单纯修补缝合术的发展。

第六节 胃、十二指肠溃疡梗阻

胃、十二指肠溃疡梗阻,指由于胃及十二指肠溃疡引起的胃排空障碍,常见于幽门梗阻及十二指肠梗阻。幽门梗阻为溃疡病最常见的并发症,多见于十二指肠溃疡,偶可见于幽门管或幽门前区溃疡。十二指肠梗阻多见于十二指肠球降交界处及附近溃疡所导致的梗阻。

【临床表现】

1. 症状

(1)清晨腹痛:正常生理状况下,胃酸分泌出现昼夜波动,下午2时至凌晨1时最高,上午5时至11时最低,胃、十二指肠溃疡患者极少发生清晨腹痛,而以夜间痛为多。梗阻患者由于胃潴留,胃窦G细胞分泌较多胃泌素,使胃酸分泌增高,失去昼夜变化的生理特性,故会出现清晨腹痛,为早期主要表现。

(2)疼痛性质改变:幽门梗阻或十二指肠梗阻时,消化性溃疡的灼痛、隐痛、钝痛、进食后缓解可转变为弥漫性、不定位性上腹胀痛,进食后加剧,晚上尤为突出。

(3)制酸剂失效:制酸剂失效为本病早期最常见的表现,系由于胃酸分泌增多,使一般剂量制酸剂不足以中和胃酸而镇痛。因此,对原来能为制酸剂所缓解的溃疡病患者出现疼痛加重并不能为药物所缓解,应考虑本病的可能。梗阻患者服用抗胆碱能解痉药,会使胃排空进一步延迟,加重胃潴留和胃痛,属禁忌。

(4)腹胀:患者因胃潴留常感上腹饱胀,进餐后更为显著,导致畏食、食欲缺乏或丧失。有些患者为减轻腹胀程度而限制摄食量,常导致营养障碍。

(5)呕吐:当梗阻达到一定程度以后,胃潴留致胃扩张而导致呕吐。患者感觉腹胀食滞,反复呕吐,其特点为常发生在餐后或定时发生在晚间或下午,呕吐量大,一次可达 1000～2000ml。往往为酸酵宿食,不含胆汁,呕吐后腹痛、腹胀可获暂时缓解,因此,患者常自行诱发呕吐以缓解症状。

(6)水、电解质代谢失调:由于反复大量呕吐及长期禁食,患者出现全身性营养不良、脱水、代谢性碱中毒、低钾低氯血症及肾前性氮质血症。表现为消瘦、口渴、尿少、呼吸短促、四肢无力、心慌眼花,部分患者出现嗜睡、烦躁不安、神志迟钝、手足抽搐等症状,严重者甚至发生昏迷和休克。

2. 体征　患者消瘦,贫血貌,皮肤干燥,弹性差,口唇干裂,舌干、有苔,眼球内陷,脱水征明显。上腹部隆起,腹壁薄者可见胃型,偶见胃蠕动波,从左肋弓下行向右腹,晚期消失。叩诊上腹部鼓音,听诊可闻及特征性的空腹震水声和气过水声。Chvostek 和 Trousseau 征阳性。

【辅助检查】

1. X 线钡剂检查　对诊断本病极有帮助,不仅能确定梗阻存在与否及梗阻的性质,而且还能确定梗阻部位及排空时间,为诊断提供影像依据。完全性梗阻本项检查应属禁忌。因此,在本项检查以前,应做生理盐水负荷等试验,确定梗阻程度,并抽空胃内容物。必要时可行碘油造影代替钡剂造影。通常取透视下变动体位法及摄侧位和前后位片,注意前后位片扩张的胃窦常掩盖幽门区和十二指肠球部。X 线钡剂示胃张力减低,胃腔扩大,常大于正常 2 倍以上,胃皱褶增生肥厚,有些患者可见胃溃疡龛影。正常钡剂后 2 小时大部分钡剂已排空,4～6 小时只有少量残留。如果 4 小时胃内有 60％钡剂残留,6～8 小时有 25％钡剂残留,证实有梗阻、胃排空延迟。如24小时仍有钡剂残留,可以确定有瘢痕性梗阻存在。功能性狭窄所致的胃窦、十二指肠畸形不恒定,易改变;而器质性狭窄多持续而恒定。

2. 电子胃镜检查　内镜下可见幽门及十二指肠黏膜水肿或瘢痕性狭窄,有助于确定病因及了解解剖变化。胃镜下可见胃内充满滞留食物及分泌物,胃黏膜增生肥大及水肿,可发现胃、十二指肠溃疡病灶。若是十二指肠球部或球降交界的溃疡,可明确区分是幽门梗阻还是十二指肠梗阻。有的球部巨大溃疡可能二处梗阻同时存在。梗阻时由于胃潴留易致胃食管反流,胃镜下大多可发现严重的反流性食管炎。但胃镜不能观察胃排空情况,在大部分的情况下,内镜不能通过十二指肠或幽门狭窄的地方,故狭窄后段不能清楚看见,为其不足之处。如发现狭窄处,黏膜有不正常的现象或溃疡底部有肿胀的病变,应采取活检以确定有无癌变。

【诊断】

1. 病史　有胃、十二指肠溃疡病史,特别是慢性溃疡病史,是梗阻的重要参考证据。

2. 症状　早期溃疡疼痛节律性发生变化,出现清晨腹痛,制酸剂失效,晚期出现严重腹胀,呕吐大量酸酵宿食,吐后腹胀、腹痛缓解。这些症状提示梗阻可能。

3. 体征　消瘦、脱水、体重减轻。闻及空腹震水音,偶见胃蠕动波。

4. 胃液测定　对可疑病例,可在清晨空腹置鼻胃管抽尽胃液并测定其量,正常人空腹胃液一般在30～50ml,如超过200ml,提示有胃潴留,如胃液混有宿食,表示有梗阻。

5. 辅助检查　如生理盐水负荷试验、清淡饮食负餐试验、X线钡剂检查、电子胃镜检查等可明确诊断。

【鉴别诊断】

1. 胃癌　发病年龄多大于45岁,当发生幽门梗阻症状时已进入胃癌晚期。病程较溃疡短,故胃扩张程度较轻,胃蠕动波少见。呕吐物为无酸或低酸宿食,有别于溃疡梗阻。有时上腹部扪及肿块,粪隐血试验可持续阳性。X 线钡剂示胃窦部持续变形,充盈缺损,边界毛糙,但十二指肠球部往往正常。可在胃镜直视下观察肿瘤病灶并取活组织检查,有助于鉴别诊断。

2. **胃黏膜脱垂**　表现为间歇性上腹疼痛,缺乏溃疡疼痛的节律性及周期性变化,对制酸剂治疗无效。上腹疼痛症状在左侧卧位能缓解。常伴有上消化道出血。X 线钡剂检查示十二指肠球部呈"伞状"或"菜花样"充盈缺损,边缘较光滑,幽门管增宽、增长,胃略呈淤滞。胃镜检查可直接观察脱垂现象。该病常同时伴有十二指肠溃疡,应引起注意。

3. **十二指肠降部以下的非溃疡性梗阻性病变**　十二指肠肿瘤、十二指肠淤滞症、胰头癌、胆囊周围炎伴粘连等,除具有各自相应的临床表现外,均可导致胃排空障碍引起与溃疡梗阻相似的临床症状,容易误诊。同样伴有呕吐、胃扩张、胃潴留,但呕吐物含有胆汁可鉴别。X 线、胃镜及其他一些检查能确定梗阻性质与部位。

4. **成人肥厚性幽门狭窄**　该病为成人非炎症性幽门肌肥厚,较少见。X 线、胃镜检查有助于鉴别。

【治疗】

早期治疗以内科保守治疗为主;后期治疗可行内镜下球囊扩张治疗。

(一)治疗原则

1. 纠正水、电解质代谢紊乱。

2. 胃内减压。

3. 加强溃疡治疗。

4. 对持续性瘢痕梗阻,行手术治疗或内镜下扩张治疗。

(二)内科治疗

1. 一般治疗

(1)卧床休息:减少胃蠕动和热量消耗,大量呕吐者宜禁食,少量呕吐者可少量流质饮食。

(2)记录出入量:由于频繁呕吐,患者可有水电解质紊乱、酸碱平衡失调及营养不良,观察出入量可为判断病情及治疗提供参考。

(3)饮食:不完全梗阻者可给予流质饮食,每小时 30～50ml,3～5 日好转后可进半流质饮食。梗阻严重者应禁食,给予全胃肠外营养。

(4)胃肠减压及胃灌洗术:目的是缓解胃潴留,同时使炎症水肿缓解,胃壁肌层的张力得以恢复。梗阻明显者,禁食的同时给予胃肠减压,放置胃管连续抽吸 72 小时后,于每日晚餐后 4 小时行胃灌洗术,先将潴留的胃内容物抽出后,再以生理盐水洗胃,以减轻炎症、缓解梗阻。如胃潴留已少于 200ml,说明胃排空已接近正常,可给予少量流质食物并逐渐加量。

2. 药物治疗

(1)静脉输液:纠正水、电解质及酸碱平衡紊乱是治疗梗阻的首要问题,患者入院后先给予生理盐水 2000ml,待尿量增加,再加入氯化钾溶液 40～60mmol(1g 氯化钾含钾 13.3mmol),即 15%氯化钾溶液 20～30ml;低钾性碱中毒严重者甚至每日应补充 6～8g 的氯化钾。水分的补充则用 5%～10%葡萄糖注射液。按每天基础需要量 2500ml 计算,外加每天从胃管吸出的量和失水量的一部分。因此每天输入液体量,除按血化验测定结果输入适量的电解质溶液外,不足水分以葡萄糖液补充。

(2)全胃肠外营养疗法:严重营养不良患者,需改善营养,补给足够的热量,尽早给予全胃肠外营养。

(3)口服或注射 PPIs 并且加倍剂量:雷贝拉唑 10mg,每天 2次或埃索美拉唑 20mg,每天 2 次,对于水肿性梗阻或瘢痕性合并水肿性梗阻者疗效确切。单纯水肿性梗阻经足量足疗程的 PPI 治疗,随着溃疡愈合梗阻可完全解除。对于瘢痕性合并水肿性梗阻者,PPI 治疗后溃疡愈合,其瘢痕狭窄不很严重时也可不行手术治疗,但之后要积极预防溃疡反复复发,否则瘢痕狭窄会越来越严重,最终需依赖手术治疗。

(4)幽门螺杆菌的根除:根除幽门螺杆菌后,十二指肠溃疡并幽门梗阻复发率远低于未根除患者。

(三)手术治疗

溃疡梗阻在下列情况下应手术治疗:①经内科非手术治疗 1 周,症状仍不缓解者;②器质性溃疡梗阻且梗阻程度严重;③溃疡反复发作,有潴留间歇性出现;④既往有出血、穿孔、梗阻;⑤怀疑有溃疡恶变后癌肿所致者。经短期内科治疗无效,说明瘢痕挛缩为引起幽门梗阻的主要因素;或经检查诊断为胃溃疡,尤其是有恶变可疑者,于非手术疗法使炎症水肿消失后,应择期行手术治疗。既往所采用的单纯引流术,如幽门成形术或胃空肠吻合术,不能解决溃疡病的问题。因此现在普遍施行胃切除术或迷走神经切断术,后者以选择性或高选择性迷走神经切断术为主,而迷走神经干切断术已很少应用。

(四)内镜下扩张治疗

内镜下球囊扩张治疗主要是利用气囊来扩张幽门及十二指肠的狭窄部位,使梗阻症状得到一定程度的缓解,该技术常可作为手术的替代治疗,并可多次扩张治疗。球囊扩张治疗狭窄的原理为强力扩张狭窄环周纤维组织,使局部扩开,并引起肌层撕裂,缓解肌层痉挛。经多次扩张治疗,若效果欠佳,可行外科手术。

第七节　胃　癌

胃癌(gastric cancer)是源于胃黏膜上皮的恶性肿瘤。由于卫生条件的改善及预防和治疗措施的改进,胃癌的发病率有所下降。总体上,男性胃癌的发病率约为女性的 2 倍。胃癌的发生与Hp 感染、饮食、吸烟、血型、遗传、种族和化学物质如亚硝胺等因素有关。

【病因】

1. 环境因素　　不同国家和地区发病率的明显差别说明与环境因素有关,其中最主要的是饮食因素。流行病学家指出,多吃新鲜蔬菜、水果、乳制品,可降低胃癌发生的危险性,而多吃霉粮、霉制食品、咸菜、烟熏及腌制鱼肉,以及过多摄入食盐,则可增加危险性。如长期吃高浓度硝酸的食物(如烟熏和腌制烟熏鱼肉、咸菜等)后,硝酸盐可在胃内被细菌的还原酶转变成亚硝酸盐,再与胺结合成致癌的 N-亚硝胺。细菌可伴随腐败的不新鲜食物进入胃内,慢性胃炎或胃部分切除术后胃酸分泌低也有利于细菌大量繁殖。老年人因胃酸分泌腺的萎缩也常引起胃酸分泌低,同样也利于细菌的生长。正常人胃内细菌少于 $10^3/ml$,在上述情况下细菌可增殖至 $10^6/ml$ 以上,这样就会产生大量的亚硝酸盐类致癌物质,致癌物质长期作用于胃黏膜可致癌变。

2. 遗传因素　　遗传因素对胃癌的发病亦很重要。胃癌的家族聚集现象,以及可同时发生于单卵双胞胎,支持了这种看法。而更多学者认为是遗传因素使个体对致癌物质更易感。

3. 免疫因素　　免疫功能低下的人胃癌的发病率较高,可能机体免疫功能障碍,对癌症的免疫监督作用下降,在胃癌的发生中有一定意义。

4. 癌前疾病和癌前病变　　胃癌的癌前状态分为癌前疾病和癌前病变,前者指与胃癌相关的胃良性病变,有发生胃癌的危险性,后者指较易转变为癌组织的病理学变化。据长期临床观察,胃癌的癌前疾病有:①慢性萎缩性胃炎;②胃息肉,增生型者多不发生癌,但腺瘤型者则可能发生癌变,广基腺瘤型息肉>2cm 者易癌变;③残胃炎,特别是行毕Ⅱ式胃切除术后者,癌变常在术后

15 年以上才发生;④恶性贫血、胃体有显著萎缩者;⑤少数胃溃疡患者。肠化和不典型增生被视为胃癌的癌前病变(有学者认为,仅有不典型增生是癌前病变),胃黏膜可被肠型黏膜所代替,即所谓胃黏膜的肠化。肠化有小肠型和大肠型。大肠型又称不完全肠化,推测其酶系统不健全而使被吸收的致癌物质在局部累积,导致细胞的不典型增生,可发生突变成癌。

5. 幽门螺杆菌感染　幽门螺杆菌(Hp)感染被认为和胃癌的发生有一定的关系。大量流行病学资料提示 Hp 是胃癌发病的危险因素,在实验研究中,已成功地以 Hp 直接诱发蒙古沙鼠发生胃癌。Hp 具有黏附性,其分泌的毒素有致病性,导致胃黏膜病变,自活动性浅表性炎症发展为萎缩、肠化和不典型增生,在此基础上易发生癌变。

【发病机制】

正常胃黏膜上皮细胞是由原始新生细胞(干细胞)不断分裂生长分化而来的,何时生长、何时死亡都是受机体控制的,不会疯狂失控生长。干细胞都有各种原癌基因和抑癌基因,绝大多数情况下原癌基因的特性不表达出来,不会形成致癌物质,因此也就不能发育成胃癌细胞。

有胃癌家族史者原癌基因可能更容易表达出来,这就是遗传因素。除了遗传等内在因素外,还有很多外在的致癌因素,如上述高危人群面临的各种非遗传因素也可直接诱发或长期破坏胃黏膜屏障,使促癌物质更易诱发干细胞癌基因表达或基因突变而产生致癌物,使新生不成熟的原始细胞不能分化成具有正常功能的胃黏膜上皮细胞,而是变成各种分化程度不良且生长失控的非正常细胞。

若机体的免疫监测功能正常,往往可以清除少量的异常细胞;但当长期心理状态不佳引起内分泌系统异常及免疫功能长期低下,或异常细胞由于某种未知原因逃逸了机体的免疫监测时,则异常细胞最终发展成机体无法控制其生长的胃癌细胞,完成癌变过程。

癌变过程很漫长,可达数十年,常为慢性浅表性胃炎→萎缩性胃炎→肠上皮化生→异型增生(不典型增生)→胃癌,这样一个缓慢过程。一旦癌细胞形成且能对抗机体免疫监测后则会暴发性生长成肉眼可见的胃癌病灶,根据患者不同的年龄及生长代谢速度,这个过程可能需要半年到数年。

局部癌灶不断生长,就占据正常胃细胞的空间导致胃正常功能减弱,甚至直接浸润性生长到邻近组织和器官上继续生长。不断流经癌灶内部的淋巴液和血液会将癌细胞带到机体各个部位的淋巴结(最终再汇入血液)或全身各组织器官导致癌细胞广泛转移。局部癌灶疯狂生长突破胃浆膜后散落到腹腔内,种植在腹腔各部位。随着体内各处癌细胞疯狂无控制地生长,不断抢夺了正常细胞的营养物质,最终使正常组织器官因营养极度不良而功能衰竭,导致胃癌患者死亡。

【分型】

(一)大体分型

1. 胃癌早期　组织局限于黏膜和黏膜下层,而不论有无淋巴结转移(侵及黏膜下层者 11%～40%有局部淋巴结转移)。按日本内镜学会分为隆起型(Ⅰ型)、平坦型(Ⅱ型,再分为Ⅱa、Ⅱb、Ⅱc,分别为浅表隆起型、浅表平坦型、浅表凹陷型三种亚型)和凹陷型(Ⅲ型)。

2. 进展期胃癌　癌组织浸润达肌层或浆膜层称为进展期胃癌,国内学者将其大体分型为 9 型:结节蕈伞型、盘状蕈伞型、局部溃疡型、浸润溃疡型、局部浸润型、弥漫浸润型、表面扩散型、混合型、多发癌;国外学者按照 Borrmann 分型将其分为 4 型:隆起型(Ⅰ型)、局限溃疡型(Ⅱ型)、浸润溃疡型(Ⅲ型)、弥漫浸润型(Ⅳ型)(表3-6),其中弥漫溃疡型累及胃大部或全胃时称为皮革胃。以局限浸润型和浸润溃疡型较多见。

表 3-6　进展期胃癌 Borrmann 分型

分型	表现
Borrmann Ⅰ 型（隆起型）	癌肿生长较慢，常形成菜花样肿块，突向胃腔，表面常有糜烂、溃疡和继发感染，基底较宽。病变较局限，向深层组织浸润和转移较晚，故预后相对较好
Borrmann Ⅱ 型（局限溃疡型）	病变为一种明显的局部隆起性肿物，顶端伴有深的不规则溃疡，其直径一般在 3cm 以上，溃疡底部结节状不平，边缘不规则
Borrmann Ⅲ 型（浸润溃疡型）	癌肿中央坏死，形成溃疡，边缘隆起，质硬，基底不平。浸润较广，转移也早，故预后较差
Borrmann Ⅳ 型（弥漫浸润型）	癌细胞主要在胃壁内浸润，不呈现局部肿块。病变可累及胃部的一部或全部，胃壁增厚而僵硬，黏膜常无溃疡。如果全部胃壁被累及，则形成所谓"皮革样胃"，胃腔缩窄。此型胃癌细胞分化差，转移较早，预后也最差

（二）组织学分型

本分型是以癌的组织结构、细胞形状和分化程度为依据分普通类型、特殊类型和 Lauren 分型。

1. 普通类型　乳头状腺癌、管状腺癌、低分化腺癌、黏液腺癌、印戒细胞癌。

2. 特殊类型　腺鳞癌、鳞癌、类癌、未分化癌。

3. Lauren 分型　根据细胞形态与组织化学，把组织学类型分为肠型、弥漫型两型。肠型分化程度较高，多见于老年人，恶性程度低，预后较好；而弥漫型恰恰相反。

【转移途径】

胃癌有 4 种扩散形式，如下。

1. 直接蔓延扩散至相邻器官　如胰腺、脾、横结肠、网膜。

2. 淋巴结转移　是最常见的转移形式，分局部转移和远处转移，如转移至左锁骨上时的 Virchow 淋巴结。

3. 血行播散　常见于肝、肺、骨、中枢神经系统。

4. 腹腔内种植　癌细胞从浆膜腔脱落入腹腔,种植于腹膜、肠壁、盆腔。种植于直肠前窝出现肿块时,称为 Blumer shelf,直肠指诊可扪及;种植于卵巢,称为 Krukenberg 瘤。

【临床表现】

1. 症状　早期胃癌患者多无明显不适,部分患者可有消化不良的表现。进展期胃癌患者可有上腹痛、厌食、纳差、乏力及体重减轻。

胃癌发生并发症或转移时可出现一些特殊症状。贲门癌累及食管下段时可出现吞咽困难。胃癌并发幽门梗阻时可有恶心、呕吐;并发出血时可有呕血、黑粪或贫血。胃癌转移至肝可引起右上腹痛、黄疸或发热;转移至肺可引起咳嗽、呃逆或咯血;累及胸膜可出现胸痛或呼吸困难。胃癌侵及胰腺时,可出现背部放射性疼痛。

2. 终末期胃癌死亡前的症状

(1)常明显消瘦、贫血、乏力、食欲缺乏、精神萎靡等恶液病症状。

(2)多有明显的上腹持续疼痛:癌灶溃疡、侵犯神经或骨膜引起疼痛。

(3)可能大量呕血、黑粪等,胃穿孔、幽门梗阻致恶心、呕吐或吞咽困难或上腹饱胀加剧。

(4)腹部包块或左锁骨上可触及较多较大的质硬不活动的融合成团的转移淋巴结。

(5)有癌细胞转移的淋巴结增大融合压迫大血管致肢体水肿、心包积液;胸腹腔转移致胸腔积液、腹水,难以消除的过多腹水致腹部膨隆胀满。

(6)肝内转移或肝入口处转移淋巴结肿大融合成团或该处脉管内有癌栓堵塞引起黄疸、肝大。

(7)常因免疫力差及肠道通透性增高引起肠道微生物移位入

血致频繁发热,或胸腔积液压迫肺部引起引流不畅导致肺部感染,或严重时致感染性休克。

(8)因广泛转移累及多脏器,正常组织受压丧失功能,大量癌细胞生长抢夺营养资源使正常组织器官面临难以逆转的恶性营养不良最终致多脏器功能衰竭而死亡。

3. 体征　早期胃癌可无明显体征。进展期胃癌时可扪及上腹部肿块,伴压痛。肿块多位于上腹部偏右侧。如肿瘤转移至肝可有肝大或腹水;如腹膜有转移可出现腹水,移动性浊音阳性。侵犯门静脉或脾静脉时有脾大。有淋巴结转移时,可扪及淋巴结肿大、变硬,左锁骨上淋巴结转移时称 Virchow 淋巴结。

4. 并发症　①消化道出血;②幽门梗阻;③癌肿穿孔致弥漫性腹膜炎。

【辅助检查】

1. 实验室检查　缺铁性贫血较常见,可呈粪隐血阳性。

2. 胃镜检查　胃镜结合胃黏膜活检,是目前诊断胃癌最可靠的方法。胃的任何部位都可发生癌变,好发部位依次为胃窦(包括幽门前区)、小弯、贲门、胃底和胃体。

(1)早期胃癌:胃镜下,早期胃癌可表现为息肉样隆起,平坦或凹陷性改变;黏膜粗糙,斑片状充血或糜烂,触之易出血。

(2)进展期胃癌:病变处黏膜质脆,触之较硬易出血。该型胃癌胃镜下多可做出拟诊。有些病变胃镜下可无明显病灶,甚至普通活检也可呈阴性。临床疑诊时,可行大块黏膜切除,提高诊断阳性率。

超声内镜检查可较准确判断肿瘤的浸润深度和累及范围,了解有无局部淋巴结转移,有助于区分早期和进展期胃癌,可作为 CT 检查的重要补充。

3. X 线钡剂检查　当患者有胃镜检查禁忌证时,X 线钡剂检查有助于发现胃内的溃疡及隆起性病灶,分别呈龛影或充盈缺损,但难以准确判断其良、恶性;如黏膜皱襞破坏,消失或中断,邻近胃黏膜僵硬,蠕动消失,则恶性可能性大。X线钡剂检查对进展期胃癌的诊断率可达90%。

4. CT检查　平扫及增强扫描在评价胃癌病变范围、局部淋巴结转移和远处转移状况等方面具有重要价值,应当作为胃癌术前分期的常规方法。

5. 磁共振(MRI)检查　推荐对CT造影剂过敏者或其他影像学检查怀疑转移者使用MRI检查。MRI有助于判断腹膜转移状态,可酌情使用。

6. 上消化道造影　上消化道造影有助于判断胃癌患者胃原发病灶的范围及功能状态,特别是气钡双重对比造影检查是诊断胃癌的常用影像学方法之一。对疑有幽门梗阻的患者建议使用水溶性造影剂。

【诊断】

主要依据胃镜检查和病理活检。早期诊断是根治胃癌的前提,我国胃镜检查已经普及至镇、县医院。对下列胃癌高危患者应及早和定期进行胃镜检查:①40岁以上,尤其是男性,近期出现消化不良、呕血、黑粪、缺铁性贫血;②慢性萎缩性胃炎伴肠化或异型增生者;③良性溃疡经正规治疗2个月无好转或增大;④胃切除术后10年以上者;⑤X线发现胃息肉>2cm者。

【鉴别诊断】

1. 慢性胃炎　常有上腹不适、食欲缺乏或饱胀、恶心呕吐;发病多与饮食不节、劳累及受寒、不良情绪等因素有关;常反复发作,不伴极度消瘦、贫血等。胃镜和X线钡剂检查较易与胃癌相区分。

2. 功能性消化不良　上腹胀满、嗳气、反酸、恶心、食欲缺乏等。胃镜和X线钡剂检查等可明确诊断。

3. 胃溃疡　与胃癌有相似的临床症状。胃癌亦可表现为溃疡性改变,应仔细区分两者。主要鉴别见表3-7。

表 3-7　胃溃疡与胃癌的鉴别诊断

鉴别要点	胃溃疡	胃癌
年龄	中青年多见	中年以上居多
胃酸	正常或偏低,无真性缺乏现象	真性胃酸缺乏
溃疡直径	多<2.5cm	可>2.5cm
X 线表现	龛影壁光滑,位于胃腔轮廓之外,周围胃壁柔和,可呈星状聚集征	龛影边缘不整齐,位于胃腔轮廓之内,龛影周围胃壁僵硬,呈结节状,向溃疡聚集的皱襞中断
内镜下表现	圆形或椭圆形,底部平滑,周围胃壁柔和,皱襞向溃疡集中	形状不规则,一般较大,底凹凸不平,污秽苔,边缘呈结节样隆起,周围皱襞中断,胃壁僵硬,蠕动减弱
内镜活检	呈炎症性改变	检查见癌组织,可确诊

4. 胃息肉　较小的息肉可无任何症状,较大者可有上腹部饱胀不适、隐痛、恶心呕吐,有时可见黑粪。胃息肉需与隆起型胃癌相鉴别。胃镜和病理检查可明确诊断。

5. 胃间质瘤　多发于中年以上人群,临床无特异性症状,常见上腹饱胀、隐痛等。肿瘤多位于黏膜下层,界限较清楚。超声内镜可明确肿瘤来源,结合病理检查可与胃癌鉴别。

6. 原发性恶性淋巴瘤　多见于青壮年。临床表现除上腹部饱胀、疼痛、恶心等非特异消化道症状外,还可见贫血、乏力、消瘦等,部分患者可见持续高热或间歇热。胃镜下组织活检将有助于诊断。

【治疗】

早期胃癌没有淋巴结转移时,可采取内镜治疗,进展期胃癌在没有全身转移时,可手术治疗;肿瘤切除后,应尽可能清除残胃的 Hp 感染。

1. 内镜治疗 早期胃癌特别是黏膜内癌,可行内镜下黏膜切除术(EMR)或内镜下黏膜下剥离术(ESD)。内镜下治疗主要适用于中、高分化,无溃疡,直径<2cm且无淋巴结转移者。对切除组织应行病理检查,根据切缘、基底是否残留癌组织等情况判断是否追加手术。

2. 手术治疗 对于早期胃癌,可采取胃部分切除术。进展期胃癌,如无远处转移,尽可能根治性切除;伴有远处转移或者梗阻者,可行姑息性手术。手术切除加区域淋巴结清扫,是目前治疗进展期胃癌的主要手段。胃切除范围可分为近端胃切除、远端胃切除及全胃切除,切除后分别用 Billroth-Ⅰ、Billroth-Ⅱ及 Roux-en-Y 式重建消化道连续性。

3. 化疗 早期胃癌且不伴有任何转移灶者,术后一般不需化疗。单一药物化疗只适应于早期需要化疗者或不能承受联合化疗者。未做根治性切除的患者或不能手术者可联合化疗。术前化疗即新辅助化疗可使肿瘤缩小,增加手术根治及治愈概率;术后辅助化疗方式主要包括静脉化疗、腹腔内化疗、持续性腹腔温热灌注和淋巴靶向化疗等。常用药物有氟尿嘧啶、替加氟、丝裂霉素、多柔比星、顺铂或卡铂等。联合化疗多采用2～3种药物联合,以免增加药物毒性及不良反应。化疗失败与癌细胞对化疗药物产生耐药性有关。

4. 其他治疗 中医中药治疗、光动力学治疗、介入治疗和营养支持治疗等。

第4章

肠道急危重症

第一节　小肠扭转

肠扭转常因肠襻及其系膜过长,在自身重力或外力推动下发生肠扭转致肠腔受压、狭窄而形成机械性肠梗阻。小肠扭转起病急、病情进展快、并发症多、病死率高。

【病因及发病机制】

1. 解剖因素　包括先天性发育异常者肠系膜过长、肠管活动度较大等。

2. 诱发因素

(1)肠管本身的质量增加,如小肠憩室、肿瘤等或粘连致肠系膜扭曲使肠管位置发生改变。其中以小肠憩室最多,占50%以上。

(2)体位的突然改变或强烈的肠蠕动。临床观察,小肠扭转大都发生在饱餐后剧烈运动时。

【临床表现】

小肠扭转多发生于成年的体力劳动者,以青壮年多见,有饱餐、剧烈运动和参加重体力劳动史。发病急,持续性腹痛阵发性加剧,常有腰背部放射性疼痛伴持续性呕吐。体格检查明显腹胀,常呈不对称性或肠型,并可触及有压痛的肠襻,早期肠鸣音亢进并可闻及气过水音,当发生肠段坏死穿孔腹膜炎时,肠型消失、肠鸣音减弱或消失,出现腹肌紧张、触痛及反跳痛。

【辅助检查】

1. 实验室检查　白细胞计数、电解质及酸碱平衡紊乱、体温升高等对小肠扭转诊断缺乏特异性。血清无机磷、肌酸磷酸激酶及其同工酶、D-乳酸升高对诊断肠管绞窄有帮助。

2. X 线检查　部分扭转者,早期可无异常发现,全扭转者可见十二指肠膨胀,空肠和回肠换位或排列成多种形态的小跨度蜷曲肠襻等特有的征象。有时可见不随体位移动的长液面、假瘤征和咖啡豆征。

3. CT 检查　小肠扭转螺旋 CT 特征如下。

(1)"漩涡征":为肠曲紧紧围着某一中轴盘绕聚集,形成 CT 上呈"漩涡"状影像。"漩涡征"虽然高度提示肠扭转,但并非特异性。肠扭转的诊断不仅要有肠管走行改变的征象,还要有其伴行血管走行异常,因为肠扭转的同时,该段肠系膜内的血管必然也扭转。诊断肠扭转应同时具备以上两个方面的征象。单纯粘连性肠梗阻也可表现出"漩涡征"是因粘连的肠管受牵拉扭曲,而其肠管未发生旋转,该"漩涡征"为假"漩涡征"。为与肠扭转鉴别可行血管重组,观察肠系膜血管是否也形成"漩涡征",或仅有扭曲征象。

(2)"鸟喙征":扭转开始后未被卷入"涡团"的近端肠管充气、充液或内容物而扩张,其紧邻漩涡缘的肠管呈鸟嘴样变尖。

(3)肠壁强化减弱、"靶环征"和腹水:"靶环征"为肠壁呈环形对称性增厚并出现分层改变,为黏膜下层水肿增厚的征象,在判断有无发生绞窄方面,肠壁强化减弱的特异性为 100%,"靶环征"为 96%。

4. 肠系膜上动脉造影　对小肠扭转患者行肠系膜上动脉造影,可发现肠系膜上动静脉呈螺旋状征,回肠动静脉与空肠动静脉换位等特征性表现。

【诊断】

小肠扭转结合病史、临床表现和相关检查,诊断并不困难。因小肠扭转极易发生肠管绞窄,病情进展迅速、病死率高,多数需要行手术治疗以挽救生命,所以早期确诊尤为重要。

【鉴别诊断】

临床医生对出现肠梗阻者,尤其对出现粘连性肠梗阻者,要高度警惕此病,并迅速地与其他可引起剧烈腹痛、呕吐和肠梗阻的疾病做出鉴别,提高诊断的准确率和速度。

1. **腹内疝**　与部分肠扭转的临床表现极其相似,急骤发病,迅速出现绞窄性肠梗阻的症状。X 线检查和选择性血管造影是鉴别的主要手段。X 线腹部片可见充气的肠襻聚集一团,钡剂检查可见一团小肠襻聚集在腹腔某一部位,周边呈圆形。选择性血管造影可见小肠动脉弓移位。个别患者则需剖腹探查才能确诊。

2. **肠系膜血管栓塞**　患者往往有冠心病或心房纤颤史,多数有动脉硬化表现。选择性肠系膜上动脉造影不仅可以确诊,而且还可以帮助早期鉴别肠系膜栓塞,血栓形成或血管痉挛。根据病史和影像学的特异性改变,可以鉴别。

3. **急性肠穿孔**　急性肠穿孔可发生于急性肠溃疡、肠坏死或外伤等,表现为突发腹痛,呈持续性剧痛,常使患者不能耐受,并在深呼吸与咳嗽时加剧。疼痛范围与腹膜炎扩散的程度有关,可局限或遍及全腹,症状与肠扭转有相似之处,腹部检查除均有局部或全腹腹肌板硬外,肠穿孔有特征性的肝浊音区缩小或消失,另结合 X 线检查发现有膈下游离气体可以鉴别。

4. **急性假性肠梗阻**　假性肠梗阻是一种无机械性肠腔梗阻而具有肠梗阻症状和体征的临床综合征,由无效性肠推进运动造成。主要临床表现为中、上腹部疼痛、腹胀、呕吐、便秘等,体格检查有肠型、蠕动波和肠鸣音亢进,与肠扭转引起的梗阻需鉴别。立位腹部平片、CT 检查有助于鉴别。

5. **肠套叠**　一般多发于儿童。肠套叠有 4 个主要症状:腹痛、呕吐、便血与黏液、腹部肿块。痉挛性体质、肠管先天性异常、外伤、肠道炎症、异物与肿瘤,均可为发病因素或诱因。可行腹部 B 超、CT 检查鉴别,必要时需手术探查确诊。

6. **回肠远端憩室炎(Meckel 憩室炎)**　发病年龄以幼儿与青

少年较多,男性占绝大多数。其主要临床表现为腹痛、呕吐、右下腹压痛、腹肌紧张;发热和白细胞增高,并可合并肠梗阻。如小儿或年轻患者出现上述症状并有血便,或原因未明的急性机械性肠梗阻又无剖腹病史者,应注意回肠远端憩室炎的可能。在无消化道梗阻时,可行全消化道 X 线气钡双重造影、胶囊内镜和双气囊小肠镜检查有助于明确诊断,合并肠梗阻者,可行 CT 检查观察肠管及伴行血管形态及走行以明确诊断,少部分患者须靠手术探查方能确定诊断。

【治疗】

(一)非手术治疗

1. 适应证

(1)全身情况较好,血压、脉搏基本正常的早期肠扭转。

(2)无腹膜刺激症状、体征或经初步非手术治疗明显好转者。

(3)对年老、体弱、发病超过 2 天的无绞窄的扭转也可试用。

2. 治疗方法

(1)一般治疗:应严格禁食,同时进行持续性胃肠减压。及时补充液体,纠正水、电解质紊乱。可给予针对肠源性细菌感染的抗生素,防治感染的发生。

(2)手法复位:①颠簸疗法。小肠扭转早期,病情较轻者可先试行手法复位。患者取膝肘位,显露下腹。术者立于病床一侧,用手按逆时针方向轻轻按摩腹部,同时用手抬起腹部后突然放松,如此反复,逐渐加重颠簸,尤其是脐部和脐下部位。腹胀明显者,可将腹部左右摇晃,上下反复颠簸,一般连续 3~5 分钟后休息 1 次,连续进行 3~4 次即可。通常在 1~2 次颠簸后即有轻快感,症状减轻。如颠簸后无便意,可给予少量温盐水灌肠,以刺激肠蠕动。②推拿疗法。患者取仰卧位,双手涂滑石粉后由剑突向下腹的方向抚摸 2~3 分钟,然后进行绕腹周推拿(与扭转方向相反)。如腹部抵抗感变为柔软,并听到肠鸣音亢进,也有气过水声,说明推拿有效。经推拿 10～20 分钟如无便意,可让患者起床活动,间隔 1～2 小时,再推拿 1 次。一般在 1～2 小时有大量稀便排出,腹部松软凹下,肠型和阵痛消失。

因手法复位一旦处理不好,易出现肠管破裂和加速肠管内细菌、毒素的吸收。因此,目前较少使用手法复位。

(二)手术治疗

小肠扭转的诊断明确后,一般应及时手术治疗,避免发生肠坏死。

发生小肠扭转时,当肠管缺血时,黏膜破坏,渗透性增加,肠腔内菌丛滋生。故肠内有大量的细菌和毒素。为防止在扭转解除后有大量毒素入血,使休克加重或引起脓毒血症,在解除梗阻之前,首先将闭襻内外的肠内容物全部减压吸出。方法:将肠管切一小口用负压吸尽。

手术时应尽快将扭转肠襻反旋转复位。术中探查如发现小肠颜色正常,血供良好,腹腔内无血性渗液,可不做特殊处理,仅行小肠复位术。如小肠颜色暗红,但血供良好,可将小肠复位后,用生理盐水热敷,如肠管颜色恢复正常,可免除小肠切除术。如肠管呈黑色、肠壁失去弹性和蠕动、系膜血管失去搏动、肠管弥散出臭味,此种肠管应判断为完全坏死,应全部切除。坏死肠段切除后将近侧肠管断端拉至切口旁开放减压,使肠内容流到无菌盆内,然后再行端端吻合或端侧吻合术。并尽量保留 1cm 以上小肠以提高长期存活率。

对于先天性肠扭转,若出现肠系膜异常时,应将盲肠从升结肠固定于右外侧的腹膜壁层。亦可将升结肠系膜从回盲部至十二指肠空肠曲斜行固定于背侧的腹膜壁层,以防止小肠嵌入结肠系膜和后侧的腹膜壁层间引起梗阻。横结肠后位时,将扭转的肠管按反时针方向旋转 360°,使腹膜后的横结肠转到肠系膜根部的前方,固定盲肠和升结肠于右侧腹膜壁层,肠系膜血管前方的十二指肠下部移位到腹部右侧,解除肠系膜静脉淤滞。

术后治疗:急性肠扭转术后处理主要根据患者术前的水、电解质失衡情况及营养状况而定,继续纠正水、电解质的平衡失调,维持人体的需要,改善患者的营养状况,并应用白蛋白、血浆以减轻肠壁水肿,选用抗生素直至体温降至正常。

第二节 盲肠扭转

盲肠扭转实际上是指盲肠、回肠末端和升结肠的扭转。正常情况下,盲肠附着在后腹壁,不会发生扭转。任何年龄都可能发生盲肠扭转,多见于 40 岁以下青年人,男性较女性多见。盲肠扭转的典型改变为右侧结肠的扭转、折叠。盲肠扭转的主要症状为腹部严重的疼痛,呈绞痛,伴恶心、呕吐、腹部膨隆。

【病因及机制】

其主要病因为右侧结肠固定不良,同时与盲肠的过度活动有关。急剧的盲肠扩张可以由创伤、泻药、便秘、产后韧带松弛及远侧结肠梗阻引起。

【分型】

盲肠扭转占结肠扭转的 $10\%\sim40\%$,可分为两种类型。

1. 以回结肠血管为轴的旋转 约占 90%,是沿逆时针方向斜行扭转,回肠和盲肠换位。

2. 盲肠翻折 约占 10%,是盲肠平面向前、向上翻折,在翻折处形成梗阻。

【临床表现】

盲肠扭转的临床表现无特异性,其程度取决于受累肠道的范围、扭转的角度和时间。常见的临床表现包括全腹疼痛、腹胀、腹泻或顽固性便秘、呕吐和不排便排气。盲肠扭转的临床症状与小肠扭转基本相同,而且病程进展更为迅速。体格检查:腹膨隆、触痛,右腹部或脐区可触及肠襻,叩诊呈鼓音,可闻及肠鸣音亢进和气过水音。

【辅助检查】

1. X 线检查 腹部 X 线片是主要的辅助检查手段。扩张的盲肠表现为卵圆形巨大肠襻,有大而长的单个气-液平面,可见于腹部任何位置,取决于它的本来位置、肠扩张程度、扭转范围、角度及持续时间。在扩张盲肠的右侧可见扩张的小肠襻,为充气的回肠及其内小气-液平面;而其远端结肠常很少积气。

2. 钡剂灌肠检查 钡剂灌肠检查可以在肠扭转的部位出现"鸟嘴征"。

3. CT 扫描 CT 检查可以发现扩张肠襻的上下端变细,也可出现肠曲紧紧围着某一中轴盘绕聚集的"漩涡征""鸟喙征"和肠壁强化减弱、"靶环征"。

【诊断】

盲肠扭转的临床表现缺乏特异性,单从病史和临床表现入手很难确立诊断,50%的盲肠梗阻,可以通过腹部系统性检查确诊。

【鉴别诊断】

1. 急性阑尾炎 急性阑尾炎是误诊较多的急腹症。其症状是由于腹膜刺激与毒血症所引起。症状往往按下列次序出现:中上腹部或脐周疼痛,恶心、呕吐,腹痛转移或集中在右下腹,右下腹有明显压痛—体温升高—白细胞增多与核左移现象。体格检查发现阑尾压痛点(麦克伯尼点)有明显压痛、反跳痛,右下腹肌紧张,挤压左下腹可引起右下腹疼痛(即结肠充气试验)等体征。后位阑尾炎时,将患者右下肢向后过度伸展时,可使右下腹疼痛加剧(即腰大肌征阳性)。实验室检查示中性粒细胞增多与核左移。但该病一般无肠梗阻的表现。B 超可实时显示病变阑尾位置和程度,但阴性结果不能排除阑尾炎诊断。

2. 炎症性肠病 包括溃疡性结肠炎(UC)和克罗恩病(CD)。暴发型溃疡性结肠炎患者常出现急性腹痛,腹泻呈黏液脓血便,伴有全身症状(如发热、贫血、消瘦、乏力等)或肠外表现(皮肤、关节、眼部及肝胆等的病变)。克罗恩病多见于脐周或右下腹痛,误诊率较高,肠镜检查、B超、CT检查有助于同肠扭转鉴别。

3. 小肠扭转、乙状结肠扭转 盲肠扭转还需与小肠扭转、乙状结肠扭转相鉴别。典型患者从腹部X线片即可鉴别,不典型的患者多需行剖腹探查方能鉴别。

【治疗】

手术是盲肠扭转的主要治疗手段。非手术治疗危险性较大,一般较少采用。非手术治疗方法,如钡灌肠、结肠镜等,对盲肠扭转的疗效比乙状结肠扭转差,且导致盲肠穿孔的危险性比乙状结肠大。

术中首要的是探查扭转的盲肠(连同升结肠和末端回肠)有无坏死,如无坏死,将扭转的肠襻按其扭转的相反方向回转复位。多项研究表明,单纯复位复发率达20%～75%,故不推荐单纯复位。复位后如肠系膜血液循环恢复良好,还需切开盲肠外侧后腹膜,将其前缘与盲肠外侧结肠带间断缝合3～5针固定盲肠,预防复发;如为移动性盲肠引起的盲肠扭转,可将其固定于侧腹壁;如盲肠有绞窄坏死,应行右半结肠切除,回-横结肠吻合术。

第三节 乙状结肠扭转

乙状结肠扭转是结肠绞窄性梗阻较为多见的一种,主要原因是乙状结肠冗长而系膜基底较窄,易于发生肠扭转,又或由于炎症粘连引起。

【病因】

便秘和肠动力异常是其病最常见的诱发因素。该病是妊娠妇女肠梗阻的最常见病因。该病还可能与遗传有关。其他可能病因包括肠腔蛔虫团、肠肿瘤、肠粘连、硬皮病、肠气囊肿症等,体位的突然改变亦可引发该病。

【临床表现】

多见于老年人,有较长便秘史。腹痛、腹胀及肛门停止排气排便是乙状结肠扭转的主要症状,可伴恶心、呕吐。腹部检查可见腹胀呈不对称膨隆,巨大肠襻从左下腹伸展到中腹或全腹,可有局部或全腹压痛,叩诊呈鼓音,肠鸣音初期亢进,后期减弱或消失。无肠坏死穿孔时,患者虽然腹部胀痛明显,但一般情况较好。如患者出现持续腹痛加重、发热、腰背部痛、呕吐剧烈而频繁、排血性便及较难纠正的休克,查体发现腹膜刺激征明显、脉率增快、白细胞计数增多或腹腔穿刺抽出血性液体,应考虑肠绞窄、坏死,应尽早剖腹探查。部分病例表现为急骤发作,剧烈腹痛、频繁呕吐,阵发性加剧,腹部压痛,肌紧张和移动性浊音阳性,早期出现休克,称为"急性暴发型"。

【辅助检查】

1. X线检查　50%以上的患者腹部 X 线片检查能显示扩张增大无结肠袋形的乙状结肠,呈"马蹄铁"状,可见两个大气-液平面。X线片征象有 6 种:①乙状结肠内气-液比≥2:1;②扩张的结肠袋肠襻;③乙状结肠顶端位于左膈下或高于第 10 胸椎;④乙状结肠内壁贴近真性骨盆线;⑤乙状结肠下端会聚点低于腰骶角;⑥乙状结肠重叠征。其中以前 4 种征象特异性及准确性较高。6 种征象中如有 4 种或 4 种以上征象阳性,诊断该病较可靠。

2. 钡剂灌肠检查　对于腹部 X 线片可疑,一般状况较好的早期病例可行钡剂灌肠检查,其典型表现为"鸟嘴样"或"S"形改变。

3. 结肠镜检查　结肠镜可直接观察肠腔走行,判断梗阻位置,诊断后即可试行复位,成功率高、风险小,对于无肠坏死及腹膜炎的患者比钡灌肠更加实用。但须注意:①不能注气过多,以防增加闭襻肠管内的压力;②如有腹膜刺激征,疑肠绞窄时,忌做内镜检查。

4. B超检查　B 超检查,可见脐下 U 形液性包块,其内壁结肠袋之间可见黏膜向腔内隆起形成半月襞及多个膨大囊状相连的管道。

【诊断】

根据病史和临床表现,结合特征性的腹部体征,一般不难做出诊断。但大多数病例临床表现和腹部体征不典型,给诊断带来一定的困难。可利用影像学手段和消化内镜来协助诊断。

【鉴别诊断】

1. 结肠套叠　肠套叠有4个主要症状:腹痛、呕吐、便血与黏液、腹部肿块。腹痛发生突然,呈阵发性。痉挛性体质、肠管先天性异常、外伤、肠道炎症、异物与肿瘤均可为发病因素或诱因。5～6个月的幼儿多见,急性起病,间歇性哭闹,恶心、呕吐,果酱相关粪便,触诊右下腹部空虚,右上腹部扪及腊肠襻肿块。钡剂灌肠可发现结肠套叠征象,可见钡剂呈杯口状阴影。

2. 大网膜扭转　大网膜扭转临床上少见。由于大网膜的右半部分长于左半部分,故扭转多发生于右半部分。主要发病因素是疝、肥胖、大网膜囊肿、大网膜变窄或形成带状;诱因常是外伤及过度用力。疼痛初始较轻,以后逐渐加剧,很少发生剧烈腹痛。疼痛部位多较固定,可于卧位或弯腰而缓解。发病可于体位突然转动或突然用力后即开始。疼痛可于发病后数小时甚至数天内消失或缓解,以后可再度出现。体检在右侧腹部有压痛及反跳痛,以右下腹部为明显,有时可扪及包块,应想到该病的可能。该病易误诊,一般均经手术探查而确诊。

3. 卵巢囊肿扭转　卵巢囊肿扭转发生于体积较小、活动而蒂较长的囊肿。表现为女性患者突发下腹剧烈持续性疼痛、不敢活动,患者甚至可发生休克,应注意卵巢囊肿扭转的可能性。如触及有触痛的扭转蒂部,对卵巢囊肿扭转有确定的诊断意义。

4. 急性盆腔炎　急性盆腔炎主要是由于输卵管、卵巢急性炎性肿胀及盆腔腹膜发炎所致。主要症状是发热、下腹痛及白带增多。发病时即有腹痛,疼痛往往较剧烈,体检可有下腹部明显压痛和肌紧张,部分患者肌紧张可不明显。该病多起于上行性感染,尤多继发于产后与流产后感染,病史对诊断有重要意义。根据以上的病史与体征,阴道检查发现阴道有明显灼热感、子宫颈举痛、宫体及附件有明显压痛便可确诊。

【治疗】

1. **非手术治疗**　对于无肠坏死及腹膜炎征象者,若全身情况较差,手术耐受欠佳者,目前比较一致的意见是先试行非手术疗法。目前多采用结肠镜复位法,该种方法适用于乙状结肠扭转早期的复位。与其他非手术疗法相比,成功率高、盲目性小、安全性大。

操作方法:在直视下把结肠镜插入到梗阻处,一般距肛门15~25cm,该处的黏膜如无坏死和溃疡,可通过乙状结肠镜,插入约 60cm 的肛管,注意插入时不应用暴力,以免穿破腔壁。肛管穿过梗阻部位后,常有稀便和气体猛力喷出,患者立即感到异常轻松,为复位的标志。为防止复发可保留肛管 2~3 天。在操作中,要小心谨慎,防止发生肠壁损伤穿孔。

2. **手术治疗**　乙状结肠扭转如非手术治疗无效或有可疑绞窄,应尽早剖腹探查,进行肠扭转复位术和(或)肠切除术。术中见无肠坏死者,可行扭转复位加固定术,系膜成形术。手术简单,但复发率高。对肠管坏死者,可直接切除坏死肠段,不必先行复位,以免毒素及细菌入血;鉴于肠腔内有潜在爆炸的气体,应禁用电刀;肠坏死者,大多合并逆行性静脉血栓,可使未扭转肠曲发生坏死,术中应切除足够的范围。对于巨结肠合并乙状结肠扭转者,因单纯乙状结肠复位或部分切除复发率高,最好切除全部扩张的结肠及远端的狭窄结肠段。若腹腔渗液较多,要尽量吸尽腹腔内积液,再用 400~600ml 温盐水冲洗,最后可用 250ml 甲硝唑溶液保留于腹腔内,以起到杀灭腹腔残存细菌的作用。必要时可行橡皮管引流,以减轻全身中毒症状。术后应加强护理,特别是实施"胃肠减压";注意保持水、电解质平衡和静脉应用抗生素,积极防治感染;加强营养支持,促进患者恢复。

对于手术复位成功者,若发生两次以上的复发情况,或伴有严重心肺肾或糖代谢疾病,应建议择期行肠切除术,因为,此类患者再次发生乙状结肠扭转的概率较高,一旦发生,其急诊手术的危险大,故应及早处理。

第四节　缺血性肠病

缺血性肠病亦称缺血性肠炎,是一组因小肠、结肠血液供应不足导致的不同程度局部组织坏死和一系列症状的疾病。凡全身循环动力异常,肠系膜血管病变及其他某些全身性或局部疾病引起肠管的血供减少而导致肠壁缺血、缺氧时,均可发生本病。本病常伴有基础疾病,最多见为心脑血管疾病,如高血压、冠心病、动脉粥样硬化、糖尿病等。缺血性肠病分为急性肠系膜缺血(AMI)、慢性肠系膜缺血(CMI)和缺血性结肠炎(IC)三类。

【发病机制】

胃肠道的血供来自腹主动脉三大分支:腹腔动脉、肠系膜上动脉和肠系膜下动脉。腹腔动脉干供应肝、胆、胰、脾、胃和十二指肠;肠系膜上动脉供应十二指肠、小肠、升结肠和横结肠的一部分,其管径较大,从腹主动脉以锐角发出,体循环血栓最易引起此处栓塞;横结肠的余部、降结肠和直肠则由肠系膜下动脉供应,该动脉最细,供应的左半结肠血流量远不及小肠血供,最易发生血栓形成。部分胃肠道如胃、十二指肠和直肠有双重血供,存在大量的侧支循环,很少发生缺血损害;而有些部位如脾曲和乙状结肠由于侧支循环极少,故最常发生缺血性病变,损伤以结肠脾曲为中心呈节段性。

引起肠道缺血主要病理基础是肠道血管病变和血流灌注不足。缺血再灌注,超氧阴离子自由基产生过氧化损伤,加重微循环障碍,在肠腔内多种肠酶、微生物及毒素的共同作用下,导致缺血性肠病。

肠道缺血也可见于没有解剖性血流梗阻的缺氧或低心排血量状态,即非梗阻性肠梗死。可能病因包括:超氧阴离子自由基损伤、对抗细菌毒素或肠腔内膜蛋白酶的保护因子——小肠黏膜刷状缘细胞糖蛋白的丢失、肠黏膜绒毛末端微小血管相互交通而造成氧分流。

1. 动脉性缺血

(1)血管病变:血管病变引起狭窄、血栓形成,如动脉硬化、糖尿病微血管病变、结缔组织病小血管损害(结节性多动脉炎、Wegener肉芽肿、变应性肉芽肿性血管炎、系统性红斑狼疮、类风湿关节炎等)、淀粉样变性、放射性损伤、类癌及其他纤维肌层发育不良等。

(2)栓子:见于心肌梗死、心房颤动、外伤骨折等。

(3)血流灌注不足:心力衰竭、休克、脱水、缩窄性心包炎等。

(4)机械性:肠梗阻、肠粘连、肠套叠、内脏下垂、腹内疝、肿瘤压迫等。

2. 静脉性缺血

(1)小肠静脉闭塞性病。

(2)门静脉高压症。

(3)炎症、外伤及手术。

(4)高凝状态:妊娠、血小板增多症、肿瘤、蛋白C和蛋白S缺乏。

(5)药物:口服避孕药、地高辛、非甾体抗炎药、可卡因、达那唑、加压素和抗精神病药等。

【病理】

缺血的结果是引起维持细胞完整性和存活所必需的氧和营养成分的缺乏。生理状态下,只有1/5肠系膜毛细血管持续开放,其血流量的减少,继发反应性氧耗减少,血流量减少不超过75%时,12小时内尚不能发现肠壁缺血性损害。缺血性肠病的发生是基于缺血时组织缺氧、血流重建时再灌注损伤。短时间缺血性损害源于再灌注损伤,而长时间缺血时组织缺氧是引起肠道损伤的主要原因,并且损害作用更严重。临床上按病理表现分为两型。

1. 非坏疽型

(1)急性期:肠黏膜及黏膜下层水肿、出血及滤泡变性,表层上皮细胞脱落,伴有轻、中度炎细胞浸润,黏膜固有层出血。黏膜下水肿是放射学检查"指印征"的病理基础。黏膜全层坏死是此期最严重损害,虽缺乏特异性,但有助于判断隐窝形态轮廓;黏膜固有层嗜酸性变抑或炎细胞浸润,有助于判断病因;仔细检查血管病变有助于病因诊断。

(2)亚急性期(修复期):病理上除有急性病变外常有较明显间质和上皮修复性及反应性增生,隐窝细胞增生后可使黏膜修复如初;若损伤严重,隐窝数量减少伴形态扭曲。发生肉芽组织增生及纤维化,系修复期特征性改变。

(3)慢性期(狭窄期):病变持久迁延,纤维化是缺血性损害逐渐恢复的标志,同时也是肠管狭窄的基础;并有肉芽组织及瘢痕形成,肠壁常有较明显增生增厚、肠腔狭窄,上段肠管有扩张。少数病变有多核巨细胞反应,患者黏膜组织中可见吞噬红细胞的巨噬细胞。

2. 坏疽型　病变早期肠黏膜和黏膜下层出现出血及水肿,黏膜呈暗红色。伴随病程的进展及病变的加重,表层黏膜坏死、溃疡形成。病变严重者,出现肠壁全层坏死(透壁性梗死),甚至引起肠壁破裂、腹膜炎、休克致死。梗死面积小者可不穿透肠壁,局部发生纤维化。病变自愈后可因瘢痕形成引起肠狭窄。

【临床表现】

1. 急性肠系膜缺血(AMI)　急性肠系膜缺血的三联征:剧烈上腹痛或脐周痛而无相应的体征;器质性心脏病合并心房颤动;胃肠道排空障碍。急性肠系膜缺血常以突发性剧烈腹痛,伴频繁呕吐和腹泻为主要症状。约75%的患者粪隐血阳性;15%患者可伴有血便;部分患者可出现肠梗阻;部分重症患者可出现溃疡及穿孔。本病起病急，早期无特异表现，病死率高。约 80% 患有肠系膜动脉阻塞是由动脉粥样硬化和风湿性心脏病引起的，其次是血管造影后动脉粥样硬化斑块脱落所致，该病不同类型具有不同的临床特点。

2. 慢性肠系膜缺血(CMI)　典型症状为餐后腹痛、畏食和体重减轻。主要表现为反复发生的与进食有关的腹痛。腹痛可为持续性钝痛，程度不一，定位不明确，以脐周或左下腹多见(与缺血的肠段有关)，多发生于餐后 15～30 分钟。1～2 小时达腹痛高峰，随后逐渐减轻。

3. 缺血性结肠炎(IC)　典型的表现为"腹痛、腹泻、便血"三联征。病程长短取决于缺血的病因、范围、程度及侧支循环的建立与代偿。左下腹和脐周突发性绞痛常为首发症状，多数患者于 24 小时内出现腹泻和便血，便血多为鲜血，而腹痛多在起病 1～2 日缓解。其他伴随症状有厌食、恶心、呕吐、低热等。体检脐周和左下腹轻中度压痛、肠鸣音低钝或消失，早期腹痛剧烈与较轻的腹部体征不相符。若肠壁急性暴发性缺血、透壁性梗死，则腹痛剧烈，迅速表现为感染性休克、腹膜炎、肠麻痹或酸中毒等症状和体征。

【辅助检查】

1. 实验室检查　血白细胞计数增高，中性粒细胞增多；粪隐血阳性或见大量红细胞。DIC 检查发现纤维蛋白降解产物及 D-二聚体升高对本病诊断有一定意义。

2. 腹部 X 线检查　是 AMI 最基本的检查。最典型征象是"指压痕"征，为增厚的肠壁黏膜下水肿所致。部分患者因肠痉挛致肠腔内气体减少；亦有部分患者因肠梗阻范围较广，致肠腔内充满气体。钡灌肠检查可见受累肠段痉挛、激惹；病变发展后期，由于黏膜下水肿、皱襞增厚等原因致使肠管僵硬似栅栏样；同时肠腔内钡剂充盈形成扇形边缘。溃疡形成后，可见黏膜粗糙，呈齿状缺损。钡剂检查可能加重肠缺血，甚至引起肠穿孔，腹膜刺激征阳性患者禁忌钡剂检查。

3. 超声检查　为无创性影像学检查,操作简便、迅速而有效。B超能显示腹腔动脉、肠系膜上动脉、肠系膜下动脉和肠系膜上静脉的狭窄和闭塞;脉冲多普勒超声能测定血流速度,对血管狭窄有较高的诊断价值。超声检查其他征象有肠壁增厚、腹水、膈下积气、门静脉-肠系膜静脉内积气。

4. CT检查　CT增强扫描和CT血管成像(CTA)可观察肠系膜动脉主干及其二级分支的解剖情况,但对观察3级以下分支不可靠。AMI直接征象为肠系膜上动脉不显影、腔内充盈缺损,平扫可为高密度(亚急性血栓);间接征象有肠系膜上动脉钙化、肠腔扩张、积气、积液;门静脉-肠系膜静脉内积气、肠系膜水肿、肠壁增厚。肠壁积气、腹水等则提示肠管坏死。CMI直接征象为动脉狭窄、动脉不显影、腔内充盈缺损等;间接征象有血管壁钙化、侧支形成、肠腔扩张、肠系膜水肿、肠壁增厚。

5. MRI检查　一般不作为急诊检查方法。MRI可显示肠系膜动、静脉主干及主要分支的解剖,但对判断狭窄程度有一定假阳性率。MRI对判断血栓的新旧、鉴别可逆性和不可逆性肠缺血有很高价值。

6. 结肠镜检查　是诊断IC最有效的检查方法。早期表现为肠黏膜充血水肿和黏膜下出血,进一步发展成黏膜坏死、脱落、溃疡形成,病变部与正常肠段之间界限清晰,一旦缺血改善,几周内内镜下可见黏膜恢复正常。穿壁性坏死者,镜下可见灰绿色或黑色黏膜结节。慢性者黏膜萎缩,血管网消失,瘢痕形成,少数可见肠腔狭窄、肠段扩张性差。

7. 选择性血管造影　是AMI诊断的金标准,并可在诊断的同时直接进行血管内药物灌注治疗和介入治疗。但对于选择性血管造影正常者,不能除外非闭塞性血管缺血。

8. 病理检查　可发现黏膜及黏膜下层炎细胞浸润或伴糜烂、溃疡等改变。大量纤维素血栓和巨噬细胞内含铁血黄素沉着是本病的特征性改变,也是与其他肠病鉴别的关键。

【诊断】

由于缺血性肠病症状上无特异性,根据临床表现进行早期诊断较困难。有发生缺血性肠病基础病变者,如出现突发腹痛,经检查无特殊时应考虑缺血性肠病的可能并及时行相关检查。缺血性肠病主要依据影像学确诊。

【鉴别诊断】

1. 胃溃疡　患者表现上腹部疼痛,疼痛可以是钝痛、烧灼痛、胀痛或饥饿痛。①节律性:疼痛在进食后约 1 小时发生,1～2 小时逐渐缓解,下一次进餐后复发。不典型的溃疡症状只表现为上腹部不适或隐痛并伴有反酸、嗳气、恶心、上腹胀等症状。②周期性:发作和缓解相交替,发作期可为数周或数月,缓解期也一样。③季节性:溃疡的发作多在秋冬或冬春季之交,也可因为情绪不良或过度劳累诱发。溃疡活动期患者可出现呕血、黑粪、反酸、恶心等症状。上腹部可有轻度压痛。胃镜下表现为黏膜缺损,溃疡基底覆白色苔,边缘有水肿、充血等炎性反应。

2. 胃癌　患者出现上腹部不适,缺乏规律性的疼痛(服用抗酸剂无效),有食欲缺乏、“早饱感”。进展期胃癌患者可出现幽门梗阻和消化道出血症状,多伴有消瘦、乏力、贫血等全身症状;并出现肿瘤转移症状,如咳嗽、咯血、呼吸困难、腰背部疼痛等。上腹部触诊饱满感及深压痛,可扪及结节肿块。肝转移患者可见黄疸、肝大及质硬;腹膜转移的患者可有血性腹水,腹腔种植时直肠指检可触及肿块;淋巴结转移的患者可在左锁骨上窝触及肿大淋巴结。胃镜下肿瘤表现为凹凸不平、表面污秽的肿块,常见渗血及溃烂;或表现为不规则的较大溃疡,底部为污秽苔所覆盖,可见渗血,溃疡边缘常呈结节状隆起。

3. 溃疡性结肠炎　病变多累及直肠,表现为胃肠道症状如腹痛、腹泻,黏液脓血便、里急后重,以及肠外症状如关节炎、虹膜炎、皮肤结节红斑等。结肠镜检:①受累结肠黏膜呈现多发性浅表溃疡,伴有充血、水肿,病变多由直肠起始,逆行累及结肠,呈弥漫性分布;②肠黏膜外观粗糙不平,呈细颗粒状,组织脆弱易于出血,病损黏膜表面可覆盖有脓性分泌物,似一层薄苔附着;③结肠袋往往变平或变钝,以至结肠袋消失,有时可见到多个大小不等的假息肉;④结肠黏膜活检病理变化呈现炎性反应,同时常可见到黏膜糜烂、隐窝脓肿、结肠腺体排列异常及上皮内瘤改变。

4. **克罗恩病** 病变多见于末段回肠和邻近结肠,呈节段性或跳跃式分布。临床表现为腹痛、腹泻、腹块、瘘管形成和肠梗阻。肠镜下表现为:①病变呈阶段性或跳跃性;②黏膜溃疡的早期呈鹅口疮样溃疡,随后溃疡增大,形成纵性溃疡和裂隙溃疡,黏膜呈鹅卵石样;③病变累及肠壁全层,肠壁增厚变硬,肠腔狭窄。

5. **急性胰腺炎** 突发性上腹或左上腹持续性剧痛或刀割样疼痛,上腹腰部呈束带感,常在饱餐或饮酒后发生,伴有阵发加剧,可因进食而增强,可波及脐周或全腹。常向左肩或两侧腰背部放射。并出现恶心、呕吐、腹胀、黄疸等症状。血淀粉酶、脂肪酶明显升高。B超、CT、MRI可提示胰腺肿大。

6. **急性胃肠炎** 主要表现为恶心、呕吐、腹痛、腹泻、发热等,严重者可致脱水、电解质紊乱、休克等。患者多表现为恶心、呕吐在先,继以腹泻,每日 3～5 次甚至数十次不等,大便多呈水样、深黄色或绿色,恶臭,可伴有发热、腹部绞痛、全身酸痛等症状。

7. **肠结核** 多见于 20—40 岁女性,起病缓慢。溃疡型肠结核患者主要表现为右下腹痛、脐周痛或全腹痛,呈隐痛,以后可呈绞痛。可有腹泻、便秘交替出现,常以腹泻为主;并有发热、盗汗、消瘦、乏力等全身症状。增生型肠结核患者早期仅有轻度腹胀、腹泻和腹部隐痛,当发生不完全性肠梗阻时,则有肠绞痛、呕吐等肠梗阻的症状。X线检查:钡剂在病变肠段呈激惹征象,排空快,充盈不佳,而在病变上下肠段钡剂充盈良好,因肠末段有钡剂潴留积滞。肠结核好发回盲部。结肠镜观病变肠黏膜充血水肿、环形溃疡,溃疡边缘呈鼠咬状,可伴大小及形态各异的炎性息肉,活检找到干酪样坏死性肉芽肿或结核杆菌,则可以确诊。

【治疗】

(一)对症治疗

应根据病情缓急给予对症治疗。密切监测血压、脉搏、尿量,必要时测中心静脉压或肺毛细血管楔压。积极治疗原发病。纠正水、电解质平衡紊乱。给予休息、氧疗及活血化瘀、扩血管、抗凝药和肠黏膜保护药等针对性支持治疗。禁食并给予肠道外营养以减少肠道的氧耗,防止肠黏膜进一步损伤。必要时胃肠减压、肛管排气等。持续进行血常规和血生化监测,直到病情稳定。若患者腹部触痛加重,出现肌紧张、反跳痛、体温升高及肠麻痹,表明有肠梗死,需立即行手术治疗。

(二)药物治疗

1. 停用血管收缩药(肾上腺素、多巴胺等)。

2. 扩容、疏通微循环:如丹参或右旋糖酐-40。

3. 应用广谱抗生素。

4. 应用血管扩张药物,如罂粟碱、前列地尔等。目的在于解除血管痉挛。罂粟碱以生理盐水稀释至 1.0g/L,按每小时 30～60mg 速度用输液泵经肠系膜动脉插管输入。如无并发症,动脉给药最多可用 5 天。非闭塞性肠系膜缺血,输注罂粟碱 24 小时后,继之灌注生理盐水 30 分钟,再重复血管造影检查,视血管痉挛缓解的程度决定继续用药抑或停药。

(三)介入治疗

1. 急性肠系膜缺血的介入方法　①溶栓治疗:对 AMI 患者可经导管选择性注入尿激酶 20 万 U、罂粟碱 30～120mg;同时配合全身抗凝及扩张血管药物的应用。②机械性清除栓子:可用导管抽吸栓子和血栓,或用器械清除栓子和血栓。③其他:术中给予解痉药、血管内保护器、置入支架。

2. 慢性肠系膜缺血的介入方法　①单纯球囊扩张术:疗效有限,术后 6 个月内复发狭窄率达 60%～70%;②置入支架:治疗腹腔动脉、肠系膜上动脉开口处狭窄,宜首选球囊扩张式支架。

(四)手术治疗

轻度肠系膜动脉狭窄性疾病的内科治疗能取得较好的疗效,但对于中重度肠系膜上动脉狭窄或闭塞疗效较差,往往需要借助外科手术才能取得较好的效果。

1. **手术适应证** ①急性肠系膜动脉栓塞;②急性肠系膜动脉血栓形成;③慢性肠系膜动脉闭塞性疾病,内科非手术治疗无效;④任何形式的肠系膜动脉缺血性疾病,并出现剧烈腹痛、压痛、腹肌紧张、腹腔抽出血性液体者均应急诊手术;⑤具有典型的症状和动脉造影确定肠系膜上动脉或腹腔干显著狭窄或闭塞者;⑥主动脉造影明确肾动脉和肠系膜上动脉狭窄同时存在,而施行肾动脉重建时,为预防肠梗死的发生,可考虑行预防性主动脉-肠系膜上动脉旁路术。

2. **手术禁忌证** ①年老体弱合并严重的心脑血管疾病及重要脏器的功能障碍不能耐受手术、同时未发现肠坏死迹象者;②动脉造影显示主动脉、肠系膜上动脉和腹腔干动脉病变广泛,预计手术效果差者。

3. **手术方法** ①肠系膜上动脉切开取栓术;②肠系膜上动脉远端与右髂总动脉侧侧吻合术;③动脉移位手术;④血管移植动脉搭桥手术。

第五节　肠　梗　阻

肠梗阻是临床最为常见的腹部急症之一,是指肠内容物由于病理因素不能正常运行并顺利通过肠道。临床症状复杂多变,不但可引起肠管本身解剖与功能上的改变,还可导致机体全身性生理功能紊乱。主要临床表现为腹痛、腹胀、呕吐、肛门停止排气排便、肠鸣音改变、腹部 X 线检查可见气-液平面、常伴有不同程度的水、电解质和酸碱平衡紊乱等。本病发生急剧,病程发展迅速,需要快速准确地做出诊断并予以合理、有效治疗。如果处理不及时,将危及生命。

【病理生理】

从单纯性肠梗阻发展到肠壁绞窄、坏死、穿孔等,发生了一系列的病理生理改变,主要包括局部和全身改变。

(一)局部改变

1. **肠管扩张** 机械性肠梗阻发生后,梗阻以上的肠管蠕动增强,以克服肠道堵塞,将内容物向下运行。急性机械性肠梗阻时,由于梗阻以上部位的肠管腔内大量气体、液体淤积,引起肠管扩张,肠壁变薄;梗阻以下部位的肠管则瘪陷、空虚或仅存少量粪便。梗阻部位越低、时间越长,肠管扩张越明显。由于肠管极度扩张,肠腔内压力增高,肠黏膜可发生溃疡、坏死,浆膜撕裂甚至穿孔。神经反射所致麻痹性肠梗阻时,全部肠管均可扩张,肠壁变薄;痉挛性肠梗阻多为暂时性梗阻,肠管一般无明显改变。

2. **肠腔积气、积液** 肠梗阻时,梗阻部位以上的肠黏膜吸收障碍,肠道内分泌液不能吸收。梗阻近心段肠腔内气体来源:①因疼痛致食管上端括约肌反射性松弛,气体从口大量吞下;②肠内容物淤积,细菌发酵产生大量气体;③少量从血液中弥散的气体。梗阻部位较高时,肠腔内的积液不能完全存留,反复呕吐,造成水、电解质平衡紊乱;另外,梗阻部位较低时,大量液体及气体淤积,致肠管扩张,亦可引起肠壁血液循环障碍,甚至造成肠坏死、穿孔。肠管过度扩张,可使膈肌升高并妨碍下腔静脉血液回流,严重者可影响呼吸和心脏功能。

3. **肠管坏死和紊乱** 肠管扩张同时,肠腔内压力不断升高,肠壁毛细血管及小静脉受压淤血,肠壁水肿、缺氧、出血,肠腔内可渗出血性液体。静脉淤血又加重肠壁血液循环障碍,继而出现动脉血流受阻,且形成小血栓。肠壁因缺血失去活力,肠管变紫,肠壁变薄,渗透性增加,肠腔内容物、细菌毒素及坏死组织的分解产物,又可渗入腹腔,最后导致肠管坏死、穿孔形成腹膜炎,并可通过腹膜吸收引起全身中毒症状。

(二)全身变化

1. 水、电解质平衡紊乱　体液丢失导致水、电解质平衡紊乱。由于腹痛、腹胀及呕吐,患者饮食摄入量必然减少,即使摄入也会大部分吐出;胃肠道分泌液也因呕吐大量丧失,同时肠腔内淤积的大量胃肠道分泌液不能被吸收;肠管过度扩张,影响肠壁血液回流,导致肠壁水肿,血浆渗出至肠壁、肠腔和腹腔内,加重液体丢失。梗阻部位越高,越容易发生水、电解质平衡紊乱。由于水分丢失、血液浓缩、组织间液减少而出现脱水;呕吐丢失大量碱性分泌液;低血容量及组织缺氧,体内无氧代谢产生过多酸性代谢产物;肾也因缺血、缺氧而造成肾功能障碍、代谢性酸中毒。消化道液体中钾含量高于细胞外液,随着消化道液体的丢失,结果导致缺钾而发生低钾血症。严重缺钾进一步引起肠管麻痹、扩张,从而出现持久性肠扩张,并引起骨骼肌无力和心律失常。

2. 失血、血浆蛋白丢失和血容量下降　由于肠管扩张影响肠壁血液循环,肠壁缺血、缺氧,毛细血管渗透性增加,甚至因缺血而发生肠坏死,大量血浆样液体渗入肠腔和腹腔,造成血容量下降。

3. 对呼吸、循环的影响　由于过度腹胀,压迫下腔静脉,影响下腔静脉血液回流,心排血量降低;又因肠管扩张使腹压增高,膈肌上升,腹式呼吸减弱,呼吸功能也受一定的影响。

4. 休克　严重的脱水和电解质平衡紊乱、酸碱平衡失调、血液浓缩,血容量下降等影响,进而因循环衰竭而导致休克。梗阻部位以上的肠腔内大量潴留多种具有强烈毒性的物质,当发生肠壁缺血、缺氧时,毒素和细菌可渗透至腹腔内,引起严重的腹膜炎,通过腹膜的吸收作用,诱发中毒性休克,甚至因急性肾功能及循环、呼吸功能衰竭而死亡。

【分类】

(一)按发生机制分类

肠梗阻按发生机制分为机械性肠梗阻、麻痹性肠梗阻和血管性肠梗阻。

1. 机械性肠梗

(1)肠腔内阻塞:如息肉样肿瘤、寄生虫、胆结石及粪石等嵌顿或堵塞。

(2)肠管病变:如先天性肠道闭锁或狭窄、肿瘤、结核、克罗恩病、憩室(炎)及放射性肠炎等。

(3)肠管外疾病:如粘连带压迫、肠管扭转、腹壁及腹腔内痛或肿瘤压迫等。肠粘连为最常见原因,以小肠粘连为多见,其次是结核性腹膜炎和非特异性腹腔感染导致。

2. 麻痹性肠梗阻(动力性肠梗阻) 多发生于腹部手术后、腹膜炎、腹膜后血肿、肾周脓肿及感染性休克、低钾血症等情况。由于神经、体液等因素直接刺激肠壁肌肉,使其丧失蠕动能力而致肠梗阻。

3. 血管性肠梗阻 由于肠系膜血管病变直接引起,即系膜血管栓塞、血栓形成、血流灌注不足等引起肠壁缺血,继而导致蠕动不能而造成肠梗阻。

(二)按肠壁是否发生血液供应障碍分类

1. 单纯性肠梗阻 肠内容物通过障碍,但无肠管血供障碍。

2. 绞窄性肠梗阻 由于梗阻肠段伴有血供障碍而有并发症的存在。可由肠系膜血管疾病直接引起,也可由机械性肠梗阻发展而来。闭襻性肠扭转及肠套叠易发生梗阻肠段血液循环障碍,进而演变成为绞窄性肠梗阻。

(三)按发生部位分类

按肠梗阻发生的部位分类,可分为高位小肠梗阻、低位小肠梗阻和结肠梗阻。不同部位梗阻的临床表现不同,全身性生理紊乱出现的时间和严重程度也不同。

1. 高位小肠梗阻 主要问题是从上消化道丢失胃肠内容物,并由此引发的水、电解质及酸碱平衡紊乱。

2. 低位小肠梗阻 主要特征是小肠扩张和肠内容物积聚,电解质的丢失更有赖于小肠、肝和胰腺的分泌,而不同于高位梗阻时的真正丢失。

3. 结肠梗阻　源于结肠的结肠性梗阻具有不同的病因、症状、后果和治疗。

【临床表现】

（一）症状

1. 腹痛　是肠梗阻最常见的表现,通常也是最初的主诉。疼痛性质为阵发性绞痛,发作间歇期疼痛可缓解,绞痛期间伴有肠鸣音亢进、呈高调,有时可闻及气过水声。高位小肠梗阻绞痛可不严重;中段或低位肠梗阻则呈典型的剧烈绞痛,持续数秒至数分钟,位于脐周或定位不确切;结肠梗阻的疼痛则位于下腹部。疼痛是由于梗阻以上部位的肠管强烈蠕动所致;肠腔积气若能通过不完全性梗阻肠段,腹痛可立即减轻或消失;若呈持续性、局限性的疼痛,且阵发性加剧,则提示绞窄性肠梗阻,并可能已出现腹膜炎。麻痹性肠梗阻不再出现阵发性绞痛,而呈持续性腹部胀痛。

2. 呕吐　是肠梗阻的另一常见症状。呕吐出现的时间、程度及呕吐物的特点与梗阻部位和程度关联,早期系反射性呕吐。梗阻部位越低,呕吐出现的时间越晚。胃出口的梗阻引起的呕吐出现时间早,呕吐物为胃内容物,含有未消化的食物残渣。高位小肠梗阻绞痛不重,但呕吐发生较早且频繁,呕吐物含大量胆汁。中段或远端小肠梗阻,呕吐出现较晚,呕吐物有时候呈"粪便样",这种污秽的呕吐物是由于细菌在梗阻近端潴留的肠内容物中繁殖所致。真正的粪质呕吐很少见,仅见于胃结肠瘘的患者。结肠梗阻可无呕吐或呕吐出现晚,某种程度上取决于回盲瓣的功能。绞窄性肠梗阻之呕吐物为血性或棕褐色,麻痹性肠梗阻常为溢出性呕吐。

3. 腹胀　多发生在梗阻出现一段时间后,系肠腔内积液、积气所致,其程度与梗阻部位有关。在疾病早期可无腹胀,随着梗阻近端肠管内积气、积液的逐渐增多,腹胀渐明显。幽门或高位小肠梗阻由于呕吐频繁,可没有或仅轻度腹胀。而远端小肠和长时间的结肠梗阻可有明显腹胀及肠型和蠕动波,部分呈全腹不对称性膨隆。腹胀的部位也提示梗阻的水平,上腹胀提示胃出口梗阻,下腹胀则继发于结肠或小肠梗阻。

4. 肛门停止排气、排便　与梗阻程度相关,完全性肠梗阻时,由于肠道内容物运行障碍,可导致患者肛门停止排气、排便;但发病早期,原存于梗阻以下部位肠腔内的大便可以排出,故在早期曾有排便,亦不能因此而排除肠梗阻的可能。绞窄性肠梗阻时由于肠管坏死,大量血性液体渗入肠腔,可由肛门排出血性或"果酱样"便;肠系膜血管栓塞与肠套叠的患者可排出稀便或血性黏液便;结肠肿瘤、憩室或胆石梗阻的患者也常常有黑粪。

(二)体征

1. 生命体征　单纯性肠梗阻患者早期血压、脉搏、呼吸频率和体温通常正常。患者出现脱水和腹部绞痛时,可有明显心动过速。当发生低血压和显著心动过速时应怀疑绞窄性肠梗阻,一旦发生肠穿孔、腹膜炎,可伴有发热、休克等中毒表现。

2. 腹部体征　体检时应注意是否有手术瘢痕,肥胖患者尤其应注意腹股沟疝及股疝,因为皮下脂肪过多容易忽略。50%以上的肠梗阻由粘连和疝引起。压痛明显的部位多为病变之所在。膨胀的肠管有压痛、绞痛时,伴有肠型或蠕动波,痛性包块常为受绞窄的肠襻。若局部压痛伴腹肌紧张及反跳痛,提示绞窄性肠梗阻。听诊时应注意肠鸣音音调的变化,绞窄时伴有气过水声,肠管高度扩张,可闻及金属音。麻痹性肠梗阻时,肠鸣音则减弱或消失。因肠管绞窄腹腔渗液,可出现移动性浊音,必要时行腹腔穿刺检查,如有血性腹水,则为肠绞窄的证据。

3. 直肠指诊　注意直肠是否有肿瘤,指套是否有鲜血。有鲜血应考虑结直肠黏膜病变、肠套叠、血栓等病变。

【辅助检查】

1. 实验室检查　单纯性肠梗阻的早期,变化不明显。随着病情发展,血红蛋白值及血细胞比容可因缺水、血液浓缩而升高,尿比重也增高。白细胞计数和中性粒细胞明显增加,多见于绞窄性肠梗阻。查血气分析和血清钠、钾、氯、尿素氮、肌酐的变化,可了解酸碱失衡、电解质紊乱和肾功能的状况。呕吐物和粪便检查,有大量红细胞或隐血阳性,应考虑肠管有血供障碍。

2. 腹部 X 线片　腹部系列片包括患者的仰卧位、立位腹部 X 线片和立位胸部 X 线片。腹部 X 线片对高位肠梗阻的敏感性与 CT 相当。对低位或部分性肠梗阻敏感性较低。尽管存在一些缺陷,但由于其广泛的实用性和低成本使得腹部 X 线片对于可疑肠梗阻患者仍是一项重要的检查。

3. CT 检查　CT 在鉴别肠梗阻的程度和病因上可提供更多的信息,可以更加精确区分低位和高位的肠梗阻,从而指导治疗。CT 对小肠梗阻的诊断敏感性和特异性均比较高。其典型 CT 征象包括一个分离的肠腔过渡区带,近端肠腔扩张,而远端含气液较少,造影剂不能通过过渡区带。经过手术证实,CT 对小肠梗阻发生缺血和绞窄的敏感性也较高。CT 显示缺血征象为鸟嘴征、肠系膜血管走行的异常,以及显示模糊、肠壁增强减弱、肠壁增厚、肠系膜周边渗出和淤血、腹水等。CT 扫描同时也显示了全腹部的信息,因此,可能揭示梗阻的病因,特别是急腹症伴有多个病因需要鉴别诊断时。

4. 肠道造影术　CT 扫描的限制是其对低位或不全性肠梗阻的低敏感度。在 CT 横断扫描图像上,一个微弱的过渡区带或闭襻梗阻可能难以发现。在这种情况下,小肠对比造影或小肠系列检查(小肠示踪)或灌肠造影可能有效。非离子型低渗造影剂可替代钡剂行对比造影来评估小肠梗阻的情况。虽然这些检查需要大量准备工作且实施起来要比 CT 时间长,但可以比 CT 扫描提供更多的肠腔和肠壁病变的信息,如原发性肠肿瘤,当配合

CT 检查时,其敏感性和特异性接近 100%。肠道造影术很少用于急诊病例,不适合用于完全梗阻患者。

5. 超声检查 腹部超声在肠梗阻的诊断、病因和绞窄的鉴别上与 X 线片接近,且能更好识别腹腔游离气体,这一发现往往是手术介入的指征。

6. MRI MRI 鉴别阻塞和非梗阻的敏感性几乎达 100%,与 CT 接近。另外 MRI 对于梗阻部位和病因的鉴别效率至少与 CT 相当。MRI 局限性包括对梗阻亚急性期、多发病灶的检查效率较低,对结肠梗阻的显影较差,对炎症的显示不如 CT。

【诊断】

诊断首先需要确定是否存在肠梗阻,并进一步判断梗阻原因、部位、性质和程度。

1. 梗阻原因 如继往有手术史、外伤史或腹腔炎症疾病史,则梗阻原因以粘连或粘连带压迫所致最为可能;如有长期慢性腹痛、腹泻,反复发生肠梗阻史,每次发作时又合并发热与腹膜刺激症状,则克罗恩病的可能性最大;有罹患结核病史者,应考虑肠结核或腹腔结核引起梗阻;嵌顿疝或绞窄性腹外疝是常见的肠梗阻原因。因此,机械性肠梗阻患者应仔细检查各个可能发生疝的部位。老年人的梗阻多由结肠肿瘤、粪便堵塞所致;有心血管病史患者的梗阻原因可能为肠系膜血管栓塞;2 岁以下的幼儿肠套叠的可能性最大,蛔虫团所致的肠梗阻常见于儿童。

2. 梗阻部位 小肠梗阻部位的高低与治疗有密切关系。如何区别高位、低位小肠梗阻及结肠梗阻,主要依靠临床症状。高位梗阻的特点是呕吐发生早而频繁,腹胀不明显,引起死亡的原因是体液丢失;低位小肠梗阻时腹胀明显,呕吐出现晚且次数少,可吐粪便样物;结肠梗阻以腹胀为突出,可无呕吐,绞痛较轻。X 线检查可通过识别肠管黏膜的排列与结肠袋的形状,确定梗阻的部位。立位 X 线检查时,若盲肠内存在较大气-液平面,提示结肠梗阻。

3. 梗阻性质　急性肠梗阻急诊诊断中,鉴别单纯性抑或绞窄性肠梗阻尤显重要。绞窄性肠梗阻除具有单纯性肠梗阻的一般临床特点如腹痛、腹胀、呕吐、停止排气排便外,出现以下情况应警惕:①发病急剧,腹痛由阵发性转为持续性,并不断加剧,或伴有阵发性加重,有时出现腰背痛,呕吐出现早、剧烈而频繁;②呕吐物或肛门排出物为血性,或腹腔穿刺抽出血性液体;③发热,明显腹膜刺激征,白细胞计数增高;④脉率增快与全身情况不符;⑤脱水明显,有发生低血容量性休克倾向;⑥不对称性腹胀或腹部有局部隆起或触及有压痛的肿块(胀大的肠襻);⑦出现固定位置的压痛、反跳痛和肌紧张,肠鸣音减弱或消失;⑧经积极的非手术治疗无好转;⑨腹部 X 线检查见孤立、突出胀大的肠襻,不因时间而改变位置,或有假肿瘤状阴影,或肠间隙增宽,提示有腹腔积液。

4. 梗阻程度　区分完全性、不完全性梗阻十分重要。前者多发病急,呕吐频,肛门停止排气排便,小肠内呈阶梯状气-液平面,结肠内无充气;后者发病缓,腹痛轻,病情及间歇较长,部分患者肛门可少量排气排便,腹部 X 线片示结肠内少量充气。

【鉴别诊断】

1. 机械性和功能性肠梗阻的鉴别诊断　见表 4-1。

表 4-1　机械性和功能性肠梗阻的鉴别诊断

鉴别要点	机械性	肠麻痹	急性结肠假性梗阻	慢性小肠假性梗阻
小肠转运减弱	有(继发性)	有(原发性)	有(原发性)	有(原发性)
肠腔塌瘪	有	无	无	无
急性症状	有	有	有	无
肠管扩张	有,在梗阻近端	不一定	有,巨大	有
主要病变位置	任何肠段	小肠	结肠	小肠,结肠
气-液平面	有	无	不一定	无
疾病进展	典型、迅速	逐渐	逐渐	慢性,间断性

2. 鉴别完全性和不完全性肠梗阻　①完全性肠梗阻多为急性发作而且症状明显,不完全性肠梗阻则多为慢性梗阻、症状不明显,往往为间隙性发作;②完全性肠梗阻呕吐频繁,如为低位梗阻腹胀明显,完全停止排便排气。

【治疗】

肠梗阻的治疗分为非手术治疗和手术治疗。治疗目的在于缓解梗阻、恢复肠管的通畅,但患者生命的威胁不完全在于肠梗阻本身,而是由肠梗阻引起的全身病理损害。为了挽救患者生命,应加强护理及监护,及时纠正水、电解质平衡紊乱和酸碱失衡,减少肠腔膨胀,改善梗阻肠段血液循环,控制感染。手术治疗应在全身病理生理变化纠正后再进行。

单纯性肠梗阻无肠管血供障碍,应首先选择非手术治疗,通过有效地胃肠减压、纠正水、电解质紊乱和酸碱失衡、应用抗生素防止感染等手段,相当一部分患者可得到缓解。绞窄性肠梗阻伴有肠壁血供障碍,肠壁充血、水肿,继而肠管缺血坏死,需及时行手术治疗。

(一)胃肠减压

患者一旦明确诊断,应立即进行胃肠减压,抽吸出胃肠道内的气体和液体,以降低肠腔内压力,减轻腹胀,减少肠腔内的细菌和毒素,改善肠壁的血液循环及局部和全身情况;还可预防老年患者发生误吸,缓解因腹胀引起的循环和呼吸窘迫症状。胃肠减压还可减少手术操作困难,增加手术安全性。

(二)纠正水、电解质和酸碱失衡

根据肠梗阻的部位、时间及生化检查的结果进行水与电解质的补充,维持酸碱平衡。由于呕吐与胃肠减压所丢失的液体,与细胞外液相似,因此补充的液体以等渗液为主。对于严重脱水的患者,术前进行血容量的补充尤其重要,否则在麻醉的情况下可引起血压下降。绞窄性肠梗阻的患者,除补充等渗液体外,尚应补充血浆、人血白蛋白或全血等方能有效地纠正循环障碍。高位肠梗阻因胃液和钾的丢失易发生碱中毒,低位肠梗阻多因碱性肠液丧失引起酸中毒,均需予以纠正。

(三)应用抗菌药物

单纯性肠梗阻早期一般无须应用抗生素。绞窄性肠梗阻则应使用,以减少细菌繁殖,尤其当肠管发生坏死而引起腹膜炎时,更应积极应用以针对抗革兰阴性杆菌、厌氧菌为重点的广谱抗菌药物,以控制感染和毒血症。

(四)解除梗阻

非手术治疗包括中药复方大承气汤、甘遂通结汤,分别适于气胀明显者或肠梗阻较重且积液较多者;病情较重而体弱者,可口服或胃管给予液状石蜡、生豆油或菜油;动力障碍性梗阻时,应用促胃肠动力药;口服驱虫药治疗寄生虫所致梗阻;乙状结肠扭转可试行内镜复位;气钡灌肠对肠套叠进行复位。恶性肠梗阻是腹部和(或)骨盆恶性肿瘤患者的常见并发症。机械性肠梗阻非手术治疗无效或绞窄性、肿瘤所致肠梗阻,应积极手术治疗。

(五)手术治疗

经非手术治疗,有部分患者可缓解。若腹痛加重、呕吐不止、白细胞及体温增高时,则必须行手术治疗。观察的时间不应超过48小时,以免发生肠绞窄坏死。

1. 手术指征 ①积极非手术治疗无效;②绞窄性肠梗阻,以及完全性肠梗阻不能排除绞窄性时;③出现腹膜刺激征者。

2. 手术方法 ①病因解除法:粘连松解术、切开异物取出术、肠扭转或套叠复位术;②肠切除术切除病变肠段;③短路手术可旷置不能切除的病变,将梗阻近远端吻合;④肠造口或外置术,适宜于病情严重、腹膜炎等,将梗阻肠端外置造口,以解除梗阻,待病情好转,一般情况允许时,再行二期手术还纳。

3. 肠穿孔的治疗 肠梗阻的治疗既要考虑治疗原发病,还要治疗并发症。小肠穿孔应立即行手术治疗,手术方式以简单修补为主;由于结肠壁薄、血液供应差、含菌量大,故结肠穿孔的治疗不同于小肠穿孔。除少数裂口小、腹膜污染轻、全身情况良好的患者可以考虑一期修补或一期切除吻合外,大部分患者均需采用肠造口术或肠外置术,待 3～4 周患者情况好转时,再行关闭瘘口。手术后应用抗菌药物、静脉营养,维持水、电解质和酸碱平衡,适当输血及人血白蛋白,肠道功能恢复后给予肠内营养。

第六节　假性小肠梗阻

假性小肠梗阻由小肠动力低下或紊乱引起,表现为小肠淤积、肠腔扩张、吸收不良和肠腔内细菌过度繁殖。尽管假性小肠梗阻仅指小肠梗阻,但部分病变损害广泛,可累及全胃肠道,部分患者甚至侵及泌尿道等脏器。

【发病机制及病理】

调节胃肠动力因素,包括胃肠道内源性和外源性神经支配、胃肠道平滑肌和胃肠激素。慢性假性小肠梗阻明确的发病机制尚未阐明。潜在的病理损害主要有三种:神经病变、星形胶质细胞网状系统间质病变和肠肌病。

1. 炎症/免疫系统介导的神经病变。其特征表现是 T 淋巴细胞占优势($CD4^+$ 和 $CD8^+$ 淋巴细胞),或嗜酸性粒细胞浸润肠肌丛;其他形式的神经病变特征为神经元丢失,并具有神经变性方面的表现,缺乏可识别的炎症应答。新近发现,乙基酰胺诱导形成的抗促性腺激素释放激素抗体,破坏了肠肌丛产生促性腺激素释放激素的神经元,从而引发慢性假性小肠梗阻。

2. 星形胶质细胞间质和平滑肌细胞异常,引起消化道运动功能异常。

3. 肠肌病引起慢性假性小肠梗阻。其特点是组织学检查可见肠壁肌束断裂、间质水肿、肌细胞严重的退行性病变、黏膜下层和肠肌丛神经元无改变。虽然有家族型常染色体显性或隐性遗传型报道,但慢性特发性假性小肠梗阻的绝大多数病例无家族史,表现为散发。

【临床表现】

慢性假性小肠梗阻发病一般呈隐匿性(患者从首次出现症状至就诊常常相隔数年),也可突发(表现为不全性梗阻)。临床表现多样,主要表现为腹痛、腹胀、恶心及呕吐明显、排便习惯改变,可因小肠细菌过度生长导致脂肪泻。腹痛可为持续性隐痛或阵发性绞痛,并于排便、肛门排气后缓解。吞咽困难在慢性特发性假性小肠梗阻患者中较少见,但在继发于进行性全身性硬化症的假性小肠梗阻患者中相对常见。当胃肠道功能障碍影响上消化道时,主要表现为恶心、呕吐、体重减轻,而弥漫性腹痛、严重的肠管扩张、便秘则提示远端消化道受累。可因小肠动力低下、肠腔扩张,引起小肠淤滞,细菌过度滋生,继发营养不良、叶酸和维生素 B 缺乏、低蛋白血症及生活质量下降。发生不全梗阻时,患者可以无症状或症状易反复。

【辅助检查】

1. 实验室生化检查常无特异性,可有贫血、低钙血症、低蛋白血症。检测血糖、甲状腺功能、抗核抗体、肌酸磷酸激酶及其同工酶,可以帮助明确继发性假性肠梗阻的病因。

2. 间接反映肠道运动功能的实验如小肠吸收试验、小肠细菌过度滋长的检查也有助于诊断。

3. 50%以上的患者食管压力测定异常。有内脏肌病的患者,食管下括约肌压力下降,食管下 2/3(平滑肌部分)收缩波幅降低或消失;有内脏神经病变的患者,食管下括约肌压力正常或不完全性松弛,在食管体部出现蠕动性或非蠕动性收缩波之后,出现重复性收缩。

【诊断及鉴别诊断】

诊断需结合病史、临床表现及辅助检查。大部分患者在确诊前常经多次剖腹探查。患者可行消化道 X 线检查。排空无力、肠管扩张、肠道出现一个或多个气-液平面、肠道内容物在较长时间内无推进,均为慢性假性小肠梗阻的临床诊断依据。另外,还可行肠壁的全层病理切片检查[手术切除标本观察其肌层和神经组织有无发育不良和(或)衰变现象]、胃肠道的肌张力和运动功能检测及内镜检查。

【治疗】

慢性假性小肠梗阻的治疗取决于病因学、肠道累及程度和位置、症状严重程度。目前慢性假性小肠梗阻尚无特殊疗法,常是非手术治疗。

1. 治疗目标　治疗目标包括保持适量营养和体液平衡、缓解症状、恢复正常的肠道蠕动、抑制细菌过度生长及治疗并发症。

2. 治疗策略　治疗策略是利用口服药物、静脉注射、内镜和外科技术以帮助促进肠道运动、减少腹部胀痛、减少肠梗阻并发症、提高生活质量。

3. 药物治疗　可应用促胃肠动力药。琥乙红霉素是一种特异的促胃动素受体激动药,对部分患者有效。替加色罗对累及结肠的患者有效,但该药由于心血管方面不良反应已被美国 FDA 禁用。奥曲肽能促进产生胃肠动力复合物、减少细菌过度生长和腹胀等症状,对继发于硬皮病的慢性假性小肠梗阻患者效果较好。在小肠细菌过度繁殖引起腹泻和吸收不良的患者,应给予口服抗菌药物。

4. 电极治疗　对于慢性小肠运动功能障碍、需要胃肠外营养、每周呕吐超过 7 次、促运动药物和止吐药治疗无效的患者,可以考虑经腹腔镜植入高频率胃起搏电极(12 次/分)以有效缓解症状。肠内导管可以帮助排气和营养支持,并能减少住院时间。全胃肠外营养尽管存在并发症,但仍可为患者提供耐受的营养素和液体,维持机体能量供给和内环境稳定。

5. 外科治疗　外科切除活力受损的结肠节段可以改善症状,减少胃肠外营养的需要量,但由于慢性假性小肠梗阻可能在之前表现正常的节段复发,故需要细致的术前评定(特别是切除的长度和位置）。手术患者死亡原因多为脓毒症或肠梗阻引起的低血容量休克。对不能耐受静脉营养的患者可以考虑实施小肠移植，但手术风险很高。提供营养、对症治疗并不是慢性假性小肠梗阻患者最佳的治疗方案，仅是根据患者的健康护理需要所制订的支持性治疗体系中的一部分。

第七节　假性结肠梗阻

假性结肠梗阻分为慢性假性结肠梗阻和急性假性结肠梗阻，其中以急性假性结肠梗阻更常见。

一、急性假性结肠梗阻

急性假性结肠梗阻或称 Ogilvie 综合征是非机械性梗阻引起的急性结肠大面积扩张综合征。多发生于有潜在的严重内外科疾病的住院患者，主要特征是盲肠、右半结肠和横结肠明显扩张，而远段结肠内无气体存在。如果没有得到及时治疗，Ogilvie 综合征有很高的结肠穿孔率和病死率。

【病理生理学】

急性假性结肠梗阻的发病机制尚未完全了解，有学者认为它可能因结肠运动功能的自主调节改变引起时。95％以上的急性假性结肠梗阻患者具有一个或多个与症状相关的易感因素或临床疾病。最常见手术后和产后、脑血管意外、需用呼吸机治疗的呼吸道疾病、充血性心力衰竭、脓毒症和水电解质与代谢紊乱。

多重的、代谢的、药理学的、损伤性的因子共同作用，改变了结肠的自主调节功能，从而导致假性肠梗阻。有多种引起结肠自发性神经调节紊乱的因素，这些因素导致副交感神经过度抑制、交感神经兴奋。由于大肠迷走神经的分布终止于结肠脾曲，左半结肠副交感神经的分布开始于骶神经丛，短暂的骶神经丛副交感神经损伤就可引起大肠末端张力降低，导致功能性梗阻。另外，交感神经兴奋性增强引起大肠抑制性神经元极度活跃,在急性假性结肠梗阻的病理生理学上有重要意义。位于大肠肠壁内的机械性刺激感受器,受到扩张的刺激,继之激活反射途径,最终通过支配肠肌丛或结肠平滑肌的传出交感神经,抑制结肠的运动(结肠-结肠反射)。尽管关于结肠动力的病理生理学认识较前深入,但本病的确切机制仍然所知甚少。

【临床表现】

最常见的临床表现是进行性腹胀,腹胀可以在 24 小时内迅速发生,也可以在 3~7 天逐渐加重,范围逐渐扩大。50% 以上的患者出现恶心,伴或不伴呕吐,还有一部分的患者仍有排气排便,部分患者发病数日内仍可进食。体格检查腹软,无明显压痛,小肠蠕动正常。肠穿孔患者可出现发热、腹部呈鼓音、腹部压痛及白细胞增多表现。本病的病情严重度多轻于急性机械性肠梗阻患者,一般不出现机械性肠梗阻时的高调肠鸣音,只有发生穿孔或盲肠全壁缺血情况时,急性假性结肠梗阻患者才出现腹膜刺激征。一些患者还可能出现与相关病变有关的肠外表现,如内脏肌病患者常有膀胱和输尿管扩张;家族性内脏肌病患者常有瞳孔扩大、眼睑下垂和眼肌麻痹;内脏神经病变患者可有共济失调、自主神经功能异常和神经症状。继发性急性假性结肠梗阻的患者还有其原发病的表现。急性假性结肠梗阻最严重的并发症是穿孔。最常见的穿孔部位是盲肠前壁,通常为针尖大小。当患者盲肠直径>12cm、结肠扩张持续 6 天以上时,结肠穿孔风险大大增加。

【辅助检查】

1. 腹部 X 线片　可以用来检测气腹和肠管积气。对腹部 X 线片正常的患者可以使用水溶性造影剂灌肠作为辅助检查方法,其敏感性较高。用水溶性不透射线的造影剂灌肠不仅有助于诊断,也有治疗作用。因为灌肠不仅可以排除真性梗阻,高渗的造影剂还可以刺激结肠排空。但水溶性钡灌肠造影及结肠镜在怀疑有肠穿孔、肠缺血坏死时须禁用。

2. 增强 CT 扫描　与腹部 X 线片的结果类似,它可以显示扩张肠管的长度与直径,另外还可以显示血管及受压脏器的情况。

【诊断】

急性假性结肠梗阻的诊断需结合临床表现,并经腹部 X 线证实结肠有不同程度的扩张。右半结肠和盲肠扩张最明显,脾曲或降结肠处通常有"截断征"。结肠扩张分布部位不同,可能是由于支配结肠近、远端的副交感神经起源不同所致。小肠也可出现气-液平面和肠管扩张。

【鉴别诊断】

急性结肠扩张需与机械性肠梗阻、严重的难辨梭状芽孢杆菌感染引起的中毒性巨结肠和急性假性结肠梗阻相鉴别。如果充气和扩张并非遍及包括直肠和乙状结肠的所有节段,应该用水溶性造影剂灌肠或者 CT 检查以排除机械性的梗阻。

【治疗】

1. 支持疗法　所有患者初期治疗首选支持疗法。指导患者不断变换体位和定期采取俯卧位有利于结肠内气体排出;除非有乙状结肠扩张,直肠插管一般对治疗无益;缓泻药,特别是乳果糖,是使结肠细菌产生发酵作用的底物,可导致肠内气体进一步增加。应禁用抑制结肠运动性药物,如阿片制剂、抗胆碱能类药物、钙通道阻滞药。初步治疗应围绕着减少或消除促进病情发展的因素展开。显著的盲肠扩张、持续时间为 3～4 天、支持疗法 24～48 小时症状无改善的患者,应行进一步治疗。如果没有腹膜炎或穿孔的迹象,可以将新斯的明作为进一步的治疗选择。

2. 药物治疗

(1)新斯的明:静脉注射新斯的明治疗急性假性结肠梗阻是目前急性假性结肠梗阻患者结肠减压安全、有效、经济的治疗方法。新斯的明系可逆性乙酰胆碱酯酶抑制药,可以间接兴奋毒蕈碱的副交感神经受体,增强结肠的运动性,引发结肠推进性蠕动。新斯的明由静脉内给药起效迅速(1～20 分钟),药效持续时间短

（1～2小时），半衰期平均80分钟，肾功能不全的患者时间有所延长。使用新斯的明前必须排除机械性梗阻，最常见的不良反应是轻度的腹部绞痛、唾液分泌过多及心动过缓（严重时需服用阿托品拮抗）。新斯的明的禁忌证包括肠梗阻、局部缺血或穿孔、严重的支气管痉挛、难以控制的心律失常和肾功能不全等。

（2）其他药物治疗：治疗急性假性结肠梗阻促动力药物还包括促胃动素受体激动药琥乙红霉素（500mg，每日3～4次）、部分5-羟色胺受体激动药（如莫沙必利）。对于急性假性结肠梗阻的患者，结肠扩张初期缓解后给予聚乙二醇，可以增加初期治疗后持久的应答率。

3. **结肠镜减压**　非外科的机械性减压方法包括放射学的减压导管、放置或不放置减压导管的结肠镜减压，以及透视下内镜经皮盲肠造口术。

对于盲肠显著扩张（＞12cm）、症状持续为3～4天、支持疗法24～48小时病情无缓解、新斯的明禁忌证或药物治疗失败的患者，结肠镜减压是首选的侵入性非外科治疗方法。明显的腹膜炎或已经出现穿孔的患者不能行结肠镜检查。为了提高治疗效果，结肠镜减压时最好放置减压导管。在X线透视引导下保持金属导丝直线进入肠管，避免导管进入右半结肠时弯曲成环。

高度手术危险性的患者，可以考虑在透视导向下行经皮内镜下盲肠造口术。经皮内镜下盲肠造口术适用于新斯的明治疗无效、结肠镜减压失败、没有局部缺血或穿孔迹象以及外科手术高危患者。

4. **手术治疗**　外科治疗适宜于结肠局部缺血或穿孔、内镜减压和药物治疗失败的患者。手术的方式取决于肠管的状况，如果没有局部缺血或穿孔，盲肠造口术有可行性，成功率较高，而病死率相对较低，同时盲肠造口术可以在局部麻醉的情况下施行；局部缺血或穿孔是施行节段性或大部分结肠切除术的指征。

盲肠穿孔是最严重的并发症。一般认为盲肠直径达9cm即有穿孔的危险,当直径超过 12cm 时是保守治疗的禁忌证。因此,一旦存在急性结肠梗阻的症状和体征,同时无法区分假性结肠梗阻和机械性结肠梗阻时,或虽然明确为假性结肠梗阻但肠管高度扩张,怀疑有肠缺血或穿孔危险时,应立即采取手术治疗。

二、慢性假性结肠梗阻

慢性假性结肠梗阻是由非机械性原因引起的结肠运动功能障碍。

【临床表现】

慢性假性结肠梗阻的临床表现与慢性假性小肠梗阻基本相同,但患者以反复发作的便秘和腹胀为主,可有粪便嵌顿,腹痛、腹胀不随排便而缓解。体检无肠型及肠蠕动波,听诊肠鸣音低下,没有高调肠鸣音和气过水声。多次腹部 X 线检查、水溶性造影剂灌肠及 CT 检查可能有助于诊断。

【治疗】

慢性假性结肠梗阻的治疗以支持疗法为主,症状不能缓解时可以进一步选用促动力药物,如新斯的明、琥乙红霉素、甲氧氯普胺、莫沙必利及中药。如果患者有药物禁忌证或药物治疗效果不佳时,可以考虑使用经皮内镜下结肠造口术(PEC),其优点是插入操作无需全身麻醉,结肠功能恢复后可以轻易地去除结肠造口导管。经皮内镜下结肠造口术并发症包括短暂的发热、自限性出血、肉芽肿形成、局部感染、泌尿系感染、小肠结肠炎、全身感染、脓毒症和腹膜炎。另外严重的并发症,如盲肠的血管裂伤引起的血肿以及结肠感染,常须手术治疗。应格外注意避免结肠造口导管不慎脱出。

第八节 假膜性肠炎

假膜性肠炎(pseudomembranous colitis,PMC)是急性肠黏

膜纤维素性坏死性炎症性病变,其特点是肠黏膜上有渗出性假膜形成,主要累及小肠及结肠。临床常见于应用抗生素治疗之后,故又称为"抗生素相关性肠炎",往往发生在大手术后、特别是在应用广谱抗生素后容易发生,也可发生于休克、心力衰竭、尿毒症、结肠梗阻等一些患者。

【发病机制】

抗菌药物可引起腹泻,但并不一定都引起结肠炎。除万古霉素外,几乎所有的抗菌药物均可导致抗菌药物相关性肠炎,甚至假膜性肠炎,且口服比静脉使用更容易,其中以青霉素族(主要是氨苄西林、阿莫西林)最常见,约占50%,其次为头孢菌素、林可霉素和克林霉素等。以往发生率较高的氯霉素、四环素相关性肠炎现已罕见,这与药物销售、临床使用率相关。假膜性肠炎多由抗菌药物激发 C. difficile 引起,广谱抗菌药物诱发率较窄谱高 10～70 倍,但仍有少数与其无关。抗菌药物性腹泻与抗菌药物使用时间、剂量无关,即无论使用抗菌药物的剂量多少、疗程长短,均可诱发假膜性肠炎。术前应用单剂量头孢菌素也可诱发假膜性肠炎。此外,免疫力极度低下、外科术后患者,以及有其他严重疾病如肠道恶性肿瘤、尿毒症、糖尿病、心力衰竭、败血症等患者,因患者机体内环境发生变化,肠道淤血或缺血,肠道菌群失调,有利于 C. difficile 繁殖、释放毒素而致病。

【病理】

假膜性肠炎主要侵犯结肠,以远端结肠为主,乙状结肠、直肠损害高达 80%～100%,约 65% 累及近端及全结肠,也可侵及小肠,少数患者结肠和小肠可同时受损。主要损害黏膜及黏膜下层,表现为黏膜腺体隐窝表浅上皮水肿变性、细胞脱落、间质水肿及液体渗出,中性粒细胞浸润,血管扩张并伴微血栓形成。随着病变的进展,更多上皮细胞变性脱落、基底膜破坏、液体及纤维素渗出,并与炎细胞、脱落细胞和黏液混合形成 2～5mm 黄白色或黄绿色假膜;隐窝内渗出的纤维素将假膜与黏膜紧连在一起而成不易剥离的假膜斑块。此时病变仅限于固有膜的浅 1/2 内,故称顶部病变。若病变进一步拓展,隐窝深部上皮亦发生变性、并波及毗邻隐窝上皮,此时隐窝内残存上皮仍能分泌黏液,但其开口紧覆假膜,阻碍黏液、脱落上皮及渗出的炎性细胞等排出而致隐窝扩张,病变范围扩大,假膜增大。严重者假膜可融合成片,并可见假膜脱落后大小不等的裸露区。假膜界限分明,周围黏膜相对正常。假膜由纤维素、中性粒细胞、单核细胞、黏蛋白及坏死细胞碎屑组成。黏膜固有层可见中性粒细胞、浆细胞及淋巴细胞浸润,重者腺体破坏断裂,细胞坏死。坏死一般局限于黏膜下层,偶尔累及肠壁全层导致肠穿孔。

假膜性肠炎病理分为 3 类:①早期轻度病变,固有层多形核粒细胞浸润和嗜酸性粒细胞渗出的局灶性坏死;②较重病变显示腺体破坏,局灶性多形核细胞浸润,顶端覆盖典型假膜,炎症浸润常局限于固有层浅部,病变间黏膜正常;③严重损害见完全性结构坏死,固有层广泛受损,表面覆盖厚而融合的假膜。

【临床表现】

本病多发生于 50 岁以上免疫功能低下的人群,女性多于男性。症状多发生于抗生素治疗 4~10 日或在停用抗生素 1~2 周。

1. 腹泻　是最主要的临床表现,腹泻程度和次数不一,轻者每日排便 2~3 次,可在停用抗生素后自愈。重症者每日排便次数可达 30 余次,大量水样便。少数患者有脓血样便或者排出斑块状假膜。

2. 腹痛　该病常伴有腹痛,多在下腹部,呈钝痛、胀痛或痉挛性疼痛,也可伴有腹胀、恶心、呕吐,以致可能被误诊为急腹症。

3. 毒血症表现　包括发热、心动过速、谵妄等。严重者可发生低血压、休克、严重脱水、电解质紊乱及代谢性酸中毒、少尿,甚至急性肾功能不全。

4. 并发症　部分患者可出现严重并发症如中毒性巨结肠、麻痹性肠梗阻、肠穿孔等。

5. **查体**　可有下腹部压痛、肠鸣音亢进、脱水征象,以及脉搏增快、血压下降、呼吸急促等休克表现。

【辅助检查】

1. **实验室检查**　外周血白细胞升高以中性粒细胞为主。粪常规检查无特异性改变,仅有白细胞,肉眼血便少见。疑诊病例应送难辨梭状芽孢杆菌培养。至少送 2 份粪便标本,在厌氧条件下经 37℃ 培养 24～48 小时可出结果。确诊则需要进行毒素鉴定。通常采用组织细胞培养法。酶联免疫吸附法(ELISA)能检测到 100～1000 pg 水平的毒素,具有快速、简便、经济的优点。也可用实时荧光定量 PCR 法检测 Cd 基因,具有快速、特异、敏感度高等优点。

2. **X 线检查**　腹部 X 线片常有肠黏膜增厚及轻、中度肠扩张,部分肠麻痹患者表现为肠梗阻。钡剂灌肠可能发现肠管呈毛刷状、指压迹及散在的圆形、不规则形充盈缺损,但一般不主张钡剂灌肠,以免发生肠穿孔。

3. **CT 检查**　CT 下没有特异性的表现,偶可发现低衰减的增厚的肠壁。

4. **肠镜检查**　内镜检查不仅能早期明确诊断,还能了解病变的范围和程度。假膜性肠炎内镜下表现不一,轻者可仅见黏膜充血水肿,血管纹理不清,呈"非特异性肠炎"表现;稍重者可见黏膜散在浅表糜烂,假膜呈斑点样分布,周边充血;严重病例假膜呈斑片状或地图状,假膜不易脱落,部分脱落区可见溃疡形成。疾病早期或者治疗及时者,内镜改变较轻微或不典型。

【诊断】

诊断假膜性肠炎主要依据用药史、临床表现及在粪便中检测出病原体或其毒素。对凡在应用抗菌药物期间或近期内使用过抗菌药物的患者,出现原因不明腹泻特别是有黏液状、绿色、酸臭味的水样便时,应考虑到本病可能。首先需排除肠道真菌感染,若粪真菌涂片及培养阴性或抗真菌治疗无效,更要高度警惕假膜性肠炎的可能。抗菌药物联合使用比单用而诱发本病的概率更高。尤其是老年人、危重疾病、大手术后的患者,如出现非特异性腹泻、腹痛、发热、白细胞升高等现象,且用一般抗菌药物及止泻药无效者,应考虑到假膜性肠炎的可能,结合粪涂片、结肠镜检查等可进一步明确诊断。

假膜性肠炎的诊断要点:①发病前有抗生素应用史;②有典型的临床表现如腹泻(至少连续 2 日每日排糊状或者水样便 3 次,或者 48 小时内大于 8 次)、腹胀、发热、白细胞计数增加,严重时有便血、中毒性肠麻痹、肠穿孔、中毒性休克等;③粪便细菌培养出难辨梭状芽孢杆菌;④粪便过滤液或分离菌株培养的过滤液有毒素,在组织培养中具有细胞病理效应,且能被难辨梭状芽孢杆菌抗毒素或污泥状芽孢杆菌抗毒素所中和。

【鉴别诊断】

1. 溃疡性结肠炎 一般起病缓慢,发病前多无抗生素应用史,血性腹泻较为常见,粪常规检查及肠镜检查无假膜发现,应用皮质激素治疗常有效。而假膜性肠炎大多起病急骤,大部分有抗生素应用史,粪便可培养出难辨梭状芽孢杆菌或检测出毒素,肠镜下可见假膜样改变。

2. 克罗恩病 末端回肠和右半结肠最常见,病变呈跳跃征,肠黏膜可呈铺路石样改变,可形成纵行裂沟或瘘管。

3. 急性出血坏死性肠炎 病变主要位于小肠,以肠壁出血坏死为特征。多有便血、腹泻。应用氨苄西林、庆大霉素和头孢菌素等抗生素治疗有效。

4. 急性中毒性及细菌性痢疾 发病前多有不洁饮食史,有里急后重感,粪便培养可发现痢疾杆菌。

假膜性肠炎与急性坏性肠炎、急性菌痢等的鉴别,见表 4-2。

表 4-2　假膜性肠炎与急性坏性肠炎、急性菌痢等的鉴别

鉴别要点	假膜性肠炎	急性坏死性肠炎	急性菌痢	真菌性肠炎	金葡萄球菌肠炎
病原体	难辨梭状芽孢杆菌	Welchii 杆菌	痢疾杆菌	真菌	金葡萄球菌
起病	急	急	急	较缓	急
病程	较短	短	短	较短	短
腹痛	多不重	重	重	多不重	多不重
腹泻	水样便	血水样便	脓血便	水样或黏液便	蛋花汤样水样便
里急后重	不重	不重	重	不重	不重
发热	不显著	高热	高热	发热	可有高热
休克	可有	多有	有	多无	可有
粪便检查	有假膜	无假膜	无假膜	无假膜	可有假膜
用抗生素	有	无	无	有	有

【治疗】

由于假膜性肠炎大多由抗生素诱发,因此合理使用抗生素,严格掌握抗生素应用的指征是预防该病的关键。早期诊断、及时治疗是治疗有效的重要因素。轻症患者在停用抗生素后可自愈,重者经积极治疗后预后良好。

1. 停用原有抗生素　多数患者停用相关抗生素后可自行缓解,对于必须使用抗生素患者应考虑更换。

2. 对症支持治疗　给予患者补液,维持水、电解质及酸碱平衡,严重病例可输入血浆、清蛋白纠正低蛋白血症。严重营养不良者可全胃肠外营养。

3. 抗生素治疗

(1)甲硝唑:是一线用药,可对缺氧情况下生长的细菌和厌氧微生物起杀灭作用,它在人体中还原时生成的代谢物也具有抗厌氧菌的作用,但对需氧菌和兼性厌氧菌无作用。甲硝唑的硝基可

还原成一种细胞毒,作用于细菌的 DNA 代谢过程,抑制细菌的脱氧核糖核酸的合成,干扰细菌的生长、繁殖,最终导致细胞死亡。一般用量为 200~400mg,每日 3~4 次,餐后服用,疗程为 7~10日,绝大部分的患者治疗反应良好。

(2)万古霉素:用于甲硝唑耐药、不能耐受或甲硝唑过敏、甲硝唑治疗失败者,可抑制难辨梭状芽孢杆菌的生长,是目前治疗假膜性肠炎最有效的药物。该药口服不吸收,在肠道内可达到高浓度,一般用量为每次 125~500mg,每日 4 次,疗程为 7~14 日,治疗后2~4 日症状可消失,但复发率高,可能由于应用万古霉素,难辨梭状芽孢杆菌形成孢子,停药后孢子和无性生殖体增殖而致复发。

(3)抗艰难梭菌感染的药物:杆菌肽,剂量为 25 000U,每日 4次,口服,一般 7~10 日,仅在上述药物无效时才使用。非达霉素是一种新型的口服大环内酯类抗菌药物。

4. 微生态治疗　目前应用的微生物制剂有活菌、死菌及其代谢产物。

(1)活菌制剂有 2 类,一类是使用需氧菌消耗肠道内的氧,促使厌氧菌生长恢复菌群平衡,如地衣芽孢活菌制剂、酪酸梭菌活菌。另一类直接用厌氧菌,如双歧杆菌活菌制剂、双歧三联活菌。一般用法为每日 3 次,每次 2 片口服。为了避免影响疗效,活菌一般不与抗生素联用。

(2)死菌制剂常有乳酸菌素和乐托尔,可抑制肠道致病菌的生长,并促进有益的酸性菌生长,因不受抗生素影响,可与抗生素一起服用。

(3)近年来发现粪移植是治疗假膜性肠炎的有效治疗方式,有效率高。在国外已用于临床治疗,但在国内受限于伦理问题、粪便的制备技术等因素,仍未完全应用。

5. 抗毒素和抑制毒素吸收治疗　阳离子交换树脂能结合难辨梭状芽孢杆菌毒素,从而减轻腹泻及其他中毒症状,如考来烯胺,2~4 g,每日 3~4 次,疗程 7~10 日,适用于中度病情或复发者。但由于它可使万古霉素活性下降,故不能与万古霉素联用。污泥状梭状芽孢杆菌抗毒素可中和难辨梭状芽孢杆菌毒素,50 000U 静脉滴注,每日 2 次。

6. 免疫治疗　静脉滴注丙种球蛋白可用于治疗假膜性肠炎,其机制主要是中和难辨梭状芽孢杆菌毒素 A。针对难辨梭状芽孢杆菌毒素 A 或 B 的单克隆抗体在Ⅱ期临床试验中,治疗难辨梭状芽孢杆菌感染有效,与抗生素合用可以显著减少复发。

7. 手术治疗　手术治疗的适应证是内科治疗无效或者并发肠梗阻、中毒性巨结肠、肠穿孔等严重并发症。

第九节　急性出血坏死性小肠炎

急性出血坏死性小肠炎(acute hemorrhagic necrotic enteritis,AHNE),简称坏死性肠炎,是以小肠的广泛出血、坏死为特征的肠道急性蜂窝织炎,病变主要累及空回肠,偶尔也可侵犯十二指肠和结肠,甚至累及全消化道,以急性腹痛、腹泻、便血、发热、呕吐及腹胀为主要临床表现,重症者出现败血症、中毒性休克或肠穿孔等并发症。发病以夏秋多见,儿童、青少年发病率高于成年人。

【病因】

本病的病因尚未完全阐明。现认为本病的发病与感染产生 B 毒素的 Welchii 杆菌有关。本病主要累及空肠、回肠,其次为十二指肠,有时也累及结肠和胃。其发病为多个综合因素的作用。

1. 感染　此病可能与 Welchii 杆菌感染有关。该菌在繁殖期产生一种蛋白质外毒素,称为 B 毒素。B 毒素能使肠绒毛麻痹,干扰正常肠道的冲洗作用,使病原体得以附着于绒毛,为进一步致病创造了条件,如影响肠壁微循环,使肠黏膜充血、水肿、坏死,甚至穿孔。

2. 胰蛋白酶减少或活性减低　胰蛋白酶能降低 C 型产气荚膜芽孢杆菌产生的 B 毒素,对防止本病的发生起到重要的作用。如果长期低蛋白饮食,进食大量大豆等含有耐热性胰蛋白酶抑制因子的食物,可导致胰蛋白酶活性和浓度降低。在上述情况下,如感染 Welchii 杆菌,则易导致本病的发生。

3. 饮食不当　除进食传染有致病菌的肉类食物外,饮食习惯的突然改变,从多食蔬菜转为多食肉类,可使肠道微生态环境发生改变,有利于 Welchii 杆菌大量繁殖,并有利于 B 毒素的致病。

4. 变态反应　由于本病起病后迅速发生肠出血、坏死,病变肠段组织血管壁内纤维素样坏死及嗜酸粒细胞浸润,因此有学者认为,本病的发生可能与细菌感染后所致的变态反应有关。

【分型】

根据患者不同的病变程度与病情发展的速度,临床上可分为 5 型,但各型之间可以互相转化或合并出现。

1. 胃肠炎型　见于疾病的早期,全身症状轻或无,表现为程度较轻的腹痛、水样便、低热,可伴恶心、呕吐,无明显的肉眼血便,大便为水样或糊状,黄色或黄绿色,显微镜下可见白细胞、脓细胞。

2. 腹膜炎型　较为常见,约 50% 患者属于此型。患者腹痛剧烈、恶心呕吐、腹胀、全腹肌紧张、压痛、反跳痛,受累肠壁坏死或穿孔,腹腔内有血性渗出液。

3. 肠梗阻型　此型较少见,以恶心、呕吐、腹胀、腹痛,停止排便、排气,肠鸣音消失,出现鼓胀,腹部 X 线片上见多个液平为主要表现。

4. 肠出血型　以大量便血(血水样便或暗红色血便)为主要症状,量可多达 1~2L,腹痛一般较重,可出现明显贫血和脱水。便血比呕血更常见。

5. 中毒性休克型　见于重症患者,常在发病后 1~5 天发生;表现为高热、寒战,神志淡漠、嗜睡、谵妄、休克等。

【临床表现】

1. 病史　起病急,发病前多有不洁饮食史。受冷、劳累,肠道蛔虫感染及营养不良为诱发因素。

2. 主要症状

(1)腹痛:突然出现腹痛,多为持续性腹痛阵发性加重,多在脐周,其后逐渐转为全腹痛。

(2)腹泻和便血:腹泻和便血是本病的特点。腹痛发生后即可出现腹泻,腹泻持续数次至 10 余次。粪开始为糊状,其后多为黄水样,继之呈白水状或赤豆汤和果酱样,最后转为血性,粪质少、恶臭。无里急、后重。腹泻严重者可出现脱水和代谢性酸中毒。

(3)恶心、呕吐:在发病早期几乎与腹痛、腹泻同时发生,呕吐物可为胆汁、黄水样或血样物。

(4)全身症状:起病时可有全身不适、发热、寒战,可伴有面色苍白、冷汗、乏力严重者可伴面色苍白、四肢冰冷、皮肤花纹、脉搏细速、血压下降或测不出等休克征象。

(5)除肠道病变外,尚可有肠系膜局部淋巴结肿大、软化;肝脂肪变性、急性脾炎、间质性肺炎、肺水肿;个别病例尚可伴有肾上腺灶性坏死。

3. 体征　以腹部体征为主,脐周或上腹部压痛,有时可有反跳痛,见到肠型,早期肠鸣音亢进,严重者减弱或消失,腹水较多,可有移动性浊音。如果合并肠穿孔,可出现腹肌紧张,全腹有压痛和反跳痛等腹膜炎的表现。肝浊音界消失。当肠梗阻时,可见肠型或能触及包块,肠鸣音亢进,发生肠麻痹时腹胀加重。

【辅助检查】

1. 血常规　周围血白细胞增多,以中性粒细胞增多为主,常有核左移。红细胞及血红蛋白常降低。

2. 粪检查　外观呈暗红或鲜红色,或隐血试验强阳性,镜下见大量红细胞,偶见脱落的肠系膜。可有少量或中等量脓细胞。

3. X 线检查　腹部 X 线片可显示肠麻痹或轻、中度肠扩张或有大小不等的液平面,肠痉挛和狭窄,卧位盆腔呈月形暗影紧靠盆腔下缘(其他急腹症均无此特征)。钡剂灌肠检查可见肠壁增厚、显著水肿、结肠袋消失。肠穿孔可出现气腹症。

4. 血培养　多为革兰阴性杆菌。

5. 腹腔镜检查　可见肠管充血、渗出、血管扩张、水肿、出血、肠壁粗糙、坏死僵硬、粘连。

6. 尿常规　可有蛋白尿,红细胞、白细胞及各类管型。

7. 血生化及其他　中重症患者有不同程度的电解质紊乱,表现为低钠、低钾、低氯、低钙、低镁、低磷。血沉多增快。

8. 病原学检查　药物敏感试验有助于确定病原菌、选择抗生素,做厌氧菌培养非常必要。也可用腹腔积液、小肠内容物、坏死肠壁做病原学检查。

9. 心电图检查　重症患者心电图检查可有 ST-T 改变。

【诊断】

诊断主要根据有不洁饮食史以及突然腹痛、便血和呕吐,伴中等度发热,或突然腹痛后出现休克的临床症状,结合化验检查。

【鉴别诊断】

1. 中毒性细菌性痢疾　流行于夏季。突然发热、腹痛、腹泻及脓血黏液便,常有里急后重。腹痛位于左下腹,中毒时可有高热、惊厥、神志模糊。粪涂片和细菌培养痢疾杆菌有助于确诊。

2. 过敏性紫癜　临床特点除紫癜外,常有皮疹、血管神经性水肿、关节炎、腹痛及肾炎等症状。

3. 急性克罗恩病　青壮年多发。亚急性起病,高热、寒战、右下腹痛、腹泻,常见黏液脓血便,约 1/4 病例可出现右下腹或脐周肿块,很少出现休克,可有肠外表现(如关节炎、虹膜炎等)。诊断依靠胃肠钡剂、钡剂灌肠和内镜检查。

4. 绞窄性肠梗阻　临床上突然出现腹胀、腹痛,有时伴恶心、呕吐及发热。X 线片可见肠腔明显充气、扩张,有液平面,故须与急性出血坏死性肠炎相鉴别,但绞窄性肠梗阻、腹胀更明显。肛门停止排气、排便,病情进行性加剧,便血少见。肠鸣音亢进,有气过水声。一般有一定的诱发因素。

5. 肠套叠　多见于儿童,主要表现为腹痛、血便及腹部肿物。

钡剂灌肠示钡剂受阻,呈"杯口状"。

6. 其他疾病　如阿米巴肠病、肠息肉病、Meckel 憩室炎等疾病鉴别。

【治疗】

本病治疗以非手术疗法为主,加强全身支持疗法、纠正水电解质失常、解除中毒症状、积极防治中毒性休克和其他并发症,必要时手术治疗。

(一)内科治疗

1. 一般治疗　休息、禁食,腹痛、便血和发热期应完全卧床休息和禁食。直至呕吐停止,便血减少,腹痛减轻时方可进流质饮食,以后逐渐加量。禁食期间应静脉输入高营养液、腹胀和呕吐严重者可作胃肠减压、腹痛可给予解痉药,严重腹痛者可予哌替啶;高热、烦躁者可给予吸氧、解热药、镇静药或给予物理降温。

2. 纠正水、电解质紊乱　根据病情酌定输液总量和成分。迅速补充有效循环血容量,适当输血浆、新鲜全血或人血白蛋白等胶体液。血压不升者可配合血管活性药物酌情选用,如 α 受体阻滞药、β 受体兴奋药或山莨菪碱等均可酌情选用。

3. 控制肠道内感染　其可减轻临床症状,常用的抗生素有氨基苄西林(每日 4～8g)、氯霉素(每日 2g)、庆大霉素(每日 16 万～24 万 U)、卡那霉素(每日 1g)、舒他西林(每日 6.0g)、头孢他啶(每日 4g)或多黏菌素和头孢菌素等,一般选两种联合应用。

4. 肾上腺皮质激素　可减轻中毒症状,抑制过敏反应,对纠正休克也有帮助,但有加重肠出血和促发肠穿孔之危险。一般应用不超过 3～5 天;儿童用氢化可的松每天 4～8mg/kg 或地塞米松每日 1～2.5mg;成人用氢化可的松每日 200～300mg 或地塞米松每日 5～20mg,均由静脉滴入。

5. 抗毒血清　采用 Welchii 杆菌抗毒血清 42 000～85 000U 静脉滴注,有较好疗效。

(二)对症治疗

高热时给予解热药、激素,并每日多次予以物理降温。烦躁不安肌内注射地西泮、苯巴比妥钠,或用冬眠 1 号静脉滴注,但要密切观察血压变化。腹痛时肌内注射阿托品,如无效可用 0.25% 奴佛卡因做两侧肾囊封闭,必要时也可联合使用哌替啶与阿托品,腹泻严重可应用复方地芬诺酯、洛哌丁胺,并配合服用诺氟沙星、黄连素等肠道抗菌药物。

(三)手术治疗

1. **手术指征** ①肠穿孔;②严重肠坏死,腹腔内有脓性或血性渗液;③反复大量肠出血,并发出血性休克;④肠梗阻、肠麻痹;⑤不能排除其他急需手术治疗的急腹症。

2. **手术方式** ①若病变较集中或局限,可做病变肠段切除术;若病变过于广泛或全身情况太差,应避免做过多小肠切除,可将病受最严重部分切除并作肠造口,留待二期手术处理;②术中若无肠坏死、穿孔、大出血等病变发现,可用 5% 普鲁卡因溶液作肠系膜根部封闭;③术后应进行积极的内科治疗。

第十节 溃疡性结肠炎

溃疡性结肠炎(ulcerative colitis,UC)是一种肠道非特异性慢性炎症性疾病,又称特发性溃疡性结肠炎,是以直、结肠黏膜浅表性、非特异性炎症病变为主,伴有肠外多器官损害的疾病。女性略多于男性。病程迁延,症状反复,以腹泻、黏液脓血便、腹痛、里急后重为主要表现。

【病因】

病因未完全阐明,现有多种病因学说。

1. **感染因素** 病毒感染或某些细菌感染如溶血性大肠杆菌、变形杆菌及肠道厌氧菌感染可能与本病有一定关系。

2. **免疫异常** 体液免疫和细胞免疫均有异常,血液中可检测到结肠抗体、循环免疫复合物;淋巴细胞对正常肠上皮细胞有细胞毒性。一些细胞因子和炎症介质与本病发病有关。

3. 遗传因素　有种族差异性,常有家族史。

4. 精神因素　部分患者有焦虑、紧张及自主神经功能紊乱,可能为本病反复发作的诱因或继发表现。

【病理】

溃疡性结肠炎病变主要位于直肠和乙状结肠,亦可上升累及降结肠乃至整个结肠。炎症主要集中在黏膜层,也可累及黏膜下层。病灶呈连续的非节段性分布。早期病变为黏膜弥漫性炎症,可形成隐窝脓肿,细小脓肿融合产生溃疡,纵行发展则溃疡面呈大片融合。在结肠炎症反复发作、修复过程中,肉芽组织增生,常出现炎性息肉。由于纤维瘢痕形成,可导致结肠缩短、结肠袋消失和肠腔狭窄。少数患者有结肠癌变。

根据病变累及范围溃疡性结肠炎可分为 6 种类型。

1. 直肠炎　炎症局限于直肠不再向近端蔓延,具有病变范围小、不发生癌变等特点。因此,被认为系溃疡性结肠炎的一个变种,称为溃疡性直肠炎。临床上需随访观察病变是否局限于此段,而不再向上蔓延扩展,否则将是其他类型的初级阶段。

2. 直肠、乙状结肠炎　直肠和乙状结肠受累。

3. 左侧结肠炎　为溃疡性结肠炎直肠乙状结肠炎症进一步蔓延至横结肠中段以下肠管。

4. 次全结肠炎　炎症逆行向上蔓延至结肠肝曲或升结肠。

5. 全结肠炎　炎症从直肠至盲肠均受累,病变累及有 2 种方式:①自直肠起始,逐渐连续性浸润左侧、右侧结肠;②病变开始即是全结肠炎症,伴全身中毒症状,呈急性暴发型溃疡性结肠炎,该型最严重,预后差。其中尚有 10% 可累及回肠末端,称为倒灌性回肠炎。累及回肠末端病变一般不超过 10cm,也可引起因盲瓣变形、括约肌功能障碍,需与克罗恩病、肠结核鉴别。

6. 右侧结肠炎或区域性结肠炎　前者系结肠炎局限于肝曲

以上的升结肠、盲肠；后者结肠炎累及结肠某一区域，病变近、远端结肠黏膜正常，有时病变侵犯多个区域呈节段性，少见且易误诊为克罗恩病，与克罗恩病不同的是，它为假性不连续或跳跃性病变，因为大部分内镜观呈正常黏膜，活检仍可见溃疡性结肠炎缓解期或炎症修复后的改变。即本型炎症仍呈连续性分布，只不过结肠不同部位可出现不同程度和时期的病变而已。

【临床表现】

1. 症状　患者通常间歇性缓慢发病，少数患者暴发起病。当病变仅限于直肠时，常表现便中带血，很多患者主诉便秘而不是腹泻。当病变逆行向上进展时，开始出现腹泻伴不同程度便血、排便急迫和里急后重。最典型的临床症状是排便次数增加或腹泻、便血或大便带血、多有轻中度腹痛，轻者可无腹痛、重者可有剧烈腹痛，体重减轻少见。除此之外，其他一些非特异症状或上腹部症状也会造成患者的不安，如发热、疲乏、倦怠无力、恶心、口腔溃疡、关节痛等。

2. 体征　对轻、中度 UC 患者而言，体格检查通常无明显异常发现，直肠指检可有指套染血。重症患者可有贫血、发热、心动过速、口腔溃疡、肠鸣音减弱和腹部压痛等体征。

3. 临床表现的特殊性　在溃疡性结肠炎临床上出现下列情况时，会造成诊断时的困惑：①如内镜下病变未累及直肠，这在急性溃疡性结肠炎时非常罕见，往往是由于直肠的局部治疗所致，可以通过病史及直肠黏膜活检找到慢性炎症的证据，因为病理组织学上隐窝结构变形破坏及基底膜浆细胞浸润只有在溃疡性结肠炎中才会出现。②腹泻不伴有便血，这在克罗恩病时常见，但在诊断溃疡性结肠炎时值得怀疑，在严重病例，病理组织学上的鉴别也是非常困难的。重要的是，病理组织学的评估是一个动态的过程，每次病理结果的解释都要结合以前的病理组织学结果、病史和内镜下表现综合分析判断。③在少数病例，肠外表现或系统性感染会成为溃疡性结肠炎的首发症状，这些症状包括结节性红斑、皮肤血管炎、原发性硬化性胆管炎、关节炎、骨髓增生异常综合征等,容易造成诊断的延误。

4. 临床严重程度分型　溃疡性结肠炎临床上可分为初发型、慢性复发型、慢性持续型、暴发型。初发型指无既往史、首次发作;暴发型指症状严重,每日排血便 10 次以上,伴全身中毒性症状,可伴中毒性巨结肠、肠穿孔、脓毒血症等并发症。除暴发型外,各型可相互转化。

5. 并发症

(1)中毒性巨结肠:多发生在暴发型或重症溃疡性结肠炎患者。结肠病变广泛而严重,多以横结肠最严重。常因低钾、钡剂灌肠、使用抗胆碱能药物或阿片类制剂而诱发。表现为病情急剧恶化,毒血症明显,水、电解质平衡紊乱,持续性剧烈腹痛,肠型、腹部压痛,肠鸣音消失。血常规白细胞计数显著升高。腹部 X 线片见结肠扩大,结肠袋消失。预后差,易引起急性肠穿孔。

(2)直肠结肠癌变:多见于广泛性结肠炎、幼年起病而病程漫长者。

(3)其他并发症:肠出血、肠穿孔、肠梗阻等。

【辅助检查】

1. 实验室检查　血常规示血红蛋白下降,白细胞计数在活动期可有增高。红细胞沉降率加快和 C 反应蛋白增高是活动期的标志。严重病例血清白蛋白下降。血中外周型抗中性粒细胞胞质抗体(ANCA)约 70% 阳性。粪检查包括:①常规致病菌培养;②取新鲜粪便,找溶组织阿米巴滋养体及包囊;③有血吸虫疫水接触史者做粪便集卵和孵化以排除血吸虫病。粪便肉眼观有黏液脓血,显微镜检见红细胞和脓细胞,急性发作期可见巨噬细胞。粪便病原学检查目的是要排除感染性结肠炎,需反复多次进行(至少连续 3 次)。

2. 内镜检查　内镜检查是溃疡性结肠炎的主要诊断方法。表现为:①黏膜血管纹理模糊、紊乱或消失,黏膜充血、水肿、质脆、自发或接触充血和脓性分泌物附着,亦常见黏膜粗糙,呈细颗粒状。②病变明显处可见弥漫性、多发性糜烂或溃疡。③可见结肠袋变浅、变钝或消失,以及假息肉、桥形黏膜等。

3. 钡剂灌肠检查 溃疡性结肠炎的钡剂灌肠检查表现为:①黏膜粗乱和(或)颗粒样改变;②肠管边缘呈锯齿状或毛刺样,肠壁有多发性小充盈缺损;③肠管短缩,袋囊消失呈铅管样。

4. 黏膜组织学检查 黏膜活检对于诊断和鉴别诊断疑似炎症性肠病的患者十分重要。对于初次内镜诊断评估患者或疑似炎症性肠病患者,应于末端回肠及结肠各段进行多段多点活检,并且病灶和病灶周围看似正常的组织均应取活检。

(1)活动期:①固有膜内弥漫性急慢性炎性细胞浸润,包括中性粒细胞、淋巴细胞、浆细胞和嗜酸性粒细胞等,尤其是上皮细胞间中性粒细胞浸润及隐窝炎,甚至形成隐窝脓肿;②隐窝结构改变:隐窝大小、形态不规则,排列紊乱,杯状细胞减少等;③可见黏膜表面糜烂、浅溃疡形成和肉芽组织增生。

(2)缓解期:①黏膜糜烂或溃疡愈合;②固有膜内中性粒细胞浸润减少或消失,慢性炎性细胞浸润减少;③隐窝结构改变:隐窝结构改变可加重,如隐窝减少、萎缩,可见帕内特细胞化生(结肠脾曲以远)。

5. 其他检查 小肠 CT 和(或)小肠 MR 能在一定程度上对溃疡性结肠炎和肠结核、克罗恩病、淋巴瘤等进行鉴别诊断。而腹部 CT 对溃疡性结肠炎的并发症如中毒性巨结肠、肠道穿孔、肠梗阻、腹腔感染等进行诊断。

【诊断】

溃疡性结肠炎诊断缺乏金标准,主要结合临床表现、内镜和病理组织学进行综合分析,在排除感染性和其他非感染性结肠炎的基础上做出诊断。诊断要点如下。

1. 特点 青壮年多见,多数起病缓慢,病程较长。反复发作为其特点。少数起病急骤,病情进展快,全身中毒症状重,即为急性暴发性溃疡性结肠炎,死亡率高。

2. 临床表现　活动期有持续或反复发作的腹泻、黏液脓血便伴腹痛、里急后重和不同程度的全身症状,包括消瘦、贫血、发热及营养不良等。可伴有关节、皮肤、眼、口及肝胆等肠外表现。

3. 结肠镜检查　①病变多从直肠开始,呈连续性、弥漫性分布;②黏膜血管纹理模糊、紊乱、充血、水肿、易脆、出血及脓性分泌物附着;亦常见黏膜粗糙,呈细颗粒状;③病变明显处可见弥漫性多发糜烂或溃疡;④慢性病变者可见结肠袋囊变浅、变钝或消失,假息肉及桥形黏膜等。

4. 钡剂灌肠检查　①黏膜粗乱或颗粒样改变;②肠管边缘呈锯齿状或毛刺样,肠壁有多发性小充盈缺损;③肠管短缩,袋囊消失呈铅管样。

5. 病理检查　呈炎性反应,同时可见糜烂、溃疡、隐窝脓肿、腺体排列异常及上皮变化。

【鉴别诊断】

1. 急性感染性结肠炎　各种细菌感染包括痢疾杆菌、沙门菌、大肠埃希菌、耶尔森菌、空肠弯曲菌等感染。感染性结肠炎急性发作时发热、腹痛较明显,外周血血小板不增加,粪便检查可分离出致病菌,抗生素治疗有良好效果,通常在 4 周内消散。

2. 阿米巴肠炎　阿米巴肠炎的病变主要侵犯右侧结肠,也可累及左侧结肠,结肠溃疡较深,边缘潜行,溃疡间黏膜多属正常。粪便或结肠镜取溃疡渗出物检查可找到溶组织阿米巴滋养体或包囊。血清抗阿米巴抗体阳性。抗阿米巴治疗有效。

3. 血吸虫病　血吸虫病有疫水接触史,常有肝脾大,粪检查可发现血吸虫卵,孵化毛蚴阳性。直肠镜检查在急性期可见黏膜黄褐色颗粒;活检黏膜压片或组织病理检查发现血吸虫卵。免疫学检查亦有助鉴别。

4. 慢性细菌性痢疾　常有急性细菌性痢疾病史,常在每年夏秋季发作,抗菌治疗有效,粪培养可找到痢疾杆菌。

5. 结肠癌 多见于中老年人,可伴腹痛、腹胀、消瘦、贫血,腹部可触及包块,病情呈进行性恶化。结肠镜及 X 线钡灌肠检查可明确诊断。

6. 缺血性结肠炎 多见于老年人,有动脉硬化病史,突然发病,下腹痛伴呕吐,随后出现腹泻、血便、发热、白细胞增高。有时与暴发性溃疡性结肠炎难以区别,应仔细询问病史及观察治疗情况。

7. 溃疡性结肠炎与结肠克罗恩病的鉴别 见表 4-3。

表 4-3 溃疡性结肠炎与结肠克罗恩病的鉴别

鉴别要点	溃疡性结肠炎	结肠克罗恩病
起病	突然或缓慢	缓慢、隐匿
症状	以脓血便为主,伴里急后重	有腹泻,但脓血便少见
病变分布	病变连续	呈节段性
直肠受累	绝大多数受累	少见
末端回肠	少见受侵	较多见受侵
瘘管形成	罕见	多见
肠镜表现	溃疡浅表,连续,黏膜充血、出血明显,有息肉样改变	溃疡深,呈线状,孤立
病理改变	病变主要在黏膜层,有浅溃疡及隐窝脓肿等	节段性全壁炎,有裂隙状溃疡,肉芽肿等

【治疗】

(一)治疗原则

溃疡性结肠炎处理的原则:①确定溃疡性结肠炎的诊断。强调认真排除各种有因可查的结肠炎;对疑诊病例可按溃疡性结肠炎治疗,进一步随诊,但建议不首先使用糖皮质激素。②掌握好分级、分期、分段治疗的原则。溃疡性直肠炎治疗原则和方法与远段结肠炎相同,局部治疗更为重要,优于口服用药。③参考病程和过去治疗情况确定治疗药物、方法及疗程,尽早控制发作,防止复发。④注意疾病并发症,以便估计预后、确定治疗终点及选择内、外科治疗方法。注意药物治疗过程中的不良反应,随时调整治疗。⑤判断全身情况,以便评估预后及生活质量。⑥综合性、个体化处理原则。包括营养、支持、心理及对症处理;内、外科医师共同会诊,以确定内科治疗的限度和进一步处理方法。

(二)内科治疗

1. 氨基水杨酸类药物治疗　包括美沙拉嗪或 5-氨基水杨酸(5-ASA)和柳氮磺吡啶(SASP)。给药方式包括口服片剂、胶囊或混悬液、液体或泡沫状灌肠剂及栓剂。氨基水杨酸用于诱导轻-中度溃疡性结肠炎的缓解;也用于溃疡性结肠炎维持缓解。在疗效方面,5-ASA 与 SASP 至少可达到相似的有效性。SASP 最常见的不良反应为头痛、恶心、上腹痛以及腹泻(发生率 10%～45%),为剂量依赖性。5-ASA 耐受性相对较好,有报道少数患者发生腹泻、头痛、恶心和皮疹。1g 的 SASP 相当于美沙拉嗪0.4g,巴沙拉嗪 1g 相当于美沙拉嗪 0.36g,奥沙拉嗪 1g 相当于美沙拉嗪 1g。

2. 糖皮质激素治疗　包括口服泼尼松龙、泼尼松、布地奈德或静脉氢化可的松、甲泼尼龙。局部栓剂、泡沫状或液体灌肠剂包括氢化可的松、泼尼松龙间磺苯酸、倍他米松、布地奈德。用于重度 UC 的治疗,但不用于维持缓解治疗。中度患者口服每日常用泼尼松 30～40mg,分次口服;重度患者每日口服泼尼松或泼尼松龙 40～60mg,观察 7～10 天,亦可直接静脉给药。不良反应包括 Cushing 综合征、骨质疏松、易感染等。

3. 硫代嘌呤类药物治疗　硫代嘌呤类药物包括硫唑嘌呤(AZA)和 6-巯基嘌呤(6-MP)。该类药物对活动期溃疡性结肠炎及诱导缓解有效,主要用于替代类固醇药物。适应证为 1 年内需要 2 次或以上皮质激素治疗、激素减量低于 15mg 即复发、停用激素治疗后 6 周内复发的 UC。其用药剂量每日为 AZA 2～

2.5mg/kg,6-MP 每日 1～1.0mg/kg。药物说明建议在用药初始 8 周每周检测全血细胞计数,以后至少每 3 个月检测 1 次,但英国成人炎症性肠病处理指南认为初始治疗 4 周每周检测,以后每 6～12 周检测即可。应提醒患者如有咽喉疼痛或其他感染征象随时就诊,不良反应最常见的是流感样症状,最严重的为骨髓抑制(粒细胞减少),其他包括肝毒性、胰腺炎等。

4. 环孢菌素治疗 环孢菌素(CsA)用于口服或静脉注射,每日 2～4mg/kg,用于难治性溃疡性结肠炎的治疗。静脉 CsA 用于可能面对结肠切除的难治性 UC 患者较为有效,用药持续时间应不超过 3～6 个月。荟萃分析表明,CsA 对克罗恩病无治疗价值。用药 0、1、2 周监测血压、全血细胞计数、肾功能及 CsA 血药浓度(目标值 100～200ng/ml),之后每月监测。开始治疗之前建议检测胆固醇和血镁浓度。轻度不良反应有震颤、感觉异常、不适、头痛、肝功能异常、牙龈增生、多毛症,严重并发症有肾功能损害、感染和神经毒性。

5. 活动期溃疡性结肠炎的内科治疗

(1)活动期轻度溃疡性结肠炎:可选用柳氮磺吡啶(SASP)制剂,每日 3～4g,分次口服;或用相当剂量的 5-氨基水杨酸(5-ASA)制剂。病变分布于远段结肠者可酌用 SASP 或 5-ASA 栓剂 0.5～1g,每日 2 次;5-ASA 灌肠液 1～2g 或氢化可的松琥珀酸钠盐灌肠液 100～200mg,每晚 1 次保留灌肠;有条件者可用布地奈德 2mg 保留灌肠,每晚 1 次;亦可用中药保留灌肠。

(2)活动期中度溃疡性结肠炎:可用上述剂量水杨酸类制剂治疗,反应不佳者适当加量或改服糖皮质激素,每日常用泼尼松 30～40mg,口服。

(3)活动期重度溃疡性结肠炎:一般病变范围较广,病情发展变化较快,须及时处理,足量给药,治疗方法如下:①如患者未曾使用过口服糖皮质激素,可每日口服泼尼松或泼尼松龙 40～60mg,观察 7～10 天,亦可直接静脉给药;已使用糖皮质激素者,应每日静脉滴注氢化可的松 300mg 或每日甲基泼尼松龙 48mg。②肠外应用广谱抗生素控制肠道继发感染,如硝基咪唑、喹诺酮类制剂、氨苄西林或头孢类抗生素等。③患者应卧床休息,适当输液、补充电解质。④便血量大、血红蛋白＜90g/L 和持续出血不止者应考虑输血。⑤营养不良、病情较重者可用要素饮食,病情严重者应予肠外营养。⑥静脉糖皮质激素使用 7～10 天后无效者可考虑每日环孢素 2～4mg/kg,静脉滴注 7～10 天;由于药物的免疫抑制作用、肾毒性作用及其他不良反应,应严格监测血药浓度;顽固性溃疡性结肠炎亦可考虑其他免疫抑制药,如硫唑嘌呤(AZA)、6-巯基嘌呤(6-MP)等。⑦上述治疗无效者在条件允许单位可采用白细胞洗脱疗法。⑧如上述药物疗效不佳,应及时内、外科会诊,确定结肠切除手术的时机和方式。⑨慎用解痉药及止泻药,以避免诱发中毒性巨结肠。⑩密切监测患者生命体征和腹部体征变化,尽早发现和处理并发症。

(三)外科治疗

1. 绝对指征　大出血、穿孔、明确或高度怀疑肿瘤及组织学检查发现重度异型增生或肿块损害伴中度异型增生。

2. 相对指征　①重度溃疡性结肠炎伴中毒性巨结肠、静脉用药无效者;②内科治疗症状顽固、体能下降、对糖皮质激素抵抗或依赖的顽固性病例,替换治疗无效者;③溃疡性结肠炎合并坏疽性脓皮病、溶血性贫血等肠外并发症者。

3. 手术治疗的一般原则　①需要手术的溃疡性结肠炎患者最好在外科医师和胃肠病学专家共同协作下治疗。应该与需要择期手术的溃疡性结肠炎患者讨论所有手术方式,包括回肠肛门袋的适当位置。②术前必须由擅长于造口治疗的临床结直肠护理专家,执行商议和造口部位标记。溃疡性结肠炎患者,剖腹探查的通常采用中间切口。③急性暴发性溃疡性结肠炎选择次全结肠切除,保留一长段直肠,将其整合入腹切口下端或将其取出做成黏液瘘管,以利于今后直肠切除和并将腹腔内裂开的危险性降至最低。有脓肿存在和营养不良时不必进行一期吻合。

4. 溃疡性结肠炎癌变的监测　对病程 8～10 年及以上的广泛性结肠炎、全结肠炎和病程 30～40 年及以上的左半结肠炎、直肠乙状结肠炎患者，UC 合并原发性硬化性胆管炎者，应行监测性结肠镜检查，至少每 2 年 1 次，并做多部位活检。对组织学检查发现有异型增生者，更应密切随访，如为重度异型增生，一经确认即行手术治疗。

(四)新技术

近年来白细胞成分去除疗法成为溃疡性结肠炎，尤其是难治性溃疡性结肠炎的治疗新方法。白细胞成分去除疗法又称选择性吸附粒细胞和单核细胞法，它是一种通过"吸附性血液净化器"将血液进行体外循环，选择性吸附去除血液中的粒细胞和单核细胞，达到缓解溃疡性结肠炎症状的一种全新疗法。因该技术去除了溃疡性结肠炎患者体内炎症因子，因此具有抗感染作用。该技术较传统治疗方案的优势在于不良反应小、疗效效果明确，尤其适合于轻中度难治性溃疡性结肠炎患者的诱导缓解和维持缓解治疗。该技术为难治性炎症性肠病患者提供了治疗新途径，但该技术的缺点在于治疗价格较为昂贵。

第十一节　克罗恩病

克罗恩病(Crohn 病)是一种病因未明、主要累及末端回肠和邻近结肠的慢性炎症性肉芽肿疾病，整个消化道均可累及，多位于末段回肠及邻近结肠，病变常表现为消化道管壁全层性炎症，呈节段性或区域性分布。

【病因】

克罗恩病病因尚未明，可能为多种致病因素的综合作用，与免疫异常、感染和遗传因素有关。

1. 环境因素　不同地理位置的人发病的情况不同，其他种族的人移民到高发区,也会变得高发,这可能与环境因素有关,环境因素包括吸烟、发生于儿时的事件、感染、饮食因素等。

2. 遗传因素 约1/3患者有阳性家族史。克罗恩病与遗传因素有关的证据有:①单合子双胞胎之间患克罗恩病的一致性较双合子双胞胎患此病的一致性明显升高;②克罗恩病患者配偶双方同时患病的可能性很低;③本病有家族聚集性,已发现三代人均患有克罗恩病;④克罗恩病的发生多与遗传特征的抗组织相容性抗原(HLA)的 HIA-DR4 有关。

3. 免疫因素 该病患者体液免疫和细胞免疫均异常,出现肠外损害,如关节炎、虹膜睫状体炎等,用激素治疗后症状缓解,说明可能是自身免疫性疾病;但确切机制有待阐明。克罗恩病的发病和免疫反应有关的理由:①本病主要病理发现是肉芽肿性,这是迟发型变态反应所常见的组织学变化;②在组织培养小,患者的循环淋巴细胞对自体或同种结肠上皮细胞有细胞毒作用;③约50%的患者血清中发现抗结肠上皮细胞抗体或出现循环免疫复合物;④已有学者在细胞培养中证实,正常人的肠上皮细胞主要刺激 T5 细胞增殖,而克罗恩病肠上皮细胞则可使 Th 细胞增殖,认为这可能是本病发生异常免疫反应的因素之一;⑤本病常出现肠外损害,如关节炎、虹膜睫状体炎等,且经肾上腺皮质激素治疗能使病情缓解,说明本病可能是自身免疫性疾病。

4. 感染因素 该病肠组织中发现副结核分枝杆菌,此菌感染可能与诱导复发有关。本病与病毒及衣原体感染无关。

【病理】

Crohn 病的病变主要发生在末端回肠与邻近结肠,受累肠段的病变分布呈节段性,和正常肠段分界清楚。

病变早期,黏膜充血、水肿,浆膜有纤维素性渗出物,肠系膜淋巴结肿大,组织学可见全壁性炎症,肠壁各层水肿,以黏膜下最明显,有炎细胞浸润、淋巴管内皮细胞增生和淋巴管扩张。

病变进展期呈全壁性肠炎。肠黏膜面有许多裂隙状纵行溃疡,可深达肌层,并融合成窦道。由于黏膜下层水肿与炎细胞浸润,使黏膜隆起呈"鹅卵石"状。肠壁和肠系膜淋巴结可见非干酪性肉芽肿。由于慢性炎症使肠壁增厚,管腔狭窄,可形成环形或长管状狭窄。溃疡可穿孔引起局部脓肿,或穿透至其他肠段、器官、腹壁而形成内、外瘘。

【临床表现】

(一)症状

1. **肠道症状**

(1)腹痛:绝大多数患者都有腹痛,性质多为隐痛、阵发性加重或反复发作。以右下腹多见,与末端回肠病变有关,其次为脐周或全腹痛。少数首发症状以急腹症手术,发现为阑尾克罗恩病或克罗恩病肠梗阻。

(2)腹泻:为本病常见症状。多数每日排便 2~6 次,可为糊状或水样,一般无脓血或黏液。如直肠受累可有脓血或里急后重感。

(3)便血:与溃疡性结肠炎相比,便鲜血者少,量一般不多。

(4)腹块:约 1/3 病例出现腹块,以右下腹和脐周多见,肠粘连、肠壁和肠系膜增厚、肠系膜淋巴结肿大、内瘘形成及腹内脓肿等均可引起腹块。易与腹腔结核和肿瘤等混淆。

(5)肛门症状:偶有以肛门内隐痛、肛旁周围脓肿、肛瘘管形成为首发症状。

(6)其他表现:有恶心、呕吐、食欲缺乏、乏力、消瘦、贫血、低白蛋白血症等营养障碍和肠道外表现以及由并发症引起的临床表现。

2. **全身症状**

(1)发热:活动性肠道炎症及组织破坏后毒素的吸收等均能引起发热。1/3 患者可有中等度热或低热,常间歇出现。急性重症病例或伴有化脓性并发症时,多可出现高热、寒战等毒血症状。

(2)营养不良:因肠道吸收障碍和消耗过多,常引起患者消瘦、贫血、低白蛋白血症等表现。

(3)其他表现:全身性表现有关节痛(炎)、口疱疹性溃疡、结节性红斑、坏疽性脓皮病、炎症性眼病、慢性活动性肝炎、脂肪肝、胆石症、硬化性胆管炎和胆管周围炎、肾结石、血栓性静脉炎、强直性脊椎炎、血管炎、白塞病、淀粉样变性骨质疏松和杵状指等;年幼时患病的可有生长受阻表现。

3. 并发症　有程度不等的肠梗阻,且可反复发生。可有急性肠穿孔、肛门区和直肠病变、瘘管、中毒性巨结肠和癌变等。

(二)体征

重症患者消瘦、贫血,呈营养不良体征。部分患者脐周或右下腹部压痛或触及肿块。瘘管形成是本病的特征性体征,病变肠段的溃疡向周围组织与脏器穿透形成内瘘或外瘘。

【辅助检查】

1. 血液检查　可有白细胞常增高;红细胞及血红蛋白有不同程度的降低,与失血、骨髓抑制以及铁、叶酸和维生素 B_{12} 等吸收减少有关。血细胞比容下降;血沉增快。

2. 粪检查　可见红、白细胞;隐血试验可阳性。

3. 血生化检查　α_1 和 α_2 球蛋白增高,血内糖蛋白上升,黏蛋白增加、白蛋白降低。血清钾、钠、钙、镁等可下降。血浆凝血酶原时间延长。血清溶菌酶水平上升,与巨噬细胞被破坏后释出该酶有关。

4. 免疫学检查　测定血清中抗酿酒酵母菌细胞壁的磷肽甘露聚糖的抗体阳性是克罗恩病的较特异的血清学标志物。血清 TNF-α 升高与疾病的活动性相关,其他细胞因子(IL-1、IL-6、IL-8等)在血清检测中增高。

5. 肠吸收功能试验　因小肠病变而做广泛肠切除术或伴有吸收不良者,宜进一步了解小肠功能。

6. 影像学检查　全消化道和结肠气钡双重造影能了解末端回肠或其他小肠的病变和范围。

(1)表现:有胃肠道的炎性病变,如裂隙状溃疡、黏膜皱襞破坏、卵石征、假息肉、瘘管形成等,病变呈节段性分布,单发或多发性不规则狭窄和扩张。

(2)腹部 X 线片:可见肠襻扩张和肠外块影。腹部 CT、磁共振检查对确定是否有肠壁增厚且相互分割的肠襻、腹腔内脓肿等诊断有一定价值。

(3)腹部 B 超检查:见不等程度的肠蠕动减弱、肠壁增厚与狭窄,近端肠腔扩张。

7. 组织学活检 对克罗恩病的活检应于内镜下于多个肠段多点取材,活检应包括病变部位和非病变部位。克罗恩病黏膜活检标本的病理组织学改变包括:①固有膜炎性细胞呈局灶性不连续浸润;②裂隙状溃疡;③阿弗他溃疡;④隐窝结构异常,腺体增生,个别隐窝脓肿,黏液分泌减少不明显,可见幽门腺化生或潘氏细胞化生;⑤非干酪样坏死肉芽肿;⑥以淋巴细胞和浆细胞为主的慢性炎细胞浸润,以固有膜底部和黏膜下层为重,常见淋巴滤泡形成;⑦黏膜下淋巴管扩张;⑧神经节细胞增生和神经节周围炎。黏膜活检的主要缺点是无法评价克罗恩病透壁性肠炎,手术可获取理想的肠壁全层病理学标本。

8. 内镜检查 内镜检查对克罗恩病的诊断具有决定性作用,内镜被用于疾病的初步诊断、鉴别诊断、评估疾病累及范围和活动度、监测治疗反应、分析异型增生。内镜检查方式包括结肠镜、小肠镜、胃镜和胶囊内镜等。

(1)结肠镜检查:结肠镜应列为克罗恩病诊断的常规首选检查,镜检应达到末端回肠。镜下一般表现为跳跃性病损(节段性、非对称性的各种黏膜炎性反应),通常回肠末端受累而直肠不受累,肠镜检查还可发现肠腔内的瘘道口及肛门或肛周疾病。其他提示克罗恩病的内镜下特征包括阿弗他溃疡、深溃疡、波形溃疡和鹅卵石征。

(2)小肠镜检查:对于克罗恩病小肠是否受累,主要依靠小肠CT/MR 和小肠镜检查。虽然小肠镜可以在直视下观察病变、取活检及进行内镜下治疗,但小肠镜为有创性检查,且具有一定的并发症风险,因此认为小肠镜检查在对克罗恩病患者的初始评价中作用有限。

(3)胃镜检查:胃镜检查可有助于评价克罗恩病上消化道病变,内镜下的上消化道克罗恩病表现包括红斑、阿弗他病变、溃疡、狭窄和瘘口。值得注意的是,无阿弗他病变的胃炎不提示克罗恩病。原则上胃镜应列为克罗恩病的常规检查,尤其是对具有上消化道症状的患者。

(4)胶囊内镜检查:胶囊内镜检查可对小肠黏膜进行直接且几乎无创伤性地肉眼观察,对可疑或确诊克罗恩病患者有较高的诊断率,并且其在识别传统内镜和影像学检查无法发现的浅表性病灶方面可能尤具价值。但胶囊内镜检查最大的缺点在于无法进行组织活检以及具有胶囊滞留风险。因此,目前胶囊内镜主要适用于疑诊克罗恩病,但结肠镜和影像学检查阴性者,倾向用于排除性诊断。

【诊断】

1. WHO 推荐的克罗恩病诊断要点　见表 4-4。

表 4-4　WHO 推荐的克罗恩病诊断要点

诊断项	临床表现	X 线	内镜	活检	切除标本
1. 非连续性或节段性病变	−	+	+	−	+
2. 铺路石样表现或纵行溃疡	−	+	+	−	+
3. 全壁性炎症病变	+(腹块)	+(狭窄)	+(狭窄)	−	+
4. 非干酪性肉芽肿	−	−	−	+	+
5. 裂沟、瘘管	+	+	−	−	+
6. 肛门部病变	+	−	−	−	+

诊断标准:具有 1.2.3. 者为疑诊,再加上 4.5.6. 三项中任何一项可确诊。有第 4 项者,只要再加上 1.2.3. 三项中的任何两项亦可确诊

2. 日本 IBD 研究协会的克罗恩病诊断标准　见表 4-5。

表 4-5　日本 IBD 研究协会的克罗恩病诊断标准

	诊断项		诊断标准
主要特点	①纵行溃疡 ②铺路石样外观 ③非干酪性肉芽肿	③伴①或②；③伴 ④或⑤	确诊克罗恩病
		①或②，但未能排除 缺血性肠炎或溃 疡性结肠炎；③	疑诊克罗恩病
次要特点	④线样不规则溃疡或 阿弗他溃疡； ⑤不规则溃疡或上下 消化道阿弗他样改 变	④或⑤	

3. 诊断克罗恩病的显微镜下特征　局灶(不连续)慢性(淋巴细胞和浆细胞)炎症和斑片状慢性炎症,局灶隐窝不规则(不连续的隐窝扭曲),以及非干酪样肉芽肿(与隐窝损伤无关)一般被认为是诊断克罗恩病的显微镜下特征。

4. 外科标本诊断克罗恩病的肉眼特征和显微镜下特征　见表 4-6。

表 4-6　外科标本诊断克罗恩病的肉眼特征和显微镜下特征

肉眼特征	显微镜下特征
回肠病变	透壁性炎症
典型者直肠未受累及	炎症呈聚集性,淋巴样增生呈透壁性
融合的深在线状溃疡,阿弗 他溃疡	黏膜下层增厚(由于纤维化而增宽)
深在裂隙	裂隙
瘘管	结节样肉芽肿(包括淋巴结肉芽肿)

肉眼特征	显微镜下特征
脂肪环绕包裹肠管	脑神经系统异常（黏膜下神经纤维增生和神经节炎）
跳跃性病变（节段性病变）	上皮-黏液层相对完整（杯状细胞正常）
鹅卵石征	
肠蠕增厚	
肠管狭窄	

【鉴别诊断】

1. **肠结核**　该病可表现为腹痛、腹泻、消瘦、盗汗、发热等。可伴有肺结核等肠外结核，行 PPD、Tspot 等检测可出现阳性。肠镜下可见肠道黏膜糜烂、溃疡，通常好发于末端回肠及回盲部。大部分肠结核可通过病史、检查、内镜与克罗恩病相鉴别，但仍有少部分鉴别较难，这种情况可予以诊断性抗结核治疗。

2. **肠道白塞病**　可表现为腹痛、腹泻，可伴有眼部、生殖器溃疡。结肠镜下可见肠道散在溃疡形成，多为类圆形浅表溃疡。本病根据系统检查大多与克罗恩病鉴别不难。

3. **肠道淋巴瘤**　该病可表现为腹痛、发热、腹泻等，肠镜检查中可见肠道溃疡或增殖性病灶形成，小肠 CT 中病变亦可累及小肠。该病的鉴别主要依赖病理活检。

4. **溃疡性结肠炎**　该病可表现为腹痛、黏液血便、腹泻等，结肠镜下可见黏膜连续性、浅表糜烂溃疡性病灶。较少累及末端回肠。该病可通过内镜表现、小肠有无受累与溃疡性结肠炎相鉴别。

5. **急性阑尾炎**　急性阑尾炎应与克罗恩病急性发作进行鉴别，急性阑尾炎的特点是发作前无慢性腹部症状病史，有转移性腹痛，腹泻少见。

6. **肠阿米巴病** 肠阿米巴病在右下腹可引起梗阻表现和炎性包块,其在很多细节类似溃疡性结肠炎或克罗恩病。如果结肠炎并发有回盲部阿米巴病,它与克罗恩病性回肠结肠炎混淆的可能性就更大。因此,在每个新发结肠炎病例应考虑阿米巴病。通过粪、黏膜渗出物和活检组织中检出滋养体及溶组织阿米巴血清滴度升高,可做出阿米巴病的诊断。

7. **盲肠癌** 盲肠癌的患者一般表现为腹部肿块、排便习惯改变、腹泻和低热病史、腹痛、肠梗阻、低热、消瘦、营养障碍等,这些与重症克罗恩病的表现很相似,但患者的发病年龄多在 40 岁以上。病程进展快,X 线钡剂灌肠检查显示盲肠充盈缺损。

8. **急性出血坏死性肠炎** 本病也可呈节段性分布,但多数以空肠病变为主,好发于儿童与青年,有地区性与季节性,患者发病前有不洁饮食或暴饮、暴食史,临床表现和克罗恩病急性病者相似,但血便有腥臭味,患者毒血症重。

9. **肠伤寒穿孔** 克罗恩病肠穿孔有时与肠伤寒穿孔症状相似,因为伤寒病变也以回肠末段最为显著,急性穿孔时常引起右下腹剧痛,但肠伤寒穿孔引起的弥漫性腹膜炎较亚急性克罗恩患者严重,一般发生在伤寒发病后的 2～3 周。临床上化验检查是鉴别的主要手段。

10. **其他** 如急性感染性结肠炎、血吸虫病、慢性细菌性痢疾、缺血性肠炎、放射性肠炎等,女性患者注意与异位妊娠、卵巢囊肿和肿瘤等疾病鉴别。

【治疗】

(一)克罗恩病处理原则

1. 克罗恩病治疗的目标与溃疡性结肠炎一样,是诱导和维持缓解,防治并发症,改善患者的生活质量。

2. 在活动期,诱导缓解治疗方案的选择主要依据疾病的活动性、严重度、病变部位以及对治疗的反应与耐受性决定。在缓解期必须维持治疗,防止复发。出现并发症应及时予以相应治疗。

3. 与溃疡性结肠炎相比,克罗恩病有如下特点:疾病严重程度与活动性判断不如溃疡性结肠炎明确,临床缓解与肠道病变恢复常不一致;治疗效果不如溃疡性结肠炎,疾病过程中病情复杂多变。因此,必须更重视病情的观察和分析,更强调个体化的治疗原则。

4. 尽管部分克罗恩病患者最终难以避免手术治疗,但是克罗恩病术后复发率高。因此克罗恩病的基本治疗仍是内科治疗。应在克罗恩病治疗过程中慎重评估手术的价值和风险,以求在最合适的时间施行最有效的手术。

5. 所有克罗恩病患者必须戒烟。强调包括营养支持、对症及心理治疗的综合应用。

6. 对重症患者均应采用营养支持治疗,可酌情选用要素饮食或全胃肠外营养,以助诱导缓解。

(二)内科治疗

1. 一般治疗　所有克罗恩病患者必须戒烟。保持充足的营养和纠正特殊营养成分的缺乏甚为重要,由于克罗恩病患者多有小肠的消化、吸收不良,故要注意营养补充的方法和有效性。一般给高营养低渣饮食,适当给予叶酸、维生素 B_{12} 等多种维生素及微量元素。要素饮食在补充营养的同时,还能减轻疾病的活动性,尤其适用于无局部并发症的小肠克罗恩病患者。完全胃肠外营养仅用于严重营养不良、肠瘘及短肠综合征者,应用时间不宜太长。

2. 药物治疗

(1)氨基水杨酸制剂:柳氮磺吡啶对控制轻、中型患者的活动性有一定疗效,但仅适用于病变局限在结肠者。美沙拉嗪能在回肠、结肠定位释放,现已证明,对病变在回肠和结肠者均有效,且可作为缓解期的维持治疗用药。

(2)糖皮质激素:是目前控制病情活动最有效的药物,适用于本病活动期。一般主张使用时初量要足、疗程要长。剂量如泼尼松为每日 30～40mg,重者每日可达 60mg,病情缓解后剂量逐渐减少至停用,并以氨基水杨酸制剂作长程维持治疗。对于缓解活动性 CD 病情,糖皮质激素比肠内营养更为有效;糖皮质激素维持治疗虽可延长缓解期,但并不能减少复发,且长期应用不良反应大,因此不主张应用糖皮质激素作为长期维持治疗。对于长期依赖激素的患者可试加用免疫抑制药,然后逐步过渡到用免疫抑制药或氨基水杨酸制剂作维持治疗。病情严重者可用氢化可的松或地塞米松静脉给药,病变局限在左半结肠者可用糖皮质激素保留灌肠,对于回肠或升结肠病变,布地奈德不良反应较常规糖皮质激素(如泼尼松,泼尼松龙,6-甲氢化泼尼松)小。

(3)免疫抑制药:硫唑嘌呤(Aza)或巯嘌呤(6-MP)适用于对激素治疗效果不佳或对激素依赖的慢性活动性病例,加用这类药物后可逐渐减少激素用量乃至停用。剂量为每日硫唑嘌呤2mg/kg 或巯嘌呤每日 0.5～1.5mg/kg,该类药显效时间需 3～6个月,维持用药一般 1～2 年。严重不良反应主要是白细胞减少等骨髓抑制表现。MTX 静脉用药显效较硫唑嘌呤或巯嘌呤快,必要时可考虑使用。

(4)生物制剂:根据生物学特性,生物制剂可分为抗肿瘤坏死因子 TNF-α 制剂、抗细胞黏附分子制剂、天然抗炎制剂和其他制剂。目前,应用于临床并取得较好治疗效果的主要是抗 TNF-α单克隆抗体英夫利昔单抗(IFX)。IFX 可抑制 TNF-α 的生物活性,并诱导分泌 TNF-α 的免疫细胞凋亡。有研究认为,IFX 是治疗 CD 最有效的生物制剂,不仅对活动性病变,对传统治疗无效的活动性克罗恩病有效,而且对维持治疗和治疗瘘管同样有效。常用诱导缓解剂量 5mg/kg,在 0、2、4、6、8 周给药,以后每 8 周给药1 次。IFX 可能引起变态反应,可能引起关节痛、关节僵硬、发热、肌肉疼痛和乏力等不良反应,IFX 有加重心力衰竭的危险。由于IFX 属异体蛋白,其引起的输液反应和自身免疫反应可使疗效降低,可将其与抗组胺药或免疫抑制药联合使用。有活动性感染病例如脓肿、结核等禁忌使用,有肿瘤病史者避免使用,有梗阻症状者小心使用。在使用 IFX 期间应监测其可能诱发的感染,尤其是结核杆菌感染或复发,应定期胸部 X 线片检查。

(5)抗菌药物:广谱抗生素如喹诺酮类药物加甲硝唑是有效的治疗手段,尤其是对有细菌过度生长、化脓性并发症的患者。

(6)其他治疗:益生菌在临床应用广泛,对克罗恩病的治疗有所帮助,可作为克罗恩病的辅助治疗。活动期炎症性肠病患者,外周血淋巴细胞分离可能有利于病情的缓解。用猪绦虫虫卵口服治疗活动性克罗恩病,有较好的效果。

3. 克罗恩病活动期的治疗

(1)回结肠型克罗恩病:①轻度,可口服足量 5-ASA 作为初始治疗,用法同溃疡性结肠炎的治疗。有条件口服布地奈德 9mg/d 更好。②中度,糖皮质激素作为初始治疗,用法同中度溃疡性结肠炎。也可用布地奈德,合并感染者加用抗菌药物,如环丙沙星每日 500～1000mg(或每日 10～20mg/kg)或甲硝唑每日 80～1200mg。不推荐 5-ASA。③重度,首先使用糖皮质激素,用法同重度溃疡性结肠炎的治疗。早期复发、激素治疗无效或激素依赖者,需加用 AZA 每日 1.5～2.5mg/kg 或 6-MP 每日 0.75～1.5mg/kg。不能耐受者可改为 MTX 每周 15～25mg 肌内注射。这类药物起效缓慢,有骨髓抑制等严重不良反应的风险,应用时应密切监测。上述药物治疗无效或不能耐受者,应进行对手术治疗的评估;或有条件者,可使用英夫利昔 5～10mg/kg,控制发作一般需静脉滴注 3 次。

(2)结肠型克罗恩病:①轻、中度可选用 5-ASA 或 SASP,亦可治疗开始即使用糖皮质激素。远段病变可辅以局部治疗,药物、剂量同溃疡性结肠炎。②重度,药物选择同重度回结肠型克罗恩病。

(3)小肠型 CD:①轻度,回肠病变可用足量控释 5-ASA;营养治疗可作为广泛性小肠克罗恩病的主要治疗方案;②中、重度,使用糖皮质激素(布地奈德为佳)和抗菌药物,推荐加用 AZA 或 6-MP,不能耐受者可改为 MTX。营养支持治疗为重要辅助治疗措施。上述治疗无效,可考虑英夫利昔或手术治疗。

(4)其他情况:累及胃、十二指肠者,治疗与小肠型溃疡性结肠炎相同,加用质子泵抑制药;肛病变,如肛瘘时抗菌药物即为第一线治疗,AZA、6-MP、英夫利昔对活动性病变有良效,或加用脓肿引流、皮下置管等;其他部位瘘管形成者,与上述中、重度的诱导缓解方案相同,亦可考虑英夫利昔及手术治疗,具体方案需因人而异。

4. 克罗恩病缓解期的治疗 强调戒烟。首次药物治疗取得缓解者,可用 5-ASA 维持缓解,药物剂量与诱导缓解的剂量相同;反复频繁复发和(或)病情严重者,在使用糖皮质激素诱导缓解时,即应加用 AZA 或 6-MP,并在取得缓解后继续以 AZA 或 6-MP 维持缓解,不能耐受者可改为小剂量 MTX;使用英夫利昔诱导缓解者,推荐继续定期使用以维持缓解,但最好与其他药物如免疫抑制药联合应用。上述维持缓解治疗用药时间与溃疡性结肠炎相同,一般为 3～5 年甚至更长。

5. 其他治疗 基于发病机制研究的进展,有多种免疫抑制药,特别是新型生物治疗制剂可供选择,亦可用益生菌维持治疗。中药方剂中不乏抗炎、止泻、黏膜保护、抑制免疫反应等多种药物,作为替换治疗的重要组成部分,可以加以辨证论治并适当选用。治疗过程中,应注重对患者的健康心理教育,以提高治疗依从性,早期识别疾病发作,定期随访。

(三)手术治疗

1. 手术指征 本病具有复发倾向,手术后复发率高,故手术适应证主要是针对并发症。手术是克罗恩病治疗的最后选择,适用于积极内科治疗无效而病情危及生命或严重影响生存质量者,有并发症(穿孔、梗阻、腹腔脓肿等)需要外科治疗者。

根据病变性质和部位,分别采取狭窄肠段成形、肠段切除后吻合、暂时或永久性回肠或结肠造口。基于克罗恩病累及消化道范围较广泛、术后易复发特点,对切除肠段范围原则上偏保守。腹腔镜手术有美观、并发症较少、住院时间缩短、术后恢复快等优点,与开腹手术疗效相同。

2. 术后预防复发 克罗恩病的病变肠道切除术后复发率相当高。患者术后原则上均应用药预防复发。一般选用 5-ASA。硝基咪唑类抗生素有效,但长期使用不良反应多。易于复发的高危患者可考虑使用 AZA 或 6-MP。预防用药推荐在术后 2 周开始,持续时间不少于 2 年。

(四)克罗恩病癌变的监测

小肠克罗恩病的炎症部位可能并发肿瘤;结肠克罗恩病的癌变危险性与溃疡性结肠炎相近,监测方法相同。

第十二节 中毒性巨结肠

中毒性巨结肠亦称中毒性结肠扩张,是由多种原因所引起的严重或致命性并发症,大多由炎症性肠病和感染性结肠炎引起,常具有全身中毒症状及全结肠或节段性结肠扩张的临床表现。本病起病急、发展快,如不及时诊断及处理,预后凶险、病死率高。

【病理生理】

致病因素累及结肠肌层和肌间神经丛,导致肠壁张力减退,结肠蠕动消失,肠内容物与气体大量积聚,引起结肠急剧扩张,患者常具有全身中毒症状及全结肠或节段性结肠扩张的临床表现。

【病因及发病机制】

1. 病因 只要基础疾病发展到一定程度,某种因素损害了结肠肌层和(或)肌间神经丛,都可能导致中毒性巨结肠的发生。而临床上该并发症则多发生在炎症性肠病首次发病的 3 个月至 3 年内,常自发于暴发性炎症性肠病的初期,也可因低钾、用药不当及特殊检查等因素而诱发。

常见的病因,见表 4-7。

表 4-7　中毒性巨结肠常见病因

项目		表现
炎症性肠病		如溃疡性结肠炎、克罗恩病
感染性肠炎	细菌性	难辨梭状芽孢杆菌性肠炎即假膜性肠炎、沙门菌感染性肠炎、志贺菌性肠炎、弯曲菌性肠炎、耶尔森菌性肠炎
	病毒性	巨细胞病毒性肠炎、艾滋病病毒感染性肠炎
	寄生虫性	溶组织型阿米巴性肠炎、隐于包子虫性肠炎
其他		如卡波西肉瘤(多病灶恶性新生血管增殖症)、医源性假膜性肠炎、肠扭转、缺血性肠炎、憩室炎、结肠癌性肠梗阻等

2. 发病机制　中毒性巨结肠的发病机制可能有多种,有研究报道中毒性巨结肠患者肠肌细胞中的一氧化氮(NO)合成酶的数量及活性均增高,因而导致肠肌细胞中的一氧化氮显著增多,而一氧化氮是一种已知的强烈的平滑肌松弛药,因此,结肠平滑肌细胞过度松弛,结肠张力减退或消失,引起结肠扩张。

【临床表现】

一般起病较急,病情进展迅速,在原有基础疾病的基础上,表现为类似急腹症的表现,除非患者极度虚弱,一般都有明显的全身中毒症状。

1. 症状　患者常有突起发热,一般为中度发热或高热,持续性或进展性的腹痛、腹胀,可早期出现中毒性休克的表现。大部分患者对基础病的治疗反应不佳,在结肠发生扩张前至少 1 周可出现严重的血便。原有的血便可突然停止而与病情变化不相符时,常是结肠发生扩张的前兆。应注意的是,若患者大剂量应用糖皮质激素或镇痛药,或患者存在感知功能障碍时,都可能掩盖中毒性巨结肠本身的症状而容易造成漏诊。

2. 体征　患者常有急性重症病容,表情痛苦。合并休克者则可有神志模糊或烦躁不安、四肢厥冷等休克表现。腹部膨隆,全腹压痛、反跳痛,局限性结肠扩张者可表现为局限性腹膜刺激征,明显的腹胀或休克等因素可导致呼吸、心跳明显增快,出现难于纠正的直立性低血压,肠鸣音显著减弱甚至消失。

【辅助检查】

1. 血液检查　常见有失血所致的贫血,外周血白细胞增多及中性粒细胞核左移,继而发生中性粒细胞减少。因肠道蛋白丢失及肝合成减少产生低蛋白血症(常低于 30g/L),血红细胞沉降率(ESR)及 C 反应蛋白(CRP)增高,若存在因液体丢失及钾丢失所致的代谢性碱中毒,常提示预后不良。

2. X 线检查　腹部 X 线片检查对该病的诊断及追踪病情发展有重要意义,常见的扩张部位是横结肠及右半结肠,直径通常超过 6cm,扩张肠段的长度在患者平卧位时达到 15cm;降结肠扩张者相对少见,而罕见直肠、乙状结肠扩张。由于患者变换体位,使结肠内气体重新分布,导致大量气体在肠道局部分布的多变性,因此,局部结肠的扩张程度比局部气体的积聚多寡更有临床意义。常可见多个气-液平面,结肠袋严重变形或消失。若结肠黏膜存在深溃疡,可表现为在假性息肉样突起之间的充气征并延伸至肠腔。即使患者的结肠直径超过 6cm,在诊断中毒性巨结肠时,评估患者综合的临床情况比单纯考虑结肠直径的绝对值具有更为重要的临床意义

3. 超声和 CT 检查　高解像度超声(即高频超声波)检查可较准确地估计严重溃疡性结肠炎的范围、活动度和患者对治疗的反应性,因此有助于中毒性巨结肠的早期识别。中毒性巨结肠的超声波检查表现为:①大肠吸尘器样外观消失;②肠壁增厚、低回声,乙状结肠和降结肠内缘不规则;③横结肠直径＞6cm 并与腹部 X 线片检查部位相符;④扩张段结肠壁低回声变薄(＜2mm);⑤回肠棒轻度扩张(直径＞1.8mm)变薄,且肠腔内气体和液体增

多。计算机断层摄影(CT)偶尔有助于寻找中毒性巨结肠的病因。

【诊断】

1. 诊断依据　具体的诊断依据包括:①有急性或慢性腹泻史;②黏液血便或原有的大量血便突然停止;③持续或进行性腹胀和腹痛;④肠鸣音减弱或消失,并伴有全身毒血症状和外周血白细胞增高。

2. 腹部 X 线片检查和结肠镜检查　腹部 X 线片检查对诊断和评估病情的发展变化有重要价值。局限性结肠镜检查并进行病理活组织检查有利于鉴别感染性结肠炎,后者不破坏肠黏膜隐窝结构,而炎症性肠病则伴随弥漫性的肠黏膜隐窝结构紊乱。巨细胞病毒感染性肠炎则可发现包涵体的存在。结肠镜检查对中毒性巨结肠的诊断极有帮助。

【治疗】

治疗的主要目的是尽快消除病因或诱因,减轻肠道炎症,恢复结肠动力,减少穿孔等并发症的发生。

(一)内科治疗

1. 一般治疗　中毒性巨结肠患者早期需要严密监护,有条件者需在重症监护(ICU)病房治疗,密切观察患者生命体征的变化,注意血流动力学改变,保护各重要脏器的功能。定时检测血常规、电解质,尤其要注意低钾血症、低蛋白血症。定时进行腹部 X 线片检查,早期阶段每 12 小时摄腹部 X 线片 1 次,待病情有所好转后改为每天 1 次。贫血、脱水及电解质紊乱(尤其是低钾血症)将加重结肠动力障碍,应该加强相应的治疗。同时应尽早明确病因,避免一切可能的诱发因素,如内镜检查、钡剂灌肠检查及一切可能诱发中毒性巨结肠的药物。

2. 支持治疗　中毒性巨结肠患者常需大量补液、输血及纠正低蛋白血症,在监测中心静脉压(CVP)的基础上补足血容量,纠正血液电解质紊乱和酸碱失衡。肠外全营养对于降低手术率及缩短住院时间并无帮助,但有利于减轻克罗恩病的炎症,对存在长期营养消耗而需要手术的患者是有利的。

3. 体位转动疗法　间断地转动体位或肘膝卧位,有利于结肠气体排出和减压。因为患者从仰卧位转成俯卧位或者肘膝卧位时,气体可移至直肠或末端结肠而便于排出。此方法特别适用于中毒症状已控制而结肠持续扩张的患者。

4. 降低结肠内压力　诊断明确后,患者必须立即禁食,可用鼻胃管或足够长度的肠内营养管进行胃肠减压,同时使肠道得以休息。病情有改善征象时应早期给予肠内营养,以加速受损肠黏膜的愈合及肠道动力的恢复。

5. 抑酸药的应用　应给患者静脉注射 H_2 受体拮抗药或质子泵抑制药,以预防应激性溃疡的产生;使用气压套或皮下注射低分子肝素有助于预防深部静脉血栓形成。

6. 抗生素的应用　中毒性巨结肠患者常需静脉注射广谱抗生素,以减少败血症的发生及减轻结肠穿孔所致的腹膜炎。对严重巨细胞病毒及难辨梭状芽孢杆菌感染所致的中毒性巨结肠患者,首先应停用相关的抗生素,并给予静脉注射甲硝唑和经鼻胃管给予万古霉素,但内科治疗效果往往不佳。

7. 糖皮质激素及其他药物的应用　一般推荐静脉注射糖皮质激素,以减轻全身中毒症状和局部炎症反应。对于炎症性肠病所致的中毒性巨结肠,则推荐静脉注射氢化可的松 100mg(或相当剂量的其他糖皮质激素),每 6～8 小时 1 次,或持续静脉滴注。应用甲泼尼龙,能减少低钾血症和钠盐漏留的发生。对于在 30天内未接受过糖皮质激素治疗的溃疡性结肠炎患者,使用促肾上腺皮质激素比糖皮质激素更有效。

8. 柳氮磺吡啶(SASP)和 5-氨基水杨酸(5-ASA)的应用　对炎症性肠病急性发作初期的患者有一定疗效,而对已经发生中毒性巨结肠的患者则往往作用不明显,有些患者在应用这些药物的同时发生了中毒性巨结肠。对糖皮质激素治疗无效的重症炎症性肠病患者,可考虑使用环孢素,但这方面的临床经验尚有限。

9. 高压氧治疗　中毒性巨结肠患者进行高压氧治疗,在 48 小时内可使病情明显改善,且无任何不良反应。其可能的作用机制在于高压氧通过压缩肠内气体,减轻结肠扩张,改善黏膜的血液循环及氮的弥散梯度,此方法是一种治疗中毒性巨结肠较有前途的非手术疗法。

(二)手术治疗

中毒性巨结肠手术指征:①结肠持续扩张;②中毒症状进一步加重;③输液量持续增加;④自发性穿孔和大量肠道出血。

若经积极的内科治疗,包括糖皮质激素治疗达 48 小时后患者仍持续发热,中毒症状及体征进一步加重,则提示有结肠局部穿孔或形成脓肿的可能,需立即手术治疗。如患者经内科治疗后临床症状有所缓解,不管结肠扩张缓解与否,在没有穿孔的情况下,则可持续内科治疗达 7 天以上,再决定是否需要手术治疗。

巨细胞病毒感染性结肠炎或假膜性肠炎并发中毒性巨结肠者,若在 48～72 小时药物治疗无效或证实有局部穿孔者,需立即手术治疗。即使及时给予手术治疗,仍有较高的死亡率。

第5章

肝急危重症

第一节　肝脓肿

肝受到感染后,因未及时处理而形成脓肿,称为肝脓肿。肝脓肿属于继发性感染性疾病,一般根据病原菌的不同分为细菌性肝脓肿和阿米巴性肝脓肿两大类。

一、细菌性肝脓肿

细菌性肝脓肿是指由化脓性细菌感染所致的肝内化脓性病变,主要继发于胆管、腹腔或身体其他部位的感染。本病的男女之比 2:1,临床多急性起病,以寒战、高热、肝区疼痛、肝大压痛为主要表现,亦可发生脓肿穿破等并发症。

【病因】

细菌感染是细菌性肝脓肿的病因,而机体抵抗力降低也是本病发病的重要因素。其致病菌多为大肠埃希菌、链球菌、葡萄球菌等,其他如副大肠杆菌、变形杆菌、铜绿假单胞菌、产气杆菌、伤寒杆菌、真菌等均曾有报道。混合感染多于单一细菌感染。

【病理学】

脓肿按数目可分为孤立性和多发性。细菌性肝脓肿可多发或单发,以多发常见,多见于右半肝。细菌侵入肝后即引起炎症反应,从而形成小脓肿,小脓肿逐渐扩大,相互融合成较大的脓肿。

【引起细菌性肝脓肿的病原菌及感染途径】

1. 病原菌　引起细菌性肝脓肿的病原菌通常为革兰阴性菌,如大肠埃希菌、类链球菌、变形杆菌、克雷伯或肠杆菌等,在我国金黄色葡萄球菌亦常见。近几年来厌氧菌感染如类杆菌、微需氧或厌氧链球菌等,亦日益引起重视。细菌性肝脓肿以混合感染多见。

2. 感染途径

(1)胆管感染:胆管感染是引起肝脓肿最主要的途径。常见原因为化脓性胆管炎、胆石症、胆道蛔虫症及壶腹部狭窄、胰头癌等,致病菌沿着胆管逆行进入肝,引起肝感染,形成肝脓肿。

(2)门静脉系统:胃肠道或盆腔的化脓性病变可引起与门静脉系有关的化脓性门静脉炎症,脱落的脓毒性栓子进入肝引起肝感染,形成脓肿,其中化脓性阑尾炎较为常见。近年来由于阑尾炎的早期诊断、治疗,门静脉这一感染途径已逐渐减少。

(3)肝动脉:多见于败血症及脓毒血症,原发病灶可为脓肿、外伤性感染等,致病菌可以经肝动脉进入肝,最终导致肝脓肿的形成。

(4)邻近器官的感染直接蔓延:胆囊炎、腹膜炎、肾和肾周围脓肿、脓胸等均可直接蔓延至肝而引起本病。上述感染途径中,胆道感染目前已取代阑尾炎成为细菌性肝脓肿的主要病因。

(5)其他少见原因:有肝穿刺、外伤等,细菌污染肝后形成肝脓肿。

【临床表现】

1. 症状

(1)发冷、发热:本病起病多急骤,体温一般在 $38\sim40℃$,热型呈弛张热型或间歇热型,并有脉速、发冷或寒战、大汗等表现。

(2)肝区痛:绝大部分患者有肝区痛。初期多为持续性钝痛,晚期常有剧痛,多因呼吸、震动而加重,疼痛可向肩部、右腰背部放射。其他症状有食欲缺乏、无力、恶心、呕吐等。

2. 体征

(1)肝大与压痛:本病 70％以上有肝大,以中度(2～6cm)肿大较多,少部分轻度(＜2cm)肿大,少数可重度(7～8cm)肿大。肋缘下未能触及肝的原因有肝脓肿位于肝顶部、左叶或因腹肌紧张不易触及。肿大的肝常有明显压痛。叩击右季肋部可使疼痛加剧。挤压征多阳性。患者可因体位改变疼痛加重而有翻身困难。本病肝区可有局限性隆起,右胸多饱满,肋间隙加宽并有肋间触痛。局部胸壁或右上腹壁皮肤红肿或水肿为本病重要体征。

(2)右侧膈肌变化与胸膜反应:右侧膈肌升高,活动受限或出现胸膜反应(包括胸膜摩擦音、肋膈角变钝或胸腔积液、肺底啰音)为本病常见体征。

3. 其他 多发性肝脓肿可出现黄疸,一般系轻度。因化脓性胆管炎或脓肿压迫胆管,肝细胞广泛受累或原发性胆道疾病等引起者,黄疸多较深。其他体征可有脾大。如脓肿较大或向胸腔、肺部穿破可出现咳嗽,咳出大量脓痰,以及咯血、呼吸困难等症状。

【辅助检查】

1. 实验室检查

(1)血常规与生化:白细胞总数及中性粒细胞增高,50％的患者有贫血。红细胞沉降率加快,ALP 明显升高,ALT 中度升高,胆红素升高,清蛋白降低。

(2)肝功能检查:可出现不同程度的损害,可有血清转氨酶、碱性磷酸酶升高,血清胆红素可轻至中度升高。

(3)脓液细菌培养:肝穿刺抽出脓液诊断即可确定。脓液墨绿、黄白或灰黄色,常有臭味,细菌培养可阳性。

2. B 超检查 可确定细菌性肝脓肿的部位、数目及大小。早期的病变部位呈低至中等回声,与周围组织边界不清。随着病情的进展,超声下可见无回声的液化区,脓肿壁的回声增强。肝脓肿穿破横膈进入胸腔,常合并反应性胸膜腔积液。

3. X线检查　X线胸部透视中,肝右叶脓肿可见右膈肌升高、运动受限,肝影增大或局限性隆起,有时伴有反应性胸膜腔积液。左叶肝脓肿 X 线钡剂检查常可见胃小弯受压、推移征象。

4. CT检查　肝平扫CT呈低密度、不均匀改变,形态多样化,单发或多发,单房或多房,圆形或椭圆形,边界清楚;已形成脓肿者壁较厚,脓肿腔内可有气影。增强的特点为在未形成脓腔前,不均匀增强,在形成脓腔后,其壁内侧光滑增强,壁外侧模糊。

5. MRI扫描　能发现细菌性肝脓肿患者肝内 $1\sim2cm$ 以上的病变,并对鉴别病变性质有重要帮助。

6. 经皮胆管造影(PTC)　注入造影剂后若与肝内胆管有交通,则为胆源性肝脓肿的可靠证据。肝内交通明显,造影剂显示呈梅花形;肝外胆管有狭窄者,病灶常分布于肝两叶。

【诊断】

根据病史,临床上出现寒战、高热、肝区疼痛、肝大,X线检查可见病侧膈肌抬高和固定、常有胸腔积液,加上腹部超声、CT、MRI影像检查即可诊断本病。对于影像检查不能确定的病例,诊断性肝穿刺是确诊的重要手段。

【鉴别诊断】

1. 原发性肝癌　原发性肝癌患者肝大、且质地坚硬,呈结节状。患者迅速消瘦呈恶病质,腹水、黄疸常较明显。白细胞正常甚至降低,甲胎蛋白明显增高。B超或CT检查有实质性占位病灶存在。

2. 胆囊炎胆石症　胆囊炎胆石症起病较急,以右上腹阵发性绞痛并向右肩部放射为主要表现,并有发热、黄疸、右上腹肌紧张伴压痛。有时可触及肿大的胆囊,肝大不明显。B超可见肿大的胆囊或胆管结石,X线检查一般无膈肌上抬、局限性膨隆、活动受限等表现。抗生素治疗有效。

3. 右膈下脓肿　多有原发病灶如腹腔感染、溃疡病穿孔、阑尾炎、腹部手术等,临床表现有明显寒战、高热、右上腹及肝区疼痛,疼痛可放射到右肩背部,X线检查右膈肌普遍抬高、僵硬、活动受限,B 超、CT 可发现膈下占位而肝内无病变。

4. 阿米巴肝脓肿 细菌性肝脓肿右叶突出肿大者易误诊为本病。但细菌性肝脓肿起病急骤,寒战、高热,白细胞明显增多,中毒表现明显,肝常为轻、中度肿大等。而阿米巴肝脓肿一般有阿米巴病史,起病缓慢,肝多为局限性右叶明显肿大,白细胞计数轻度增高。肝穿刺脓液呈巧克力样可以诊断本病。在脓腔壁组织中找到阿米巴滋养体,粪中找到阿米巴原虫,血清阿米巴抗体试验阳性等可资鉴别。

5. 重症肝炎 以深度黄疸、肝大、食欲缺乏、ALT 升高为主要表现者可被误诊为本病。细菌性肝脓肿发生重度黄疸者少见,肝大而无缩小,无出血倾向、呕吐与肝功能明显损害、多无腹水等。

6. 结核性肝脓肿 局限性大结节型肝结核病灶中心液化后形成结核性肝脓肿,酷似细菌性肝脓肿。凡长期不明原因发热、有肝外结核病病变、肝大或肝脾大,伴有上腹胀痛、消瘦、贫血、白细胞计数不高,不能解释的 γ-球蛋白增高,均应考虑本病存在可能。寻找结核病灶,腹腔或肝钙化阴影,肝穿刺可资鉴别,必要时可进行抗结核试验治疗。

7. 重症胆管炎 本病起病急骤,以右上腹痛、畏寒发热、黄疸为典型症状。疼痛多有反复发作并向右侧肩背部放射史,查体多发现右上腹肌紧张,有时可扪及肿大的胆囊。X 线检查,膈肌位置、动度一般无明显改变;超声检查,则可发现胆管扩张、胆管内结石、胆管壁增厚等。但临床上重症胆管炎往往与细菌性肝脓肿同时或前后相继发生,在发病的早期多以胆道感染症状为主,随后则可能以肝脓肿症状为明显。有时肝脓肿的症状完全被胆管炎症状所掩盖,在诊断中应注意鉴别,以防误诊。

8. 右下肺炎 有时也可与肝脓肿混淆。但其寒颤、发热、右侧胸痛、呼吸急促、咳嗽,肺部可闻及啰音。白细胞计数增高等均不同于细菌性肝脓肿,胸部 X 线检查有助于诊断。

【治疗】

1. **一般治疗** 卧床休息,加强全身支持治疗。能进食者,给予高糖、高蛋白低脂饮食;不能进食者,给予补充足够的葡萄糖。纠正水、电解质紊乱,高热时给予物理降温。严重低蛋白血症,可给予补充血浆或清蛋白,给予 B 族维生素、维生素 C、维生素 K。有严重中毒症状者,可应用糖皮质激素改善中毒症状。

2. **抗生素应用治疗**

(1)抗生素应用的原则:①针对革兰阴性杆菌及厌氧菌;②根据细菌培养结果及药敏试验选用;③两种或两种以上抗生素联合应用;④全身用药加脓肿局部注射;⑤剂量与疗程应充分。

(2)革兰阳性球菌的抗生素治疗:①金黄色葡萄球菌与表葡菌感染性肝病,可选用苯唑西林、头孢唑啉等耐酶青霉素类;②耐甲氧西林葡萄球菌,可用万古霉素或去甲万古霉素、泰能(亚胺培南/西司他丁)等;③肠球菌,可选青霉素、氨苄西林、头孢唑啉、万古霉素或去甲万古霉素。对严重的球菌类感染宜联合应用抗生素。

(3)革兰阴性杆菌的抗生素治疗:革兰阴性杆菌包括大肠埃希菌、克雷伯杆菌、沙雷菌等,耐药性日趋严重,在获得药敏结果前可选用氨曲南、哌拉西林/舒巴坦等广谱青霉素与酶抑制药、第3或4代头孢菌素、喹诺酮类或联合氨基糖苷类抗生素。

(4)厌氧菌的抗生素治疗:如厌氧菌可选用甲硝唑、克林霉素等抗生素进行治疗。

3. **经皮肝穿刺抽脓或置管引流术**

(1)肝穿刺抽脓术是指对孤立性细菌性肝脓肿选用穿刺、抽脓,做细菌培养。根据培养的结果选用敏感的抗生素。经 7～10 天治疗脓腔未见缩小者,可反复穿刺抽脓。

(2)置管引流:对有较大脓肿形成、发热和毒性症状比较明显的细菌性肝脓肿患者,应尽早进行超声引导下穿刺置管,放置导管后可反复冲洗脓腔,直至不再排脓、临床症状消失、脓腔缩小,方可将导管拔出。

4. **手术治疗**　手术切开引流的指征：①巨大肝脓肿≥10cm，抽脓困难或脓液不易抽出者；②脓肿已穿破到胸腹腔者；③肝右叶前方脓肿，穿刺抽脓或置管困难者；④穿刺抽脓不畅，药物治疗后脓肿不见减小者；⑤较大的多发性脓肿或已融合为较大脓腔者；⑥肝脓肿伴有腹膜炎体征者。

5. **中药治疗**　中药治疗宜辨证论治，多与抗生素和手术治疗配合应用，以清热解毒为主。

二、阿米巴性肝脓肿

阿米巴肝脓肿是阿米巴肠病最常见的并发症，常继发于肠道阿米巴病。以长期发热、右上腹或右下胸痛、全身消耗及肝大、压痛、血白细胞增多等为主要临床表现，且易导致胸部并发症。

【病因】

溶组织阿米巴是人体唯一的致病型阿米巴，传播途径为消化道传染。但阿米巴包囊随被污染的食物或水进入肠道，经过碱性肠液消化，包囊破裂，囊内虫体经过二次分裂变成 8 个滋养体，在机体或肠道局部抵抗力下降时，阿米巴滋养体就可以经过肠壁的小静脉或淋巴管进入肝，少数存活的滋养体在门静脉内迅速繁殖阻塞门静脉分支，造成肝组织局部坏死，加之阿米巴滋养体不断分泌溶组织酶，使变形的肝组织进一步坏死形成肝脓肿。

【病理生理】

阿米巴肝脓肿并非真性脓肿，而是阿米巴滋养体溶组织酶等引起的肝组织液化性坏死。多发生于肝右叶，早期为小的病灶，以后逐渐发展成一个单一的大脓腔，内含咖啡色半液性状态的果酱样液化坏死组织。脓肿分 3 层，外层早期为炎性肝细胞及纤维组织增生形成的纤维膜，中间为间质，内层为脓液。在镜下，在坏死与正常组织交界处，有较多的阿米巴滋养体及少量单核细胞，炎症反应轻微。

【临床表现】

阿米巴肝脓肿可发生在任何年龄,起病多缓慢,多数患者在患阿米巴痢疾数周或 1 个月后或至痢疾已经痊愈数月或数年后发生。但也可和痢疾同时发生,临床上以发热、肝区疼痛、肝大和压痛为主要表现。

1. 病史　多数患者的肝脓肿是在阿米巴痢疾的急性期继发形成的。少部分患者是在急性期过后出现肝脓肿。也有的患者无阿米巴痢疾病史。

2. 症状

(1)发热:发热在阿米巴肝脓肿的临床表现中多见,可为首发症状。多数患者为弛张热和不规则热,少数为低热或稽留热,体温多在 39℃以下。发热伴寒战者常合并细菌感染。

(2)肝区疼痛:是阿米巴肝脓肿较早出现的症状之一,具有重要的诊断价值。疼痛性质、部位、程度和脓肿在肝内的位置、大小、病程,与患者的痛阈等因素有关。疼痛的性质不一,表现为胀痛、钝痛、刺痛或隐痛。脓肿靠近肝包膜时疼痛常较明显,刺激膈肌时可引起右肩部疼痛。脓肿位于肝下部则引起上腹部疼痛、压痛及腹肌紧张,易被误诊为胆囊炎或溃疡病穿孔。

(3)肝大:阿米巴肝脓肿患者常有不同程度的肝大和压痛。一般为右肋缘下 3～5cm,少数为 10cm 以上。肿大的肝表面多柔软光滑,有少数可质地较硬、表面不平。肿大的肝脏由于炎症刺激,可出现腹肌紧张。

3. 体征　肝大是本病的主要临床体征。大多数患者均可在右肋缘下扪及肿大的肝,局部多有明显的压痛及叩击痛。少数患者肝虽大,肋缘下却摸不到。一般是由于脓肿位于肝脏顶部,肝向胸腔内隆突,故肋缘下不易扪及;右上腹肌紧张,也影响了肝扪诊的准确性。部分患者可出现黄疸,其原因为脓肿压迫肝内胆管、肝组织广泛破坏等因素所致。多数患者为慢性病容,有消瘦、贫血及营养不良等表现。

4. 并发症

(1)血行播散:在阿米巴肝脓肿的并发症中,血行播散罕见,阿米巴原虫偶可侵入肝内血管,经肝静脉回流至右心,并随血流播散到全身而形成其他脏器的阿米巴病。

(2)继发细菌感染:是阿米巴肝脓肿的并发症之一。患者常高热不退,中毒症状明显。最常见的菌种有大肠埃希菌、金黄色葡萄球菌、产气荚膜杆菌、变形杆菌。其他厌氧菌也很常见。阿米巴肝脓肿患者肝穿刺抽脓后都应常规进行细菌培养检查。

(3)穿破:阿米巴肝脓肿位于肝表面,脓肿较大,反复多次抽脓可以诱发肝脓肿穿破。穿入胸腔形成脓胸,穿入肺内形成肺脓肿,与支气管相通则形成肝-胸膜-肺-支气管瘘,患者咳出大量脓液。穿破至肠道内,脓液可随粪便排出,预后较好。但如破入纵隔、心包、腹腔则预后差。

【辅助检查】

1. 血常规检查　在血常规检查中,多数阿米巴肝脓肿患者有轻至中度贫血。约 70% 的急性期患者白细胞增高,多为(10～20)×10^9/L,中性粒细胞为 0.75～0.80,合并细菌感染时白细胞和中性粒细胞常明显增高。

2. 粪检查　阿米巴肝脓肿常继发于肠道阿米巴病,可在粪中找到滋养体。采集粪后应及时检测,因为在外界 30 分钟后阿米巴滋养体可能很快失去活力,导致形态不易辨认而使检出率明显下降。粪中能发现包囊,但一次粪检包囊检出率仅为 50%～70%,多次检查能提高总的检出率。

3. 肝功能检查　阿米巴肝脓肿患者的肝功能大多正常。有时出现胆红素轻度升高、白蛋白下降、球蛋白上升、ALT 轻度升高。

4. 血清学检查　阴性者基本上可排除本病。

5. 脓液检查　典型的阿米巴肝脓肿脓液为咖啡色或棕色的果酱样液体,伴有肝腥味。滋养体存在于脓肿壁上,在穿刺抽脓后,使针头靠抵脓肿壁后再用力抽吸,将针头内的少许抽出物立即涂片检查,可以提高滋养体检出率。阿米巴肝脓肿合并细菌感染时,脓液呈黄白色或黄绿色并有臭味。脓肿穿入胸腔并形成肝-肺-支气管瘘时,痰液也可呈棕红色,痰中可能找到滋养体。

6. 免疫学检查

(1)检测抗原:用对流免疫电泳检测阿米巴肝脓肿脓液、肝活组织和血清中抗原也有助于本病的诊断。

(2)检测抗体:感染阿米巴原虫后体内可产生特异性抗体,常用间接血凝试验(IHA)、间接荧光抗体试验(IFA)、间接免疫过氧化物酶染色试验(IIP)、酶联免疫吸附试验(ELISA)等检测,阿米巴肝脓肿时阳性率在90%以上。

7. 超声检查　B超检查的准确率可达95%左右,在对阿米巴肝脓肿进行检查中可表现为肝区内出现圆形或卵圆形的边界清晰的低回声区或无回声区。

8. 胸部X线检查　肝右叶阿米巴肝脓肿常使右膈肌抬高、活动受限、压迫右肺底,导致右肺下部片状阴影、盘状肺不张、右侧胸腔积液等。若病变位于左侧,可出现左侧胸腔积液、心包积液等。

9. CT检查　CT诊断阿米巴肝脓肿的准确率可达92.5%,能发现1cm以下的小脓肿。表现为均匀的圆形或卵圆形的低密度区,边缘不甚清晰。增强后脓肿壁环状增强,若其内有气体存在,则对诊断有重要价值。

【诊断】

1. 有慢性痢疾病史,大便中查到阿米巴包囊、滋养体或乙状结肠镜检查看到结肠黏膜有溃疡面,自溃疡面上找到阿米巴滋养体。

2. 有长期不规则发热、肝区疼痛、肝大伴压痛和叩击痛者。

3. B超检查可见肝右叶不均质的液性暗区,和周围组织分界清楚,在超声定位穿刺中抽得果酱样无臭脓液,即可明确诊断。

4. 血清学检查阿米巴抗体,阳性率在 90% 以上,且在感染后多年仍然为阳性。

5. 诊断性治疗对于不能确诊而又高度怀疑本病者,可使用抗阿米巴药物治疗,如治疗 1 周后临床症状改善,可确诊本病。

【鉴别诊断】

1. 细菌性肝脓肿　起病急骤,脓肿以多发为主,全身毒血症状较明显,一般不难鉴别。其鉴别要点见表 5-1。

表 5-1　阿米巴性肝脓肿与细菌性肝脓肿的鉴别

鉴别要点	阿米巴性肝脓肿	细菌性肝脓肿
病史	有阿米巴痢疾史	常继发与胆道感染或其他化脓性疾病
症状	起病比较缓慢,病程较长	起病急骤,全身中毒症状明显,有寒战、高热等感染症状
体征	肝大明显,可有局限性隆起	肝大不显著,多无局限性隆起
脓肿	较大,多数为单发性,位于肝右叶	较小,常为多发性
脓液	呈巧克力色,无臭,可找到阿米巴滋养体,若无混合感染,脓液细菌培养阴性	多为黄白色脓液,涂片和培养大都有细菌
血常规	白细胞计数可增加	白细胞计数及中性粒细胞计数明显增加
血培养	若无混合感染,细菌培养阴性	细菌培养可阳性
粪便检查	部分患者可找到阿米巴滋养体或包囊	无特殊发现
诊断性治疗	抗阿米巴药物治疗后症状好转	抗阿米巴药物治疗无效

2. 原发性肝癌　常有肝炎后肝硬化病史,肝质地硬,甲胎蛋白(AFP)高于正常,结合 B 超、CT 等检查可资鉴别。

【治疗】

阿米巴肝脓肿的治疗多以主张内科治疗为主,强调早期诊断及早治疗。如病情不严重,脓肿较小,则单纯以药物治疗即可。如病情严重,脓肿较大,则以药物治疗的同时,配合肝穿刺抽脓或置管引流。如脓腔巨大,上述治疗效果不理想者,或并发细菌感染而难以控制者须做手术引流治疗。

(一)内科治疗

1. 抗阿米巴治疗　选用组织内杀阿米巴药为主,辅以肠内杀阿米巴药以根治。目前大多首选甲硝唑,剂量每日 1.2g,疗程 10～30 天,治愈率 90% 以上。无并发症者服药后 72 小时内肝痛、发热等临床情况明显改善,体温于 6～9 天消退,肝大、压痛、白细胞增多等在治疗后 2 周左右恢复,脓腔吸收则迟至 4 个月左右。第二代硝基咪唑类药物的抗虫活力、药代动力学特点与甲硝唑相同,但半衰期长,对脓肿疗效优于阿米巴肠病。东南亚地区采用短程(1～3 天)治疗,并可取代甲硝唑。少数甲硝唑疗效不佳者可换用氯喹或依米丁,但应注意前者有较高的复发率,后者有较多心血管和胃肠道反应。治疗后期常规加用一个疗程肠内抗阿米巴药,以根除复发之可能。

2. 肝穿刺引流　早期选用有效药物治疗,不少肝脓肿已无穿刺的必要。对恰当的药物治疗 5～7 天、临床情况无明显改善,或肝局部隆起显著、压痛明显,有穿破危险者采用穿刺引流。穿刺最好于抗阿米巴药物治疗 2～4 天后进行。穿刺部位多选右腋前线第 8 或第 9 肋间,最好在超声波探查定位下进行。穿刺次数视病情需要而定,每次穿刺应尽量将脓液抽净,脓液量在 200ml 以上者常需在 3～5 天后重复抽吸。脓腔大者经抽吸可加速康复。近年出现的介入性治疗,经导针引导做持续闭合引流,可免去反复穿刺、继发性感染之缺点,有条件者采用。

3. 抗生素治疗　有混合感染时,视细菌种类选用适当的抗生素全身应用。

(二)手术治疗

1. **手术指征**　内科治疗效果不佳者须外科手术治疗,其方法包括闭式引流、切开引流、肝叶切除或肝部分切除等。具体手术指征为:①巨大脓肿或多发性脓肿者;②脓肿破入腹腔或邻近脏器者;③脓肿合并细菌感染、脓液黏稠不易抽出或引流不畅者;④脓肿位置过深不宜穿刺且药物治疗效果不好者;⑤左叶肝脓肿有向心包穿破或穿刺抽脓有危险者。

2. **手术禁忌证**　年老体弱、有严重心脏疾病,不能耐受肝脓肿切开引流者。

第二节　肝硬化并自发性细菌性腹膜炎

自发性细菌性腹膜炎(spontaneous bacterial peritonitis,SBP)是指在无腹腔及邻近器官直接细菌感染来源(如肠穿孔、肠脓肿)的情况下发生的腹水感染,是肝硬化腹水患者的一种常见而严重的并发症,是由致病菌经肠道、血液或淋巴结系统引起的腹腔感染。

自发性细菌性腹膜炎是肝硬化腹水患者的一种常见而严重的并发症,也可见于重症肝炎、暴发性肝衰竭患者等。此外也可见于肾病综合征、结缔组织病、心源性腹水及恶性肿瘤等。自发性细菌性腹膜炎是导致肝硬化腹水患者死亡的主要原因之一。

【病因】

自发性细菌性腹膜炎是肝硬化门脉高压症的常见并发症,在其他原因所致的腹水中少见。自发性细菌性腹膜炎的发生和发展与门脉高压时肠道细菌增生移位、机体免疫力下降、肠黏膜屏障功能减弱及腹水容量增加和其蛋白含量稀释等多种因素有关。此外,消化道出血、胃肠置管、胆道梗阻、肠梗阻、介入性检查(如选择性动脉造影等)及内镜下活检等已被证实是诱发自发性细菌性腹膜炎的危险因素。

【发病机制】

(一)肠道菌群失调和细菌易位

肝硬化患者由于免疫功能低下、胆汁分泌异常、营养不良及门静脉高压所致的肠道黏膜淤血水肿,肠蠕动减慢,肠道清除能力下降,引起不同程度的肠道微生态失衡,表现为肠道细菌过度生长、肠道菌群紊乱和肠道细菌的易位。多数学者认为肠道细菌易位是肠道细菌侵入腹腔的主要机制。

1. 肠道菌群紊乱可能涉及的环节 肠蠕动减慢,肠道内的微绒毛受损,导致肠道的清除能力下降,为肠道细菌提供了接触和黏附黏膜的机会。门静脉高压导致肠壁淤血水肿,从而使肠壁局部抵抗力下降。肠黏膜内 pH 下降、肠腔内 pH 上升,使细菌的生长受到影响。肝胆汁分泌异常,导致肠腔内胆盐缺乏。

2. 肠道细菌侵入腹腔的机制有两种假说 ①菌血症假说:该假说认为肝硬化门脉高压时,肝内外存在解剖和功能上的分流,经肠道血管进入门静脉的细菌绕过肝单核巨噬细胞系统,进入血液循环造成菌血症,细菌再通过血液循环进入腹腔。②跨膜迁移假说:肠道内细菌不经过毛细血管及肝窦状间隙,穿壁移行或经淋巴系统及邻近感染灶直接播散至腹膜。跨膜迁移假说逐渐被认同,理由是自发性细菌性腹膜炎患者的肠道细菌较未发生感染的患者有显著的增生,对肠腔内、肠系膜淋巴结及腹水中的细菌进行分子生物学鉴定,发现细菌的 DNA 指纹符合率高。肠道细菌过度增生并从肠道到腹腔的易位是造成自发性细菌性腹膜炎的一种既简单又最具可能性的解释,这也为口服抗生素预防自发性细菌性腹膜炎提供了依据。

(二)机体免疫功能下降

肝硬化患者多存在营养不良和免疫功能下降,均为自发性细菌性腹膜炎发生的促进因素。肝硬化时,肝单核巨噬细胞系统,特别是 Kupffer 细胞功能低下,使本来能被清除的肠道细菌进入体循环,进而引起腹腔内感染。机体白细胞趋化功能低下,细胞介导的免疫功能受损,血浆补体 C_3 水平下降,纤维连接蛋白降低,调理作用低下,多形核白细胞和单核细胞功能也有一定程度的降低。腹水抗菌能力下降,有研究表明,肝硬化腹水的杀菌能力及调理素活性均显著降低,这可能与腹水容量增加及其蛋白浓度低有关。前瞻性研究显示,腹水蛋白≤10g/L 者,自发性细菌性腹膜炎的发生率为 15％～18％,显著高于腹水蛋白＞10g/L 者 1％的发生率。

【分型】

依据临床表现不同将自发性细菌性腹膜炎分为 5 型。

1. 急腹症型(普通型)　急性起病,突然腹痛,继而发热或先有不规则热而后腹痛。检查全腹有压痛,腹壁轻、中度紧张,有反跳痛。腹水常规检查符合急性炎症改变。

2. 腹水骤增型　以腹水迅速增多为特征,尿少,腹围每日可增加 1～3cm。但缺乏典型腹膜炎体征,腹痛较轻,或仅感腹胀加重,腹膜刺激征不明显,无发热或低热。

3. 休克型　常有剧烈腹痛或急性发热后不久,数小时至 14 日内迅速出现循环衰竭。休克发生后体温不升,一般情况危重,唇指发绀,休克不易纠正。腹部检查可发生压痛,诊断有赖于腹水检查。

4. 肝性脑病型　常无发热、腹痛等主述,表现为早起出现神经、精神症状,迅速进入昏迷。黄疸很深,肝功能损害严重。若仔细检查腹部,仍可发现疼痛表情,若不做腹水常规检查,容易漏诊。

5. 隐匿型(无症状型)　属感染较轻、原本体质和肝功能均较良好患者。多不能明确叙述发病日期,除可有轻微腹胀或偶尔低热外,平时可自由走动。仔细检查腹部,深触诊时方可发现有轻度压痛,若不做腹水常规检查,极容易漏诊。

【临床表现】

1. 典型自发性细菌性腹膜炎　典型自发性细菌性腹膜炎少

见。患者有发热、腹痛、腹肌紧张、腹部压痛、反跳痛、肠鸣音减弱等典型腹膜炎表现。

2. 非典型自发性细菌性腹膜炎　非典型自发性细菌性腹膜炎多见。患者常无发热和腹痛,无或有轻度的腹肌紧张度增加及轻度压痛或反跳痛。腹泻、肠梗阻、低血压、体温不升、肾功能减退及肝性脑病等可能是自发性细菌性腹膜炎主要或唯一表现。一部分患者在无腹水时亦可发生自发性细菌性腹膜炎,此类患者先有腹膜炎的症状和体征,之后出现腹水的体征,自发性细菌性腹膜炎一旦发生则腹水常增长迅速,因此,临床上对无腹水者亦应警惕自发性细菌性腹膜炎的发生。

【辅助检查】

1. 腹水白细胞和多形核细胞(PMN)计数　腹水白细胞和PMN 计数作为诊断自发性细菌性腹膜炎是目前最可靠、最简便的指标。通常的诊断标准是腹水白细胞 $\geqslant 0.5 \times 10^9/L$,PMN $\geqslant 0.25 \times 10^9/L$。

2. 腹水培养　腹水培养具有确诊价值,并且可为临床选择抗生素提供依据。

3. 细菌 16SrRNA 基因检测　16SrRNA 同时具有保守性和特异性,有细菌“分子化石”之称,在细菌鉴定中的作用日益被重视,它几乎可以识别所有病原菌,已经成为细菌快速鉴定的一种手段。目前常用的方法有 2 种。

(1)应用 PCR 方法扩增 16SrRNA 基因,分别与革兰阳性菌与革兰阴性菌特异性探针杂交,检测腹水中的病原菌。

(2)运用 PCR 方法对腹水中细菌 16SrRNA 基因进行扩增,通过对 PCR 扩增引物进行核苷酸测序来鉴别细菌种类。

4. 血浆和(或)腹水中细胞因子检测　肝硬化腹水患者中血浆和(或)腹水中的炎症细胞因子,如肿瘤坏死因子 α、白介素 6 和一氧化氮均有不同程度的升高,为自发性细菌性腹膜炎的诊断提供了参考依据。

【诊断】

诊断标准,见表 5-2。

表 5-2　肝硬化并自发性细菌性腹膜炎诊断标准

诊断要点	诊断标准
①不同程度的发热、腹痛、腹胀	确诊标准:①～⑤确诊。
②腹部张力增高,轻重不等的压痛、反跳痛	疑诊标准:①～④中符合 2
③腹水量迅速增多,利尿效果差	条或以上,但腹水培养未
④血常规白细胞总数或分类可升高	发现致病菌者
⑤腹水培养发现致病菌	

【鉴别诊断】

应注意与以下情况进行鉴别:①外科急腹症(继发性腹膜炎);②其他感染性疾病所致持续性发热、结核性腹膜炎、肿瘤。

【治疗】

肝硬化并自发性细菌性腹膜炎的治疗是复杂的综合治疗,主要包括迅速有效地控制感染;预防和治疗肝性脑病、肝肾综合征、休克等并发症;积极保护肝、肾、心脏等重要脏器的功能,预防和纠正水、电解质紊乱,加强支持治疗等。

(一)抗生素治疗

无论是确诊病例还是疑似病例都应该积极治疗,早期、正确、合理运用抗生素。采取抗菌、增强免疫和对症等综合治疗,因人而异选用抗菌药物非常重要。另外,输注血浆、人血白蛋白或成分输血的基础上,给予免疫增强药都是应考虑的治疗方法。

1. 头孢菌素类　对多种 β-内酰胺酶稳定,对革兰阴性菌的抗菌活性甚强,且不良反应少,肝肾毒性小。随着传统的庆大霉素、氨苄青霉素耐药率逐年上升,第 3 代喹诺酮类因临床滥用致耐药率亦逐年上升,第 3 代头孢菌素成为目前治疗自发性细菌性腹膜炎的首选药物。

第 2 代、第 3 代头孢菌素的抗菌谱广、肾毒性小,治疗剂量与中毒剂量之间的距离大,且能迅速进入腹水,在腹腔内达到杀菌浓度。临床常用药物有头孢噻肟、头孢他啶、头孢曲松、头孢哌酮等。常用剂量:2.0g,每 8~12 小时 1 次,静脉滴注。

2. 新型半合成青霉素 包括替卡西林、派拉西林、磺唑氨苄西林等。此类药物对铜绿假单胞菌、大肠埃希菌、吲哚阳性变形菌有显著抗菌效果,还能抑制厌氧菌生长。与氨基糖苷类有协同作用,肝、肾、骨髓无明显毒性,其他不良反应亦少。新型合成青霉素常用药物有替卡西林、哌拉西林。常用剂量为每日 2~6g,分 4 次肌内注射;或每日 12~16g,分 2~4 次静脉滴注。

3. 氟喹诺酮类 广谱、生物利用度高,使用方便、价廉,但近年来临床上无指征滥用此类药物,使得大肠埃希菌对该类药物的耐药株明显增多。因此,对于重症肝病的严重腹腔感染患者不提倡首选此类药物。由于对幼龄动物的软骨有毒性,故婴幼儿慎用此类药物。氟喹诺酮类常用药有左氧氟沙星、依诺沙星等。常用剂量:0.4g,每日 1 次,静脉滴注。

4. 氨基糖苷类 对葡萄球菌属及革兰阴性杆菌均有良好抗菌活性,有肾毒性和耳毒性。丁氨卡那霉素较庆大霉素耐酶性能强,对细菌的敏感性较庆大霉素高。因而,对肾功能正常的腹腔感染可作为选择治疗药物。新型氨基糖苷类常用阿米卡星。常用剂量:0.4g,每日 1 次,静脉滴注。

5. 调整肠道菌群 主要选择肠道不吸收或仅少量吸收的口服抗生素,它们能清除或降低胃肠革兰阴性菌浓度,对革兰阳性菌和厌氧菌无明显影响,也就是通常所说的选择性胃肠道净化。诺氟沙星不易被肠道吸收,目前仍被列为首选药物,它对革兰阴性菌有高度活性,在抑制肠道细菌的同时,可显著增加患者腹水和血清中补体 C_3 的浓度,增加杀菌能力,而且不良反应较少。临床实践显示,肝硬化腹水合并胃肠道出血的患者更易发生 SBP 和其他细菌感染。短期(7 日)抗生素及早期治疗不仅能减少自发性细菌性腹膜炎的发生,而且能显著提高患者的存活率,而在抗生素的使用途径上,静脉使用抗生素或口服胃肠道完全吸收的抗生素与口服胃肠道不吸收的抗生素有同等效果。所以对于消化道出血的肝硬化腹水患者,短期的预防性治疗是必须的,对于不能口服或经胃管用药者,也可经静脉应用敏感性较好的抗生素。

6. 非抗生素防止细菌易位　肠道微生态制剂,如乳酸杆菌、酪酸菌、双歧杆菌对预防自发性细菌性腹膜炎的发生有一定作用。另外,最近对肝硬化鼠的研究表明,运用普萘洛尔等药物能有效降低细菌的过度繁殖和易位。

(二)腹水的处理

1. 限制水、钠盐摄入　应给予无盐或低盐饮食,限制钠的摄入。一般每日水的总入量应限制在 1000~1500ml,如有严重低钠血症,应限制在 500ml。

2. 利尿药的应用　通过利尿可以增加腹水中的蛋白浓度,从而增加腹水中的免疫调理素活性,有利于感染的控制。

3. 腹腔引流与灌洗　腹腔穿刺液、灌洗和注射抗生素被认为是治疗肝硬化腹水合并自发性细菌性腹膜炎的有效方法。通过大量输入无菌平衡液放出炎性腹水,可少量清除腹腔中的炎性渗出物、坏死组织并减少毒性物质和内毒素的吸收,术后应注入敏感抗生素。

(三)对症支持治疗

1. 一般支持治疗　应卧床休息,给予高热量富含维生素且易于消化食物为宜。对严重恶心、呕吐、进食少者,可静脉补充高渗葡萄糖和氨基酸,以补充机体必需的热量。注意纠正水、电解质紊乱与酸碱平衡失调,必要时反复输少量新鲜血浆。

2. 输注人血白蛋白　约 1/3 的肝硬化腹水患者会发生肾功能损害,肾功能损害的程度及其进展速度对肝硬化腹水 SBP 患者的预后和死亡有重要影响。肾功能损害往往好发于那些血清和腹水中肿瘤坏死因子 α、白细胞介素-6 等细胞因子浓度很高的患者,并且与肾素-血管紧张素-醛固酮系统的活性有关。因此,可以说SBP患者的肾损害是由于细胞因子介导的血管舒张加重,导致有效循环血量不足所致。大剂量输注人血白蛋白可以提高血清蛋白浓度,改善有效血容量,降低肾素浓度,可明显预防肝-肾综合征的发生。

(四)对以上药物治疗效果不佳的可考虑以下治疗

1. 由于肠杆菌科细菌目前仍是SBP的主要致病菌,而产ESBLs的肠杆菌科细菌有逐渐增多的趋势,因此,当第三代头孢菌素的治疗效果不佳时,应考虑产ESBLs细菌感染,需改换碳青霉烯类抗菌药物治疗。

(1)氨曲南:一般感染,成人每日3～4g,分2～3次给药;铜绿假单胞菌及其他严重感染每次2g,每日3～4次。每天最大剂量不宜超过8g。

(2)亚胺培南(泰能):静脉滴注或肌内注射。推荐剂量按亚胺培南计,成人每日1～2g,每次3～4次。重症可增加剂量,但一日不宜超过4g或50mg/kg。

2. 对于经上述治疗疗效仍然不佳的自发性细菌性腹膜炎患者,还应考虑高度耐药的粪肠球菌或表皮葡萄球菌感染,可选用多肽类抗菌药物治疗。对于接受万古霉素或去甲万古霉素治疗者,应密切监测患者的肾功能。

(1)万古霉素:成人每日常用静脉滴注剂量为2g,可分为每6小时500mg或每12小时1g。每次剂量至少用60分钟以上的时间或不高于每分钟10mg的速度给药。

(2)去甲万古霉素:成人每日0.8～1.6g(80万～160万U),分2～3次缓慢静脉滴注。

第三节　肝性脑病

肝性脑病(hepatic encephalopathy,HE)是由肝功能严重失

调或障碍所致,以代谢紊乱为主要特征的中枢神经系统功能失调综合征。其临床表现还有扑翼样震颤、构音障碍、出现病理反射、脑电图异常、血氨升高等。肝性脑病可见于各种病因引起的肝硬化、重症肝炎、中毒性肝炎及药物性肝病、原发性肝癌、妊娠期急性脂肪肝、严重胆道感染及门体分流手术后。慢性肝性脑病的发生往往有诱因,主要包括上消化道出血、大量利尿、放腹水、高蛋白饮食、电解质紊乱、镇静麻醉药、手术创伤、便秘和继发感染。

【诱因】

1. 消化道出血　血液积聚在消化道可引起氨和氮源性物质的吸收增加。出血能导致肾灌注降低引起肾功能损害。而随后的输血能引起轻度溶血,导致血氨水平升高。

2. 肾衰竭　能引起尿素、氨和其他氮源性复合物的清除降低。

3. 感染　感染能引起肾功能损害,增加组织的分解代谢,这两者均能增加血氨水平。

4. 便秘　便秘能增加肠道氨的产生和吸收。

5. 药物　作用于中枢神经系统的药物如阿片制剂、苯二氮䓬类、抗抑郁药等均可加重肝性脑病。

6. 利尿治疗　大量利尿引起血钾水平降低和碱中毒可促进 NH_4^+ 向 NH_3 转化。

7. 饮食蛋白质过量　增加氮源性物质和氨的产生。

【发病机制】

肝性脑病的发病基础是肝细胞衰竭和门、腔静脉之间的侧支分流。来自肠道的许多毒性代谢产物,未被肝解毒和清除或经侧支进入体循环,透过血-脑屏障,引起大脑功能紊乱。

【分期】

根据意识障碍程度、神经系统表现和脑电图的改变,可将肝性脑病分为 4 期,各期表现如下。

1. Ⅰ期(前驱期)　轻度的性格改变和行为异常如焦虑、欣快激动、淡漠、睡眠倒错、健忘等,可有扑翼样震颤,此期临床表现不明显,易被忽略。

2. Ⅱ期(昏迷前期) 以意识错乱、嗜睡障碍、行为异常为主。嗜睡或昼睡夜醒,定向力和理解力均减退,可有幻觉、恐惧和躁狂。可有腱反射亢进、肌张力增高、踝阵挛及 Babinski 征阳性等神经体征,有扑翼样震颤。

3. Ⅲ期(昏睡期) 以昏睡和精神错乱为主,各种神经体征持续或加重,有扑翼样震颤、肌张力高、腱反射亢进、锥体束征常阳性。

4. Ⅳ期(昏迷期) 昏迷,不能唤醒,扑翼样震颤无法引出,浅昏迷时,腱反射和肌张力仍亢进;深昏迷时,各种反射消失,肌张力降低。

【临床表现】

1. 病史 各型肝硬化、门静脉高压门体分流手术、重症病毒性肝炎、中毒性肝炎、药物性肝炎,少见的原发性肝癌、妊娠期急性脂肪肝、严重胆道感染。

2. 症状 性格改变、精神欣快、智力减退、睡眠习惯改变、说话缓慢而含糊、发音单调而低弱,以及不适当的行为等。

3. 体征 体检可发现共济失调步态;最具特征性的神经系统体征"扑翼样震颤";还可以出现一种特异性气味——肝臭等。

【辅助检查】

1. 血氨 慢性肝性脑病,尤其是门体分流性脑病患者多有血氨增高;急性肝性脑病患者血氨可正常。

2. 脑电图(EEG)检查 脑电图的演变与 HE 的严重程度一致。HE 早期脑电图节律弥漫性减慢,波幅增高,由正常的 α 节律(每秒 8～13 次)变为 θ 节律(每秒 4～7 次),更严重的脑电波异常即 δ 波(每秒 1～5 次),为 Ⅱ 期 HE 的改变,Ⅲ 期肝性脑病常出现三相波,其提示预后不良。

3. 心理智能测试 对于早期诊断有价值,Ⅱ 期以上不适用,常规使用的是数字连接试验和数字符号试验。

4. 影像学检查　急性肝性脑病患者进行头部 CT 或 MRI 检查可发现脑水肿。慢性肝性脑病患者则有不同程度的脑萎缩。此外,影像学检查有利于排除其他脑病的可能。

5. 临界视觉闪烁频率(CFF)检测　可对症状性 HE 进行定量诊断,是发现和监测肝性脑病的一项敏感、简单而可靠的指标。

【诊断】

肝硬化失代偿期并发中枢神经系统紊乱为其主要特征,诊断依据:①严重肝病和(或)广泛门体侧支循环;②精神紊乱、昏睡或昏迷;③有肝性脑病的诱因;④明显的肝功能损害或血氨增高,扑翼样震颤和典型的脑电图改变。

【鉴别诊断】

肝性脑病的确诊必须排除其他疾病的可能:①以精神症状为唯一突出表现的肝性脑病易被误诊为精神病,应注意排除;②肝昏迷还应与引起昏迷的其他疾病鉴别,包括代谢性脑病(如糖尿病酮症酸中毒、低血糖、尿毒症、高钠血症、低钠血症等)、颅脑病变(如脑血管意外、颅内肿瘤和感染等)、中毒性脑病(乙醇、药物、重金属等)。

【治疗】

肝性脑病治疗应采取综合措施,治疗目的为治疗基础肝病和促进意识恢复。

1. 消除诱因　大多数肝性脑病的发病通常可找到诱因,部分患者通过去除诱因便可获得病情改善或 HE 逆转。如及时控制消化道出血和清除肠道积血;预防或纠正水、电解质、酸碱平衡失调;积极控制感染;慎用或禁用镇静药物。若患者出现肝性脑病表现的烦躁、抽搐时,可试用异丙嗪、氯苯那敏等抗组胺药物;注意防治便秘;门体分流对蛋白不耐受者应避免大量蛋白质饮食。

2. 支持治疗　肝硬化患者多存在营养不良,肝性脑病患者摄入蛋白质时需要注意以下情况:①急性期首日患者禁蛋白质饮食,给予葡萄糖保证能量;②慢性肝病患者无禁食必要,蛋白质每日摄入量为 $1\sim1.5$ g/kg;③口服或静脉使用支链氨基酸制剂,可调整 AAA/BCAA 比值;④植物和奶制品蛋白质优于动物蛋白质,能增加非吸收性纤维含量,从而增加粪便细菌对氮的结合和清除。

3. 减少肠内毒物的生成和吸收 通过灌肠或导泻等措施清洁肠道,减少肠道氨的吸收。口服乳果糖后,其在结肠内被乳酸菌、厌氧菌等分解为乳酸和醋酸,降低结肠 pH,使肠腔呈酸性,从而减少氨的形成与吸收,其轻泻作用有助于肠内含氮毒性物质的排出。乳果糖的疗效确切,可用于各期肝性脑病及轻微肝性脑病的治疗。口服肠道不易吸收的抗生素能有效抑制肠道产尿素酶的细菌,减少氨的生成。微生态制剂如乳酸杆菌、肠球菌、双歧杆菌、酪酸杆菌等可抑制产生尿素酶细菌的生长,并酸化肠道,对防止氨和有毒物质的吸收有一定作用。

4. 促进氨的转化和代谢 门冬氨酸鸟氨酸是一种鸟氨酸和门冬氨酸的混合制剂,能够清除肝门脉血流中的氨,可防止急性肝性脑病在氮负荷过重时的血氨水平升高。补充锌制剂也可减低肝性脑病患者血氨水平。

5. 调节神经递质、改善神经传导 氟马西尼可以拮抗内源性苯二氮䓬所致的神经抑制,可能对部分急性肝性脑病患者有利。支链氨基酸是一种以亮氨酸、异亮氨酸、缬氨酸等为主的复合氨基酸,可竞争性抑制芳香族氨基酸进入大脑,减少假神经递质的形成,对于不耐受蛋白质的营养不良者,补充支链氨基酸有助于改善其氮平衡。

6. 人工肝支持治疗和肝移植 人工肝常用于急性肝衰竭引起的肝性脑病,目前分子吸附再循环系统可用于清除与清蛋白结合的毒素、胆红素。肝移植是治疗各种终末期肝病的一种有效方法,严重和顽固性的肝性脑病有肝移植的指征。

第四节　肝-肾综合征

肝-肾综合征(hepatorenal syndrome,HRS)是一种可以逆转的综合征,为肝病晚期的一种严重的并发症,大部分发生在晚期肝硬化腹水、急性肝衰竭和酒精性肝炎的患者中,其特征是肾功能的损伤,心血管功能的显著改变,交感神经系统和肾素血管紧张素系统的过度兴奋,严重的肾血管收缩导致肾小球滤过率(GFR)的减少。实验室及肾活检常无器质性病变的证据,或仅有轻微非特异性改变,但不足以解释临床严重的肾功能损害,故又称为功能性肾衰竭(FRF)。肝-肾综合征患者肾可以成功地移植给肝正常的患者,肾功能完全正常;同样,肝-肾综合征患者成功地肝移植后,肾也恢复正常。虽然 HRS 肾衰竭的本质是功能性的,但其预后较差。

【病因及发病机制】

肝-肾综合征的发病机制至今仍未彻底阐明。一般认为,肾内血流动力学改变致肾灌注不足是引起肝-肾综合征的基本因素。

1. 血循环因素

(1)有效循环血容量减少:在正常情况下,有效循环血容量与总的细胞外液量呈正相关。当肝失代偿期发生腹水,由于血浆蛋白产生减少,特别是白蛋白。虽有水及钠的潴留,总细胞外液量增加,由于血管内胶体渗透降低,水不易保留在血管内,而发生有效循环血容量减少,导致肾供血不足,而发生少尿。

(2)肾皮质血管收缩:肾皮质血管收缩,肾小球滤过减少。此可能是交感神经兴奋性提高,也是造成肾皮质血管收缩,肾脏滤过率降低,发生少尿的原因。

2. 体液因素

(1)肾素-血管紧张素-醛固酮系统:在肝-肾综合征患者,由于肾灌注不良,而导致肾素、血管紧张素、醛固酮分泌增加。血管紧张素Ⅱ及Ⅲ,而引起肾血管收缩,加重肾血管痉挛,使尿量减少。由于醛固酮分泌增加,钠水潴留加重,水肿加重。

(2)内源性前列腺素释放失衡:在肝-肾综合征时,肾局部产生前列腺素 PGE_2、PGI_2 减少,而此为扩张血管物质,由于其减少,使肾皮质血管收缩加重,肾灌注减少。在体循环中 PGE_2、PGI_2 都产生增加,而出现体循环血管扩张,使有效循环血容量相对减少。同时肾有 TXA_2 增加,此也可加强肾血管收缩。

3. 肾小球加压素 正常人的肾可能分泌一种调节肾小球滤过及肾功能的激素,即肾小球加压素。在肝功能障碍时,此物质合成减少,引起肾小球滤过率减低。

4. 内毒素血症 由于肝病时引起门静脉高压,侧支循环的建立,肠道中产生的内毒素,可不经肝解毒,而直接进入到体循环中。内毒素是大肠内革兰阴性杆菌的细胞壁上的一种脂多糖,对肾血管有收缩作用。

5. 激肽释放酶-缓激肽系统 肾局部的激肽释放酶-缓激肽系统,参与肾血流动力学、水盐代谢及血压调节。在肝-肾综合征时,肾产生缓激肽减少,对肾血管扩张不利。上述各种因素作用的结果是肾小球入球小动脉收缩,血流量减少,肾内血流的再分布,自肾皮质流向髓质,肾皮质缺血,其最终结果导致肾小球滤过率降低,尿量减少。

【临床表现】

1. 少尿或无尿 进行性和严重少尿或无尿是发生肝-肾综合征的标志,每天尿量<500ml。

2. 腹水、黄疸 一般都有腹水,但程度不同,大多为难治性腹水。黄疸的程度波动很大,从胆红素轻度升高到显著升高或出现进行性黄疸。多数患者发生肾功能障碍时黄疸加深,也有严重病例于肾衰竭时黄疸反而减轻。

3. 低血压、昏迷 部分病例中观察到发生肝-肾综合征时,血压比以前下降。而有肝-肾综合征的肝硬化患者,50%以上同时合并肝性昏迷。

【辅助检查】

1. 尿常规　蛋白阴性或微量,尿沉渣正常或可有少量红细胞、白细胞,透明,颗粒管型或胆染的肾小管细胞管型。

2. 尿液检查　尿比重常＞1.020,尿渗透压＞450mmol/L,尿/血渗透压＜1.5,尿钠通常＜10mmol/L。

3. 血生化检查

(1)低钠血症。

(2)低氯血症。

(3)BUN 和 Scr 升高。

(4)肝功能:① ALT 升高;②白蛋白降低;③胆红素升高;④胆固醇降低;⑤血氨升高。

4. B超检查　检查肝及肾,了解其形态、大小及结构的改变。

5. 心电图检查　特别对于有可能发生高钾血症,要做随诊检查。

6. 放射核素检查　做肾图、肾显像,做肝显像等检查,对肾及肝病变的诊断有帮助,但是在肝-肾综合征的患者,多不必做此项检查。

【诊断】

2007 年美国肝病学会关于肝-肾综合征的新诊断标准:①肝硬化合并腹水;②血肌酐＞133μmol/L(1.5mg/dl);③在应用人血白蛋白,停用利尿药后,至少两天没有出现血肌酐的改善(血肌酐降到 133μmol/L 以下),人血白蛋白的推荐用量是每天每千克体重 1g,最大用量是每日 100g;④没有出现休克;⑤近期没有应用肾毒性药物;⑥没有肾实质损伤的证据如每日蛋白尿＞500mg,显微血尿(每高倍镜视野红细胞数＞50),伴有或不伴有超声波检查的异常。

【鉴别诊断】

肝-肾综合征与肾前性氮血症、急性肾小管坏死、原发性肾病的鉴别诊断,见表 5-3。

表 5-3　肝-肾综合征与肾前性氮血症、急性肾小管坏死、原发性肾病的鉴别诊断

鉴别要点	肝-肾综合征	肾前性氮血症	急性肾小管坏死	原发性肾病
尿钠	<10mmol/L	<10mmol/L	>30mmol/L	>30mmol/L
肌酐尿/血浆比	>30:1	>30:1	<20:1	<20:1
尿蛋白	+	-	+	+/卌
尿沉淀	不明显	正常	管型、碎片	多形
超声声抗指数	增高	正常	增高、血容量减少	增高,肾体积缩小
病史与病程	进行性肝病、大量腹水	血容量减少	肾毒性药物、细菌性感染	长期肾功能不良
扩容作用	-	肾功能恢复	-	-

【治疗】

(一)治疗原则

由于肝-肾综合征出现后,病情发展较快,患者病死率高、预后差,积极治疗时,应遵循的原则:①早诊断、早治疗;②用综合措施(药物、人工肝及肝移植)治疗;③积极防治各种并发症。

(二)积极治疗基础肝病

早期预防和消除诱发因素。肝-肾综合征的基础肝病多为肝硬化、慢性肝炎中或重度、重型肝炎所致,如果经过积极综合治疗,肝功能改善,肝病好转,肾衰竭亦随之好转,肝-肾综合征可逆转。另外,及时控制感染,消除内毒素血症对肝-肾的损伤,预防和及时处理出血,及时输血补液;防止大量排放腹水和利尿药过猛,纠正水、电解质紊乱和酸碱平衡失调;慎用肝-肾毒性抗生素,能避免进一步加重基础肝病和导致肝-肾综合征的发生。

(三)一般支持治疗

1. 营养原则 少尿阶段宜低容量、高热量、高维生素、低钠、低钾、高糖、适量的优质蛋白质。当尿素氮升高时,蛋白质的摄入,还有钾和磷摄入应控制。每日口服 1000g 葡萄糖可减少 50％ 内源性蛋白代谢。不能口服者,可每日静脉补充葡萄糖 100～250g。

2. 限制水和钠的摄取 进水量每日不超过 1000ml,液体中不应含钠,以免原有稀释性低钠血症患者因补钠而造成血容量过度增加引起肺水肿。有腹水时钠盐应限制每日 2g 左右,少尿期钠盐每日不超过 0.5g。对长期使用强利尿药或腹腔大量放液引起真性低钠血症的患者,此时应补充高渗盐水。少尿或无尿时,每日进液量(包括输液、饮入)等于前一天量(包括尿、大便、呕吐量)加 500ml。

3. 纠正低血压 针对导致低血压的因素,如血容量不足、感染等给予相应的治疗。

4. 纠正代谢性酸中毒 轻、中度酸中毒一般不需纠正,当 CO_2CP 低于 13.5mmol/L 时可考虑补充碳酸氢钠,可按 5％碳酸氢钠 6ml/kg 给予。

5. 纠正电解质失衡 主要是高钾的处理。当血钾高于 6mmol/L 时立即用 10％葡萄糖酸钙 10～20ml 或 3％氯化钠 200ml 静脉滴注;亦可用 20％葡萄糖 500ml 加胰岛素 16～20 U 静滴;也可采用血液透析或腹膜透析,阳离子交换树脂 15～20g,每日 3 次,冲服,或 30～50g 加 10％葡萄糖 100ml 灌肠,每日 3 次。

(四)扩容治疗

肾衰竭早期进行扩容治疗,以增加肾血浆流量和肾小球滤过率,改善肾功能。对有过量利尿、大量或多次放腹水、出血、脱水等引起血容量降低,或血流动力学呈低排高阻型的患者,用补液或输注血浆、人血白蛋白、全血、右旋糖酐及单纯自身腹水回输等进行扩容。

(五)血管活性药物的治疗应用

1. 多巴胺　大剂量收缩血管,但用每日小剂量 $3\sim5\mu g/kg$ 可扩张肾血管,增加肾血管有效血浆灌注,提高肾小球滤过率及尿钠排泄,单独应用或与白蛋白合用对肾功能无改善时,与缩血管药物合用,可明显改善肾功能。临床发现,用非加压剂量的多巴胺每日 $10\sim20mg$,每分钟 $1\sim2\mu g/kg$,5 天 1 个疗程,可扩张肾血管,增加肾血流量,调节肾小球和肾小管功能,增加有效 RPF 及钠排泄,用于 Ⅱ 型肝-肾综合征效果明显。应用时应控制输液速度,以免剂量过大使肾血管收缩,肾血流进一步减少,导致更严重的后果。

2. 前列腺素　可降低门静脉压力,改善高动力循环,促进肝细胞再生,降低内毒素、血栓素、白细胞三烯等缩血管物质对肾血管的作用,并直接扩张肾血管,加强缓激肽的扩血管作用,增加肾血流量,改善肾功能,具有肝、肾同治的效果。早期应用肝-肾综合征发生率低,对防治 Ⅱ 型肝-肾综合征有重要意义。

3. 莨菪类药物　对肝-肾综合征早期患者应用山莨菪碱(654-2),每日 $30\sim60mg$ 加入葡萄糖液中静脉滴注或分次静脉注射。对狂躁患者应用东莨菪碱 $0.3\sim0.9mg$,静脉注射,每日 $1\sim3$ 次。山莨菪碱还能预防内毒素休克和提高其存活率。因此对重型肝炎患者用山莨菪碱治疗可改善肾微循环,增加肾小球滤过率和肾血浆流量,达到利尿作用,可预防肝-肾综合征的发生。

4. 八肽加压素　八肽加压素能使动脉压升高,肾血管扩张,开始用小剂量(每分钟 0.001U),当动脉压上升 $>4.875mmHg$ $(0.65kPa)$ 时可使肾血流量和肾皮质血流量增加,适用于低血压的肝-肾综合征患者。

(六)腹水回输和腹腔穿刺放液

1. 腹水回输　有单纯自身腹水回输和自身腹水浓缩回输两

种。单纯自身腹水回输,是肝硬化腹水伴肝-肾综合征有效的抢救措施,一般主张少量多次回输,每隔 2~6 天 1 次,每次回输量不超过 2500ml,但并不能提高患者的存活率。

2. 腹腔穿刺放液治疗　放腹水后腹水量减少,腹压减低,下腔静脉阻力减轻,心排血量增加,肾血流量增加,对改善肾功能有一定疗效,但反复穿刺可能引起进行性血容量下降,出现心排血量下降、肾灌注减少的后果。

(七)腹腔-颈静脉分流术

此法可增加尿钠排泄及尿量,减少腹水,改善利尿效果,增加心排血量、肾血流量及肾小球滤过率,使血浆肾素及血清醛固酮水平下降。但会引起一些并发症,如腹膜炎、败血症、食管静脉曲张出血、弥漫性血管内凝血等。在应用其他疗法无效时,可考虑试用。

(八)透析治疗

可以缓解高钾、高氮质血症,透析疗法仅适用于有可能恢复的肝病合并肝-肾综合征患者。应用本疗法常有低血压、消化道出血和腹腔感染等合并症。

(九)肝移植

肝移植是肝病终末期治疗方法之一,因供肝者不足,手术要求高,而移植后存活率不高,只有根据病情变化选择运用。

第五节　肝-肺综合征

肝-肺综合征(hepatopulmonary syndrome,HPS)是指在慢性肝病和(或)门静脉高压病基础上出现的肺血管扩张,低氧血症。临床上以进行性呼吸困难和低氧血症为主要表现的一种综合征,其临床特征是排除原发性心肺疾病后的三联征:肝病、肺血管扩张、低氧血症。

【发病机制】

1. 肺血管扩张　肝-肺综合征患者肝功能严重受损,肠源性的血管活性物质如胰高血糖素、前列腺素、血管活性肠肽、血管紧张素Ⅱ、5-羟色胺等由于不能被肝细胞灭活而增多,使肺内血管扩张;此外,内源性肺血管活性物质增多,缩血管物质减少或抑制,肺血管对血管活性物质敏感性的改变,也被认为在肺血管扩张中起作用。

2. 低氧血症

(1)通气功能障碍:慢性肝病,尤其是肝硬化失代偿期时常合并有大量胸腔积液、腹水,腹压、胸压升高,使胸腔容量减少,引起限制性通气障碍;HPS时扩张的肺动脉使末梢气道狭窄,引起阻塞性通气不足。

(2)肺泡-毛细血管弥散功能障碍:肠源性的血管活性物质由于不能被肝细胞灭活而增多,使肺内血管扩张,扩张的肺毛细血管和前毛细血管与肺泡接触,部分血流可氧化,但中心部分却因距离加大而弥散不足;慢性肝病时引起的内毒素血症,可使肺泡表面的活性物质减少,影响肺弥散功能;慢性肝病尤其是肝炎后肝硬化、原发性胆汁性肝硬化,由于免疫反应可引起间质性肺纤维化、间质性肺水肿,使得呼吸膜的厚度增加,增加了弥散距离,影响弥散功能。

(3)通气/血流比例失调:①功能性分流,HPS时肺内血管广泛扩张,肺血流增加,由于肺通气障碍、肺泡-毛细血管弥散功能障碍出现高血流低通气,使通气/血流比例降低,出现低氧血症。②解剖性分流,HPS时异常的血管活性物质可直接影响肺血管的舒缩状态,肺动脉和肺静脉原有的解剖通道开放,使未经氧合的血液流入肺静脉,造成通气/血流比例失调。

(4)肺外分流:①门静脉高压时,门静脉可循食管静脉经前纵隔静脉到达肺静脉,使低氧的门静脉与已氧合的肺静脉相混合,导致动脉性低氧血症;②慢性肝病时胸膜表面的动静脉之间的交通支,也是低氧血症的原因之一。

【临床表现】

1. 肝病本身的症状、体征 是肝-肺综合征患者常见的临床表现:全身乏力、食欲缺乏、腹胀、呕血、黑粪、肝掌、蜘蛛痣、脾大、腹水等。但肝-肺综合征的发生与肝功能实验指标之间无明显的相关性,却与食管静脉曲张及蜘蛛痣关系密切。

2. 心、肺症状 既往无心、肺疾病的患者,在慢性肝病基础上出现的胸闷、气短、发绀、胸痛、呼吸困难及杵状指(趾)是肝-肺综合征患者肺功能障碍的表现。症状随着肝病的进行性加重而趋于明显。其中直立性缺氧和仰卧呼吸是肝-肺综合征特征性表现,这是由于肺内分流主要在中下肺野,站立时肺下叶血流灌注增加,通气-血流比例失调加重,使低氧血症更加明显,平卧时动脉氧合增加,缺氧得到改善。

【辅助检查】

(一)实验室检查

除应做肝功能检查外,尚应做以下检查。

1. 肺功能测定 最突出的改变是肺弥散量显著异常,即使血红蛋白已经校正仍明显异常。无腹水及胸腔积液,肺容量及呼气量基本正常。

2. 血气分析 PaO_2 下降是肝-肺综合征必备条件,异常<70mmHg(9.33kPa),严重时< 50mmHg(6.7kPa);血氧饱和度(SaO_2)下降,异常<90%,严重时<85%。由于缺氧所致过度换气可致呼吸性碱中毒。直立性缺氧是诊断肝-肺综合征的一项敏感和特异的指标,无论呼吸空气还是吸入100%氧气者均有发生。肝病患者伴有严重的低氧血症(PaO_2<6.7kPa)应疑为肝-肺综合征。

(二)影像学检查

1. 心脏超声造影 是诊断肝-肺综合征最简便的方法。此方法是用振荡的生理盐水或就青绿染料所产生的小泡(直径>$20\mu m$)静脉注入,当它们从右心到达肺部时,因肺毛细血管直径为 8～15μm,正常情况下并不能穿过肺泡的毛细血管,因此,不能在左心房内发现小泡的存在。若小泡离开右心房/室经过 3～6个心动周期后,可以在左心房/室内发现小泡的回声,则证实存在肺内血管扩张。若小泡进入右心房后迅速出现于左心,则提示有房室间隔缺损存在。若检查的效果欠佳,可采用经食管心脏超声检查,从而准确地观察小泡在肺内的运行情况。

2. 胸部 X 线、CT 检查 肝-肺综合征胸部 X 线片主要表现为双肺基底部弥漫性间质性浸润,肺动脉干扩大,肺纹理增粗但无特异性。肝-肺综合征的典型胸部 CT 表现为肺底部小动脉杵状增粗,部分病例可见增粗的肺末梢血管和胸膜相延续,形成胸膜"蜘蛛痣"样改变。但上述表现只能说明肺远端血管扩张,有大量异常的末梢分支,仍不具有特异性,需结合临床病史,血管造影等检查指导诊断。

3. ^{99m}Tc-多聚白蛋白(^{99m}TcMAA)肺扫描 为非侵入性方法,可证实肝-肺综合征。正常情况下,所有的肺扫描物质均浓集于肺血管床内,不能穿过肺毛细血管,但如果肺内毛细血管扩张,则扫描物质可以通过,并沉积于脑、肝及肾中,通过扫描而被证实。该法能半定量检测肺内血管扩张及分流程度,并追踪病变进展情况,且有助于鉴别是肝硬化或肺疾病所引起的低氧血症。

4. 肺内血管造影 是一种侵入性的诊断方法,有一定的风险。检查时可能产生严重的低氧血症和假阴性结果,可发现肺内血管存在着两种病变:弥漫性改变和局灶性改变。有些肝-肺综合征有中度或重度缺氧,对吸入 100%氧气反应良好,血管造影可为正常,但有时显微镜下见血管紊乱。

【诊断】

目前无诊断的金标准,可诊断标准是:①有慢性肝病和(或)门静脉高压症,排除原发性心肺疾病。②肺气体交换异常,有或无低氧血症。肺泡动脉氧分压差>15mmHg(>64 岁老年人>20mmHg)。③经食管对比增强超声心动图、肺血管造影、肺血流灌注核素扫描等检查,证明有肺内血管扩张和(或)无肺内血管短路。

【鉴别诊断】

需与肝病并发或伴发急性呼吸窘迫综合征,大量胸腔积液,慢性阻塞性肺病或有先天性肺血管畸形,先天性心脏病等疾病进行鉴别。

【治疗】

肝-肺综合征目前尚无特效治疗方法,一般在治疗原发病的基础上,注意预防,控制感染和水、电解质平衡,加强对症治疗。应主要致力于早期发现,一旦出现肝-肺综合征,常呈进行性发展,此时可进行肝移植,肝-肺综合征可彻底解决。治疗基础肝病很重要。

(一)一般治疗

积极治疗原发病,改善肝功能,降低门静脉压力及防治感染,纠正电解质紊乱等对症治疗。长期的氧疗对于轻症肝-肺综合征患者,可提高动脉血氧饱和度,有益于肺功能的改善,促进氧弥散,缓解缺氧症状。因此,一旦确立肝-肺综合征诊断,首先应治疗低氧血症。常用鼻导管给氧,每分钟 $2\sim3L$。

(二)药物治疗

1. 双甲磺酸烯丙哌三嗪(almitrine bismesylate) 该药可能通过增加肺血管张力而改善 VA/Q 的比例,且对于肝硬化患者无明显的不良反应。当血中 Almitrine 的浓度$>5.6\mu g/L$ 且维持 3 周以上时,患者的主观症状及 PaO_2 均有不同程度的改善。用法为 $50\sim100mg$ 口服,每天 3 次,持续 $3\sim5$ 周。

2. 奥曲肽(octreotide) 又名善得定(sandostatin),是生长抑素的一种类似物。它能立即改善 HPS 的低氧血症,作用机制可能与其阻断神经肽、血管活性肠肽等有关。用法为 $100\sim150$ $\mu g/L$,皮下注射,每 8 小时 1 次,连用 $4\sim7$ 天;不良反应包括恶心、腹胀、腹痛、腹泻等,但多较轻,能自行缓解,50%的患者可并发胆道收缩功能减退,胆汁淤积,形成胆石症,长期用药须慎重。

3. 吲哚美辛(消炎痛,indomethacin) 是一种前列腺素合成的抑制药,用法为 25mg 口服,每天 3 次,连用 5～7 天。该药可明显升高 PaO_2,其机制可能是恢复肝病患者对缩血管活性物质如血管紧张素的敏感性,使肺血管收缩,改善肺内气体交换;给予前列腺素 2α 亦有类似的作用;其不良反应为胃肠道反应、造血功能受损及肝功能损害等。

4. 其他药物治疗

(1)糖皮质激素及细胞毒性药物:常用泼尼松每日 1mg/kg 与环磷酰胺联合应用,能改善低氧血症,机制不明。由于不良反应很多,现已少用。

(2)N-硝基-L-精氨酸(NNA):是 NO 合成酶的抑制药,动物实验证实,它可以恢复门脉高压大鼠对外源性或内源性缩血管物质的反应。

(3)中药大蒜能部分缓解肝-肺综合征的症状。

(4)抗抑郁药帕罗西丁等也可缓解肝-肺综合征的症状。

(三)经颈静脉肝内门体分流术(TIPS)

经颈静脉肝内门体分流术可以降低门静脉压力,提高氧分压,降低肺泡动脉氧分压差,减轻神经及体液因子对肺血管的扩张作用。可改善氧合作用,提高动脉氧分压,降低肺泡动脉氧分压差,还可降低出血、腹水等并发症的发生率,对肝-肺综合征的近期疗效明显。缺点是肝性脑病的发生率增加。

(四)栓塞治疗

一般认为,肺血管造影正常或有海绵状血管影像的肝-肺综合征患者,在肝移植术后肺血管扩张可消失。而孤立的动-静脉交通支术后多不能恢复正常,可采用栓塞疗法,通过肺血管造影进行动-静脉瘘局部栓塞治疗,且可避免手术,部分患者已获成功。

(五)肝移植

肝病合并肝-肺综合征时由于缺氧,预后不良,故为肝移植的适应证。肝移植可以明显改善肝-肺综合征的低氧血症,但必须保持手术期间 PaO_2 的稳定,否则有生命危险。

第六节　布-加综合征

布-加综合征(Budd-Chiari 综合征,BCS)是一种原因不明的疾病,由各种原因导致肝静脉和(或)肝段下腔静脉部分或完全阻塞,使肝静脉和下腔静脉血液回流障碍所引起的下腔静脉高压、肝后性门静脉高压为特点的临床综合征。本病男女发病大致接近,发病年龄多为 20—40 岁,先天性发育异常者发病较早,而后天原因所致者发病较晚。

【病因】

1. 先天性血管发育异常(隔膜形成、狭窄、闭锁等)。

2. 血液凝固异常或血栓的形成(如真性红细胞增多症、阵发性睡眠性血红蛋白尿、长期口服避孕药等)。

3. 占位病变阻塞或压迫侵犯血管(如肝癌、肾癌、胰头癌及各种癌栓等)。

【分型】

1. 根据病因分为原发性和继发性两种

(1)原发性布-加综合征分为肝静脉血栓型、肝静脉阻塞型、下腔静脉肝段阻塞型。原发性 BCS 可能与金属蛋白酶 7 基因变异有关,由此导致的肝静脉或下腔静脉先天发育异常,从而导致肝血液回流障碍。

(2)继发性布-加综合征分为外压型、肿瘤侵犯型及其他原因所致,引起布-加综合征的继发性病因见于肝癌,肿瘤沿肝静脉蔓延,形成癌栓;肿瘤压迫下腔静脉或肝静脉;真性红细胞增多症,引起肝静脉内血栓;长期口服避孕药,引起血液高凝,肝静脉血栓形成;肝静脉移行性静脉炎;下腔静脉先天发育异常等。

2. 根据治疗的需要按病变部位分型

(1)局限性下腔静脉阻塞为 A 型,其中下腔静脉膜性阻塞为 AⅠ型,下腔静脉局限性狭窄伴肝静脉入口处闭塞为 AⅡ型,及下腔静脉局限性阻塞伴肝静脉主干闭塞为 AⅢ型。

(2)下腔静脉肝段狭窄或阻塞为 B 型,其中下腔静脉肝段狭窄为 BⅠ型,下腔静脉肝段闭塞 BⅡ型。

(3)肝静脉阻塞为 C 型:其中肝静脉入口处闭塞为 Ⅰ 型,肝静脉肝段闭塞为 Ⅱ 型。

3. 根据症状出现的缓急进行临床分型

(1)急性型:病程 1 个月以内。临床表现非常近似于急性肝炎和急性重型肝炎,骤然发作腹痛、腹胀,随即出现肝大和大量腹水,腹壁静脉扩张。化验检查示不同程度的肝脏功能损害,重症患者可因肝功能衰竭迅速死亡。

(2)亚急性型:病程在 1 年以内。90％以上的患者表现为大量腹水,腹水增长迅速且持续存在,多呈顽固性腹水。多数患者有肝区疼痛、肝大、压痛,约有 1/3 的患者出现黄疸和脾大。下肢水肿往往与腹部、下胸部及背部浅表静脉曲张同时存在,为诊断本病的重要特征。

(3)慢性型:除少部分患者由急性期转为慢性期外,多数患者呈隐袭性起病。症状出现较慢,开始感上腹不适或腹胀,随后渐有肝大、腹水和腹壁静脉扩张,少数患者出现黄疸。病程可经历数月或数年。合并下腔静脉阻塞的患者,胸、腹侧壁静脉怒张十分明显,血流方向自下向上。病期甚长者,有脾大和食管静脉曲张,甚至呕血和黑粪。双侧下肢水肿、静脉曲张,色素沉着,甚至足靴区溃疡。

【临床表现】

1. 布-加综合征的临床表现具有一定特殊性,顽固性腹水和肝大是最常见的临床表现,严重程度与阻塞部位有关。肝静脉阻塞者主要表现为腹痛、肝大及腹水;下腔静脉阻塞者在肝静脉阻塞临床表现的基础上,常伴有下肢水肿、溃疡、色素沉着、静脉曲张。如病变波及肾静脉者,可出现蛋白尿,甚至表现为肾病综合征。

2. 布-加综合征并发症

(1)消化道大出血:由于肝静脉阻塞致门静脉高压,可引起食管-胃底静脉曲张。一旦破裂,即可出现呕血、柏油样便。为常见的并发症及致死原因。

(2)肝衰竭或肝性脑病:肝静脉闭塞时间延长,可损害肝功能。随着病情进展,可出现肝功能失代偿状态,发生肝衰竭或肝性脑病。

(3)肾功能不全:肝静脉及下腔静脉阻塞,既可影响肝功能,又可致肾淤血;大量腹水导致有效循环血量不足,肾血供减少,最后出现肾功能不全。

【辅助检查】

1. 肝功能 布-加综合征初期肝功能损害相对较轻。常见ALT、ALP、GGT和血清胆红素升高,凝血酶原时间延长,白蛋白减少,中晚期则肝功能损害严重,高度腹水时白蛋白明显减少。

2. X线 普通胸部X线片显示心影缩小,上消化道钡餐透视显示不同程度的食管-胃底静脉曲张。

3. 腹部彩超和多普勒超声 是布-加综合征影像学检查的首选方法,超声能够直接显示下腔静脉隔膜或闭塞段,同时显示阻塞部位上下端管腔形态。

4. CT增强扫描 对布-加综合征诊断的价值优于平扫。增强扫描早期肝出现不均匀强化是布-加综合征的特征性征象。肝脾大、腹水、肝静脉扩张或不显示、肝内交通支形成是肝静脉阻塞的佐证。

5. MRI检查 由于血管腔与周围组织的MRI影像对比良好,不用造影剂即可清楚地显示血管结构。

6. 下腔静脉造影 是诊断本病最好的方法,其准确、可靠,同时可测量下腔静脉压力。

7. 经皮肝穿刺行肝静脉造影术　经皮肤穿刺肝将导管插入肝静脉注射造影剂,可显示肝静脉流出道有无阻塞及肝静脉是否呈蜘蛛网状。

【诊断】

年轻人若有突发性腹痛、顽固性腹水、进行性肝大,伴有胸腔壁特别是腰背部及双侧下肢静脉曲张,轻微的肝功能异常,在排除心脏病等其他原因时应考虑布-加综合征的可能,进一步检查可确诊。B 型超声、多普勒超声和 CT 扫描可提示 85% 的诊断,但确诊有赖于下腔静脉、肝静脉造影和肝活检的检查。

【鉴别诊断】

1. 肝炎后肝硬化　肝硬化患者多有肝炎病史,肝缩小,腹壁静脉以脐部为中心呈离心性排列,引流方向也呈离心性;患者查 HBsAg 阴性,抗 HCV 阴性,可排除慢性肝炎所致肝硬化。

2. 心源性肝硬化　可表现为肝大、腹水等。但多合并呼吸困难、发绀、颈静脉怒张、心率快、心音遥远、肝颈静脉回流征阳性等,心脏彩超检查可明确。

3. 缩窄性心包炎　缩窄性心包炎一般有急性心包炎的病史,有呼吸急促、颈静脉怒张、肝颈静脉回流征阳性、静脉压升高、脉压变小、奇脉、心音遥远、可闻及心包叩击音等,无静脉曲张,胸部 X 线检查呈典型的三角形心影、心脏不大、搏动弱或无搏动、心包钙化,B 型超声或 CT 检查可发现心包增厚等。

4. 结核性腹膜炎　结核性腹膜炎多数有肺结核等病史,有盗汗、午后低热等结核中毒症状;腹壁触诊柔韧感,腹水征阳性,肝脾一般不大,无静脉曲张;X 线检查可见腹腔钙化影,肝功能基本正常,结核菌素试验呈强阳性,血沉增快,腹水检查可进一步明确诊断。

5. 肾病综合征　肾病综合征有大量蛋白尿、低蛋白血症、水肿、高脂血症四大特征,可伴有血尿、高血压,腹水蛋白含量亦较低。查体可见全身水肿、皮肤苍白、肝脾不大、无腹壁静脉曲张、有腹水体征。影像学检查可见肝脾不大,肝静脉、下腔静脉无狭窄或闭塞。

6. 绞窄性肠梗阻　绞窄性肠梗阻时,绞窄肠管局部静脉回流受阻,动静脉血栓形成,小血管渗透性增加或破裂,导致腹腔内大量血性渗液。①常有腹部肿瘤、手术、肠蛔虫、先天性畸形、肿瘤和结核等病史;②有持续性剧烈腹痛,呕吐频繁,停止排便排气;③腹部检查可见腹膜刺激征、肠鸣音减弱或消失、腹胀不对称、可触及有明显触痛的肿块,腹部穿刺可抽出血性液体;④阳线检查可见肠腔积气、多发性液平面等肠梗阻征象;⑤早期出现休克等全身变化,虽抗休克等治疗但仍无好转,且有逐渐加重的趋势。

【治疗】

1. 治疗原则　治疗原则是解除肝静脉和下腔静脉的阻塞,降低门静脉高压和下腔静脉高压,消除或改善腹水和胃底食管静脉曲张,防治曲张静脉破裂出血和后期肝肾衰竭等并发症。

2. 内科治疗　非手术治疗对缓解肝静脉流出道梗阻的作用较小,2年生存率<10%,所以仅当介入或外科治疗无法进行或无法起效时,方可采用内科治疗作为过渡措施。主要是指病因明确的继发性 BCS 患者,如因血栓引发者予以抗凝治疗和溶栓治疗等。

3. 介入治疗　包括介入性球囊扩张术、球囊扩张＋支架置入术等,随着其操作方法简便、创伤小、疗效确切等优势的发挥,目前已成为布-加综合征的首选治疗方法。介入治疗后影响远期效果的原因主要是再狭窄或闭塞。

4. 手术治疗　包括门-体分流术、肠-腔分流术等,在一般手术无法达到理想治疗效果时,可采用肝移植。对各种类型的布-加综合征即使是重症病例,也多能进行有效的介入和(或)手术治疗,且可获得良好的效果。

第七节　急性药物性肝损害

药物性肝损伤(drug-induced liver injury,DILI)是指由各类处方或非处方的化学药物、生物制剂、传统中药(TCM)、天然药(NM)、保健品(HP)、膳食补充剂(DS)及其代谢产物乃至辅料等所诱发的肝损伤。

【病因】

能引起药物肝病的药物至少在 200 种以上,其中常见的药物见表 5-4。

表 5-4　引起药物性肝损伤的常见药物

项目	药物
抗生素类	四环素、红霉素、新生霉素
解热镇痛药	对乙酰氨基酚、水杨酸类、保泰松等
抗癌药	氨甲蝶呤、巯基嘌呤等
中枢神经作用药	氯丙嗪、氟烷
抗结核药	异烟肼、对氨基水杨酸、利福平
其他	避孕药、双醋酚丁、甲基多巴、降血糖药、抗甲状腺药、呋喃妥因和某些中药

【发病机制】

药物性肝损伤主要由药物代谢异常及药物介导的免疫损伤所致,此外也与个体的遗传素质密切相关。

1. 药物代谢异常机制　药物在肝经过 1 相和 2 相两个代谢反应步骤并在肝药酶的作用下降低脂溶性,增加水溶性,促进其经肾排泄。在 1 相反应中最重要的肝药酶为 CYP450 酶系。该酶系既可增加药物毒性又可解毒,当解毒酶被抑制或增强毒性的酶被诱导都可使药物或其代谢产物在体内蓄积,从而引起肝损伤。经 1 相反应后,药物再与 2 相反应中的还原型谷胱甘肽、葡萄糖醛酸、谷氨酰胺等蛋白或氨基酸结合或通过乙酰化、甲基化等反应进一步降低脂溶性,促进其在肾的代谢。

2. 药物介导免疫损伤机制　多数生化药物分子量小,不具抗原性,故很少直接激发机体的免疫应答,但少数特异性个体中,药物可与肝内的某些特异性蛋白成分结合形成抗原,或在 CYP450 的作用下生成代谢产物后再与蛋白成分结合而形成抗原诱导免疫应答,导致肝的免疫病理损伤。

3. 遗传因素的作用　遗传基因上的差异可使个体间肝药酶的活性表现出明显的差异性,最终反应在药物代谢的多态性,且药物介导的免疫反应与机体 HLA 遗传多态性密切相关。此外,年龄、性别及机体营养状况也都影响药物的代谢。

【特点】

药物性肝损害的特点:①可疑药物从给药到发病多数在 1 周到 3 个月;②停止药物治疗后肝功能很快好转,常数周内可完全恢复正常,如果停药后临床表现在数日内消失而氨基转移酶在 1 周内下降超过 50% ,则对诊断非常有意义;再次给药致肝损害是诊断药物性肝病的“金标准”,但不可故意重新给予可疑损肝药,重新给药有时会引起急性重型肝炎。

【分型】

急性药物性肝损伤分为 3 种类型,见表 5-5。

表 5-5　急性药物性肝损伤分型

类型	表现
肝细胞性损伤	ALT>2 倍正常值上限,或 ALT/ALP≥5
胆汁淤积性肝损伤	ALP>2 倍正常值上限,或 ALT/ALP≤2
混合性肝损伤	ALT 与 ALP 均>2 倍正常值上限,或 2<ALT/ALP<5

【临床表现】

急性药物性肝损害是药物性肝损害最常见的一种。急性肝损害可表现为肝炎型、胆汁淤积型或混合型,另有少数表现为脂肪变性。

(一)急性肝炎型

药物引起的急性肝细胞损害,临床表现与病毒性肝炎相似,常见乏力、食欲缺乏、恶心、呕吐、上腹不适、黄疸,病程中无发热,可表现为肝大伴压痛。轻者表现为无黄疸型肝炎,重者出现肝衰竭,并发肝昏迷甚至死亡。实验室检查表现为血清转氨酶(ALT、AST)升高,可有凝血酶原时间延长。包括肝细胞坏死和凋亡、脂肪变性,细胞变性。肝细胞的坏死程度不一,可表现为点状坏死、灶性坏死,重者表现为带状坏死或片状坏死。不同药物引起的肝病理改变有差异。如氟烷引起肝小叶中心性坏死,异烟肼、甲基多巴引起弥漫性肝损害。

(二)急性淤胆型

胆汁淤积型药物性功能损害,类似于肝外胆管阻塞引起的黄疸。患者很少感到不适,常见症状是黄疸和瘙痒。实验室检查表现为碱性磷酸酶和胆红素增高,血清转氨酶轻度增高(通常低于正常上限8倍)。单纯淤胆型肝损害预后好于肝炎型,病理学改变分为以下类型。

1. 毛细胆管型 常由合成的类固醇或口服避孕药引起。多在服药后1~2个月出现。表现为小叶中心区肝内淤胆,或伴有轻度肝细胞炎症反应。转氨酶正常或轻度增高,轻度黄疸,碱性磷酸酶明显增高。

2. 肝内胆管型 常由含卤素的环状化合物引起,如卡托普利、氯丙嗪、双氯西林等。表现为汇管区炎症、明显胆汁淤积,仅有淤胆区的肝细胞损害。临床症状可表现为过敏。血清转氨酶可从正常到升高8倍,碱性磷酸酶升高3~10倍。

(三)混合型

混合型肝损害较常见,表现为肝细胞损害的症状和黄疸。转氨酶及碱性磷酸酶均升高。病理表现兼有肝细胞损害和淤胆型表现。这种肝损害患者易于发展为慢性肝病。

(四)急性脂肪变性

药物引起的肝脂肪变性急性较少见,更多表现为慢性脂肪变性。其临床特征与妊娠后的急性脂肪肝或 Reye 综合征相似,表现为用药 3～5 天出现恶心、呕吐、厌食、上腹痛、黄疸和肝大,黄疸常较轻,血清转氨酶水平较肝细胞损害为低。尽管生化特征不像肝细胞损害的表现重,但预后较差,严重者迅速发展为肝肾功能损害,出现少尿、血尿、血清尿素氮升高、肝衰竭等,死亡率高。主要由干扰脂质体 β 氧化物和氧化能产物的药物引起。静脉用大剂量四环素可引起肝急性脂肪变性。病理变化表现为肝细胞内大量脂肪小滴的沉着,以小叶中心显著,伴有坏死、炎症和淤胆。

【辅助检查】

1. 肝功能试验　血清胆红素不同程度升高、血清转氨酶升高、重者凝血酶原时间延长,ICG 滞留。

2. 外周血象　部分患者外周血嗜酸粒细胞增多。

3. 病毒性肝炎血清学标记　阴性。

4. 巨噬细胞移动抑制试验或淋巴细胞转化试验　过敏型患者部分出现该试验阳性。

【诊断】

1. 急性药物性损伤的诊断标准　见表 5-6。

2. 急性药物性肝损伤的排除标准　①不符合药物性肝损伤的常见潜伏期。即服药前已出现肝损伤,或停药后发生肝损伤的间期＞15 天,发生胆汁淤积性或混合性肝损伤＞30 天(除慢代谢药物外)。②停药后肝生化异常升高的指标不能迅速恢复。在肝细胞损伤型中,血清 ALT 峰值水平在 30 天内下降＜50％;在胆汁淤积性中,血清 ALP 或 TB 峰值水平在 180 天内下降＜50％。③有导致肝损伤的其他病因或疾病的临床证据。如果具备第③项,且具备①、②两项中的任何 1 项,则认为药物与肝损伤无相关性,可临床排除药物性肝损伤。

表 5-6 急性药物性损伤的诊断标准

指标		诊断
①有与药物性肝损伤发病规律相一致的潜伏期	初次用药后出现肝损伤的潜伏期一般在 5~90 天,有特异质反应者潜伏期可小于 5 天,慢性代谢药物(如胺碘酮)导致肝损伤的潜伏期可大于 90 天。停药后出现肝细胞损伤的潜伏期≤15 天,出现胆汁淤积性肝损伤的潜伏期≤30 天	符合以上诊断标准的①+②+③,或前 3 项中有 2 项符合,加上第④项,均可确诊为药物性肝损伤
②有停药后异常肝指标迅速恢复的临床过程	肝细胞损伤型的血清 ALT 峰值水平在 8 天内下降>50%(高度提示);或 30 天内下降≥50%(提示);胆汁淤积性的血清 ALP 或 TB 峰值水平在 180 天内下降≥50%	
③必须排除其他病因或疾病所致的肝损伤		
④再次用药反应阳性	有再次用药后肝损伤复发史,肝酶活性水平升高至少大于正常值上限的 2 倍	

3. 疑似病例 ①用药与肝损伤之间存在合理的时序关系,但同时存在可能导致肝损伤的其他病因或疾病状态;②用药与发生肝损伤的时序关系评价没有达到相关性评价的提示水平,但也没有导致肝损伤的其他病因或临床证据。

对于疑似病例,目前国际上推荐采用 RUCAM 或 CDS 评分系统评估,国内《急性药物性肝损伤诊治建议(2007 年)》建议采用国际共识意见的 RUCAM 评分系统进行量化评估:>8 分,高度可能;6~8 分,可能性大;3~5 分,可能;1~2 分,不大可能;≤0,可除外(表 5-7)。但临床应用中 RUCAM 评分系统仍存在不足,需进一步完善以提高诊断率。

表 5-7　RUCAM 简化评分系统

指标		评分
初次治疗与发生肝损害的时间关系	初次治疗 5～90 天；后续治疗 1～15 天	+2
	初次治疗＜5 天或＞90 天；后续治疗＞15 天	+1
	停药时间≤15 天	+1
撤药反应	停药后 8 天内 ALT 从峰值下降≥50%	+3
	停药后 30 天内 ALT 从峰值下降≥50%	+2
	停药后 30 天后 ALT 从峰值下降≥50%	0
	停药后 30 天后 ALT 从峰值下降＜50%	−2
危险因素	饮酒和妊娠	+1
	无饮酒和妊娠	0
	年龄≥55 岁	+1
	年龄＜55 岁	0
伴随用药	伴随用药肝毒性不明，但发病时间符合	−1
	已知伴随用药的肝毒性且与发病时间符合	−2
	有伴随用药导致肝损害的证据（如再用药反应等）	−3
除外其他非药物因素	主要因素　甲型、乙型、丙型病毒性肝炎，胆道阻塞；乙醇性肝病；近期有血压急剧下降史	
	其他因素　本身疾病并发症；CMV、EBV 或 Herpes 病毒感染	
	除外以上所有因素	+2
	除外 6 个主要因素	+1
	可除外 4～5 个主要因素	0
	除外主要因素＜4 个	−2
	高度可能为非药物因素	−3

（续　表）

	指标	评分
药物肝毒性的已知情况	在说明书中已注明	+2
	曾有报道但未在说明书中注明	+1
	无相关报告	0
再用药反应	阳性（再用药后 ALT 升高＞2 倍正常值上限）	+2
	可疑阳性（再用药后 ALT 升高＞2 倍正常值上限，但同时合并使用其他药物）	+1
	阴性（再用药后 ALT 升高＜2 倍正常值上限）	-2

【鉴别诊断】

1. 病毒性肝炎　患者起病急，乏力、食欲缺乏症状明显，不除外急性病毒性肝炎。甲型及戊型肝炎呈急性发病特点，但多有消化道症状，且生化表现为转氨酶升高为主；HAV-IgM 阴性、HEV-IgM、HEV-IgG 阴性，甲型及戊型肝炎基本可排除；HBsAg 阴性、HBsAb 阳性、抗-HCV 阴性，可排除急性乙型、丙型肝炎可能；为了防止患者处于病毒感染的窗口期，可在 2 周后复查上述项目。

2. 自身免疫性肝炎（AIH）　好发于女性，除有乏力、食欲缺乏等肝病非特异性表现外，多有脱发、关节酸痛、皮疹、口腔溃疡等肝外表现；血生化自身免疫性肝炎主要为转氨酶升高为主，原发性硬化性胆管炎（PSC）、原发性胆汁性肝硬化（PBC）主要为胆系酶升高为主，并伴有 γ 球蛋白升高。

3. 肝豆状核变性　多发于青年男性，多有家族史，症状上可有行动迟缓、手足徐动、构音障碍等锥体外系症状表现。

【治疗】

药物性肝损伤的治疗原则：①及时停用可疑肝损伤药物，尽量避免再次使用可疑或同类药物；②应充分权衡停药引起原发病进展和继续用药导致肝损伤加重的风险；③根据药物性肝损害的临床类型选用适当的药物治疗；④急性肝衰竭/亚急性肝衰竭等重症患者必要时可考虑紧急肝移植。

1. 立即停用有关药物或可疑损肝药物。

2. 注意休息，给予高热量高蛋白饮食，补充维生素，维持水、电解质平衡及护肝治疗。

3. 对过敏、胆汁淤积严重者，可用肾上腺皮质激素，待病情改善后逐渐减量，可连续应用 2～3 周。

4. 胆汁淤积型患者，可试用苯巴比妥，每次口服 30～60mg，每日 3～4 次。腺苷蛋氨酸（SAMe）可用于肝内胆汁淤积的治疗，用法为每日 1～2g，静脉滴注，持续 2 周，以后改为每日 1～6g，分2 次口服，一般用 4～8 周。

5. 根据具体药物给予相应特殊治疗。如异烟肼中毒，可用较大剂量维生素 B_6 静脉滴注；对乙酰氨基酚引起肝坏死可用 N-乙酰半胱氨酸，首次剂量为每千克体重 140mg，口服或胃管注入，以后减半量每 4 小时 1 次，共 72 小时。

第八节　妊娠急性脂肪肝

妊娠急性脂肪肝（acute fatty liver of pregnancy，AFLP）是妊娠晚期的一种致命性并发症，多发生于妊娠 28～40 周，平均 35周左右发病，主要为黄疸、凝血障碍、肝衰竭和肝细胞明显脂肪浸润等表现，常伴有多脏器损害，起病急、进展快、极为凶险。

【病因】

本病病因不明，可能与妊娠时雌激素、生长激素及肾上腺素增加，使组织中的脂肪被动员进入肝，并影响脂蛋白的合成和脂肪的运转等有关，妊娠期静脉滴入四环素，有诱发本病可能。

【临床表现】

本病多见于初产妇、双胎妊娠或男胎妊娠，呈暴发性经过。

开始时有消化道症状,如恶心、呕吐、上腹痛等。继之发热、全身不适。常有先兆子痫样表现,如高血压、下肢水肿及蛋白尿等。黄疸数天内迅速出现并进行性加重,常伴有腹水。体检腹部压痛常见但不特异,肝小不可触及是其特点。常并发肝性脑病、消化道出血、弥漫性血管内凝血(DIC)及急性肾衰竭、癫痫等。

【辅助检查】

1. **实验室检查**　血清胆红素明显增加,ALT、AST、AIP、GGT 及 5F-核苷酸酶增高。血清胆固醇多有不同程度的升高,胆固醇酶一般正常。凝血酶原时间延长。有时出现低血糖、高血氨等。

2. **影像学检查**　超声和 CT 检查提示脂肪肝。超声检查脂肪肝呈强回声的"明亮"肝,肝外形和大小变化较小。CT 检查肝密度普遍降低,甚至低于脾及肝内血管的密度,而使血管更清晰可见。动态 CT 对急性妊娠期脂肪肝的诊断有帮助。

【诊断】

妊娠急性脂肪肝的诊断通常依据相应的临床表现、实验室检查和影像检查结果。

1. **诊断依据**　妊娠晚期产妇,急性病程,消化道症状首发,有先兆子痫表现,迅速出现并进行性加重的黄疸,伴脂肪肝表现和凝血功能障碍,考虑妊娠急性脂肪肝的诊断。本病进行性发展,可并发肝性脑病、DIC、急性肾衰竭、消化道出血。

2. **斯旺西标准**　斯旺西标准包括 14 条指标:①呕吐;②腹痛;③烦渴、多尿;④脑病;⑤胆红素升高;⑥低血糖症;⑦尿素升高;⑧白细胞增多;⑨超声检查发现腹水或明亮肝;⑩AST 或 ALT 升高;⑪血氨升高;⑫肾功能受损;⑬凝血障碍;⑭肝活组织检查显示微泡性脂肪变性。若无其他病因存在,则符合上述 6 条或更多,可诊断妊娠急性脂肪肝。一项对怀疑妊娠相关肝病妇女进行肝活组织检查的大型研究显示,应用斯旺西标准筛查肝微泡性脂肪变的阳性预测值为 85%,阴性预测值为 100%。妊娠急性脂肪肝在临床工作中应用斯旺西标准使得医师在无肝活组织检查证据下及时诊断。

【鉴别诊断】

本病须与病毒性肝炎鉴别,HAV、HBV 及 HCV 标志物检测最有帮助,亦须注意与妊娠期的其他黄疸如妊娠期肝内胆汁淤积等鉴别。本病与有肝损害的先兆子痫、子痫鉴别诊断困难,但两者处理上是一致的,都包括支持疗法和立即终止妊娠。

1. 妊娠合并重症肝炎 特别是妊娠晚期合并急性暴发型病毒性肝炎,两者临床表现相似,早期血清学转氨酶明显升高,随着病情发展很快出现胆酶分离,但白细胞多正常,肾衰竭出现较晚,体检和影像学检查多有肝缩小表现,肝炎病毒血清学检测呈阳性,肝组织学病理学提示肝细胞广泛坏死,缺乏急性脂肪变证据,必要时可行肝穿刺活检明确。

2. HELLP 综合征 是妊娠高血压综合征的严重并发症,除有妊娠期高血压综合征的症状外,还可出现溶血、血清转氨酶升高、乳酸脱氢酶升高,还伴有血小板减少,极少发生弥散性血管内凝血和意识障碍,血糖亦基本正常,肝组织病理提示肝细胞局灶性坏死、出血、磨玻璃样变的非特异性炎症改变。

3. 妊娠肝内胆汁淤积症 妊娠中晚期特有的并发症,以瘙痒为首发症状,瘙痒和黄疸为突出表现,且贯穿于整个病程,分娩后症状可消失,消化道症状轻,多数患者肝功能正常或肝酶仅轻度升高,总胆汁酸明显升高,无意识障碍、凝血功能异常和多脏器损害等,患者大多一般情况良好。

【治疗】

该病无特殊疗法。

1. 支持治疗。早期加强支持治疗,给予低脂、低蛋白、高糖类易消化饮食,保证足够热量,纠正低血糖,保肝治疗;晚期患者如不能进食可给予静脉营养、胃肠道营养。由于患者常常合并弥散性血管内凝血及产后出血致休克,因此,应尽快恢复有效血容量,改善微循环,纠正低蛋白血症,给予成分输血如大量新鲜冰冻血浆、红细胞、血小板等。血浆置换配以血液透析可清除血液内毒素,补充凝血因子,减少血小板聚集,对少尿、无尿、氮质血症、高血钾及多脏器功能衰竭者应尽早做血液透析及血浆置换。

2. 应用肾上腺皮质激素,保护肾小管上皮;应用抗凝药和 H_2 受体拮抗药,维持胃液 pH$>$5,防止发生应激性溃疡;腹腔穿刺放液、腹膜透析、人工肾等。

3. 防治感染:选用对肝肾功能影响小的广谱抗生素。

4. 注意纠正水、电解质、酸碱平衡紊乱。

5. 产科处理:诊断确立后,迅速以剖宫产终止妊娠,同时采取大量冰冻新鲜血浆治疗;同时血浆与白蛋白交替输注,有助于减轻黄疸。对有尿量少或有大量腹水者腹腔留置橡皮引流管,以达到腹膜透析或缓解腹胀症状。因妊娠急性脂肪肝病情常急转直下,危及母体生命,只有终止妊娠后肝功能才能恢复。术中宜采用硬膜外或局部麻醉,不用全身麻醉,以免加重肝损害。术前应尽量改善低血糖和凝血指标异常。术后要注意控制产后出血,持续滴注缩宫素;如出血不能控制可考虑子宫切除。经治疗,多数产妇预后良好。

第九节　暴发性肝衰竭

暴发性肝衰竭(fulminant hepatic failure,FHF)是各种原因引起肝细胞坏死,导致肝功能衰竭,进而出现精神异常及凝血功能障碍的一种危重型肝病表现,发展迅猛,病死率高。

【病因】

1. 感染　肝炎病毒是我国引起暴发性肝衰竭的主要原因,甲、乙、丙、戊型肝炎病毒均可单独引起暴发性肝衰竭,其中以乙型肝炎病毒最常见,丁型肝炎病毒常与 HBV 协同或重叠感染引起暴发性肝衰竭,此时引起暴发性肝衰竭的概率增加。除肝炎病毒外,疱疹病毒(单纯疱疹病毒和带状疱疹病毒)、EB病毒、巨细胞病毒等也偶致 FHF。

2. 药物及毒性作用　药物引起的暴发性肝衰竭在不同地区或国家的发生率不尽相同。

(1)以剂量依赖性引起暴发性肝衰竭的药物及毒素有乙酰醋氨酚、对乙酰氨基酚、磺胺类药物、四环素、甲基多巴、去氧麻黄碱、单胺氧化酶抑制药、布洛芬、抗真菌药(酮康唑)、免疫抑制药(硫唑嘌呤)、乙醇、四氯化碳、黄磷、毒蕈。

(2)以特异性反应引起暴发性肝衰竭的药物及毒素有异烟肼、利福平、抗癫痫药(丙戊酸,苯妥英钠)、非甾体抗炎药、氟烷。

3. 血管性疾病　急性循环衰竭如右心衰竭、心脏压塞、心肌梗死、严重心律失常。肝血管阻塞如肝动脉栓塞、布-加综合征。其他还有局部缺血引起的休克肝、中暑等。

4. 代谢异常　这方面的疾病有妊娠急性脂肪肝、Wilson病、Reye综合征、半乳糖血症、遗传性酶氨酸血症、遗传性果糖代谢紊乱等。

5. 其他　肝恶性侵袭(包括肿瘤肝转移及淋巴瘤),有研究发现,自然杀伤细胞样淋巴瘤可引起暴发性肝衰竭;此外,自身免疫性肝炎、败血症等也是促发因素。

【发病机制】

暴发性肝衰竭的发病机制涉及免疫病理反应,细胞因子广泛激活,以及细胞代谢的稳态被打破。

1. 免疫病理反应　免疫病理反应在暴发性肝衰竭的发病中至关重要,暴发性肝衰竭的发生通常被认为是机体免疫反应过强所致,而体液免疫反应在免疫反应的早期发挥着重要作用。以乙型肝炎病毒为例,机体针对 HBsAg 过早,过多的产生抗体,这些抗体与病毒抗原形成抗原抗体免疫复合物,激发Ⅲ型超敏反应,同时激活补体系统,吸引淋巴细胞、中性粒细胞及血小板在肝窦中沉积,除此之外,沉积于肝血窦内的还有大量的纤维蛋白,引起肝局部微循环障碍,从而导致大量肝细胞因缺氧中毒发生出血性坏死。细胞免疫反应在致暴发性肝衰竭中的地位越来越受到关注,引起肝细胞坏死的效应细胞主要是细胞毒性 T 淋巴细胞(CTL)。研究表明,暴发性肝衰竭时,在大片肝坏死区有 CTL 的广泛分布。而效应 CTL 须与靶细胞直接接触才能发挥杀伤效应。在细胞免疫病理过程中,肝细胞大量表达细胞间黏附分子-1(rCAM-1)、效应细胞 CTL 则大量表达淋巴细胞功能相关抗原-1(LFA-1),rCAM-1 是 LFA-1 的配体,CTL 借配体-受体间的作用黏附于肝细胞表面,通过穿孔素-颗粒酶途径及 Fas/FasL 途径引起肝细胞的溶解和凋亡。同时,Th1、Th2 免疫反应的失衡也是重要的因素,辅助 T 细胞 Th0 主要转化为 Th1 细胞,Th1 促进 CTL 的增殖,从而放大免疫效应。

2. **细胞因子广泛激活** 在免疫病理反应过程中有大量的细胞因子产生,产生的细胞因子又继续通过自分泌和(或)旁分泌的形式作用于靶细胞,生成其他的细胞因子,形成瀑布效应,其中最主要的是单核巨噬细胞和库普弗细胞的激活,单核巨噬细胞在致病因子(内毒素、噬肝病毒及其他病原微生物、药物等)的刺激作用下激活,产生许多细胞因子如肿瘤坏死因子(TNF-α)、白介素因子(IL-6 等)及一些炎症介质如血小板活化因子(PAF)、白三烯(LTs)等,这些细胞因子除了直接损伤肝细胞外,还可通过增强免疫病理反应,进一步加重肝损伤。

3. **细胞代谢的稳态被破坏** 正常肝细胞的新陈代谢处于稳态环境中,具有维持自身稳定的特殊系统。在肝毒性物质的作用下及处于缺血缺氧的环境中,肝细胞会产生大量的氧自由基,同时,抗氧化剂被耗竭,使体内出现过氧化状态,其结果是肝细胞代谢的稳态被打破引起的肝细胞连锁损伤反应。

4. **暴发性肝衰竭发生脑水肿的机制** 暴发性肝衰竭脑水肿的发生牵涉到血管源性机制和细胞毒性机制,以后者为主。血管源性脑水肿是由于血-脑屏障被破坏,使得血浆成分和水进入大脑的细胞外间隙;细胞毒性脑水肿是由于细胞的渗透压调节功能被破坏,致细胞内水增加。正常情况下,血氨在脑皮质星形细胞酶(谷氨酰胺合成酶)的作用下通过酰胺化解毒为谷氨酰胺,谷氨酰胺被动扩散至细胞外间隙,并被神经元吸收,转化为谷氨酸盐。而在暴发性肝衰竭患者,血氨浓度增加致谷氨酰胺蓄积,渗透压发生改变致使星形细胞水肿。

【临床表现】

大多数暴发性肝衰竭患者发病后很快出现电解质紊乱、代谢和凝血功能异常,常发生急性肾功能不全和(或)呼吸窘迫综合征(ARDS),最后导致多器官功能衰竭(MOF)。患者一般对感染很敏感,常并发败血症。暴发性肝衰竭病死率很高,死因主要为多器官功能衰竭、败血症、脑水肿所致的颅内高压和脑死亡。

(一)肝衰竭自身的临床表现

1. 一般症状　全身情况差,患者精神萎靡、极度乏力和脱水等非特异性表现。

2. 消化道症状　食欲缺乏,恶心、呕吐,腹胀明显,腹水出现并迅速增多,黄疸出现后消化道症状不仅不缓解而且日趋加重,这与一般急性黄疸肝炎不同。

3. 发热　患者常有发热,且持续时间较长,尤其在黄疸出现后仍不退热,提示有内毒素血症或肝细胞进行性坏死。

4. 黄疸　程度加深,持续时间长,短期内黄疸迅速加深,先是尿色黄似浓茶样,并迅速出现皮肤巩膜黄染,血清总胆红素 > $171\mu mol/L$,平均每天升高 $17.1\sim34.2\mu mol/L$,且持续时间长,黄疸出现 2 周仍进行性加深,个别患者由于急性重型肝炎发展迅速,在黄疸尚未出现情况下已死于肝性脑病。

5. 肝臭及肝缩小　暴发性肝衰竭患者呼出一种混杂有粪臭和芳香甜味的气体,来源于含硫氨基酸代谢时的中间产物,称之为肝臭。肝进行性缩小,提示肝细胞广泛溶解坏死,提示预后不良。

(二)肝外器官衰竭的表现

1. 肝性脑病及脑水肿　　肝性脑病是诊断暴发性肝衰竭的必备条件,也是暴发性肝衰竭引起肝外器官衰竭最早表现。肝性脑病的发病机制主要归因于肝门静脉与腔静脉间有侧支循环存在,从而使大量门静脉血绕过肝流入体循环,但这不是非门体脉分流引起暴发性肝衰竭的主要机制。脑水肿是 FHF 最严重的并发症,绝大部分的患者发生脑水肿。脑水肿发生后昏迷加深,患者出现去大脑僵直、锥体束征阳性及呕吐、收缩压增高、脉洪缓、瞳孔调节异常等颅内压增高的表现,进一步发展有脑疝形成,尤其是枕骨大孔疝,由于延髓受压致呼吸循环衰竭而死。血管源性脑水肿和细胞毒性水肿是暴发性肝衰竭引起脑水肿的两种机制。血管源性脑水肿是由于血-脑屏障的损害,使得血浆成分不受控制地流向细胞外的脑室中,而细胞毒性水肿则是因为氨和内毒素的毒性作用及缺氧致 Na^+-K^+-ATP 酶活性降低,脑细胞渗透调节受损,细胞内渗透压增高,引起细胞内液体增多、细胞肿胀。细胞发生肿胀是引起细胞毒性脑水肿形成的主要原因,其中以星形胶质细胞的改变最为典型。

2. 凝血功能障碍　　肝是合成几乎所有的凝血因子、抗凝血因子及纤维蛋白溶解抑制药的场所。在暴发性肝衰竭时,最主要的血液学紊乱表现为:①血小板功能障碍(血小板质和量的缺陷);②纤维蛋白原循环水平降低;③凝血因子Ⅱ、Ⅴ、Ⅶ、Ⅸ和Ⅹ的减少。这些因素导致凝血酶原时间延长,凝血酶原时间的延长,是肝细胞严重损伤的重要标志。尽管一些抗凝血因子(如抗凝血酶Ⅲ、蛋白 C 和 S 蛋白)的表达水平也相应减少,但仍不足以纠正凝血紊乱。轻症 FHF 患者可无明显表现,中、重度患者则有不同程度出血倾向,如皮肤紫癜或瘀斑、皮肤黏膜出血、牙龈出血、鼻出血、球结膜出血、消化道黏膜出血及生殖泌尿道出血,甚至可引起颅内出血。

3. 感染　　暴发性肝衰竭患者并发感染的发生率较高,主要为呼吸和泌尿系统的感染。暴发性肝衰竭患者存在因网状内皮功能异常和调理作用下降引起脓毒症的高风险性。引起感染最主要的致病菌为葡萄球菌、链球菌和革兰阴性杆菌。最严重的感染为自发性腹膜炎,常见原因是机体免疫功能低下、肠道微生态失衡、肠黏膜屏障作用降低及侵袭性操作较多等。暴发性肝衰竭患者并发真菌感染,感染菌种全部为条件致病菌,主要有白色念珠菌,感染部位常见于口腔、肠道、呼吸道,泌尿系统等,甚至引起败血症。并发真菌感染主要由于长时间抗生素使用导致菌群失调及患者的免疫功能低下。临床上常表现为发热、白细胞升高,但在大部分患者可无明显症状。当暴发性肝衰竭患者出现不明原因的平均动脉压降低和尿量减少、颅内压不高肝性脑病进一步恶化及严重酸中毒时,应警惕感染的发生。

4. 代谢异常　主要表现在急性肾衰竭、电解质紊乱、低血糖、胰腺炎及蛋白代谢紊乱几个方面。

(1)急性肾衰竭:暴发性肝衰竭患者发生急性肾衰竭的概率为 $40\%\sim50\%$,提示预后差。暴发性肝衰竭并发急性肾衰竭的因素是多方面的,常见的原因有肾前性氮质血症、急性肾小管坏死、肾功能性紊乱(肝肾综合征)及如抗生素等药物毒性作用。

(2)电解质紊乱:由于体液的丢失、肾功能紊乱及钠泵功能减弱等多种因素作用引起电解质平衡紊乱,表现为低钠血症、低钾血症、低氯血症和低镁血症,同时降低的还有血钙和血磷。低钾、低氯所致代谢性碱中毒比较常见,且低氯血症更容易诱发肝性脑病。代谢性酸中毒也时常发生,主要由于暴发性肝衰竭时低血压、低氧血症或肾功能不全,大量的酸性代谢产物堆积引起。此外,可因为毒性物质对呼吸中枢的作用,引起呼吸中枢的兴奋或抑制而出现呼吸性碱中毒或呼吸性酸中毒。

(3)低血糖:由于肝细胞大量坏死,肝糖原分解、糖原异生及胰岛素代谢缺陷,导致葡萄糖生成锐减而出现低血糖。约有 50% 的暴发性肝衰竭患者发生低血糖并陷入昏迷,补充葡萄糖后可迅速好转。

(4)胰腺炎:多发生在急性妊娠脂肪肝引起暴发性肝衰竭的患者,主要表现为剧烈的腹痛。其发生机制还不是很清楚,目前认为与妊娠后体内雌激素水平的变化引起胰腺组织中脂肪沉积有关。

(5)蛋白代谢紊乱:患者出现低蛋白血症,在末期肝病患者中,白蛋白结合功能降低且与肝病严重程度成反比例。

5. 血流动力学改变及心、肺并发症 暴发性肝衰竭存在高动力循环,表现为心排血量增高和外周血管阻力(SVR)降低,类似于全身炎症反应综合征的表现,系周围动脉扩张所致。除已知的胰高血糖素、组胺、血管活性肠肽(VIP)等肠源性血管活性物质的作用外,一氧化氮(NO)是急性肝衰竭中引起外周动脉血管扩张和高动力循环的重要血管活性物质,当 NO 的生成超出血浆白蛋白结合能力,游离的 NO 即引起周围血管扩张、血压下降。肺功能不全及肺水肿表现:毒性物质刺激呼吸中枢引起过度通气,导致呼吸性碱中毒。肺血管因过度扩张、肺内静水压升高而出现肺水肿,可出现"动静脉瘘"样分流,导致低氧血症(即肝-肺综合征),加剧组织器官缺氧。心脏受累及心功能异常表现为:心脏点状出血、少量的心包积液及心肌脂肪变性;临床常见心动过速、期前收缩或传导阻滞等心律失常表现。

6. 多器官功能衰竭综合征(MOFS) 为各种急性疾病引起的两个或两个以上系统或脏器功能失常以至衰竭的临床综合征。暴发性肝衰竭进展发生 MOFS 可能与肝衰竭时毒素大量蓄积、内毒素-细胞因子轴和血流动力学紊乱等因素有关。

【辅助检查】

(一)生化检查

1. 肝功能检查 血清胆红素水平常有明显升高,有的患者可呈迅速上升,丙氨酸氨基转移酶(ALT)和谷草转氨酶(AST)明显升高,ALT/AST<1,提示肝细胞严重损伤,另外在终末期可出现

酶-胆分离现象,即随着黄疸的上升 ALT 逐渐降低,若病程超过 2 周,血清白蛋白水平也降低,若持续下降提示肝细胞持续性严重损伤。

2. 血氨检测　仍为反映肝性脑病的重要指标之一,应定期检查。

3. 肾功能检查　可反映肾损害的程度,由于尿素是在肝合成的,在肝严重损伤时,尿素氮可不升高,血肌酐水平可更好地反映肾功能。

4. 电解质测定　有助于及时发现电解质紊乱。

5. 血气分析　可早期发现酸碱失衡和低氧血症,便于及时治疗。

6. 甲胎蛋白测定　在疾病的后期检测,若升高提示有肝细胞的再生。

7. 血清胆固醇和胆固醇酯测定　暴发性肝衰竭患者胆固醇有明显降低,严重者甚至降至测不到,胆固醇酯往往低于总胆固醇的 40%。

8. 血糖测定　可及时发现低血糖。

9. 血 Gc 蛋白测定　Gc 蛋白是肝合成的一种 α 球蛋白,其主要功能之一是清除坏死的肝细胞释放的肌动蛋白,在暴发性肝衰竭时 Gc 蛋白明显降低,若低于 100mg/L 提示预后不良。

10. 其他　定期检测淀粉酶有助于及时发现胰腺炎,血氨基酸分析可及时发现支链氨基酸/芳香氨基酸比值的降低,应及时纠正以防治肝性脑病。

(二)血液检查

1. 血常规　可根据血红蛋白下降的速度判断出血的程度及止血治疗效果,白细胞计数及分类在暴发性肝衰竭时常明显升高,血小板检查也有助于对病情的判断。

2. 凝血酶原时间及活动度　是反映肝损害程度最有价值的指标,在严重肝细胞损害时血中凝血因子迅速下降,引起凝血酶原时间延长及活动度下降。

3. 凝血因子的检测　若凝血因子 V<20%，提示预后不良。另外，凝血因子及纤维蛋白原降解产物的上升可反映肝再生的情况。

4. 其他　必要时可进行有关 DIC 的检查。

(三)微生物及免疫学检查

1. 有关病毒性肝炎的检查　包括抗 HAV-IgM、HBsAg、抗-HBs、HBeAs、抗-HBe、抗-HBc、抗-HBc-IgM、HBV-DNA、DNA 多聚酶、抗-HCV、HCV-RNA、HDV-RNA、抗-HEV、GBV-C/HGV-RNA、TTV-RNA 等;以及抗巨细胞病毒和 EB 病毒抗体的检测。

2. 细菌学检查　根据需要做血培养、尿培养、粪培养、痰培养及腹水培养，腹水培养应强调用血培养瓶床边接种，必要时做真菌涂片镜检及培养。

3. 内毒素检测　可行鲎试验。

4. 免疫检查　自身免疫抗体的检测包括抗核抗体、抗平滑肌抗体、抗线粒体抗体等，血清总补体及补体 C3 的检测，循环免疫复合物的检测等。

(四)其他辅助检查

1. B超检查　可观察肝大小并排除胆管梗阻及胆囊疾病。

2. 脑电图　波形与临床相一致，随病情的加重波幅增高，频率减慢，共分为 A～F 6 级，A 级为正常脑电图，患者神志清醒;B～D 级脑电图波幅增高频率减慢，神志为迷糊(B 级)、木僵(C 级)、昏迷(D 级)，D 级呈肝性脑病的三相波，为高电压、频率较慢的弥漫性三相波;E 级波幅降低频率不变，患者呈深昏迷;F 级脑电活动完全停止。

3. 重症监护　可及时发现心律失常及血钾改变和呼吸、血压异常。

4. CT　可观察肝大小变化并可进行前后对比，并可观察脑水肿的情况。

5. 磁共振检查磁共振谱分析　测定脑内乳酸盐含量,若脑内乳酸盐升高,提示预后不良。

6. 肝核素扫描　用锝-99 标记的半乳糖基二亚乙基三胺五乙酸入血白蛋白注射后进行计算机捕获 γ 照相,观察^{99m}Tc-GSA 与肝的受体结合情况,有助于判断肝功能的储备情况及判断预后。

7. 硬膜外颅内压监测　一般主张在 Ⅲ～Ⅳ 级的肝性脑病时安装,用于监测颅内压,经治疗后颅内压应低于 20mmHg(2.7kPa)。

【诊断】

急性肝衰竭的临床诊断需要依据病史、临床表现和辅助检查等综合分析而确定。

【鉴别诊断】

1. 败血症　与暴发性肝衰竭一样均表现为高动力循环和低血管阻力,也有黄疸、凝血功能异常及脑病表现,第 Ⅳ 因子检测有助鉴别,该因子于肝外合成,在败血症时降低。

2. 子痫　与妊娠脂肪肝引起的暴发性肝衰竭难于鉴别,二者可重叠出现,均须中止妊娠。

3. 慢性肝病基础上发生的肝衰竭　如慢性病毒性肝炎急性发作,或重叠其他病毒感染诱发肝衰竭,过去有肝病史者可资鉴别。

【治疗】

原则上强调早期诊断、早期治疗,针对不同病因采取相应的综合治疗措施,并积极防治各种并发症。

(一)一般支持治疗

1. 绝对卧床休息,减少体力消耗,减轻肝负担。

2. 加强病情监护,对生命体征、尿量、动脉血气和重要血流动力学参数进行持续监控。

3. 高糖类、低脂、适量蛋白质饮食;进食不足者,每日静脉补给足够的液体和维生素。

4. 积极纠正低蛋白血症,补充白蛋白或新鲜血浆,并酌情补充凝血因子。

5. 注意纠正水、电解质及酸碱平衡紊乱,特别要注意纠正低钠、低氯、低钾血症和碱中毒。

6. 注意消毒隔离,预防医院内感染发生。

(二)针对病因和发病机制的治疗

1. 针对病因治疗或特异性治疗

(1)对 HBV-DNA 阳性的肝衰竭患者的治疗:在知情同意的基础上可尽早酌情使用核苷类似物如拉米夫定、阿德福韦酯、恩替卡韦等,但应注意后续治疗中病毒变异和停药后病情加重的可能。

(2)对药物性肝衰竭患者的治疗:应首先停用可能导致肝损害的药物;对乙酰氨基酚中毒所致者,给予 N-乙酰半胱氨酸(NAC)治疗,最好在肝衰竭出现前即口服药用炭,并加用 NAC 静脉滴注。

(3)毒蕈中毒引起的暴发性肝衰竭:可用大量青霉素拮抗毒蕈毒素中的鹅膏菌毒素,同时可应用水飞蓟宾阻断肝细胞对鹅膏菌毒素的摄取,尽量早期治疗。

(4)Wilson 病所致暴发性肝衰竭:可利用人血白蛋白透析,连续的血液净化,血浆去除和血浆置换可以立即降低血铜水平。还可使用青霉胺或醋酸锌行法铜治疗,青霉胺不主张早期使用,因为青霉胺可能会引起超敏反应。

(5)妊娠急性脂肪肝引起的暴发性肝衰竭:应立即中止妊娠。由于疱疹病毒使妊娠(尤其妊娠最后 3 个月)发生急性肝衰竭的危险性升高,应该及时使用阿昔洛韦。

2. 免疫调节治疗 为调节肝衰竭患者机体的免疫功能,可酌情加用 α_1 胸腺素 1.6mg,每周 3 次,对 T 淋巴细胞功能可能有双向调整作用,同时可抑制肝炎病毒的复制。糖皮质激素治疗暴发性肝衰竭,重点强调早期应用,一旦适应证具备应尽可能及早使用。目前对糖皮质激素在肝衰竭治疗中的应用尚存在不同意见。非病毒感染性肝衰竭,如自身免疫性肝病及急性乙醇中毒(严重酒精性肝炎)等是其适应证,其他原因所致的肝衰竭早期,若病情发展迅速且无严重感染、出血等并发症者,可酌情使用。

3. 其他治疗　可应用肠道微生态调节药、乳果糖或拉克替醇,以减少肠道细菌易位或内毒素血症;酌情选用改善微循环药物及抗氧化剂,如 n-乙酰-1-半胱氨酸(NAC)和还原型谷胱甘肽等治疗。NAC 可增加心脏血流量,提高氧摄取量及降低氧消耗量,改善组织低氧状态,从而发挥治疗作用。

(三)人工肝支持治疗

人工肝是指通过体外的机械、物理化学或生物装置,清除各种有害物质,补充必需物质,改善内环境,暂时替代衰竭肝部分功能的治疗方法,能为肝细胞再生及肝功能恢复创造条件或等待机会进行肝移植。人工肝支持系统分为非生物型、生物型和组合型三种。非生物型人工肝已在临床广泛应用,并被证明确有一定疗效。

(四)肝移植

肝移植已经成为暴发性肝衰竭的一种最有效的选择。各种原因所致的中晚期肝衰竭,经积极内科和人工肝治疗疗效欠佳,具有预后不良指标且无肝移植禁忌证者,应列入肝移植对象。

(五)肝细胞移植

肝细胞移植可提供代谢支持,提高存活率,还有保护神经功能的潜能。但是在临床应用肝细胞移植前需要解决以下 3 个问题:如何从正常人肝最大限度地获得和贮存有功能的肝细胞;在顾及解剖学的局限性和暴发性肝衰竭患者严重代谢紊乱的情况下,如何安全实施大量肝细胞的移植;在暴发性肝衰竭病程中,如何确定肝细胞移植的最佳时机。

(六)并发症的治疗

1. 肝性脑病及脑水肿的治疗

(1)保持正确体位:患者头部应位于躯体的正中线,因为头部扭转或弯曲会影响颈静脉回流,致颅内压(ICP)增高。适当抬高颈胸部(低于40°)可以降低 ICP。

(2)去除诱因:如严重感染、出血及电解质紊乱等。

(3)降低血氨:乳果糖口服或高位灌肠治疗,可酸化肠道,促进氨的排出,减少肠源性毒素吸收,是治疗门脉高压症肝性脑病的基础药及首选药。但对于暴发性肝衰竭引起的肝性脑病,效果则不明显,因此不推荐其作为常规用药。

(4)适当控制过度通气:过度通气可使大脑血流量自身调节能力恢复,可通过收缩脑血管而明显降低 ICP,数小时内即可降至正常水平,但不宜持续使用。

(5)高渗性脱水药:以减少脑容量。20%甘露醇(血浆渗透压<310mOsmol/L 时,0.5~1.0g/kg 静脉推注,每 6 小时 1 次)可明显提高生存率和降低 ICP,但肾衰竭和少尿患者慎用。为了能够重复使用甘露醇,可进行血液过滤(最多至 500ml),其本身也可以降低 ICP。此外,高张生理盐水的使用也能阻止颅内高压的发生,静脉滴注 30%的高张生理盐水可以使血钠浓度维持在145~155mmol/L,有效避免暴发性肝衰竭患者的低钠血症。

(6)使用减少脑血流量及颅内血流量的药物:对甘露醇治疗无效的颅内高压者或因肾功能不全者可选用硫喷妥钠,其通过抑制氮的合酶引起脑血管收缩,降低 ICP。开始硫喷妥钠以 2~4mg/kg 的大剂量静脉注射,每 15 分钟 1 次,共 4 次,然后以每小时 1~2mg/kg 的剂量静脉滴注,持续数日。此外,吲哚美辛通过抑制内皮环氧合酶途径诱导脑血管收缩,引起脑血管收缩,从而起到降低 ICP 的作用,异丙酚按每小时 6mg/kg 的剂量可抑制代谢而降低脑血流量,可以作为选择性镇静药用于暴发性肝衰竭患者。

(7)脑水肿预防用药:亚临床癫痫发作被认为是脑水肿发生的促发因素,应用苯妥英钠输注,可明显降低癫痫发作及脑水肿的发生率。首剂量 15mg/kg,静脉缓慢推注,每分钟不超过 5mg,每 8 小时 1 次。高张生理盐水可以预防脑水肿的发生,但是应用高张生理盐水(30%)时要注意保持血钠浓度在 145～155mmol/L。

(8)低温治疗:对于颅内压升高且常规内科治疗无效的暴发性肝衰竭患者可将体温降至 32～34℃,以降低 ICP,主要作用与降低脑代谢和氧耗量有关。低温麻醉法是暴发性肝衰竭治疗的一种新模式。应指出的是,低温诱导具有潜在的危害,如并发感染、凝血功能紊乱引起的出血及心律失常等,而且还将面临复温的挑战。

2.感染 加强肝衰竭的早期诊断、及时治疗,积极控制肝衰竭的发展是控制医院感染的关键。因暴发性肝衰竭并发感染的发生率与病死率较高,目前多主张预防用药,常用药有新霉素、巴龙霉素、万古霉素及甲硝唑。一旦出现感染,应首先根据经验用药,选用强效抗生素或联合应用抗生素,同时可加服微生态调节药。尽可能在应用抗生素前进行病原体分离及药敏试验,并根据药敏试验结果调整用药。同时注意防治二重感染,当继发真菌感染时,首选氟康唑,首剂 400mg,随后每日 200mg,疗程 1～2 周。

3.凝血功能障碍的治疗 应针对原发病治疗及给予其他止血治疗,一般不主张输血。大量出血则应酌情输入新鲜全血、新鲜血浆及血小板制剂等以维持有效血容量,适量补充凝血因子。暴发性肝衰竭并发弥漫性血管内凝血(DIC)时肝素的应用仍存在分歧。在有出血倾向、临床和实验室证实有 DIC 的患者,则应进行肝素化治疗。剂量为 0.5～1.0mg/kg,1 小时内滴完,以后每 4小时 1 次。

4.代谢紊乱的治疗

(1)高压氧疗法:暴发性肝衰竭患者常并发低氧血症,高压氧治疗可消除循环系统的低氧血症,减少脑水肿的发生或减轻其程度,改善全身的能量代谢过程。

(2)防治低血糖:严密监测血糖的变化,采用 20%高渗葡萄糖/右旋糖苷输注,维持血糖在 3.3mmol/L 以上。若同时存在肾衰竭及液体超负荷,则用 50%的葡萄糖输注,每天应至少供给 300g 葡萄糖。

(3)电解质紊乱治疗:暴发性肝衰竭出现低钠血症以稀释性低血钠多见,应用渗透性利尿药或使用单纯性排水利尿药,慎用高张盐水,以免加重脑水肿。对出现的低钾、低氯血症,根据肾功能情况酌情补钾,通常补充 10%氯化钾 40ml 左右。少尿或无尿时可出现高钾血症,常用处理方法为静脉推注葡萄糖酸钙或葡萄糖加胰岛素静脉滴注,并同时使用排钠排钾利尿药。当单纯补钾不能纠正低血钾时,应考虑同时补镁。

第十节　原发性肝癌

原发性肝癌(hepatocellular carcinoma,HCC)是原发于肝上皮恶性肿瘤中的一种,主要包括肝细胞癌、胆管细胞癌和肝细胞癌-胆管细胞癌混合型等不同病理类型。因其病死率很高,故严重影响人类健康。肝癌起病隐匿,易发生浸润及转移。其常见的转移部位包括以下两种。①肝内转移:肝癌可经门静脉系统发生肝内播散转移,也可形成门静脉及其分支癌栓。②肝外转移:包括血行转移、淋巴结转移及种植转移。血行转移以肺转移最为多见,还可转移至胸膜、肾上腺、肾脏及骨骼、脑等部位。淋巴转移以肝门淋巴结转移最为常见,还可转移至胰、脾和主动脉旁淋巴结,偶尔累及锁骨上淋巴结。种植转移相对少见,偶可种植在腹膜、横膈及胸腔等处,引起血性胸腔积液和腹水;女性可发生卵巢转移,形成较大的肿块。

【病因】

1. 乙型肝炎病毒(HBV)感染　HBV 与肝癌有密切、特定的因果关系,两者相关率高达 80%。在全球范围内 HBV 感染和

HCC 流行率地理分布相吻合,HBsAg 携带者 HCC 发病率是阴性患者的 100 倍。我国为 HBV 高度流行地区,我国肝癌患者中 HBV 总感染率为 90% 左右,并且最常见的感染模式是 HBsAg、HBeAb、HBcAb 三项同时阳性。男性患者乙肝相关性肝癌的发生率及病死率均明显高于女性。HBV 除通过形成肝硬化而导致HCC 外,还有直接致癌作用。

2. 丙型肝炎病毒(HCV)感染与 HCC　HCV 感染是西方国家及日本终末期肝病的首位原因,也是 HCC 的首要病因;HCV所致 HCC 绝大多数发生在肝硬化的基础上。无论在 HBV 感染率高或低的国家,病例对照研究和队列研究均显示 HCV 与 HCC有关;HCC 患者癌组织及癌周肝组织中可检出 HCV 复制的中间体(HCV-RNA 负链);感染 HCV 的黑猩猩在 7 年之后可以发生肝癌。

3. 肝硬化　肝硬化与 HCC 之间的密切关系,早已引起人们的重视。一般而言,HCC 合并肝硬化者约 70%。继发于巨块型或亚巨块型坏死的坏死后性肝硬化,其演变成 HCC 所需时间短,但由于这些患者多数因静脉曲张出血或肝功能不全,在未癌变之前就已死亡,因而此型的 HCC 发病率实际上反而降低。肝硬化恶变的病理机制未明,已经提出两种解释:第一种是肝硬化本身就是一种癌前病变,在没有其他因素情况下,从增生、间变导致癌的形成;第二种解释是肝硬化时肝细胞快速的转换率,使得细胞对环境的致癌因子更加敏感,即致癌因子可引起肝细胞的损伤,在损伤修复之前,发生 DNA 复制,从而产生永久性改变的异常细胞。

4. 黄曲霉毒素　黄曲霉毒素(AFT)产生于黄曲霉菌。AFT与 HBsAg 有相互作用,尤其在后期形成 HCC 中起一定作用。

5. 酒精　饮酒是慢性肝病病因中最重要的因素。流行病学的研究仍指出,饮酒与 HCC 危险性的增加有关。

6. 饮水污染　流行病学研究提示肝癌病死率与饮水污染程

度呈正相关,且饮水污染是一个独立于 HBV 与 AFT 以外的另一个肝癌危险因素。动物实验提示,给大鼠饮用污染水(沟宅水、塘水)较饮用井水更易促进黄曲霉毒素诱癌的发生。改变饮水类型后肝癌病死率有下降趋势。饮水中的致癌物质目前尚未完全明了,蓝绿藻污染可能是其重要因素之一。

7. 其他危险因素　如雌激素、遗传因素、其他致癌物质等。

【病理学分类】

1. 大体分类　传统病理分类把肝癌分为巨块型、结节型与弥漫型,本方案简单实用,临床医生较易掌握。

2. 组织学分型　①肝细胞癌:约占 90%,多合并肝硬化,易侵犯血管致门静脉和肝静脉癌栓;②胆管细胞癌:约占 5%,多不合并肝硬化;③混合型:约占 5%。

3. 其他　纤维板层型肝癌是 HCC 的一种特殊类型,由于癌细胞巢被平行的板层状排列的胶原纤维隔开而得名。其临床特点为:①多见于青年,HBV 多阴性且很少伴肝硬化;②肿瘤常单发,生长较慢,AFP 多阴性;③手术切除率高,且不论切除与否预后均较好。

【临床表现】

(一)症状

1. 腹痛　是最常见和最初的主诉。疼痛多位于右季肋区或上腹部。其性质常为持续性钝痛,与肝包膜的不断扩展有关,可因叩击、体位改变或运动而加剧。在疾病晚期,疼痛加重。侵犯胆道导致运动障碍时,类似胆绞痛;肝破裂出血时,可出现类似急腹症剧痛;腹膜有癌瘤种植时,可出现腹膜刺激征。慢性肝病患者肝区疼痛不能为一般治疗所缓解且逐渐加剧时,应高度怀疑为 HCC。

2. 乏力与消瘦　此亦为常见首发症状,呈进行性加重。

3. 消化道症状　有食欲缺乏、恶心、呕吐、腹胀、腹泻或便秘,尤以食欲缺乏与腹胀更常见。由于缺乏特异性,不易为人所注意。消化道症状与腹痛、乏力三者常同时或重叠出现,约 60% 的患者因出现这些非特异性的症状而就诊。

4. 上腹部包块　有些肝癌患者直至肝大达一定程度时,自觉或自行触及有上腹包块始来就诊。

5. 黄疸　黄疸是 HCC 晚期的表现。癌瘤转移至肝内外胆管或肝门淋巴结压迫胆管或肿瘤广泛浸润累及主要胆管,引起阻塞性黄疸。此外,癌瘤广泛浸润及弥散性分布,破坏残存的肝细胞,引起肝细胞性黄疸。HCC 一旦出现黄疸,并进行性加深,提示近期预后不良。

6. 发热　约 10% 的 HCC 患者以发热为首发症状。发热可由于癌细胞释放致热源物质或肿瘤组织坏死并发感染引起,表现为持续性低或中度发热。

7. 转移　侵犯门静脉并形成癌栓,若门脉主干阻塞便可引起门静脉高压和难治性腹水,远处可转移至肺、骨、肾、脑、腹腔及肾上腺等。肺转移尤其是多发性转移可有胸痛、咳嗽、咯血和呼吸困难;骨转移可累及椎骨、肋骨和四肢长骨等,椎骨转移尤为严重,局部有明显疼痛,压迫脊神经时可引起截瘫;颅内转移者出现定位症状或颅内高压,重者可发生昏迷而误诊为肝性脑病。

(二)体征

1. 肝大与肝区肿块　进行性肝大和肝包块是肝癌最常见的体征。

2. 黄疸　为肝癌常见体征之一,因癌肿压迫或侵入胆管、肝门区转移的肿大淋巴结压迫胆管、胆总管癌栓形成或肝功能障碍等所致。通常一旦出现黄疸,多属晚期,但肝门区肝癌及合并胆管癌栓者可较早出现黄疸。

3. 腹水　门静脉主干癌栓引起者常迅速增长为张力较大的腹水,而有肝静脉或下腔静脉癌栓者腹水更为严重,且常伴下腹水肿、腹痛。另外,癌结节破裂可引起血性腹水,癌浸润腹膜可引起癌性腹水。

4．其他　如脾大、下肢水肿、右侧胸腔积液等。

（三）伴癌综合征

伴癌综合征是指由于癌组织分泌影响机体代谢的异位激素或生理活性物质所引起的一组特殊症候群，有时可出现于肝癌症状之前，成为首发症状。常见者包括低血糖、高钙血症、高胆固醇血症、高纤维蛋白原血症、红细胞增多症、血小板增多症。罕见者包括高血压病、高血糖、皮肤卟啉症、肥大性骨关节炎、甲状腺病变、性早熟、类癌综合征、多发性神经病变等。

（四）并发症

原发性肝癌的并发症常见的有上消化道出血、肝癌破裂出血、肝性脑病、肝肾功能衰竭、胸腔积液、感染及肺梗死等。

【辅助检查】

（一）实验室检查

1．血液生化　肝癌可以出现谷草转氨酶、谷丙转氨酶、血清碱性磷酸酶、乳酸脱氢酶或胆红素升高和清蛋白降低等肝功能异常，以及淋巴细胞亚群等免疫指标的改变。乙肝表面抗原阳性或"二对半"五项定量检查阳性和（或）丙肝抗体阳性是肝炎病毒感染的重要标志；而 HBV DNA 和 HCV RNA 可反映肝炎病毒载量。

2．肝癌诊断标记物

（1）甲胎蛋白（AFP）：甲胎蛋白（AFP）检测为目前最好的早期诊断方法之一，可在症状出现前 6～12 个月做出诊断。凡无肝病活动证据、AFP 超出正常范围者，应高度怀疑肝癌。应注意鉴别引起 AFP 升高的其他疾病。大量肝细胞坏死时的肝细胞再生及慢性肝病活动均可引起 AFP 升高，但 AFP 持续＞400μg/L者，或 ALT 下降而 AFP 上升者则应考虑肝癌。另外，泌尿生殖系统肿瘤，特别是畸胎瘤也可引起 AFP 升高。

（2）其他肿瘤标记物：AFP 异质体、异常凝血酶原（DCP）、岩藻糖苷酶（AFU）、γ-谷氨酰转移酶同工酶 I 等对肝癌具有一定的诊断价值，可作为 AFP 的补充手段。

（二）影像学检查

1. 腹部超声　可以确定肝内有无占位性病变，提示其性质；鉴别是液性或实质性占位；明确癌灶在肝内的具体位置及其与肝内重要血管的关系，以指导治疗方法的选择及手术进行；有助于了解肝癌在肝内以及邻近组织器官的播散与浸润。该方法简便、易行、无创、价廉，但受仪器设备、解剖部位、操作者手法经验等因素的影响较大，多用于肝癌的筛查。

2. 上腹部 CT 增强　分辨率高，能提高肝癌小病灶的检出率和定性准确性，目前是肝癌诊断和鉴别诊断最重要的影像检查方法。CT 可观察肝癌形态及血供状况、转移情况，用于肝癌的检出、定性、分期及治疗后随访复查。在平扫下肝癌多为低密度占位，部分有晕圈征，大肝癌常有中央坏死液化。CT 增强扫描中 HCC 的典型表现为动脉期呈显著强化，静脉期其强化不及周边肝组织，而在延迟期则造影剂持续消退。

3. 上腹部 MRI　无放射性辐射，组织分辨率高，可以多方位、多序列成像，无需增强即能显示门静脉和肝静脉的分支，对肝癌病灶内部的组织结构变化如出血坏死、脂肪变性及包膜的显示和分辨率均优于 CT。对良、恶性肝内占位，尤其与血管瘤的鉴别，可能优于 CT；此外，有研究认为 MRI 对于小肝癌的诊断优于 CT。

4. 肝动脉造影　肝动脉造影对肝癌的分辨率为 $1\sim2cm$，确诊率为 $74\%\sim94\%$，如做低压灌注造影、碘油造影和延迟摄片，其分辨率及确诊率可进一步提高。由于超声、CT、MRI 等技术的发展，单纯做肝动脉造影已相对减少，但碘油 CT（即经肝动脉注入碘油后 $7\sim14$ 天再做 CT）技术在微小肝癌及肝癌术后亚临床复发转移的诊疗中仍具有特殊的地位。

5. 正电子发射断层显像（PET-CT）　PET-CT 既可反映肝脏占位的生化代谢信息，又可通过 CT 形态显像进行病灶的精确解剖定位，同时全身扫描可以了解整体状况和评估转移情况，达到早期发现病灶的目的,同时可了解肿瘤治疗前后的大小和代谢变化。

(三)肝组织活检

迄今为止,病理诊断仍然是肝癌诊断的金标准。在超声引导下经皮肝穿刺活检,进行组织学或细胞学检查,可获得肝癌的病理学诊断依据,对于明确诊断、病理类型、判断病情、指导治疗以及评估预后都非常重要,近年来越来越多地被采用,但是也有一定的局限性和危险性。

【诊断】

1. 诊断标准 肝癌的诊断标准包括病理诊断标准及临床诊断标准。

(1)病理诊断标准:肝占位病灶或者肝外转移灶活检或手术切除标本,经病理组织学和(或)细胞学检查,为肝癌诊断的金标准。

(2)临床诊断标准:2011 年《原发性肝癌诊疗规范》中指出,在所有的实体瘤中,唯有 HCC 可采用临床诊断标准。HCC 的临床诊断标准具有非侵袭性、简易方便和可操作性强等优势。该标准要求:同时满足以下条件中的①+②a 两项或者①+②b+③ 3 项时,可确立 HCC 的临床诊断。①具有肝硬化及 HBV 和(或)HCV 感染[HBV 和(或)HCV 抗原阳性]的证据。②典型的 HCC 影像学特征:a. 如果肝占位直径≥2cm,CT 和 MRI 两项影像学检查中有一项显示肝占位具有肝癌的特征,即可诊断 HCC;b. 如果肝占位直径为 1~2cm,则需要 CT 和 MRI 两项影像学检查都显示肝占位具有肝癌的特征,方可诊断 HCC,以加强诊断的特异性。③血清 AFP≥400μg/L 持续 1 个月,或≥200μg/L 持续 2 个月,并能排除其他原因引起的 AFP 升高,包括妊娠、生殖系胚胎源性肿瘤、活动性肝病及继发性肝癌等。

2. 早期发现 早期发现系指发现肿瘤为 3~4cm 的小肝癌。所谓高危人群是指年龄在 40 岁以上有下列情况之一者:①有 5

年以上的肝炎病史或乙肝血清抗原标记阳性者;②有5～8年以上的酗酒史并有慢性肝病临床表现者;③已确诊的肝硬化患者。对高危人群进行 AFP 和(或)B 超的定期检查,是早期发现小肝癌的重要途径。

3. 早期诊断 早期发现的 HCC 有时不一定符合早期诊断的标准。早期诊断应综合运用定性的、定位的各种检测方法。

(1)定性诊断:HCC 定性诊断以 AFP 为首选,对 AFP 阴性或低浓度的 HCC,应辅以血清酶学和其他血清标记的检查。①AFP 定量检查:一般而言,AFP 血清浓度与肝癌的大小有一定的相关性。通过高危人群初筛的小肝癌,可能呈低浓度。AFP 异质体的检查,提示了 AFP 对诊断肝癌的特异性,有助于排除慢性活动性肝病的假阳性,还有助于低浓度 AFP 肝癌的诊断,甚至使肝癌在影像学诊断之前,即可做出定性诊断。②其他肝癌标记物:除 AFP 外,用于肝癌诊断的标记物很多,但具有早期诊断价值者为数并不多,其中较为成熟的是 γ-GTE,AFP 低浓度时也有较高的阳性率,且可在影像学出现异常前呈阳性,与 AFP 同步检查,能提高小肝癌的早期诊断率。其次,异常凝血酶原在 AFP 阴性或低浓度时,其阳性率为 65%～70%,与 AFP 联合检测,可使小肝癌的检出率提高到 84.2%。

(2)定位诊断:①B 型超声,对 HCC 的分辨低限约 2cm,准确性为 85%,是早期发现、早期定位诊断的首选方法。②CT,准确性与 B 超相似,于静脉注射造影剂增强后,正常组织与肿瘤组织的对比更为清晰,故在小肝癌的早期诊断中,也是常选的方法。③磁共振(MRI),对鉴别肝肿瘤的良性与恶性有其优点,但早期诊断价值并未超过 CT,且检测费用昂贵,故只宜在特殊情况下选用。④选择性肝动脉造影,可显示 1cm 直径的多血管肿瘤,阳性率达 90%。⑤应用数字减影,血管造影和 CT 合并检查,可使显像更为细微清晰。此法仅在 B 型超声和 CT 不能肯定定位诊断时,或手术前需进一步了解肿瘤的大小、范围、部位及其在肝内转移时,才考虑采用。

【鉴别诊断】

典型 HCC 的诊断一般并无困难,但不典型时(如 AFP 阴性或低浓度)需与肝内外许多疾病鉴别。

1. 肝良性肿瘤 其中肝海绵状血管瘤与 HCC 常不易区别,即使应用 B 超、CT 及肝动脉血管造影等检查,误诊的情况并非罕见,尤其将肝癌误诊为血管瘤,这将造成不可挽回的后果。因此,一个慢性肝病患者,如影像学检查诊断为血管瘤,临床医生应尽可能进行有关肿瘤标记物检查,必要时应进行肝动脉造影和(或)超声引导下细针肝穿刺细胞学检查。放射核素血池扫描可协助鉴别诊断。

2. 肝脓肿 有些肝脓肿无典型的发热,B 超不显示液平面段,但却有明显的肝大,易误诊为肝癌;与此相反,肝癌患者可有发热,癌组织坏死时 B 超可显示液平面段,亦易误诊为肝脓肿。临床医生在诊断肝癌时,应提高警惕与肝脓肿鉴别,必要时进行灭滴灵试验治疗或行肝穿刺活检。

3. 慢性肝病 慢性活动性肝炎及肝硬化有时易与肝癌混淆。其原因为慢性活动性肝病有低浓度的 AFP 升高、肝显著增大及影像学检查显示占位性病变(肝硬化的再生结节)。有时需肝穿刺活检确诊。

4. 慢性血吸虫病 慢性血吸虫病有明显的肝大,并可触及粗大结节,影像学检查显示占位性病变,需做肝穿刺活检等检查确诊。

5. 继发性肝癌 原发于消化道、肺、泌尿生殖系、乳腺等处的癌肿,常转移至肝。一般而言,转移性肝癌常呈多个散在的病灶。但有时原发病灶并未显露,而肝可见转移病灶,造成诊断上的困难。少数源于消化道的转移性肝癌,AFP 可阳性,确诊有赖于原发癌诊断的依据。

6. 肝邻近脏器的肿瘤、右半结肠、右肾、肾上腺的肿瘤及腹膜

后的软组织肿瘤　均可以右上腹部肿块的形式出现,造成混淆,宜仔细鉴别。

【治疗】

早期治疗是改善肝癌预后的最主要因素。早期肝癌应尽量采取手术切除,对不能切除的大肝癌亦可采用多模式的综合治疗。

1. **手术治疗**　包括肝切除和肝移植术,早期 HCC 肝切除疗效明显。因此,代偿良好的早期 HCC 首选肝切除。肝移植术主要用于小肝癌合并严重肝硬化者。但静脉癌栓、肝内播散或肝外器官转移者应为禁忌。

2. **局部消融治疗**　在影像学技术引导定位下,以物理或化学方法直接杀灭肿瘤。主要包括射频、微波、冷冻、高功率超声聚焦消融及无水乙醇注射治疗。影像学引导技术包括超声、CT 和 MRI。治疗途径有经皮、经腹腔镜和经开腹手术。

3. **放射介入治疗**　放射介入治疗是近年发展起来的化疗新途径。其方法是通过导管进入到肝癌血液供应的肝动脉内,注入化疗药物,提高局部药物浓度从而提高疗效,同时减少了化疗药物对身体其他部分的毒副反应。放射介入治疗主要适用于情况不太差的不能手术的肝癌患者。目前,这种方法已成为不能切除肝癌患者非手术疗法中的首选。其缺点是对于继发性肝癌及部分原发性肝癌效果不佳,且会造成肝功能损害。

4. **放射治疗**　对下述患者可考虑放疗:①肿瘤局限,因肝功能不佳不能进行手术切除或肿瘤位于重要解剖结构,在技术上无法切除或拒绝手术;②手术后有残留病灶者;③要求一般情况好,如 KPS≥70 分。对已经发生远处转移的患者进行姑息治疗以减轻患者的症状,改善生活质量。

5. **分子靶向治疗**　HCC 分子靶向治疗研究较多的多靶点药物有索拉非尼和舒尼替尼,单靶点药物有埃罗替尼和吉非替尼,单克隆抗体有贝伐单抗、西妥昔单抗等。

6. 生物导向疗法　生物治疗包括免疫治疗(细胞因子、过继性细胞免疫、单克隆抗体、肿瘤疫苗)、基因治疗、内分泌治疗、干细胞治疗等多个方面。目前大多数生物治疗技术尚处于研发和临床试验阶段,仅部分已应用于临床。目前用于肝癌过继性细胞免疫治疗的免疫活性细胞主要是细胞因子诱导的杀伤细胞(CIK)和特异杀伤性 T 淋巴细胞(CTL)。CIK 细胞治疗对于清除残癌、降低抗肿瘤不良反应、改善生活质量有较好疗效。放射免疫靶向治疗具有一定疗效,目前已批准用于肝癌治疗的^{131}I-美妥昔单抗注射液,须继续扩大临床试验范围,获得更确切的证据,目前暂不推荐作为常规治疗。

7. 中医中药治疗　中医中药治疗可作为中晚期肝癌患者的主要治疗方法,也可作为肝癌手术、放疗、化疗的辅助疗法。

第十一节　原发性肝癌破裂出血

原发性肝癌破裂出血,是肝癌的一种严重而致命的常见并发症,多发生于中晚期肝癌患者,发病较急,病情凶险,预后较差,早期诊断及时治疗对改善患者的预后肯定有助。

【分型】

原发性肝癌自发性破裂出血可发生于肿瘤早期,但常发生于中晚期。多见于结节型和块状型,弥漫型肝癌少见。

肝癌破裂出血主要有两种类型:一种为肝包膜下出血,一种为穿破包膜进入腹腔,后者病情进展迅速,死亡率极高。

【发病机制】

原发性肝癌破裂出血的机制还不完全明确,可能与以下多种因素有关。

1. 肝癌恶性程度高,生长迅速,因而导致肿瘤相对供血不足,以致出现中心缺血、坏死及液化,若此时肿块体积增大过快,而肿瘤被膜不能伸展,则可导致肿瘤表面溃破,引起出血。

2. 肝癌缺血、坏死并继发感染,亦可导致破裂出血。

3. 肿瘤直接侵犯肝内血管,导致血管破裂出血。

4. 门静脉被癌栓栓塞后,表浅的肿瘤周边部分出现营养障碍性坏死、溃破,亦可导致出血。

5. 肿瘤位于肝隔面的表浅位置时,易受外力冲击,肿瘤包膜菲薄与癌组织极脆弱也是构成破裂出血的原因。

【临床表现】

多数患者肝癌破裂出血前已诊断为肝癌,或正接受治疗,只有少数患者以肝癌破裂出血为首发症状。对于有肝炎或肝硬化病史患者,或已诊断为肝癌者,在受轻微的外伤或存在咳嗽、呕吐、用力排便等腹内压增高因素后,出现上腹疼痛或头晕、心悸、乏力及不同程度失血性休克症状,或以腹腔积血为首发症状,少数患者可表现血胸;症状严重者出现休克。

肝包膜下出血者临床表现为突发肝区痛,右上腹包块迅速增大。肝区压痛及局部肌紧张等,可伴恶心、呕吐、面色苍白、出冷汗、头晕、心悸、脉搏加快、血压下降等血容量不足的临床表现。若肝癌破裂较小,出血缓慢,可无血容量不足的临床表现或仅有肝区局限性轻微疼痛,3～5 天自行缓解;肝癌破裂穿破包膜进入腹腔者,临床表现为突发上腹剧痛,继而疼痛减轻,但扩散至全腹,同时伴有急性出血和腹膜炎的临床表现,如腹痛、腹胀、恶心、呕吐、面色苍白、出冷汗、脉搏加快、腹肌紧张,移动性浊音阳性,患者很快进入休克状态。

肝癌破裂出血的临床特点:①不同程度的腹痛,尤其有腹水者,腹胀会加重;②休克逐渐加重的临床表现;③不同程度的腹膜炎体征。

【辅助检查】

(一)实验室检查

1. 甲胎蛋白(AFP)　已广泛应用于原发性肝癌的普查、诊断、判断疗效、预测复发。普查中阳性发现可早于症状出现 8～11

个月。胚胎期 AFP 合成部位主要在肝和卵黄囊。在成人,如果血清中出现高浓度 AFP,强烈提示原发性肝癌或生殖腺胚胎癌。在儿童,则提示肝母细胞瘤或原发性肝癌。AFP>500ng/ml,且持续 4 周者,或 AFP 在 200~300 ng/ml 持续 8 周并不断升高者,在排除其他引起 AFP 增高因素后,结合定位检查,即可做出原发性肝癌的诊断。活动性肝病时,血清 AFP 亦可升高,此时 AFP 的产生为肝细胞修复再生所引起。通过动态观察血清 AFP 与 ALT 可有助于与原发性肝癌相鉴别。

2. 谷氨酰转肽酶(γ-GT) 无论是在癌前阶段还是原发性肝癌形成阶段,肝细胞中 γ-GT 值显著升高。如同 AFP 一样,γ-GT 的活性在正常成人肝中相当低,但在胎肝和原发性肝癌中极高,而且可在原发性肝癌患者血清中测出。用聚丙烯酰胺凝胶垂直平板电泳,可将血清 γ-GT 同工酶分出 9~11 条区带,其中 γ-GT Ⅱ 在原发性和转移性肝癌的阳性率达到 90%,特异性达 97.1%。非癌肝病和肝外疾病患者假阳性率低于 5%。正常人和孕妇全为阴性。在 AFP 高浓度的 HCC 患者中,γ-GT Ⅱ 的检出率更高,即使在 AFP 低浓度患者,γ-GT Ⅱ 也有较高的阳性率。而且 γ-GT Ⅱ 可在影像学检查显示异常前出现阳性,表明 γ-GT Ⅱ 有早期诊断价值。

3. 血象变化 原发性肝癌破裂出血时血象变化与出血速度及出血量有关。在出血的早期,血红蛋白浓度、红细胞计数及血细胞比容可无变化,因此早期血象不能作为早期诊断和病情观察的依据。出血后,组织液渗入血管内,使血液稀释,一般需经过 3~4 小时及以上才出现贫血,其程度除取决于失血量外,还与出血前有无基础贫血、出血后液体平衡状态有关。由于出血后机体处于应激状态,可暂时出现白细胞计数增多,但在肝硬化患者,如同时有脾功能亢进,则白细胞计数可不增多。

4. 诊断性腹腔穿刺 抽出不凝固的血液,对肝癌破裂出血的确诊具有重要意义。

(二)影像学检查

1. 超声　超声检查无创,简单又方便,已经成为肝病不可缺少的诊断方法。B 超检查的意义在于确定占位性病变的存在、提示或确定病变性质、做出定位诊断、确定有无播散或转移等。

根据肝癌破裂部位不同,超声声像特点分为三型,见表 5-8。

表 5-8　肝癌破裂出血的超声声像分型

型别	表现
完全破裂型	癌瘤位于肝表面或膈面,肝包膜连续性中断,呈断续状不完整,伴有向肝实质内不规则液性暗区或低回声暗区,肝肾隐窝及腹腔内见片状液性暗区,是常见的破裂类型
包膜下破裂型	肝癌结节破裂至包膜下,出血位于包膜下呈弧形或梭形液性暗区,内见散在光点
中央破裂型	癌结节破裂,未突破周边正常肝组织,出血积于肝实质内,呈不规则形态的液性暗区或低回声暗区

2. CT　在条件允许的情况下是有益的,包括原发肿瘤的确认和因癌肿破裂导致血腹的检查。

破裂的肿块多位于肝的周边带,有的部分肿瘤实质突出于肝的边缘轮廓线之外。肿块的最大径不等,肿块在造影的动脉期表现为低密度,中间夹杂着局灶性强化,有时可呈混杂密度。肿瘤的包膜由于实质的部分或全部脱出表现为"飘带状"低密度,增强时可为连续或不连续的强化带状。

血腹常在破裂处附近的腹腔内凝集成血块,并以此血块为中心,出现密度渐低的腹腔积血。部分肿瘤表面破裂,出血直接破入腹腔或肝被膜下,肿瘤内可无高密度出血征象。原有肝硬化腹水的患者,出血附近的腹水内出现血凝块,同时患者的腹水密度增高。

增强扫描时,有时可显示破裂的肿瘤供血动脉,并见造影剂外溢进入病灶内部及周围,甚至进入肝周间隙呈不规则形状的高密度影。

在实际工作中,CT难以确定出血点。

3. 血管造影　血管造影诊断肝癌自发破裂出血具有一定的局限性,但仍可有约1/3的患者可通过血管造影而发现出血灶,血管造影表现具有一定的特征性。

(1)边缘型:肿瘤位于肝边缘,可见肝癌自发性破裂出血多发生于肿瘤位于肝边缘部或突出于肝轮廓之外的边缘型肝癌,可能与其缺乏正常肝组织的覆盖而易发生破裂出血有关。

(2)巨块型:原发性肝癌肿块多较大,直径多在5cm以上,可能是巨块型肿瘤呈膨胀性生长时,由于肿瘤内缺血坏死,压力突然升高,进而导致肿瘤表面正常肝组织破裂出血。

(3)肿瘤血管丰富:显示肿瘤供血丰富,瘤内可见较明显扩张血窦或动静脉瘘,染色肿瘤边缘或在包膜下出现不规则充盈缺损,有时可见包膜下出血或癌内出血表现,并显示局部血肿造成的缺损区,或显示血管痉挛变细、缺血管区、假性动脉瘤等血管改变。

(4)造影剂外溢:造影剂外溢是癌肿自发破裂出血的直接征象,但显示率低。可见肿瘤包膜下出血表现,呈小斑点状或沿肝包膜下呈线状影,有时可见行碘油栓塞时,碘油可直接沉积于肝包膜下。

(5)肝外动脉供血:肋间动脉、膈动脉、胃十二指肠动脉、肾上腺动脉等均可参与肿瘤供血,这也是它的影像学表现。

【诊断】

在肝癌病史及临床表现的基础上,患者查体有贫血貌,黄疸、肝掌或蜘蛛痣,肝大,上腹部有压痛;腹腔穿刺有不凝血液,血红蛋白降低,其高低与出血量有关,结合超声、CT或血管造影检查诊断多无困难,尤其是肝癌诊断已明确且出血量较大者。如果没有肝硬化及肝癌病史或出血量较少时,不结合影像检查,诊断较为困难。

有肝硬化病史的肝癌患者,突然出现或用力后出现右上腹痛或失血性休克及弥漫性腹膜炎的表现时,应警惕本病的可能。

诊断性腹穿、CT、B 超等检查,尤其是诊断性腹穿对本病的诊断意义较大,因此,对于不明原因的腹痛、腹胀,有腹膜刺激征者,均应行诊断性腹穿。

对于肝癌诊断尚未明确的患者,突然发作的腹胀、腹痛伴腹膜刺激征及休克表现者,应行腹部 B 超、CT、血管造影及诊断性腹穿等检查,以明确有无肝内占位性病变及肝癌破裂出血。

肝癌破裂出血的诊断要点:①有严重肝功能损害表现;②腹腔抽出不凝血液,阳性率高;③血红蛋白水平进行性下降,常在90g/L 以下;④B 超、CT 和肝动脉造影检查可发现肝脏肿瘤、肿瘤破裂、腹腔内出血。

【鉴别诊断】

无肝病史、以腹痛为首发症状的肝癌破裂出血患者,需要与胆石症、胰腺炎、外伤后脏器破裂、心肌梗死等鉴别。

【治疗】

肝癌破裂出血往往急剧、凶险,需要立刻抢救,同时或病情稳定后应积极考虑针对肝内原发病灶的治疗。原发性肝癌破裂出血治疗的关键是选择最适宜的方法,快速有效的止血,然后在状况允许的情况下参照相同分期的肝癌治疗方法对肝癌行进一步治疗。

(一)急救措施

1. 紧急处理　对于出血量较小者,应平卧休息,限制活动,腹带加压包扎;出血量大、有失血性周围循环衰竭的患者,应及时对患者血压、脉搏、呼吸、心率及神志情况进行严密监护,并给予抗休克治疗。

2. 补充血容量　出血较小者,可仅给予补充晶体;出血量大、有失血性周围循环衰竭的患者,应及时给予输注新鲜血或进行成分输血。

(二)非手术治疗

要求患者绝对卧床休息,补液输血扩容,应用各种止血药物如酚磺乙胺、巴曲酶、维生素 K 等,同时可应用生长抑素,并给予抗感染、保肝、加强营养支持等措施。但非手术疗法再出血率及死亡率高。

治疗的适应证是:①肝癌破裂小,出血少或已自行停止,一般状况良好,生命体征较平稳者;②肝功能失代偿,Child 分级为 C 级,不能耐受手术及介入治疗;③肝癌晚期已有全身广泛转移。

(三)手术治疗

手术治疗是肝癌破裂出血的一种有效疗法。肝癌破裂出血患者手术治疗的适应证是患者全身状况良好且符合以下条件:①无明显黄疸和腹水,肝功能尚好或仅轻度损害;②无远处转移;③轻、中度休克或只有短暂低血压,经快速输血后收缩压能稳定在 90mmHg(12kPa)以上;④未能排除其他急腹症而需手术者。主要手术方法包括急诊肝部分切除术、肝动脉结扎术、单纯填塞缝扎止血术、急诊肝移植术。

1. 急诊肝部分切除术　急诊肝部分切除术是通过经腹切除破裂出血的肿瘤,根据情况行肝段、肝叶或半肝切除,以达到止血和治疗原发病目的的一种手术疗法。肝切除是控制出血和治疗原发病最有效的方法,在彻底止血的同时,可切除原发病灶,部分患者还可达到根治的目的,可获得较好的远期效果。术后应用蒸馏水、化疗药物等液体灌洗腹腔有助于改善预后。

(1)适应证:肝癌破裂出血的患者一般病情较重,肝功能较差,加上手术和麻醉的打击,急诊手术死亡率也较高。适应证:①出血前患者一般状况尚可,肝功能为 Child A-B 级,无肝性脑病、大量腹水和其他脏器功能障碍;②肝癌破裂出血不多或入院后休克症状很快得到纠正;③术中所见肝硬化较轻或不明显;④术前影像学检查或术中未发现转移性病灶;⑤肿瘤局限于肝一叶,行肝部分切除无困难且切除后肝功能可有效代偿。

（2）二期肝切除及其适应证：因肝硬化或出血性休克而导致肝功能失代偿，但肝肿瘤又有切除可能性的患者，在急诊出血期可采用非手术治疗或急诊经导管肝动脉栓塞术进行止血，纠正休克并改善肝肾功能后，争取行延期或二期肝切除术。其适应证是：①破裂结节为广泛型但未超过半肝，肝硬化不严重但患者情况非常危险；②由于技术或物质原因不能行肝切除术。

2. 肝动脉结扎术　肝动脉结扎术是经腹结扎肝动脉或肝固有动脉而达到止血目的的一种手术方法。目前此法已逐渐被经导管肝动脉栓塞术所取代。肝动脉分支结扎对患者肝功能的影响较小，效果优于肝固有动脉结扎。适应证：①术前估计有手术切除可能，而术中无法切除；②估计肝切除术后肝功能代偿不全，且无门静脉癌栓；③肝硬化较轻且肝功能损害不重。

3. 单纯填塞缝扎止血术　单纯填塞缝扎止血术一般采用血管缝合线或粗大的肝针线缝合，由于肝癌患者多数合并肝硬化，肝组织质地较脆，故在缝扎时可加用大网膜或其他明胶海绵、速即纱等可吸收止血材料可加强止血效果。

在病情允许情况下，与肝动脉结扎同时使用，可加强止血效果并达到抑制肿瘤生长的目的。此法操作简单、止血效果较好，并可为二期手术或肝动脉栓塞创造时机。但此法再出血率及死亡率高，远期效果差。仅适用于术中发现肿瘤无法切除或无法有效止血时所采用的一种姑息疗法。对于无法缝扎止血的患者也可采用纱布填塞止血，但此方法有合并感染及取出纱布再出血的危险，故一般仅在迫不得已的情况下采用。

4. 肝移植　对于肝癌破裂出血本身而言，肝移植不仅能有效止血，而且切除原发病灶及硬化的肝脏。但由于肝癌破裂出血患者多数一般状况较差，肝功能不良，加上手术和麻醉的打击风险极大，且存在无合适供体及术后肝癌复发等问题，故急诊肝移植应审慎而行。

(四)介入治疗

经导管肝动脉栓塞术(TAE)法是采用 Seldinger 技术穿刺股动脉,将 5F 肝管或 Yashiro 导管置入肠系膜上动脉或腹腔动脉造影,并间接行门静脉造影,再将导管插至肝总动脉或肝固有动脉进行造影。明确肿瘤血供及出血情况后,在肝左、右动脉或使用超微导管超选择插至肿瘤供应血管,注入碘化油或明胶海绵行肿瘤供血动脉及出血动脉栓塞,也可将化疗药物如氟尿嘧啶同时注入血管行经动脉肿瘤化疗。用栓塞法阻断肝动脉,既可阻断出血动脉又可阻断肿瘤大部分血液供应,达到抑制肿瘤生长的目的。经导管肝动脉栓塞术是目前原发性肝癌破裂出血急性期最有效的止血方法。

经导管肝动脉栓塞术的优点:①通过血管造影有利于发现可能存在的寄生性或迷走血管;②栓塞能有效防止侧支血管的形成及再通后出血;③超选择性栓塞最大限度保证正常肝组织血供,减少急性肝衰竭的发生;④手术创伤小,不良反应少,对患者的打击小;⑤可同时应用化疗药物(TACE)在止血的同时达到治疗原发病的目的;⑥为二期切除创造了条件。

(五)其他疗法

1. 射频消融法(RFA) 是在超声检查明确肿瘤位置后,在超声引导下将射频电极插入肿瘤内,确定位置满意后,释放出小电极,然后利用射频波进行治疗。利用射频热效应使肿瘤组织凝固坏死,在止血的同时治疗原发肿瘤。

2. 瘤内无水酒精注射 此法通过瘤内注射无水酒精使局部组织变硬、固定,导致血栓形成,达到止血目的,同时使肿瘤组织坏死而治疗原发灶。

3. 生物免疫疗法 OK-432 作为链球菌提取物不仅可以增强细胞介导的免疫活性,还可以直接对恶性肿瘤细胞产生毒性,起到杀伤肿瘤细胞的作用。

4. 刮吸法 刮吸法是在术中探查发现肿瘤破裂出血部位之

后,通过多功能手术剥离器(MOD)刮切肿瘤表面,边刮切边吸收边电灼止血,将瘤组织刮吸干净之后,再深入正常肝组织 1～2cm,刮吸后电灼止血或缝扎血管。此法简便易行,可直接刮除癌肿,不必做肝动脉结扎。

第6章

胆道急危重症

第一节　胆道蛔虫病

胆道蛔虫病（biliary ascariasis）是指寄生于小肠的蛔虫经十二指肠乳头钻入胆管引起 Oddi 括约肌强烈痉挛收缩及胆管阻塞、感染，患者突然感到剧烈右上腹钻顶样痛为临床特征的急症疾病，是蛔虫病最为常见的并发症。多见于卫生条件较差的儿童、青壮年，女性尤多。随着卫生条件的改善，本病的发生率已逐渐下降。多数胆道蛔虫病，通过解痉、止痛、消炎利胆、排蛔，并驱除肠道蛔虫等手段可治愈。出现严重并发症者应考虑手术治疗。

【病因及发病机制】

蛔虫虫体进入胆管的机械刺激和损伤及带入的细菌感染是本病的发病基础。蛔虫成虫主要寄生在人体小肠中下段，性喜游走或钻孔，当人体全身或局部因素造成肠道内环境改变时，如发热、妊娠、饥饿、手术、胃酸分泌减少、胆管慢性炎症等情况时，肠道内环境的紊乱，肠管蠕动失常，蛔虫活动频繁而上下游走至十二指肠钻入胆管。蛔虫喜碱、恶酸，当蛔虫上行至十二指肠时，喜欢钻入碱性胆汁的胆管内。当虫体部分钻入胆总管时，引起 Oddi 括约肌强烈收缩，产生剧烈疼痛，而虫体完全进入胆总管时，则疼痛缓解。少数情况下可穿破胆总管、胆囊或肝引起胆汁性腹膜炎，或从肝穿出进而穿过膈肌引起脓胸或肺脓肿，或损伤胆管系统引起出血。蛔虫虫体上常有多种共生菌，特别是大肠埃希菌、产气杆菌、变形杆菌及铜绿假单胞菌等革兰阴性杆菌，蛔虫进入胆管后,将其带入胆管系统引起感染。另外驱蛔虫药应用不当,也可刺激蛔虫钻入胆管。

【病理】

蛔虫进入胆道后,除引起 Oddi 括约肌收缩,机械刺激产生临床症状外,还可能引起胆道系统及全身一系列变化。

1. 胆道感染　蛔虫带入大量肠道细菌如革兰阴性杆菌(有大肠埃希菌、副大肠埃希菌等),引起急性化脓性胆管炎;进入胆囊,引起急性胆囊炎。

2. 胆道结石　蛔虫钻入胆管,死亡的蛔虫残体或虫卵成为结石的核心,为胆结石成因之一。

3. 蛔虫钻入主胰管　引起出血坏死性胰腺炎。

4. 蛔虫钻入肝、死亡　感染引起肝脓肿及败血症。

5. 其他　①蛔虫钻入胆管、肝引起胆管壁、肝内小动脉及静脉破裂,胆管出血;②蛔虫穿破胆囊、胆管,胆汁流入腹腔引起胆汁性腹膜炎。

【临床表现】

(一)症状

最常见的临床症状是腹痛,随后恶心、呕吐。并发症常见的有胆管炎、梗阻性黄疸和急性胰腺炎、肝脓肿等。

1. 腹痛　蛔虫钻入胆管时,由于机械性刺激,引起胆管和 Oddi 括约肌强烈痉挛所致。常为突然发作的剑突下钻顶样剧烈绞痛,其疼痛部位常多位于剑突下和右上腹部,疼痛性质呈阵发性剧烈绞痛,可向腰、背、右肩胛放射,持续时间长短不一。疼痛发作时患者常呈强迫体位、弯背屈膝,辗转不安,大汗淋漓,难以忍受。整个虫体进入胆管或肝内胆管或暂时安静不扭动或括约肌疲劳、松弛,疼痛可有短暂的间歇缓和期。疼痛持续时间可长可短,间歇期可稀可密,有的频繁发作,有的间歇数日又复发。若蛔虫致胆管穿孔,可出现全腹持续剧烈腹痛及腹膜刺激征。当蛔虫引起胆管出血时,可有上腹剧烈疼痛、轻度黄疸和上消化道大出血。

2. 恶心、呕吐　多在疼痛时相伴发生,有时为"干呕",有时吐出物中可含胆汁或蛔虫。

3. 黄疸　无或有轻度黄疸,是胆管蛔虫的又一特点,因为虫体蠕动前进,引起不完全性胆管梗阻,出现轻度黄疸。当后期伴发胆道感染及炎症、蛔虫死亡引起持续性胆管阻塞,则黄疸较深。

4. 寒战、发热　全身症状早期无明显寒战、发热,当并发急性化脓性胆管炎、胆囊炎等继发感染时,可有寒战、发热和黄疸。如并发肝脓肿、膈下感染、败血症等,则出现寒战、高热,甚至中毒性休克等。

(二)体征

未引起继发感染等并发症时,虽然上腹绞痛,但腹软或仅上腹深在轻微压痛,无肌紧张,症状剧烈,但体征轻微,"症征不符"为本病特点。如并发肝、胆化脓性感染和腹膜炎时,可有腹膜刺激征,或可触及肿大而有压痛的肝、胆囊等。

【辅助检查】

1. 实验室检查　早期白细胞及中性粒细胞正常或轻度升高,亦可有嗜酸粒细胞增高,如有并发症时则白细胞显著升高。十二指肠引流液或粪便中可找到虫卵。合并胰腺炎时,血、尿淀粉酶升高。胆管感染严重或继发败血症时,血培养阳性以及肝功能受损。

2. B超检查　B超检查为诊断胆管蛔虫病最有价值的检查方法,可作为常规检查手段,准确率与检出率高达95%以上。可以显示胆总管扩张及胆囊肿大,并可判断蛔虫在胆总管或胆囊或肝胆管的部位、数量、蠕动或死亡情况,并可提供有无合并结石、炎症、肝脓肿等并发症。B超检查胆道蛔虫超声图像特点:①胆管扩张;②在扩张之胆管内出现长条平行回声带,前端圆钝,边沿光滑,系由蛔虫体形成;③如虫体存活时可见蠕动;④蛔虫死后,萎缩虫体易与胆管结石混淆。

3. 内镜检查　十二指肠镜可插到十二指肠降段内侧,在乳头开口处可看到钻入胆总管而部分外露的蛔虫体,可用圈套器将蛔虫直接取出,有治疗意义。

4. 钡剂检查　上消化道钡剂检查可见十二指肠内有蛔虫影,并见管状透明影指向十二指肠乳头处。

5. 逆行胆管造影(ERCP)及磁共振胰胆管成像(MRCP)　患者空腹 4 小时以上,用内镜将造影导管经十二指肠乳头插入胆管,注入 15%～20% 的泛影葡胺 40ml,可获得清晰的胆系影像,迅速明确蛔虫在胆管内的部位及条数。MRCP 影像呈典型的"三线"征。

【诊断】

剧烈的腹部绞痛与不相称的轻微腹部体征是本病的特点和诊断要点,结合 B 超和 ERCP 检查可明确诊断,诊断依据如下。

1. 幼虫移行至肝时,常引起暂时性肝炎,可表现为发热、荨麻疹和肝区钝痛不适。

2. 成虫移行肝时,常有以下特点

(1)发病初期常有胆道蛔虫的典型症状,如突发性上腹阵发性绞痛和不伴有与此绞痛相应的腹痛体征,疼痛间期则宛如常人。

(2)发病过程中可并发急性化脓性胆管炎、肝脓肿和胆道出血以及感染中毒性休克等。

(3)少数患者有吐蛔虫史。

(4)粪便或十二指肠引流液中查到蛔虫卵,对诊断有参考意义。

(5)超声检查对肝脓肿可提供重要诊断依据。

【鉴别诊断】

1. 急性胰腺炎　腹痛常为持续性剧痛,位于上腹或偏左,向腰背部放射、无钻顶感,腹部体征明显。血清淀粉酶可明显增高。但要注意胆道蛔虫病合并急性胰腺炎存在。

2. **急性胆囊炎、胆囊结石** 起病相对缓慢,腹痛多为持续性、阵发性加重,位于右季肋区或剑突下,可向腰背部放射,疼痛没有胆道蛔虫病时严重,呕吐相对较少发生,腹部查体时右上腹压痛明显,可有肌紧张和反跳痛,B超可资鉴别。

3. **消化性溃疡穿孔** 多有长年消化道症状,发病也急骤,但上腹剧痛可很快波及全腹,为持续性疼痛,查体腹膜炎体征显著。X线检查50%患者可见膈下游离气体。

4. **急性胃肠炎** 多有不洁饮食史,可有阵发性腹部绞痛,并恶心、呕吐,其疼痛程度没有胆道蛔虫病时剧烈,位置也多在脐周或偏上,腹部查体无明显压痛点,听诊肠鸣音亢进。

【治疗】

(一)内科治疗

1. **解痉镇痛** 大多数患者经保守治疗蛔虫可自发从胆管排出,常用的解痉剂为抗胆碱药,如阿托品或山莨菪碱,多行肌内注射。维生素K肌内注射也有良好的缓解疼痛的作用。必要时加用氯丙嗪或异丙嗪25mg肌内注射。应尽量避免使用麻醉性镇痛药,以免加重Oddi括约肌痉挛。

2. **驱虫治疗**

(1)常用药物:①枸橼酸哌嗪(驱蛔灵),成人3.0～3.5g或按75mg/kg计,总量不超过5g;儿童按100～150mg/kg计,最多不超过3g,空腹一次顿服。②阿苯达唑(肠虫清)的用量为成人400mg,空腹1次顿服。③噻嘧啶(抗虫清)的用量为成人1.2～1.5g,空腹1次顿服。

(2)蛔虫有喜碱怕酸的特性,用酸性物质迫使蛔虫退出胆管且不向上消化道上窜。常用方法:①食醋疗法,将食醋100ml左右稍加温后1次顿服;②维生素C 2～3g/500ml静脉滴注,可酸化胆汁,迫使胆管蛔虫退出胆管。

3. **抗感染** 首选针对革兰阴性杆菌的抗生素,尤其是已证实有感染者,更应积极进行抗感染治疗。

(二)外科治疗

在非手术治疗下症状不能缓解或出现并发症者,应及时用手术治疗。

1. 手术指征

(1)合并急性化脓性胆管炎、胆囊炎者。

(2)合并肝脓肿、胆管出血,中毒性休克者。

(3)合并急性出血坏死性胰腺炎,经非手术治疗 1 周后病情无缓解。

(4)合并胆结石,术中可做胆总管探查,取出结石、蛔虫,同时行胆汁引流。

2. 手术方式

(1)内镜下取虫:具有痛苦小、恢复快等优点,在胆道蛔虫急性发作时,若发现蛔虫尚未全部进入胆道内,可将其钳夹取出;当蛔虫已全部进入胆道内时,可将 Oddi 括约肌切开,并将异物钳伸入至胆总管内将蛔虫钳夹取出。如果已经并发急性胆管炎,则宜在术后行 ENBD,引流胆汁控制感染。

(2)胆总管探查取虫和引流:手术时切开胆总管后,尽量将肝内、外胆管中的蛔虫取尽,按摩肝有助于肝内胆管蛔虫排出,如有条件,可行术中胆道镜或胆道造影,明确胆道内是否残留虫体。手术毕,应放置一管径较粗的"T"形管,以便于手术后胆管内蛔虫排出。手术后应定期驱蛔治疗,以防肠道内蛔虫在手术后再次进入胆管内。

第二节　急性胆囊炎

急性胆囊炎(acute cholecystitis)是由于胆囊管或胆总管梗阻和细菌感染而导致的胆囊急性炎症。其主要临床表现有发热、右上腹痛及压痛、恶心、呕吐及白细胞增多等。梗阻大多由于胆囊结石或胆管蛔虫阻塞引起。胆囊的急性炎症可单独存在,亦可为胆管急性感染的一部分。

【病因及发病机制】

在解剖上，胆囊是一个盲袋，有细长而弯曲的胆囊管与胆管相通，因而容易发生梗阻，最常见于胆囊结石患者因胆囊内结石移位，而阻塞、嵌顿于胆囊管处，梗阻结石可以诱发胆囊平滑肌发生强而有力的收缩，导致胆囊黏膜机械刺激损伤。而胆道黏膜损伤后，有利于细菌的局部定居侵袭，引发感染，致病菌以大肠埃希菌最常见，其他还有链球菌、葡萄球菌、伤寒杆菌、铜绿假单胞菌、克雷白杆菌和梭状芽胞杆菌等，细菌大多通过胆管逆行而来；同时，由于胆道梗阻、胆汁淤积、高浓度胆盐化学刺激损伤胆囊黏膜而引起炎症。以上三因素互为因果，促使胆囊发生急性炎症改变，伴随胆囊炎症逐步加重，胆囊壁最终发生血供障碍，胆囊壁坏死穿孔，胆汁溢入腹腔内引发急性腹膜炎。如病变发展过程中结石梗阻得到解除，抗感染得力，炎症有望可以控制，病情好转，但如病因未除去，日后可再次发作。对于非结石性胆囊炎，其病因可能与肿瘤、寄生虫阻塞胆汁排泄、长期胃肠外营养、毒性物质刺激、血源性感染等有关。

另外，于手术后发生急性胆囊炎者，病因迄今尚未完全明了。这类患者多数接受胃切除术或结肠手术，但在胸腔、妇科等腹腔以外手术的患者中也可发生。可能与以下因素有关：①本类患者可能原有未发现的胆囊结石，术后采用斜坡卧位致使结石移位嵌顿，引发胆囊炎；②术后长期禁食、胃肠外营养引发胆汁淤滞浓缩，高浓度胆盐刺激黏膜而继发化学性胆囊炎；③术后抵抗力低，细菌感染后可能易经血行扩散至胆囊；④术中组织血流灌注不足，使胆囊壁血流减少，胆囊黏膜坏死；⑤胃切除时损伤迷走神经，引起胆囊松弛、胆汁淤积，诱发胆囊炎。

【病理】

急性胆囊炎开始均有胆囊管梗阻，胆囊内压力增高，胆囊黏膜水肿、充血及白细胞浸润，胆囊内渗出增加，表现为胆汁外观正常或略显浑浊。外观上,胆囊肿大,张力较高,胆囊壁水肿、增厚、血管扩张、浆膜表面有纤维素渗出,并常与周围脏器有纤维素粘连。如果胆囊梗阻不能缓解,胆囊内压力继续升高,促使囊壁发生血循环障碍,易发生胆囊壁坏疽及穿孔。当胆囊的梗阻一旦解除,胆囊内压降低后,胆急性炎症便会好转,部分黏膜修复,溃疡愈合,形成纤维瘢痕组织。胆囊壁水肿消退,急性炎症减轻,而出现慢性炎性细胞浸润和胆囊壁纤维增生,从而使胆囊壁变厚,出现慢性胆囊炎的病理改变。反复多次的急性胆囊炎发作,胆囊壁纤维瘢痕化、肌纤维萎缩,胆囊萎缩,将会完全丧失其生理功能。

【临床表现】

1. 症状　腹痛是急性胆囊炎的主要症状,常在夜间或进食油腻食物之后,疼痛位于剑突下或右肋缘下,也可向右肩部、右背部或右肩胛下角放射。伴有发热,可能伴有恶心、呕吐。急性结石性胆囊炎常表现为持续性胆绞痛,部分患者,尤其是非结石性胆囊炎,起病时可表现为上腹部或右上腹部钝性胀痛。随着腹痛的持续加重,常有畏寒、发热等全身中毒症状,老年患者多见。

2. 体征　胆囊区压痛,在病程初期即可出现。压痛部位局限右上腹,墨菲征阳性,有时可触及肿大的胆囊。随着病程的进一步发展,由于炎性分泌物刺激腹膜,可出现肌紧张。到了胆囊周围浸润和脓肿形成,可在右上腹触到包块。胆囊穿孔引起弥漫性腹膜炎出现全腹压痛和肌紧张,严重者休克。部分患者可出现黄疸,其中部分由于同时伴有胆总管结石,另一部分主要由于急性炎症、水肿波及肝外胆管而发生黄疸。

【辅助检查】

1. 实验室检查

(1)血象检查表现为白细胞计数及中性粒细胞增高,可上升至 $20×10^9$/L 以上。

(2)血清丙氨酸氨基转移酶(ALT)和天冬氨酸氨基转移酶(AST)升高,特别是当有胆管阻塞和胆管感染时,则丙氨酸氨基转移酶升高更为明显。

(3)约有 15％的患者可出现血清胆红素升高，一般为轻度升高，若超过 $85\mu mol/L$ 时，常提示胆总管结石或胆管炎合并肝功能损害。

2.影像学检查

(1)B 型超声波检查可见胆囊增大、囊壁增厚、胆石光团及声影。

(2)CT 和 MRI 对急性结石性胆囊炎，尤其对合并有胆管结石、急性胰腺炎时的诊断鉴别更有价值。

(3)放射性核素[99m]Tc-EHIDA 可用于急性期，如果[99m]Tc-EHIDA 检查胆囊显影，则可以排除急性胆囊炎的诊断。

【诊断】

1.诊断依据

(1)白细胞总数＞$10×10^9/L$，核左移。

(2)腹部 X 线摄片胆囊区可见阳性结石。

(3)B 超检查示胆囊增大，壁厚＞3.5mm，内有强光团伴声影。

(4)静脉胆道造影胆囊不显影。

(5)CT 或 MRI 显示胆囊结石。

2.诊断要点

(1)在病史中常有因食油腻食物后诱发史和过去有经常反复发作史。

(2)腹痛：位于右上腹，突然发作，为剧烈绞痛或持续疼痛阵发性加剧，可放射至右肩背部；同时，伴有发热、恶心、呕吐等。

(3)右上腹部胆囊区有程度不同的压痛，叩击痛和肌紧张；有时可扪到肿大的胆囊。可伴有轻度黄疸。

(4)白细胞计数常增高，中性白细胞也增高。如总数超过 $20×10^9/L$ 时，应考虑胆总管内感染严重或有积脓，甚至胆囊有坏死或穿孔的可能。

(5)若同时出现寒战、高热、黄疸,应考虑胆管炎。急性梗阻性化脓性胆管炎,必须早期认识,争取及早手术治疗,因为它可能引起危重的中毒性休克。胆总管完全梗阻时,大便可呈白陶土色。

【鉴别诊断】

急性胆囊炎需要与以下几种疾病进行鉴别诊断。

1. **急性胰腺炎** 急性结石性胆囊炎时,胆囊结石可进入胆总管诱发胰腺炎,此时常需鉴别。胰腺炎时腹痛呈持续性疼痛,阵发性加重,可向两侧的腰背部放射,腹胀明显,重症急性胰腺炎有程度不同的休克及腹膜刺激征。腹膜炎可局限于上腹部或延及全腹部;有明显的肠胀气,肠鸣音减弱;大多数患者移动性浊音阳性。左侧胸腔反应性渗出。少数病例腰部水肿,皮肤呈片状青紫色改变,称为 Grey-Tumer 征;脐周皮肤呈青紫色改变称为 Cullen 征。

2. **冠心病心绞痛型** 该疾病老年多见、心电图有特异改变。

3. **胃十二指肠急性穿孔** 起病急,疼痛剧烈,呈刀割样,可由局部快速蔓延至全腹,有典型的腹膜炎体征;腹部平片可见膈下游离气体。

4. **十二指肠溃疡合并十二指肠周围炎** 年轻患者多见,有长期反复发作病史,消化道症状明显,春秋季节易发作,发病具有典型的周期性,腹痛发作时进食可缓解,可有特征性夜间饥饿痛,予以抑酸治疗有效。

5. **肝癌自发破裂出血** 多有长期肝炎病史,上腹突发疼痛,伴有心慌、面色苍白、脉速、血压下降等失血性休克表现,诊断性腹穿抽出不凝血即可鉴别。

6. **肠梗阻** 具有典型的腹痛、腹胀、停止排气、呕吐四联征,腹痛常呈现阵发性,可见腹部肠蠕动波等,查体时可见肠型、胃型,腹部 X 线片可见典型阶梯形气-液平面改变。

【治疗】

对于 60 岁以上的急性胆囊炎患者,因易于并发胆囊化脓、坏疽、穿孔和急性胆源性胰腺炎,治疗应当积极,经积极非手术治疗无效或病情进一步恶化时,应及时行手术治疗,同时年老患者多合并心血管、内分泌疾病,治疗全程应给予足够的重视,警惕心血管意外猝死的可能。

(一)内科治疗

内科治疗既是治疗方法,也是术前准备。

1. 禁食,必要时行胃肠减压。

2. 解痉镇痛:胆囊结石嵌顿于胆囊管,胆囊平滑肌可剧烈收缩引发胆绞痛,可给予哌替啶 50～100mg 肌内注射,间隔 8 小时可重复注射,同时需给予山莨菪碱(654-2)10mg 肌内注射,协同发挥镇痛作用,并且抑制 Oddi 括约肌痉挛。

3. 抗生素应用:急性胆囊炎患者宜尽早静脉应用抗生素。常用氨苄西林或哌拉西林(氧哌嗪青霉素)加氨基糖苷类,也可用头孢哌酮、环丙沙星,由于常有厌氧菌感染,故宜加用甲硝唑静脉滴注。抗菌治疗应待发热退尽、腹痛及压痛消失、全身状况显著改善后停用。

4. 纠正水、电解质紊乱和酸碱失衡。

5. 全身支持治疗。

(二)外科治疗

对于非结石性胆囊炎的手术治疗尚无统一意见。多数学者主张诊断确定即应行胆囊切除术,以免后期发生胆囊坏疽或穿孔等严重并发症。对于急性胆囊炎发生坏疽、穿孔者,一经确诊应尽早手术治疗。

1. 急诊手术指征　急性胆囊炎诊断明确者原则上宜手术治疗,手术指征如下:①发病在 48～72h 者;②经非手术治疗无效且病情恶化者;③有胆囊穿孔、弥漫性腹膜炎、急性化脓性胆管炎、急性坏死性胰腺炎等并发症者。其他患者,特别是年老体弱的高危患者,应争取在患者情况处于最佳状态时行择期性手术。

2. 手术方式

(1)胆囊切除术:合并黄疸者行胆总管探查术,不能决断时,最好行术中胆道造影以确定是否行胆总管探查。

(2)胆囊造口术:适用于胆囊周围水肿粘连严重、解剖不清或患者全身情况较差,难以耐受胆囊切除术者。3～6 个月后行胆囊切除术。

第三节　胆　石　症

胆石症(cholelithiasis)是指胆道系统(包括胆囊和胆管)的任何部位发生结石的疾病,结石的种类和成分不完全相同,临床表现取决于结石是否引起胆道感染、胆道梗阻及梗阻的部位和程度。

【病因及发病机制】

本病一般认为与胆汁淤积、细菌感染和代谢障碍有关。

1. 胆汁化学成分的改变　胆汁的重要化学成分是胆盐、磷脂和胆固醇,三者保持一定的比例,故能维持一种混合胶体溶液。当代谢紊乱、胆汁分泌失常而三者比例发生变化,特别是胆酸、磷脂的减少或胆固醇增多,均可使胆固醇呈过饱和状态,而从胆汁中排出,形成结晶,沉淀而成胆结石的基础。但不同地区、不同病例的发生原理却不一定相同,所形成的胆石种类和发生部位也随之而异。

2. 胆汁淤积　长期静坐习惯、肥胖、妊娠、胆道梗阻或 Oddi 括约肌功能失调等情况,可使胆囊肌肉张力降低,排除延缓而致胆汁淤积。这是造成炎症和结石常见的重要原因。

3. 细菌感染　胆囊黏膜因浓缩的胆汁或反流胰液的化学性刺激而产生炎变、极易招致继发性细菌感染。常见致病菌为大肠埃希菌、铜绿假单胞菌、变形杆菌和厌氧菌等,多为混合感染。细菌可使胆汁变为酸性,使胆固醇在胆汁中容易沉淀,感染时大肠埃希菌可产生大量的β葡萄糖醛酸苷酶,使结合胆红素变为不溶于水的非结合胆红素,后者与钙结合成为难溶的胆红素钙而沉淀下来,是形成肝内外胆管结石的主要原因,其成分往往是以胆红素钙为主。

4. 胆道寄生虫感染　蛔虫侵入胆道,将细菌及虫卵携至胆道,引起胆道炎症、阻塞和胆汁淤积。蛔虫的残体及虫卵也常有构成胆石的核心。

5. 其他因素　西方国家尤其是美洲印第安人胆汁中胆固醇量呈超饱和状态,胆结石发生率高,肝硬化尤其是原发性胆汁性肝硬化患者由于胆汁酸合成减少,胆石症的发生率也很高。此外,金属元素在胆石形成中有着重要作用,经测定发现,胆固醇结石患者胆汁中的游离钙浓度增高;胆色素结石患者胆汁中的游离钙、镁浓度增高,成为胆石形成的原因之一。

【病理】

1. 胆石分类　按结石构成的主要成分可分为三种,即胆固醇结石、胆色素结石、混合结石。

(1)胆固醇结石:以胆固醇为主要成分,淡灰黄色,单个结石常呈卵圆形,多发结石则多面形,表面光滑,切面有放射状条纹。X线片不显影。

(2)胆色素结石:以胆色素为主要成分,棕黑色或棕褐色,又可分为泥沙样和沙粒样结石两种。由于含钙量少,X线片上多不显影。

(3)混合结石:由胆色素、胆固醇及钙盐等混合组成,色泽和性状依所含成分而异。切面呈多层状,含钙较多,X线检查可见显影。此外,胆汁中脱落的上皮、炎细胞及其残屑、细菌、寄生虫(蛔虫残体和虫卵)均可作为核心形成结石。

2. 胆石分布

(1)胆囊结石:多数是胆固醇结石或以胆固醇为主的混合性结石。

(2)胆管结石:多数是胆色素结石或以胆色素为主的混合性结石。

(3)肝内胆管结石:为原发性胆管结石,我国较常见。结石性质与肝外胆管相同,左肝管结石多于右肝管,其形成与胆道感染有关,治疗较困难。

【临床表现】

(一)胆囊结石

1. 症状　胆囊结石开始形成时,常为明显症状,有时仅有轻微的消化道症状,如饭后饱胀,嗳气吞酸等。以后,视结石大小、部位,是否梗阻,有无感染而各异。在进油腻食物后消化道症状常加剧。大的单发性胆固醇结石或充填式的胆囊结石,很少发生严重症状,甚至终身无症状,即所谓静止性胆囊结石。

胆痛是典型的症状,痛在右上腹,呈阵发性较痛,向右肩背部放射,伴恶心、呕吐。多数患者在夜间或脂餐后发作。

2. 体征　检查时右上腹压痛,肌紧张,有时可触到肿大的胆囊,Murphy 征阳性(将左手拇指放在右腹直肌外缘与肋弓交界处,用力按压腹壁,再嘱患者深吸气,如因疼痛突然屏气,为阳性)。

较小的胆囊结石,可通过胆囊管排入胆总管,如再嵌顿于胆总管下端壶腹部,还会导致急性梗阻性化脓性胆管炎和全身感染。

(二)肝外胆管结石

1. 症状　肝外胆管结石常见的症状是胆管炎,典型表现为反复发作的腹痛、高热寒战和黄疸,即 Charcot 三联征。

(1)腹痛:为胆绞痛,疼痛部位多局限在剑突下和右上腹部,呈阵发性刀割样,常向右肩背部放射,伴恶心、呕吐。这是由于结石下移嵌于胆总管下端壶腹部,引起括约肌痉挛和胆道高压所致。

(2)寒战、高热:是胆结石阻塞胆管并合并感染时的表现。由于胆道梗阻,胆管内压升高,使胆道感染逆行扩散,致使细菌和毒素通过肝窦入肝静脉内,引起菌血症或毒血症。

(3)黄疸:胆管结石嵌于 Vater 壶腹部不缓解,1～2 日即可出现黄疸,患者首先表现尿黄,接着出现巩膜黄染,然后出现皮肤黄染伴瘙痒。部分患者结石嵌顿不重,阻塞的胆管近侧扩张,胆石可漂浮上移,或小结石通过壶腹部排入十二指肠,使上述症状缓解。这种间歇性黄疸,是肝外胆管结石的特点。如梗阻性黄疸长期未得到解决,将会导致严重的肝功能损害。

2. 体征　巩膜及皮肤黄染。剑突下或右上腹部有深压痛,感染重时可有局限性腹膜炎,肝区叩击痛。如胆总管下端梗阻,扪及肿大的胆囊。

(三)肝内胆管结石

肝内胆管结石我国发病率较高,多数为胆色素结石。肝内胆石的表现很不典型。在间歇期仅表现为上腹轻度不适和背胀。急性期则有胀痛和发热。当一侧或一叶肝内胆管结石造成半肝或某一肝段的肝内胆管梗阻,并发感染时,可出现发热、畏寒,甚至精神症状和休克等急性重症胆管炎表现,但患者仍可无腹痛和黄疸,因此常易误诊为"肝炎"或"肝脓肿"。

【辅助检查】

1. 实验室检查

(1)一般的胆绞痛,无血液学和生物学方面的改变。

(2)急性胆囊炎,常见白细胞增多和核左移。

(3)间歇性胰管梗阻:造成血清淀粉酶增高。胆囊的炎症和水肿可压迫胆总管造成氨基转移酶和碱性磷酸酶的增高,碱性磷酸酶由胆小管和胆管细胞合成,其增高水平和梗阻程度和病因无关。总肝管和胆总管的炎症时常伴有胆红素的增高,增高的水平与梗阻的程度平行。胆总管胆石症的胆红素水平通常介于 30～200μmol/L,胆红素的峰值与黄疸的持续时间无相关性。

2. 影像学检查

(1)超声检查：特异性和灵敏性均很高。超声下结石表现为高振幅回声及声后阴影。超声检查未能发现结石，并不能排除胆石症的诊断。

(2)CT 检查：与超声检查相比，CT 时于胆结石的诊断并不具有优势。CT 可显示胆管的扩张、结石和肿块。若高度怀疑肿瘤造成的胆总管梗阻，可行 CT 检查。

(3)内镜超声：诊断胆总管结石病的敏感性和特异性均较高。因其不依赖结石的大小和胆管的直径，因此对于无扩张的胆总管内的小结石的诊断尤其有价值。

(4)胆管造影：若需要更精确的显示胆管系统，则应行内镜逆行胆胰管造影(ERCP)或经皮肝穿刺胆管造影(PTC)。ERCP 更适合于显示较低部位的梗阻，而 PTC 显示较高部位或近端的梗阻。

(5)磁共振胆管造影：MRCP 诊断胆管内疾病、胆管扩张和胆管狭窄的特异性和敏感性均＞95％，是诊断肝内胆管结石较有价值的方法。MRCP 为非侵入性检查，避免了 ERCP 和 PTC 所带来的风险。

【诊断】

胆石症的诊断主要根据临床表现，特别是根据腹痛、寒战发热和黄疸三大症状表现的差异，同时配合实验室检查、B 超检查、X 线胆道造影检查等，以判断病变的部位是在胆囊还是在胆管，病变的性质是结石还是感染。实际上，胆囊炎与胆囊结石、胆管炎和胆管结石往往并存，故在诊断时必须详细询问病史，进行系统的体格检查，全面考虑，综合分析。

【鉴别诊断】

1. 胆道结石绞痛与胆道蛔虫病的鉴别　见表 6-1。

表 6-1　胆道结石绞痛与胆道蛔虫病的鉴别

项目	胆道结石绞痛	胆道蛔虫症
发病年龄	较多,多在 30 岁以上	较小,多为青少年
病史	有反复发作的胆石绞痛史	有排虫史或吐虫史
疼痛性质	腹痛不如胆道蛔虫病剧烈,无"钻顶"感,间歇期较长	剧痛,有向上"钻顶"感,间歇期短
腹部体征	腹肌紧张,多有胆囊触痛	腹壁柔软,只有轻压痛,无胆囊触痛与症状的严重性不相称
黄疸	多为中等度	多无或较轻
其他症状	常伴有寒战、发热	早期不伴有寒战、发热
药物作用	咖啡与阿托品可缓解	绞痛发作时,吗啡与阿托品不能缓解
B 超	可见胆石及胆管扩张	可发现胆管及胆囊内有虫体蠕动或死虫体钙化性管形条索状影

2. 胆石症与十二指肠溃疡的鉴别　见表 6-2。

表 6-2　胆石症与十二指肠溃疡的鉴别

项目	胆石症	十二指肠溃疡
性别	女性多见	男性多见
体型	肥胖	细长
季节性	无	较强
疼痛持续时间	2～3 天	3～4 周
诱因	脂肪食物	精神刺激
牛乳耐受	不良	良
卵黄耐受	不良	良
疼痛	持续性	节律性
反射痛	持续性右背部、右肩	背部

（续　表）

项目	胆石症	十二指肠溃疡
局限所见	Murphy 征阳性	无
黄疸	有	无
胃酸	正常或低下	增加
十二指肠	白细胞、胆固醇或胆红素钙结晶	阴影
X 线片	结石影	—
B 超	结石影	阴影
胃镜	阴性	可见溃疡

3. 胆石症、急性肠梗阻、肾石、胰石绞痛的鉴别　见表 6-3。

表 6-3　胆石症、急性肠梗阻、肾石、胰石绞痛的鉴别

项目	病史	疼痛部位	反射性疼痛	其他临床表现	诊断方法
胆石症	肥胖症、胆道蛔虫绞痛症,多在餐后发作	上腹或右上腹	右肩部	恶心、呕吐,多有不同程度的黄疸	腹部 X 线片、胆系造影、B 超、CT
急性肠梗阻	腹部手术史、蛔虫病史、外疝、结核性腹膜炎等	与病变部位有关	患侧腹股沟、大腿内侧	肠鸣音亢进或高亢气体过水声,肠型及蠕动波、痛性包块、外疝等	腹部透视或腹 X 线片
肾石绞痛	血尿史、排尿砂或尿石史	肾区	左侧腰背部	血尿、多有尿频,有时恶心、呕吐	腹部 X 线片、肾盂造影、B 超、CT
胰石绞痛	急性胰腺炎症	上腹部	—	血清及尿淀粉酶升高	腹部 X 线片、ERCP、B 超、CT

4. 急性胰腺炎　腹部疼痛多位于左上腹,疼痛呈持续性;发热及黄疸不明显,血、尿淀粉酶明显升高。

5. 病毒性肝炎　肝炎接触史或流行史,以右上腹肝区持续性隐痛为主,发热但无畏寒,黄疸发生快而消退慢,转氨酶升高并伴有其他肝功能异常。

6. 壶腹部周围肿瘤　无痛性黄疸进行性加深,一般无发热,胃肠道 X 线钡剂检查、B 超检查、经皮肝穿刺胆道造影或经内镜逆行胰胆道造影,能明确诊断。

7. 急性心肌梗死　为严重的上腹部或胸骨后疼痛,伴胸闷、气短,查体上腹部可有压痛,心电图检查有助于二者鉴别。

8. 十二指肠溃疡穿孔　多有溃疡性病史,起病急,腹痛多在上腹部,很快扩散至全腹,持续性刀割样疼痛剧烈难忍。查体可发现全腹明显压痛,板状腹,移动性浊音阳性,肝浊音界缩小或消失,肠鸣音减弱或消失。X 线检查可见膈下游离气体。

【治疗】

临床上治疗胆石症常用的方法可概括为排石、溶石、碎石、取石 4 种方法。原则上胆囊的小结石、肝外胆管结石直径≤1cm,或泥沙样结石;无并发症的较大胆管结石;广泛的肝管或肝内胆管结石;胆总管切开取石后的残存结石,特别是已做内引流者,均可应用上述方法治疗。

(一)病因治疗

积极治疗肠道感染、肠寄生虫可降低胆结石的发病率。选用清淡、低胆固醇食品,亦有预防结石的形成,降低胆绞痛发作。

(二)药物治疗

1. 增进胆汁排泄药物　①50％硫酸镁 10～15ml,每日 3 次(餐后服),有松弛 Oddi 括约肌作用,使滞留胆汁易于排出。②胆盐 0.5～1.0g,每日 3 次,能促进肝分泌大量稀薄的胆汁,有利于冲洗胆道。③去氧胆酸每次 0.25g,每日 3 次(餐后服)或用胆酸钠每次 0.2g,每日 3 次(餐后服),可增进胆汁分泌使胆汁变稀。

胆道梗阻时不宜采用。

2. 消除胆结石药物　熊去氧胆酸,每日剂量为 8～13mg/kg,对溶解胆固醇结石有效,不引起腹泻及肝损害。

3. 消除胆绞痛药物　轻度绞痛可卧床休息,采取右上腹热敷、灌肠排气等方法。可适当给予解痉、镇痛药物:硝酸甘油酯 0.6mg,每 3～4 小时 1 次,含于舌下;阿托品 0.5mg,每 3～4 小时肌内注射。必要时可给予哌替啶 50～100mg 肌注。

4. 抗生素　有糖尿病或曾进行胃肠吻合术的胆石症患者及老年胆石症患者,易并发胆道感染,应及早应用抗生素。可选用青霉素、头孢菌素、庆大霉素、甲硝唑等。

5. 中药治疗

(1)利胆排石片:每次 6～10 片,每日 2 次。

(2)胆石通胶囊:每次 4～6 粒,每日 3 次。

(3)金钱草 120g,煎汤 500ml 内服。适用于肝内胆管结石。

(4)生大黄煎服,每日 1 次,连服 5 次。适用于泥沙样结石或直径 1.5cm 以下的结石。

(5)柴胡、延胡、郁金各 6g,鹅不食草、金钱草、北茵陈各 15g,金铃子 10g,黄芩 9g,通草 3g,蒲公英 12g。水煎服,每日 1 剂。本方用于胆石症的急性发作,屡用屡效。

(6)制大黄、枳实各 9g,虎杖、郁金各 15g,大叶金钱草 30g。水煎送鸡内金粉 1.5g 适用于胆石症。

(三)手术治疗

1. 手术适应证

(1)胆管结石伴有严重梗阻感染、中毒性休克或肝并发症。

(2)较大的胆囊结石、症状发作频繁、结石嵌顿造成积水或积脓、急性化脓性及坏疽性胆囊炎、胆穿孔或弥漫性腹膜炎。

(3)经内科积极治疗无效病例。

2. 手术方法

(1)胆囊切除术:适用于较大的胆囊结石,非手术疗法治疗无效的急、慢性胆囊炎,以及胆囊积水、胆囊积脓等。

(2)胆囊造口术:仅用于少数病情危重或局部解剖关系不清时,作为一种临时性引流的抢救措施。

(3)胆总管探查及引流术:适用于取出胆管结石,引流胆管。

(4)胆总管口括约肌切开成形术、胆总管十二指肠吻合术、胆总管-空肠 T 形吻合术,适用于胆总管下端或下段狭窄,肝胆管内大量泥沙样结石术中难以取尽者。

(5)肝叶切除术:只适用于病变局限于一叶的肝内结石,不能手术取出并有肝叶萎缩者。

(四)体外冲击波碎石

利用液电、压电或磁电产生冲击波碎石,一般用于胆囊内结石<20mm,数目不超过 2~3 个,且胆囊功能良好者。胆石击碎后可自行排出。但有严重心脏病,胃、十二指肠溃疡活动期,急性肝炎或肝功严重受损者,合并急性胆囊炎、胆管炎及胰腺炎,结石位于远端胆管有梗阻者,胆囊失去功能者,带心脏起搏器者等不适合做体外碎石。

(五)腹腔镜下胆囊切除或胆囊内取石

适用于单纯的胆囊内结石,且结石数量不多者。

第四节 胆囊切除术后综合征

胆囊切除术后综合征(postcholecystectomy syndrome,PCS)是指因胆囊疾病而施行胆囊切除术后原有症状继续存在或新出现的一组症候群,包括轻度非特异性的消化道症状(上腹闷胀不适、腹痛、肩背部疼痛不适、消化不良、食欲缺乏、恶心或伴呕吐、嗳气、大便次数增多等)和特异性的胆道症状(右上腹剧痛、胆绞痛、发热、黄疸等)。PCS 多于胆囊切除术后数周至数月内发生,女性多于男性,症状可由精神刺激、乙醇、进油腻性食物等因素所诱发。多数 PCS 患者症状轻微;部分病例诊断不明,且治疗困难。

【病因】

胆囊切除术后出现本病可能与以下因素有关。

1. 术中对胆管的损伤　由于胆囊和肝外胆管存有较大的解剖学变异或术者经验不足,可能在术中损伤肝外胆管,引起术后的胆管狭窄,少数继发于术后的胆管周围感染而造成胆管的损害或闭塞性胆管炎。

2. Oddi 括约肌狭窄和缩窄性 Vater 乳头炎　术后造成这些病理变化的原因不清,可能与合并胆总管结石,尤其泥沙样胆红素结石或局部的慢性炎症、水肿有关。

3. 术后胆盐代谢异常和自主神经功能紊乱　可影响胆汁的排泄、Oddi 括约肌紧张度和胆总管的压力,对本病的发生可能起一定作用。

【临床表现】

在胆囊切除术后,多于数周或数月后出现症状,主要表现有上腹部或右季肋部疼痛不适,常呈隐痛或钝痛,压迫感,其性质不同于术前的胆绞痛,可伴有食欲缺乏、恶心、腹胀等,偶有胆管痉挛而呈绞痛发作。症状与进食尤其进油脂食物有一定关系。重者可由胆道感染向上扩散,而出现寒战、高热、黄疸。

【辅助检查】

1. 生化检查　白细胞计数、血尿淀粉酶、肝功能、谷丙转氨酶、γ-谷氨酰转肽酶等对胆道梗阻的诊断很有帮助。

2. 腹部 B 超　腹部 B 超是诊断胆道系统疾病的首选方法,但该方法常受结肠、十二指肠气体干扰,肝外胆管追踪常有困难,壶腹部周围病变的诊断能力差,部分 PCS 患者此项检查不能发现异常。

3. 肝胆 CT 扫描　诊断肝肿瘤、肝内外胆管扩张、胆石症、慢性胰腺炎等。

4. 核素 ^{99m}Tc-HDA 肝胆扫描　观察肝内外胆管扩张、胆石症和肝病变、胆囊的功能等,方法简便、无损害,适用于黄疸患者。

5. 上消化道钡剂和内镜检查　主要用来发现或除外胃肠道疾病，了解有无食管裂孔疝、溃疡病或十二指肠憩室炎。食管胃十二指肠内镜检查，可了解急性和慢性消化道溃疡和胃炎。

6. 磁共振胰胆管成像术（MRCP）　MRCP可以直观地显示肝内外胆管、胰管形态，明确是否存在胆管及胰管扩张、是否存在器质性病变。对于显示胆道梗阻的部位，其准确率可达97％和95％。MRCP在胆囊术后综合征病变的定位和定性诊断方面，具有明显的优势，在胆系的应用日益广泛。

7. 逆行胰胆管造影（ERCP）　该技术已成为胆道和胰腺疾病诊断的金标准。ERCP能较好地显示结石、肿瘤、先天性变异等疾病并做出准确定位。还能了解有无食管、胃、十二指肠及乳头的疾病。胆囊切除术后有持续症状的患者应行ERCP检查，明确病因、合理治疗。

8. 吗啡-新斯的明激发试验　其方法为：给患者肌内注射吗啡10mg、新斯的明1mg，分别于注药前、注药后1小时、2小时和4小时抽血测血清淀粉酶和脂肪酶。注药后上腹部疼痛、血清酶高于正常值3倍以上为阳性。

9. 经皮肝穿刺胆管造影（PTC）　这种胆道直接造影方法适用于较重黄疸的鉴别和胆管病变的定位。

【诊断】

根据病史（胆囊、胆管或胃、十二指肠手术史）、术后发生的发热、腹痛和黄疸即应考虑到术后胆管结石、胆管狭窄可能。B超、CT、内镜、胆道造影对诊断可提供帮助；ERCP或PTC等检查，必要时配合细针穿针（FNPTC）可获满意诊断。对疑有Oddi括约肌狭窄或功能紊乱者可做吗啡、新斯的明激发试验。ERCP和FNPTC检查后仍有少数患者原因不明，诊断困难。

【治疗】

PCS的治疗目的是消除病因，通畅胆道引流，控制感染。单纯的对症治疗常得不到良好的结果。因此，治疗前必须进一步探讨其发病原因,得出明确诊断。治疗方法有非手术与手术治疗。

(一)非手术疗法

1. 适应证

(1)胆管结石直径＜1cm,胆管下端又无狭窄者。

(2)胆道感染尚无明显胆管梗阻者。

(3)急性或慢性胆囊炎、胰腺炎。

(4)胆道蛔虫症。

(5)胆道功能紊乱。

(6)胆系外疾病如食管裂孔疝、消化性溃疡、慢性胰腺炎等。

2. 治疗方法

(1)一般疗法:包括饮食疗法、输液、纠正水电解质与酸碱平衡失调。

(2)中医中药:中医中药辨证论治对胆囊、胆管结石、胆道感染、胰腺炎、胆道蛔虫等疾病具有良好疗效。胁痛、苍白、脉弦、肝气郁滞者,柴胡疏肝散加味;胁痛、发冷发热、口苦咽干、黄疸、舌红苔黄腻、脉滑数属湿热内蕴者,大柴胡汤合茵陈蒿汤治之;胁痛、高热、口干、黄疸、苔黄、脉弦数属火毒炽盛者,应用黄连解毒汤加茵陈蒿汤治疗。此外,如伴胰腺炎用药以清胰汤(柴胡、木香、延胡索、白芍、黄芩、大黄、芒硝等)为主;如伴蛔虫可加乌梅汤治之。

(3)心理疗法:情绪状态、心理因素是 PCS 的独立相关因素,必要时予以心理治疗,改善患者的社会适应状态,提高生活质量。

(4)其他:抗生素、解痉镇痛药、抗酸药、H_2 受体阻滞药等。

(二)手术疗法

1. 适应证

(1)反复发作的较大胆管结石、肝内胆管结石、壶腹嵌顿结石、胆管狭窄合并胆管结石。

(2)胆管狭窄反复发作胆道感染,梗阻性化脓性胆管炎。

（3）Oddi 括约肌狭窄,慢性胰腺炎伴壶腹部或胰管梗阻。

（4）胆囊管遗留过长,形成有炎症的小胆囊。

（5）药物难以治愈的胆系外疾病,如食管裂孔疝、溃疡病等。

2. 手术方法　根据病变情况,决定手术方式。①有胆囊或胆囊管遗留过长者,应行胆囊切除术或胆囊管切除术;②胆管结石者应行胆总管切开探查,清除结石及各种胆肠吻合术或经内镜括约肌切开术、取石术等;③Oddi 括约肌狭窄可行括约肌切开成形术;④胆管狭窄者,可行胆总管成形修复术或胆道消化道重建术,如胆总管十二指肠吻合术、胆管空肠 Roux-Y 吻合术、Longmire手术等;⑤症状严重的胆系外疾病,如食管裂孔疝、溃疡病等也应给予相应的药物或手术治疗。

第五节　胆囊及 Oddi 括约肌功能障碍

人体肝产生的胆汁流向十二指肠受胆道运动功能调节,构成胆道运动功能的主要组成是胆囊（gallbladder,GB）和 Oddi 括约肌（sphincter of Oddi,SO）。胆道运动功能障碍主要是胆囊和Oddi 括约肌障碍,形成胆道运动功能障碍综合征。

一、胆囊运动功能障碍

胆囊运动功能障碍是指由于代谢异常或原发性胆囊动力异常,不伴胆汁成分改变所引起的胆源性腹痛。

【病因】

常见的病因包括:①原发性胆囊平滑肌病变;②慢性胆囊炎或胆汁改变引起的继发性胆囊平滑肌病变;③神经或激素调节异常;④血循环中抑制性物质和激素的作用。由于胆囊排空迟缓,可同时存在胆汁成分改变,出现胆盐沉积物,最终可能导致胆囊结石的形成,临床上胆囊结石患者常伴有胆囊运动障碍,而胆盐沉积物阻塞胆囊管,可诱发非结石性胆绞痛。

【临床表现】

常见于中年女性,主要症状为上腹部或右上腹部阵发性绞痛,疼痛可向右肩部或肩胛下放射,部分患者可伴恶心、呕吐,可因进食油腻食物诱发,持续2～3小时,解痉药可缓解症状。体检仅发现右上腹部局限性压痛,无明显肌紧张及反跳痛,Murphy征阴性,血常规、肝功能均正常。

【辅助检查】

1. 实验室检查　胆源性腹痛患者首先应进行肝功能、胰酶等实验室检查,除外肝功能损害、胰腺炎、梗阻性黄疸等疾病。

2. 腹部B超检查　胆源性腹痛患者行腹部超声检查除外胆囊及胆道器质性疾病,如胆囊结石伴胆囊炎、肝外胆管结石、肝良恶性肿瘤、胆道肿瘤、胆管扩张等疾病。

3. 内镜检查　实验室检查、腹部B超检查均正常时应进行上消化道内镜检查,特别是十二指肠镜检查,除外胃、十二指肠及十二指肠乳头病变。逆行性胰胆管造影检查(ERCP)更有助于明确肝内外胆管病变,在操作过程中可根据病情同时给予括约肌切开、球囊扩张、网篮取石等治疗。但应注意ERCP可能导致胰腺炎、胆道感染、消化道出血、穿孔等并发症。应做到严格掌握指征,规范操作,密切监护,评估风险,及时处理。

4. 胆囊排空检查　上述检查发现任何异常,可除外胆囊运动功能障碍,进行相应的诊治;上述检查均正常时应进行胆囊收缩素胆囊排空检查。如胆囊排空指数<40%,且无其他原因可查时,可诊断胆囊运动功能障碍。

5. 诊断　胆囊运动功能障碍必须符合下列所有条件:①符合胆囊及Oddi括约肌功能障碍诊断标准;②胆囊存在;③肝酶学检查、结合型胆红素、血淀粉酶/脂肪酶正常。胆囊运动功能障碍的患病率目前尚不清楚,胆囊功能障碍典型的症状是胆源性腹痛。罗马Ⅲ专家委员会建议诊断胆囊功能障碍需符合以下条件:①无胆囊结石、胆泥及微小结石;②静脉滴注胆囊收缩素8肽30分钟后胆囊排空指数＜40％;③胆囊切除术后12个月症状无复发。

【治疗】

有明确病因者对因治疗,现无明确病因者应尽力恢复胆囊排空指数,无效时手术切除胆囊。

1. **药物治疗** 药物治疗胆囊运动功能障碍的报道目前较少,研究表明胃促动力药西沙必利可改善胆囊排空功能,减少患者症状的发生,改善胆囊排空指数,提示该药可能是治疗胆囊功能障碍的有效药物。

2. **手术治疗** 手术切除是目前治疗胆囊运动功能障碍最有效的方法。术前应充分评估患者一般情况,对手术及麻醉的耐受情况等。手术方式包括:①腹腔镜胆囊切除术,腹腔镜手术相对开腹手术创伤小,术后恢复快,但要求患者可以耐受气腹压力,腹腔内特别是肝门区无严重粘连。②开腹胆囊切除术,无法施行腹腔镜胆囊切除术时,可以考虑行开腹胆囊切除术。

二、Oddi 括约肌运动功能障碍

Oddi 括约肌是指在胆管、胰管、壶腹周围的括约肌纤维组织。按其存在的部位可分为胆管上括约肌、胆管下括约肌、胰管括约肌、壶腹括约肌;Oddi 括约肌生理功能是在神经、内分泌的作用下,使括约肌呈现节奏性的收缩活动,调节着胆汁的排出。在正常情况下,由十二指肠黏膜分泌的胆囊收缩素-促胰酶素(CCK-PZ)使胆囊收缩时,并伴有 Oddi 括约肌舒张,而胆囊舒张时则 Oddi 括约肌呈收缩状态。此外,胆囊也受迷走神经的调节,刺激神经使胆囊收缩,而 Oddi 括约肌松弛。相反,切断神经则使胆囊扩张,而括约肌收缩。Oddi 括约肌的器质性病变及功能紊乱均可导致 Oddi 括约肌运动功能障碍。Oddi 括约肌运动功能障碍分器质性和功能性两类,前者多指 Oddi 括约肌炎性瘢痕狭窄,后者多指 Oddi 括约肌痉挛,造成胆道压力增加,胆管扩张,导致腹痛等临床症状。根据 Oddi 括约肌动力异常的部位分为胆道型和胰腺型2种类型,前者是指胆管远端括约肌动力障碍引起的腹痛、肝功能异常、胆道扩张等症状;后者是指胰管远端括约肌动力障碍引起的腹痛、肝酶升高、淀粉酶升高、胰腺炎等症状。

【病因及发病机制】

1. 神经调节异常　神经调节异常可能导致 Oddi 括约肌功能障碍。Oddi 括约肌的运动功能受交感神经、副交感神经和肽能神经的支配;Oddi 括约肌中 α、β 受体分布相当,交感神经对 Oddi 括约肌的调节作用既可以是收缩,也可能是舒张;但迷走神经对 Oddi 括约肌的作用机制尚不明确。部分研究认为,切断迷走神经可使 Oddi 括约肌消化间期张力减低,餐后舒张延迟;对 Oddi 括约肌的舒张程度无明显影响。

2. 内脏感觉过敏　有研究认为,内脏痛觉过敏与 Oddi 括约肌功能障碍腹痛的发生有关。Oddi 括约肌功能障碍Ⅲ型患者存在十二指肠特异性痛觉过敏,术后十二指肠扩张可诱导与 Oddi 括约肌功能障碍同样的腹痛,并伴有抑郁、焦虑等心理症状。

3. 胰胆管结合异常　Guelrud 认为胰胆管结合异常可能导致 Oddi 括约肌功能障碍。魏经国等分析胆管十二指肠乳头部 X 线解剖与胆囊切除后胆源性腹痛的关系得出结论,胆管远端生理狭窄段过长是胆囊切除术后易诱发胆源性腹痛的重要解剖学基础。

4. 体液因素　奥狄括约运动受体液因素影响。胰泌素、胆囊收缩素等分泌异常,一氧化氮代谢异常,均与 Oddi 括约肌功能障碍有关。

5. 其他因素　乙醇、局部热刺激、药物、精神心理因素,均可能影响 Oddi 括约肌运动,导致括约肌功能障碍。

【临床表现】

多见于女性,常有胆囊切除手术史,症状常在术后5年出现,表现为腹痛,多位于中上腹或右上腹,可放射至肩背部,部位多变,常与脂肪餐有关,可有夜间痛醒,发作时可伴有恶心、呕吐,每次可持续 3～4 小时,解痉药可减轻症状,可反复发作。体格检查腹部触诊无压痛或有上腹部轻压痛,少数患者有巩膜轻度黄染。

【辅助检查】

1. 实验室检查　肝功能、血淀粉酶、脂肪酶、血常规等实验室检查。明确是否存在肝功能损害、梗阻性黄疸、血象升高等情况。注意动态监测,前后比对,观察变化趋势。胆道型者在上腹或右上腹疼痛后可出现一过性血清转氨酶、碱性磷酸酶、胆红素升高,而血清淀粉酶和脂肪酶正常;胰腺型者在上腹或右上腹疼痛后血清淀粉或脂肪酶必定升高,而血清转氨酶、碱性磷酸酶、胆红素均为正常。倘若血清检测,转氨酶、胆红素和淀粉酶均升高时则考虑为壶腹部的混合型或称壶腹型。

2. 腹部超声检查　胆总管扩张的特征性表现之一,是括约肌切开效果良好的一个指标。拟诊 Oddi 括约肌功能障碍患者行腹部超声检查,可以明确肝内外胆管是否存在扩张及扩张程度,除外胆囊结石、肝外胆管结石、肝良恶性肿瘤、胆道肿瘤等疾病。行脂肪餐超声检查或胆囊收缩刺激试验时,在排除胰胆管器质性病变的前提下,脂肪餐或静脉注射胆囊收缩素后,正常人胆总管直径无增加,而胆管型 Oddi 括约肌功能障碍者胆总管直径可增加超过 2mm,为胆汁排出受阻所致。

3. 磁共振胰胆管成像术(MRCP)　对胰胆管检查具有较高的精确度。可以直观地显示肝内外胆管、胰管形态,明确是否存在胆管及胰管扩张、是否存在器质性病变。与 ERCP 比较,具有相似的敏感性和特异性。MRCP 是无创性检查,在 Oddi 括约肌功能障碍的诊断中具有重要意义。

4. 逆行胰胆管造影(ERCP)　ERCP 是肝胆胰腺源性疾病的重要检查方法,是确诊多数胆胰管病例的有效手段。ERCP 可在直视下排除十二指肠乳头、壶腹部周围器质性病变;注入造影剂后可明确是否存在胆道和胰腺器质性病变。Oddi 括约肌功能障碍时 ERCP 可见:①十二指肠乳头开放和关闭运动减弱或消失;

②乳头狭窄致插管困难;③平卧摄片显示胆总管扩张(直径＞12mm)或胰管扩张(胰头部直径＞6mm、体部直径＞5mm);④平卧造影剂排空时间延长,胆总管排空时间超过45分钟,胰管排空时间超过9分钟,提示胆总管下端狭窄。ERCP的主要弊端是检查时使用造影剂和镇静药缺乏统一衡量标准,具有一定创伤性。

5. 内镜下Oddi括约肌测压 是诊断Oddi括约肌功能障碍最有价值的检查方法,可测定:①胆管或胰管内压;②Oddi括约肌基础压;③Oddi括约肌基础收缩幅度、收缩频率和收缩时限;④Oddi括约肌时相性收缩传导模式。通过测压,Oddi括约肌功能障碍可分为2种类型:狭窄型和功能紊乱型。狭窄型Oddi括约肌功能障碍的Oddi括约肌基础压明显升高,＞40mmHg,是Oddi括约肌功能障碍最严重的一类。功能紊乱型可有多种测压异常,包括时相性收缩频率过快,每分钟＞7次,间歇性基础压升高,逆向性收缩过多,胆囊收缩素矛盾反应,即静脉注射胆囊收缩素后,Oddi括约肌基础压升高,时相性收缩频率增加。

【诊断及鉴别诊断】

1. 胆道型Oddi括约肌功能障碍 必须符合胆囊及Oddi括约肌功能障碍诊断标准;伴血清氨基转移酶、碱性磷酸酶或结合型胆红素短暂升高,且至少与2次腹痛发作相关;患者血淀粉酶/脂肪酶正常。

按上腹疼痛病史,血清检测转氨酶、碱性磷酸酶升高及ERCP检查和胆总管造影剂显示胆总管扩张和排空时间延长等检查结果,又将Oddi括约肌功能障碍分为3种类型。

(1)胆道型Oddi括约肌功能障碍Ⅰ型:患者存在胆源性腹痛;至少2次丙氨酸转移酶、天冬氨酸转移酶、胆红素升高至大于正常值2倍;腹部B超发现胆道扩张,直径＞8mm。此型患者主要由于Oddi括约肌狭窄所致。

(2)胆道型Oddi括约肌功能障碍Ⅱ型:患者除胆源性腹痛外,上述实验室或影像学检查仅1项异常即可。

（3）胆道型 Oddi 括约肌功能障碍Ⅲ型：患者仅有胆源性腹痛。Oddi 括约肌功能异常既可影响胆道括约肌也可影响胰管括约肌，部分患者胆道及胰管括约肌均受影响。

2. 胰管型 Oddi 括约肌功能障碍　诊断必须符合：①胆囊及 Oddi 括约肌功能障碍特点；②血淀粉酶/脂肪酶升高；③除外所有引起胰腺炎的其他病因。

【治疗】

Oddi 括约肌运动功能障碍的治疗原则是降低 Oddi 括约肌胆汁和胰液排出的阻力。

1. 药物治疗　迄今为止，仍未发现一种特异性作用于 Oddi 括约肌的药物，目前常用的药物具体如下。

（1）抗胆碱能药物：常用药物有阿托品、颠茄类生物碱及其衍生物，由于阿托品在心血管方面的不良反应，仅适用于急性发作时缓解症状。

（2）硝酸甘油类药物：有研究证实，硝酸甘油是一种迅速有效降低 Oddi 括约肌压力的药物；同时对 Oddi 括约肌痉挛有解痉作用，但因有相对的全身不良反应，使其应用受到了一定的限制。该药物作用时间短暂，长期疗效有待进一步研究。

（3）钙通道阻滞药：该类药物通过阻滞钙通道而松弛平滑肌，有研究证实，硝苯地平（心痛定）可明显降低 Oddi 括约肌基础压，提示该药可能成为治疗的有效药物。

（4）促胃肠动力药：西沙必利可抑制 Oddi 括约肌运动功能同时促进胆囊排空，提示可能促进胆囊及 Oddi 括约肌的协调运动。

（5）生长抑素类药物：近年来发现生长抑素类药物对 Oddi 括约肌功能有重要影响，能降低 Oddi 括约肌压力，可作为 Oddi 括约肌功能障碍治疗的候选药物。

2. 内镜下介入治疗

（1）内镜下括约肌切开术：是目前治疗胆囊切除术后 Oddi 括约肌功能障碍的最常用方法，Oddi 括约肌功能障碍患者如测压异常,括约肌切开术后症状明显改善。常见并发症包括出血和穿孔。

(2)球囊扩张:适用于胆道型Ⅰ型和Ⅱ型 Oddi 括约肌功能障碍伴有 Oddi 括约肌基础压升高者,但对Ⅲ型疗效差,对胰腺型 Oddi 括约肌功能障碍无效。常见并发症为急性胰腺炎。

3. 手术治疗　对不宜行内镜下括约肌切开术治疗或内镜下介入治疗失败的患者可考虑外科手术治疗。外科手术的优点是既可消除胰管开口处的梗阻,又可避免壶腹瘢痕和再狭窄的形成,手术方式有十二指肠乳头括约肌成形术和胆肠吻合手术。

第六节　胆　囊　癌

胆囊癌(carcinoma of the gall-blader)是指发生于胆囊(包括胆囊底部、体部、颈部以及胆囊管)的癌肿,是胆道系统中常见的恶性肿瘤之一,男女比例为 1∶3,60 岁以上多见。胆囊癌起病隐匿,早期胆囊癌常无特异性的临床表现,与胆囊结石、胆囊炎症状相似,大部分患者发现胆囊癌时已是典型进展期。

胆石症是胆囊癌最主要的危险因素。胆石症发生胆囊癌的高危因素包括:①年龄>60 岁,尤其女性;②胆石症病史 10 年以上;③结石直径>2.0cm 或多发结石,充满型结石者;④胆囊颈部结石嵌顿或 Mirizzi 综合征者;⑤B 超提示胆囊壁有局限性增厚;⑥胆囊结石疼痛由间断性转变为持续性;⑦合并胆囊息肉样病变;⑧胆囊无功能、瓷性胆囊;⑨萎缩性胆囊炎或胆囊壁钙化。

【病因】

胆囊癌的病因至今未明,多数人认为是综合因素引起。临床观察胆囊癌常与胆囊良性疾病同时存在,最常见是与胆囊结石共存,多数人认为胆囊结石的慢性刺激是重要的致病因素。还有学者提出胆囊癌的发生,可能与患者的胆总管下端和主胰管的汇合连接处存在畸形有关。因有,此畸形以致胰液进入胆管内,使胆汁内的胰液浓度提高,引起胆囊的慢性炎症,黏膜增生、变性继而发生癌变。另外,胆囊癌发病似同种族有关,因而推测与遗传因素有关。至于有无某种化学致癌物的影响,尚无足够证据。

【病理改变】

胆囊癌最常见的病理学类型为腺癌,少数为腺鳞癌、鳞癌、未分化癌、神经内分泌来源肿瘤及间叶组织来源肿瘤等。多发生在胆囊底和体部,早期多表现为黏膜粗糙、隆起、息肉样改变,晚期以局部浸润和淋巴结转移为主,可累及胆囊周围、肝、十二指肠和胃等其他邻近器官。虽然部分肿瘤属良性病变,但其生物学行为介于良性和恶性之间,术后需密切监测随访。

【临床表现】

1. 症状　早期胆囊癌没有特异性临床表现,常与胆囊结石、胆囊炎症状相似,表现为右上腹隐痛不适、食欲缺乏、恶心等;晚期患者因胆管侵犯或肝十二指肠韧带的转移可出现黄疸、乏力和消瘦等全身症状。出现腹痛、黄疸、腹部肿块等明显临床症状时大多已经属于中晚期。

(1)右上腹疼痛:右上腹疼痛是胆囊癌最常见的症状。约80%的胆囊癌患者以右上腹部疼痛为首发症状,多为钝痛,高脂肪饮食后加重,往往逐渐加重。由于部分患者合并有胆囊结石或因右上腹疼痛就诊时B超提示为胆囊结石,该症状易被忽视。

(2)右上腹肿块:当胆囊癌或合并的胆囊结石阻塞胆囊管时,右上腹可触及肿大的胆囊并伴急性胆囊炎征象。当右上腹出现质硬、固定和表面高低不平的肿块时,往往表明胆囊癌已属晚期。

(3)黄疸:当癌肿侵犯肝门或肿大的转移性淋巴结压迫肝外胆管时,癌肿组织坏死脱落进入胆总管时均可引起阻塞性黄疸,同时也可伴有胆绞痛。胆囊癌患者出现黄疸是病程已属晚期的征象之一。

(4)食欲缺乏、体重减轻:多数胆囊癌患者确诊时已属晚期,可见恶心、呕吐、食欲缺乏、消瘦乏力等肿瘤恶病质表现。

(5)消化道出血、腹水:晚期患者可因门静脉受压而出现门脉高压表现,如消化道出血、腹水等。腹水也可能为腹膜广泛转移所致。

2. 体征 大多数胆囊癌患者无明显相关阳性体征。临床诊断为胆囊癌的患者,出现右上腹不规则肿块、黄疸、腹水及消瘦等,则提示疾病病程已属晚期或广泛转移的可能。

【辅助检查】

1. 超声检查 超声检查为首选检查方法,但B超(US)易受腹壁肥厚、肠管积气的影响,并且不易判定结石充满型及萎缩型胆囊壁情况。近年来,人们采用内镜超声(EUS)的方法,较好地解决了US的上述问题,EUS用高频率探头仅隔胃或十二指肠壁对胆囊进行扫描,极大提高了胆囊癌的检出率,并且能进一步判定胆囊壁各层结构受肿瘤浸润的程度,因而人们将EUS作为US检查后的进一步精确判定方法。不论US或EUS,其早期胆囊癌的超声图像主要表现为隆起型病变与局限性囊壁肥厚,亦有两者混合型。

2. CT扫描 CT扫描对胆囊癌的敏感性为50%,尤其对早期胆囊癌的诊断不如US及EUS。CT影像改变可分3种类型。①壁厚型:胆囊壁局限或弥漫不规则增厚;②结节型:乳头状结节从胆囊壁突入腔内,胆囊腔存在;③实变型:因胆囊壁被肿瘤广泛浸润、增厚,加之腔内癌块充填形成实质性肿块。如果肿瘤侵犯肝或肝门胰头淋巴结转移,多能在CT影像下显示。

3. 经内镜胰胆管造影(ERCP) ERCP不作为胆囊癌诊断的首选,伴有胆管梗阻时作用较大。其影像表现可分三种情况:①胆囊胆管显影良好:多为早期病变,典型病例可见胆囊充盈缺损或与囊壁相连基底较宽的隆起病变。胆囊壁浸润者可见囊壁僵硬或变形。②胆囊不显影:多属中晚期病例。③胆囊不显影并有肝或肝外胆管狭窄:充盈缺损及梗阻上方肝胆管扩张已是晚期征象。

4. **细胞学检查** 细胞学检查法有直接取活检或抽取胆汁查找癌细胞两种。直接活检的方法有 B 超引导下胆囊病变穿刺、经皮胆囊镜检查（PTCCS）、经腹腔镜等方法。采取胆汁的方法更多，如 ERCP 下抽取胆汁、B 超引导下胆囊穿刺 PTCD、胆道子母镜等。文献报道的细胞学检查的阳性率虽不高，但结合影像学检查方法，仍可对 50％以上胆囊癌患者做出诊断。

5. **肿瘤标志物** 迄今尚未发现胆囊癌的特异性肿瘤标志物。研究表明 CEA、CA19-9、CA50、CA125、DR-70 等可作为胆囊癌早期诊断的一项辅助指标，合并肝门部胆管侵犯、梗阻性黄疸时，CA19-9 诊断特异性低，胆管引流减黄后 CA19-9 仍维持较高水平提示胆囊癌可能。最近研究表明，CA212 在胆囊癌特异性肿标志物中诊断价值较高，明显优于 CEA、CA19-9、CA125。

【诊断】

除了临床表现（如右季肋区疼痛、包块、黄疸等）和实验室检查以外，胆囊癌临床诊断主要依赖于影像学检查。

1. **临床诊断** 早期胆囊癌没有特异性临床表现，常与胆囊结石、胆囊炎症状相似，表现为右上腹隐痛不适、食欲缺乏、恶心等；晚期患者因胆管侵犯或肝十二指肠韧带的转移可出现黄疸、乏力和消瘦等全身症状。出现腹痛、黄疸、腹部肿块等明显临床症状时大多已经属于中晚期。

2. **实验室检查** 研究表明 CEA、CA19-9、CA50、CA125、DR-70 等可作为胆囊癌早期诊断的一项辅助指标。合并肝门部胆管侵犯、梗阻性黄疸时，CA19-9 诊断特异性低，胆管引流减黄后 CA19-9 仍维持较高水平提示胆囊癌可能。

3. **影像学检查** 彩色多普勒超声检查是筛查胆囊癌最常用方法，其表现为：①息肉型；②肿块型；③厚壁型；④弥漫型。MSCT 和（或）MRI、EUS 检查可进一步判断肿瘤浸润程度和肝、血管受累情况，以及是否有淋巴结转移及远处转移。PET 检查不作为常规检查方法，可作为补充诊断手段，有助于判断局部和全身转移病灶。

【鉴别诊断】

1. 慢性胆囊炎　早期和进展期胆囊癌的临床表现与慢性胆囊炎基本相同,而且胆囊癌往往伴有慢性胆囊炎。B超和CT等影像学检查可提供鉴别诊断的依据。术中胆囊壁触及局部增厚、肿块、硬结的胆囊标本,特别是高危人群,应重视术中冰冻病理学检查,以及时发现 T_2 期及以上的胆囊癌。晚期胆囊癌患者可出现右上腹疼痛、黄疸及肿块等临床表现,与慢性胆囊炎容易鉴别。

2. 黄色肉芽肿性胆囊炎　最易与胆囊癌混淆,其临床表现常与早期胆囊癌相似,CT表现为胆囊壁极度增厚、外壁不规则、内壁光整,局部肝实质呈不规则低密度影,增强不明。

3. 胆囊息肉样病变　泛指胆囊壁向腔内呈息肉状生长的所有非结石性病变的总称,从病理角度来看,包括腺样息肉,胆固醇息肉、增生和炎症性息肉、胆囊腺肌病,多数学者认为腺瘤是胆囊癌的瘤前病变,腺瘤直径＜1.0cm恶变率较低,当腺瘤＞1.5cm恶变率明显升高。胆固醇性息肉在B超影像上与胆囊腺的声像区别不大,故术前从声像上不易将其分辨清楚,鉴别要点是胆固醇性息肉常为多发性,很少超过1cm,多在0.5cm左右。胆囊腺肌病是由黏膜上皮细胞与肌纤维增生所致。增生性息肉常无蒂、表面光滑,多发或单发,临床症状较轻,常伴有胆囊结石,病理组织检查以黏液腺化生的上皮细胞增生为主,一般无上皮细胞异型性。对于上述病变的诊断来说,B超检查是首选的方法,可配合其他影像学检查,但诊断良性还是恶性胆囊占位性病变缺乏特异性检查方法,应加强随访。

4. 胆石症　本症与胆囊癌在临床上多为相似症状,本症黄疸多在短期内消退或波动,无明显体重减轻。B超、CT检查可见有胆囊结石或伴有急性、慢性胆囊炎的改变。腹腔胆道动脉造影无阳性发现。ERCP或PTC以及B超下引导胆囊穿刺造影,可见胆囊结石,胆囊壁组织学检查为炎性病变。

5. 肝癌　本症与胆囊癌均有右上腹隐痛和胃肠道症状,并可伴有右上腹包块、消瘦。而本症多有肝炎和肝硬化病史,B超、CT检查可发现肝内占位性病变,肝组织细胞学检查可发现肝癌细胞。

6. 胰腺癌　本症在临床上无特异表现。鉴别诊断主要依靠X线上消化道造影,胰头癌时可显示十二指肠圈扩大,十二指肠降部有压迹、狭窄、充盈缺损或黏膜破坏征象。累及胰体、胰尾的大肿瘤压迫胃部时,胃体后壁可显示受压和移位征象,有时屈氏韧带和横结肠受压向下移位。B超检查表现为胰腺的局限性增大,边界回声不整齐,回声光点减弱、增强或不均匀,声像衰减明显等。CT检查对胰腺癌的敏感性和特异性更高。在B超或CT下细针活检细胞学检查可明确诊断。ERCP检查可直接观察胃、十二指肠有无受压,有无转移癌和十二指肠乳头的变化。造影显示胰管或其分支的狭窄、阻塞、变形或断裂的征象。PTC可显示肿瘤压迫和浸润所引起的胆总管狭窄、阻塞和不规则形态。选择性动脉造影显示胰体癌、胰尾癌比B超、CT更有效。

7. 肝外胆管癌　本症发病情况与胆囊癌相反,男性多于女性,比例为(2~3):1,年龄多在50－70岁,贫血较为明显。B超检查肝内胆管呈现扩张,肝门外有肿瘤回声。PTC检查可显示肝内胆管扩张,梗阻部位变钝,呈乳头状。CT检查可显示肝内胆管扩张,很难显示肿瘤,其价值不及ERCP和PTC。细胞学检查有助于诊断。

【治疗】

胆囊癌确诊后,首选手术切除治疗。约50%以上有手术条件,但3年生存率仅10%左右。晚期广泛转移的胆囊癌,目前尚无理想的治疗方案。

1. 一般治疗　包括全身支持、补充营养、供给足够的能量。贫血患者适当予以输注红细胞和血浆,纠正贫血,低蛋白血症者可给予输注人血白蛋白。镇痛药应用与其他腹部疾病相同,如疼痛不易缓解时,可适当应用吗啡类药物。

2. **手术治疗**

(1)由于胆囊癌患者就诊时往往已不是早期,胆囊癌患者中围生存期为 3 个月。根治术的范围主要包括胆囊切除、肝部分切除和淋巴结清扫。肝一般切除胆囊床周围 3cm 左右,淋巴结一般清扫至转移淋巴结的下一站淋巴结。早期胆囊癌只要切除胆囊淋巴结,但大多数可切除的胆囊癌应清扫肝十二指肠韧带的淋巴结,必要时还应清扫胰十二指肠上、胰头后淋巴结。

(2)晚期胆囊癌的姑息性手术:对于无法根治的晚期胆囊癌病例,手术原则为减轻痛苦、提高生活质量。晚期胆囊癌较突出的问题,是由于癌肿侵犯胆道系统所导致的阻塞性黄疸。手术应尽量考虑做内引流。

3. **放射治疗**　胆囊癌对放疗有一定的敏感性,故手术可辅加放疗。方法有术前、术中和术后放疗。胆管有阻塞征象者慎用或不用,胆管完全阻塞者应在置入胆管内支架或内支撑管后进行。

4. **化学治疗**　胆囊癌对化疗不敏感,但姑息化疗已被多项研究证实,可改善部分晚期胆管恶性肿瘤患者的生活质量和延长生存。氟尿嘧啶类药物(包括氟尿嘧啶、卡培他滨和替吉奥)、吉西他滨、顺铂是目前临床上胆囊癌的常用药物,丝裂霉素、多柔比星和伊立替康等在胆囊癌化疗中显示了一定活性。现有证据支持对于晚期胆囊癌患者,推荐吉西他滨为基础或氟尿嘧啶为基础的两药联合化疗方案。常用化疗方案包括:吉西他滨＋顺铂,吉西他滨＋卡铂,吉西他滨＋奥沙利铂,卡培他滨＋奥沙利铂,卡培他滨＋顺铂,氟尿嘧啶＋顺铂等。

5. **介入治疗**　对于不可手术的患者,可有采取经动脉灌注化疗药物对胆囊癌的治疗有一定的疗效。

第七节　胆　管　癌

胆管癌(cholangio carcinoma)是指发生在肝外胆管,即左、右肝管至胆总管下端的恶性肿瘤。按照肿瘤部位分为肝内胆管癌、肝门区胆管癌、肝外胆管癌。

【病因】

胆管癌发病可能与下列因素有关。

1. 胆道慢性炎症、感染等因素:胆汁中某些物质(如胆汁酸的代谢产物或其他一些致癌物质)长期对胆管黏膜的刺激,导致上皮不典型增生。

2. 肝胆管结石:由于胆石症导致的胆汁淤积,以及反复的细菌感染可能是胆管癌的诱因。

3. 原发性硬化性胆管炎:原发性硬化性胆管炎导致的胆管上皮慢性炎症,以及反复细胞增生可能导致胆管癌的发生。

4. 成人胆总管囊肿,Caroli病,先天性胆总管囊肿癌变与细菌感染以及活化的胰酶长期刺激有关。

5. 华支睾吸虫感染虫体寄生于肝胆管系统,虫体本身及代谢产物对胆管黏膜上皮长期刺激,引起胆管黏膜增生,产生瘤样改变。

6. 溃疡性结肠炎,其癌变原因可能与慢性门静脉菌血症有关。

7. 胆道手术史:胆管癌可发生在手术多年后,可发生在不含有结石的胆管中,主要是慢性胆道感染,引起上皮间变,常是在胆道内引流术后。

8. 硬化性胆管恶变。

9. 胆管良性肿瘤恶变。

【病理分型及转移途径】

(一)病理分型

1. 大体分型

(1)乳头状癌:好发于胆管下段,呈息肉样突入腔内,有时为多发且有大量黏液分泌物。

(2)结节状癌:小而且局限的肿瘤,可表现为硬化型或结节型,硬化型多在上段,结节型多在中段向管腔内突出。

(3)弥漫性癌:管腔壁广泛增厚,管腔狭窄,向肝、十二指肠韧带浸润,不易与硬化性胆管炎鉴别。

2. 组织学分型　根据癌细胞的类型、分化程度及肿瘤生长方式,胆管癌可分为乳头状腺癌、高分化腺癌、低分化腺癌、未分化癌、印戒细胞癌、鳞状细胞癌等。其中主要为高分化腺癌,低分化癌、未分化癌较少见且多发生于上段胆管。

(二)转移途径

胆管癌生长较缓慢,不易发生远处转移,其扩散方式有局部浸润及淋巴转移、腹腔种植等,胆管癌浸润主要沿胆管壁向上、向下,以及横向侵犯周围组织、肝、血管、神经等。肝内胆管癌的转移以肝内转移为主,常合并门静脉癌栓。淋巴转移途径主要沿周围淋巴结至肝总动脉、腹腔动脉、胰上缘、十二指肠后、腹膜后淋巴结。胆管癌血行转移可见于晚期,一般少见。

【临床表现】

1. 症状　肝内胆管癌早期往往无典型症状,仅表现为食欲缺乏,消瘦、低热、上腹部不适等消化道症状。肝门区和肝外胆管癌以胆道梗阻为主要表现,包括黄疸、皮肤瘙痒、尿色加深、陶土样大便等。

2. 体征　可发现肝大,黄疸时间长时可出现腹水或双下肢水肿;病变在胆管中下段可触及胆囊肿大,Murphy 可能为阴性,如合并胆道感染可出现右上腹痛,高热、寒战、黄疸、甚至出现感染性休克;肿瘤侵犯或压迫门静脉可造成门静脉高压,导致上消化道出血;晚期尤其是大量腹水患者可出现肝-肾综合征,出现少尿、无尿。

【辅助检查】

1. 实验室检查　胆红素增高,以直接胆红素为主,呈梗阻性黄疸表现,伴有 AKP、γ-GT 及转氨酶升高;肿瘤指标 CEA、CA19-9 会异常增高。

2. 超声检查　可显示扩张的胆管及胆管中的肿物，彩色多普勒超声检查可了解门静脉及肝动脉有无受侵。另外，在超声引导下可行 PTC 检查，穿刺抽取胆汁行细胞学、肿瘤标志物检查和直接穿刺活体组织检查。

3. CT 检查　能准确显示胆道扩张和梗阻的部位、范围，对术前评估以及手术方式的选择有重要的意义。

4. 内镜下逆行胰胆管造影（ERCP）　可以了解整个胆道情况，收集胆汁行细胞学及肿瘤标志物检查，对于一般状况差的患者，可在术前放置胆道支架进行减黄治疗。

5. 磁共振胰胆管成像（MRCP）　可以明确显示肿瘤阻塞部位、范围，有无肝转移或侵犯。同时利用三维胆道成像技术可从多方位不同角度观察胆道情况，弥补平面图像由于组织影像重叠掩盖所造成的不足，也有助于下段胆管癌与十二指肠乳头肿瘤、胰头肿瘤的鉴别。

【诊断及鉴别诊断】

由于缺乏特异性临床表现，胆管癌的早期诊断较为困难，一般患者在出现梗阻性黄疸后再做相关检查，已非早期。

临床上经典的肝门部胆管癌的诊断模式：黄疸＋肝内胆管扩张＋胆囊空虚＋肝门部肿块。肝门部胆管局限性梗阻，在排除胆管结石后，80％～90％为肝门部胆管癌，因此，许多专家提出肝门部胆管癌的诊断标准为：①患者有进行性加重的梗阻性黄疸或中上腹隐痛、胀痛等不适；②影像学检查中有两项以上提示肝门部局限性梗阻性病变；③排除胆管结石及以往胆道手术可能导致的胆道狭窄。肝门部胆管癌定性诊断方面尚缺乏特异性强、阳性率高的方法，通过 ERCP 或 PTC 做肿瘤脱落细胞学检查或钳取组织活检阳性率均低，采取细针直接穿刺肝门区肿块的并发症多、细胞含量少、阳性率不高，因此，术前组织学检查在肝门部胆管癌的诊断中的应用并不多。

中远端胆管癌根据进行性加重性梗阻性黄疸和中远端胆管

梗阻的影像学特点,一般可以做出诊断,但需与相关疾病相鉴别。

1. 胰头癌　常压迫或侵犯中远端胆管并造成梗阻,胆道影响类似中远端胆管癌,但胰头癌 CT 扫描可见胰头肿块,MRCP 或 ERCP 可见胰管近端梗阻而远端胰管扩张。

2. 十二指肠乳头癌　可表现为远端胆管梗阻,胆道造影类似远端胆管癌,但 ERCP 检查时,内镜可见肿大的乳头,胰管多扩张。

中远端胆管癌定性诊断也较为困难,术前 ERCP 取胆汁做脱落细胞学检查或者刷取细胞学检查及钳取活检,阳性率均较低,阴性不能排除胆管癌的诊断。术中如仅局限于胆管腔内癌灶,不易取材,除非术中检查时发现肿瘤已侵犯胆管周围组织或已有淋巴结转移,使术中病理学诊断成为可能。

但鉴于获得术前病理诊断困难,加之中远端胆管癌误诊、漏诊的后果更为严重,且因病理诊断常需反复检查,可能延误治疗胆管癌的最佳时机,目前大多数学者已达成共识:影像学检查资料和术中探查结果无法排除中远端胆管癌者,虽无病理诊断,仍有施行胰十二指肠切除的指征。

肿瘤标记 CA_{199} 升高,尤其是显著升高,特别是胆道引流减压后无明显下降,对胆管癌具有一定的诊断价值,CEA、CA_{50}、CA_{242}、CCRA 及基因肿瘤标记物 K-ras、CerbB-2、C-myc、p53、端粒体酶等对定性诊断有一定的帮助。

【治疗】

胆管癌的治疗方法常包括手术治疗(含根治性切除、姑息性切除、内外引流手术等),非手术胆管内外引流治疗、放射治疗,化学治疗、光动力治疗等。胆管癌治愈的唯一选择只有根治性切除,但鉴于胆管癌的生物学行为,大多数患者就诊时或因局部侵犯严重或远处转移已失去根治性切除的机会。

(一)手术治疗

手术治疗包括根治性切除、姑息性切除、内外引流手术等,随着影像学诊断水平的提高,手术技能、经验的积累,手术切除范围的扩大化,术后并发症的防治措施应用得当等,胆管癌的切除率呈逐渐升高的趋势。

1. **手术切除** 手术治疗是胆管癌的首选治疗手段,根治性手术指切缘与区域淋巴结清扫后无癌残留,只要有癌残留,均为姑息性手术。下段胆管癌行根治性胰十二指肠切除术;中段胆管癌行胆管切除、肝管-空肠吻合术,同时做附近淋巴结清扫;肝门胆管癌可行胆管癌切除、双侧肝内胆管-空肠吻合术。

2. **手术胆道引流**

(1)肝门部胆管癌:在手术探查中判定肿瘤不可切除时,应尽可能术中做胆道引流,常见的引流方法有肝内胆管空肠吻合、术中置管引流。

(2)中远端胆管癌:多采取梗阻近端胆管空肠端-侧或做侧-侧Roux-en-Y吻合,一般选择左右肝汇合部。由于胆囊管与肝总管汇合部的部位低,容易受胆管癌侵犯而再次阻塞,一般不宜行胆囊空肠 Roux-en-Y 吻合。不能吻合的患者,可置 T 形管引流。

(二)非手术的胆管引流治疗

胆管癌大多数患者并非死于肿瘤的广泛转移,主要死因是由于长期胆道梗阻导致肝肾功能进行性损害或胆道感染、肝脓肿等并发症,故维持胆道通畅也是胆管癌姑息性治疗的关键。目前以保持胆管通畅为目的的胆管介入治疗,在胆管癌的治疗中起着重要的作用。非手术的胆管引流包括经内镜的鼻胆管引流、经内镜的支架放置、经皮肝穿外引流管置入、经皮肝穿的内支架放置等。

1. **鼻胆管引流(ENBD)** 在行经内镜胆道置管的同时可以用气囊和探条扩张器,扩张胆管狭窄端。气囊扩展器较短,适合狭窄段较短的患者,探条扩展器适用于近端狭窄和狭窄程度较重者,往往可同时行乳头括约肌切开(EST),以加强退黄效果及减少内镜检查术后胰腺炎等并发症。

2. **经内镜胆道置入塑料支架(ERBD)或金属支架(EMBD)**

ERBD 和 EMBD 是诊断性 ERCP 基础上建立起来的一种引流梗阻性黄疸的方法。内支架的置入可保持胆汁引流的生理状况,无胆汁丢失,有利于患者迅速恢复,无咽喉部不适和活动受限等,但无法直接观察到胆汁的引流情况,可发生堵塞,如病变范围较广时,需置入多根支架,难度较高,且金属支架价格较为昂贵,置入后难以取出。

3. 经皮肝穿胆道外引流管与内外引流管的置入 当胆道梗阻严重无法疏通时,可经 PTC 放置外引流管,以减轻淤胆,近期疗效满意,可作为姑息性治疗手段。

4. 内外引流管与内支架的置入 内引流恢复了胆汁的生理走行,避免了胆汁丢失的弊病,既可保证患者的营养状态和体液、电解质平衡,又可使胆汁进入肠道以助消化,应作为胆道介入治疗的首选。

(三)胆管癌的放射治疗

根治性剂量照射放疗,对晚期胆管癌有一定的效果,三维适形立体放疗比普通放疗能提高疗效,可延长晚期胆管癌患者的生存期。

(四)光动力学治疗(PDT)

光动力学治疗(PDT)胆管癌的操作过程:先经静脉注射光敏药物(如血卟啉衍生物)选择性地进入胆管中路组织;然后经胆道镜用适当波长的光照射肿瘤部位,激活光敏药物,通过直接细胞毒性作用选择性作用于肿瘤微血管而导致肿瘤缺血坏死,达到杀灭癌细胞的作用。光动力治疗能透到组织的深度范围仅 2mm,仅 2mm 的肿瘤组织坏死,对于根治大多数肿瘤是不够的,因此,PDT 应理解为一种姑息治疗手段。目前,光动力治疗主要用于不能切除的 Bismuth Ⅲ、Ⅳ 型肝门部胆管癌,而不用于肝内胆管癌或胆管中远端癌。

(五)化学治疗

胆管癌对各种化疗药物均不敏感,全身性化疗很难观察其疗效,但近年来随着化疗药物不断开发和临床大量研究,对于根治术后化疗和不能手术者,或术后复发的患者,化疗有一定的疗效,目前有少数化疗药物对胆管癌有一定疗效,如吉西他滨、卡培他滨。

第7章

胰腺急危重症

第一节　急性胰腺炎

急性胰腺炎(acute pancreatitis,AP)是指多种病因引起的胰酶激活,继以胰腺自身消化、局部炎症反应为主要特征,伴或不伴有其他器官功能改变的疾病。常呈急性上腹痛,伴血淀粉酶升高,轻者病程1周左右,预后良好;重症患者可发展为多器官功能障碍,病死率高达15%。

【病因】

急性胰腺炎的病因较多,且存在地区差异。在确诊急性胰腺炎基础上,应尽可能明确其病因,并努力去除病因,以防复发。

1. 局部梗阻

(1)先天性胰管异常:由于胰管先天发育异常而引起胰液流通不畅引起急性胰腺炎,如胰腺发育不全、环形胰及腹、背胰没有汇合或部分汇合等。先天性胰管异常是儿童胰腺炎常见病因。

(2)"共同通道"的阻塞:胰管胆总管在进入十二指肠前形成一个"共同通道",这是发生急性胰腺炎的主要结构基础。如胆石、炎症引起狭窄可致使胆汁反流。反流的胆汁除激活胰酶外,其毒性物质,如胆汁酸、溶血卵磷脂、非结合胆红素等可直接损伤胰腺。对于结石引起的胰腺炎,目前更重视结石的移动、排石过程和影像学难以发现的微小结石在排石过程中对奥狄括约肌的损伤。急性胰腺炎结石嵌顿者并不很常见,但胰腺炎的严重程度与嵌顿的时间长短有关。

（3）十二指肠疾病：各种原因引起乳头部狭窄、梗阻及奥狄括约肌功能失调使胰液、胆汁排入十二指肠受限，导致胆汁反流入胰管，激活胰酶原。毕Ⅱ式胃大部切除术后，输入襻梗阻，使十二指肠内容物，主要为胆汁反流入胰管，激活胰酶。先天性十二指肠梗阻及十二指肠乳头周围的憩室（Lemmel 征）亦是急性胰腺炎的一个致病因素。

（4）其他：如总胆管囊肿、硬化性胆管炎等。

2. 酒精中毒　酒精可通过缩胆囊素介导，促进胰液分泌，大量胰液遇到相对狭窄的胰管，将增加胰管内压力。此外，过度饮酒还可使大量胰酶在腺泡细胞内提前活化或当其在胰腺内氧化过程中产生大量活性氧，继而激活 NF-κB 等炎症介质，引发急性胰腺炎。

3. 感染因素　腹腔、盆腔脏器的炎症感染，可经血流、淋巴或局部浸润等扩散引起胰腺炎。伤寒、猩红热、败血症，尤其腮腺炎病毒对胰腺有特殊亲和力，也易引起胰腺急性发病。

4. 代谢性疾病　高脂血症与急性胰腺炎有病因学关联，但确切机制尚不清楚。可能与脂球微栓影响微循环及胰酶分解三酰甘油致毒性脂肪酸损伤细胞有关。Ⅰ型高脂蛋白血症见于小儿或非肥胖非糖尿病青年，因严重高甘油三酯血症而反复发生急性胰腺炎。

甲状旁腺肿瘤、维生素 D 过多等所致的高钙血症可致胰管钙化、促进胰酶提前活化而促发本病。

5. 手术和外伤　腹部创伤如钝性创伤或穿透性创伤，均可以引起胰腺炎。手术后胰腺炎占 5%～10%，其发生可能为：①外伤或手术直接损伤胰腺组织及腺管，引起水肿、胰管梗阻或血供障碍；②外伤或手术中如有低血容量性休克、胰腺血液灌注不足或有微血栓形成；③手术后胰液内胰酶抑制因子减少；④ERCP 检查时注射造影剂压力过高，可引起胰腺损伤，出现暂时性高淀粉酶血症或出现急性胰腺炎；⑤器官移植后排斥反应和免疫抑制药的应用也可诱发。

6. **药物**　与急性胰腺炎有关的已经被证实的药物多达 30 余种,最常见的药有维生素 D、糖皮质激素、苯乙双胍、青霉胺,以及雌激素如己烯雌酚与口服避孕药等,促皮质激素即 ACTH,利尿药(大量应用)如呋塞米、依他尼酸、氢氯噻嗪等,磺胺类如磺胺甲基异噁唑、柳氮磺吡啶等。

7. **血管性疾病**　胰腺血供障碍时,可发生急性胰腺炎。当被激活的胰蛋白酶逆流入胰间质中,即可使小动脉高度痉挛、小静脉和淋巴管栓塞,从而导致胰腺坏死。

8. **遗传因素**　遗传性急性胰腺炎罕见,是一种有 80% 外显率的常染色体显性遗传病,其发病被认为是阳离子胰蛋白酶原基因突变所致。

【发病机制】

急性胰腺炎的发病机制主要是由于胰酶对胰腺的自我消化,对其周围组织的消化,从而继发一系列的器官的功能障碍。胰腺含有非常丰富的消化酶,如蛋白酶、脂肪酶、淀粉酶等。胰腺腺泡分泌的酶主要有胰蛋白酶、糜蛋白酶、羧肽酶、弹力酶、磷脂酶 A、硬蛋白酶、脂肪酶、淀粉酶、核蛋白酶等。在上述病因作用下,胰管内高压及胰腺微循环障碍都可使胰腺腺泡细胞内的 Ca^{2+} 水平显著上升。细胞内钙的失衡,一方面使含有溶酶体酶的细胞器质膜脆性升高,增加胞内溶酶体与酶原颗粒融合;另一方面使消化酶原与溶酶体水解酶进入高尔基器后,出现“分选”错误;溶酶体在腺泡细胞内激活酶原,使大量胰酶提前活化,超过生理性的对抗能力,发生针对胰腺的自身消化。活化的胰酶、自身消化时释放的溶酶体水解酶及细胞内升高的 Ca^{2+} 水平均可激活多条炎症信号通路,导致炎症反应,其中核因子-κB(NF-κB)被认为是炎症反应的枢纽分子,它的下游系列炎症介质如肿瘤坏死因子-α(TNF-α)、白介素-1(IL-1)、花生四烯酸代谢产物(前列腺素、血小板活化因子)、活性氧等均可增加血管通透性,导致大量炎性渗出;促进小血管血栓形成,微循环障碍,胰腺出血、坏死。

【病理及病理生理】

1. 病理分型　急性胰腺炎分为急性水肿型胰腺炎(轻型)和急性出血坏死型胰腺炎(重型)两种。

(1)急性水肿型胰腺炎(轻型):主要变化为胰腺局限或弥漫性水肿,肿大变硬,表面充血和包膜张力增高。镜下可见腺泡、间质水肿,炎性细胞浸润,少量散在出血坏死灶,血管变化常不明显和渗液清亮。

(2)急性出血坏死型胰腺炎(重型):主要变化为高度充血、水肿,呈深红或紫黑色。镜下见胰腺组织结构破坏,有大片出血坏死灶,大量炎细胞浸润。继发感染可见脓肿,胰腺周围脂肪组织出现坏死,可形成皂化斑(系为胰脂肪酶分解脂肪为脂肪酸和甘油,脂肪酸与血中钙结合成皂化斑,所以血钙下降)。腹腔内有浑浊恶臭液体,液体中含有大量胰酶;吸收入血后各种酶含量增高,具有诊断意义。

2. 病理生理改变　本病可累及全身各系统、器官,尤以心血管、肺、肾更为明显。各系统的主要病理变化如下。

(1)呼吸系统改变:急性胰腺炎特别是重症急性胰腺炎对呼吸功能的影响主要表现为气急、发绀等表现,但这些症状并不完全与胰腺炎的严重程度成正比。ARDS是重型急性胰腺炎的一个常见的严重并发症。据统计,重症急性胰腺炎有进行性呼吸困难者占14.2%～33%(首次发病者更为多见)。当出现呼吸困难的患者中,死亡率高达30%～40%。从发病后早期的肺功能检查观察,显示肺的吸气容量降低、阻力升高、肺的弥散能力亦下降。从实验性急性胰腺炎的观察,表现有动静脉分流量增加,每分钟呼吸容量、氧耗量、肺的稳定性指数均有降低。急性呼吸功能不全可发生于急性胰腺炎的早期,动脉血低氧血症是早期常见的症状,可发生于胸部X线片尚未出现改变之前。

(2)心血管系统的改变:胰酶进入血流,激活纤维蛋白溶酶原系统,使激肽释放,血管扩张;同时,胰酶使肥大细胞释放组胺,血管通透性增加。致使大量血浆外渗、血容量减少,甚至可丧失40%的血循环量,出现休克。胰酶进入血流,除使小动脉收缩外,可直接损害心肌,抑制心肌利用氧,造成心肌梗死。胰酶还激活凝血因子Ⅷ、Ⅵ,使血小板凝集呈高血凝状态,还可损害血管内膜,造成 DIC、门静脉血栓形成。

(3)肾改变:除因血容量不足造成肾缺血外,胰酶产生的蛋白分解产物成为肾的毒性物质,加重了肾功能障碍。由于急性胰腺炎时严重感染及血液高凝状态,可使肾小管受损,导致肾衰竭,以病后3~4日多见。

(4)精神、神经系统的改变:这种改变表现为谵妄、恍惚、昏迷以致精神失常等现象。感染、中毒、高热及长期嗜酒酒精中毒等是精神症状的原因。近年来发现,重症急性胰腺炎时,产生大量的磷脂酶 A,它与神经系统有强烈的亲和力并损害神经。另外,分解脑细胞的卵磷脂酶所产生的溶血磷脂酰胆碱,它为蛇毒成分,具有强烈的神经毒性。少数患者由于血循环中的胰脂肪酶增多,而使颅内脂肪坏死、软化或出血,成为胰源性脑病。

(5)电解质的改变:重型胰腺炎时脂肪酶将中性脂肪分解为甘油及脂肪酸,后者与钙结合而皂化,引起急性低钙已为我们所熟知。此外,当重症急性胰腺炎时,释放胰高血糖素,它促使甲状腺释放降钙素而抑制甲状旁腺自骨髓中动员钙,但正常人注射胰高血糖素并未引起低血钙,因此,现今有人认为,低钙的原因系甲状旁腺素被蛋白酶分解而不能维持钙的水平。以上两种情况经注射甲状旁腺素均可奏效。

【临床表现】

(一)症状

1. 腹痛　腹痛为主要和首发症状。腹痛的性质和强度大多与病变的严重程度相一致。轻型胰腺炎多为持续性疼痛伴阵发性加重,常可忍受。因有血管痉挛的因素存在,可为解痉药物缓解。重型胰腺炎多为绞痛和刀割样痛,不易被一般解痉药物缓解。进食后促进消化酶分泌,可使疼痛加重,仰卧时亦加重。患者常取屈髋侧卧位或弯腰前倾坐位,借以缓解疼痛。当腹痛出现阵发性加重时,患者表现为扭转翻滚,不堪忍受。腹痛可在发病一至数日内缓解,但此并不一定是疾病缓解的表现,甚或是严重恶化的标志。

2. 恶心、呕吐　2/3 的患者有此症状,发作频繁,早期为反射性,内容为食物、胆汁。晚期是由于麻痹性肠梗阻引起,呕吐物为粪样。如呕吐蛔虫者,多为并发胆道蛔虫病的胰腺炎。酒精性胰腺炎者的呕吐常于腹痛时出现,胆源性胰腺炎者的呕吐常在腹痛发生之后。

3. 黄疸　约 20% 的患者于病后 1～2 天出现不同程度的黄疸。其原因可能为并存胆管结石,引起胆管阻塞,或肿大的胰头压迫胆总管下端,或肝功能受损出现黄疸,黄疸越重,提示病情越重,预后不良。

4. 发热　多为中度热,38～39℃,一般 3～5 天逐渐下降。但重型者则可持续多日不降,提示胰腺感染或脓肿形成,并出现中毒症状,严重者可体温不升。合并胆管炎时可有寒战、高热。

5. 其他　水、电解质及酸碱平衡紊乱,低血压、休克、腹水和胸腔积液等。

(二)体征

1. 腹部压痛及腹肌紧张　其范围在上腹或左上腹部,由于胰腺位于腹膜后,故一般较轻,轻型者仅有压痛,不一定有肌紧张,部分患者左肋脊角处有深压痛。当重型者腹内渗出液多时,则压痛、反跳痛及肌紧张明显、范围亦较广泛,但不及溃疡穿孔那样呈"板状腹"。

2. 腹胀　重型者因腹膜后出血刺激内脏神经引起麻痹性肠梗阻,使腹胀明显,肠鸣音消失,呈现"安静腹",渗出液多时可有移动性浊音,腹腔穿刺可抽出血性液体,其淀粉酶含量甚高,对诊断很有意义。

3. **腹部包块** 部分重型者,由于炎症包裹粘连,渗出物积聚在小网膜腔等部位,导致脓肿形成或发生假性胰腺囊肿,在上腹可扪及界限不清的压痛性包块。

4. **皮肤瘀斑** 部分患者脐周皮肤出现蓝紫色瘀斑(Cullen征)或两侧腰出现棕黄色瘀斑(Grey-Turner征),此类瘀斑在日光下方能见到,故易被忽视。其发生乃胰酶穿过腹膜、肌层进入皮下引起脂肪坏死所致,是后期表现之一。

5. **手足抽搐** 为血钙降低所致,系进入腹腔的脂肪酶作用,使大网膜、腹膜上的脂肪组织被消化,分解为甘油和脂肪酸,后者与钙结合为不溶性的脂肪酸钙,因而血清钙下降。

6. **休克** 多见于急性出血坏死型胰腺炎,由于腹腔、腹膜后大量渗液出血,肠麻痹、肠腔内积液,呕吐致体液丧失引起低血容量性休克。另外,大量蛋白质分解产物被吸收,导致中毒性休克的发生。主要表现烦躁、冷汗、口渴、四肢厥冷、脉细、呼吸浅快、血压下降、尿少,严重者出现发绀、呼吸困难、谵妄、昏迷、脉快、血压测不到、无尿、肾功能衰竭等。

(三)并发症

1. **胰腺假性囊肿** 重症急性胰腺炎胰内或胰周坏死、渗液积聚,包裹成囊肿,囊壁缺乏上皮,故称假性囊肿,多在重症急性胰腺炎病程进入4周后出现。胰腺假性囊肿通常呈圆形或卵圆形,亦可呈不规则形,大小为2~30cm,容量为10~5000ml。小囊肿可无症状,大囊肿可出现相应部位的压迫症状。一般当假性囊肿<5cm时,约半数患者可在6周以内自行吸收。假性囊肿可以延伸至邻近的腹腔,如横结肠系膜、肾前、肾后间隙以及后腹膜。

2. **胰腺脓肿** 胰腺内或胰周的脓液积聚,外周为纤维囊壁。患者常有发热、腹痛、消瘦等营养不良症状。

3. **肝前区域性门脉高压** 胰腺假性囊肿压迫脾静脉或脾静脉栓塞,导致胃底静脉曲张破裂出血。

【辅助检查】

(一)实验室检查

1. **血淀粉酶检查** 急性胰腺炎的血淀粉酶在发病 2～12 小时后即升高,>350U 应考虑本病,>500U 即可确诊。一般持续 3～5 天后即可恢复。但血淀粉酶的高低并不与病情成正比,应予以注意。另外,尚有诸多急腹症者血淀粉酶也可升高,但很少> 500U 者。

2. **尿淀粉酶检查** 急性胰腺炎的尿淀粉酶较血淀粉酶升高稍晚且下降也较慢,一般发病后 12～24 小时上升,可持续 1～2 周始下降。尿淀粉酶变化仅作参考,尿淀粉酶在 500～1000 U,甚至更高者具诊断价值。

3. **血清脂肪酶** 此方法常用于急性胰腺炎的诊断。既往由于血清脂肪酶的检测时间长(需 24 小时),难以满足急诊的需要,又因其达到高峰时要在发病 72～96 小时,所以应用较少。现今方法有所改进,方法已简化、快速。10 多分钟即可检出;同时亦提高了敏感性与特异性。Heming Way 用免疫法测定脂肪酶的活性,敏感度达 100%,特异性达 96%,无假阴性。另一优点是此酶在血液中持续的时间较长,可以预测。

4. **C 反应蛋白和乳酸脱氢酶** 升高不仅表示胰腺有急性炎症,并表示胰腺有坏死,对鉴别急性胰腺炎是否有坏死是很有价值的。

5. **α_1-抗胰蛋白酶与 α_2-巨球蛋白** α_1-抗胰蛋白酶是一种急性期反应物,当急性胰腺炎时迅速上升,而 α_2-巨球蛋白水平则随着严重度增加而下降。

6. **载脂蛋白 A_2:(APO-A II)** 载脂蛋白 A_2 在急性胰腺炎时显著降低。致死性胰腺炎用此法诊断确诊率达 80%。

7. **胰蛋白酶原激活肽** 用免疫法特异性测定急性胰腺炎患者尿中的胰蛋白酶原激活肽(TAP),借以早期预测急性胰腺炎的严重程度。

8. 其他　其他反映各器官功能或病理生理状况的实验室检测指标,见表 7-1。

表 7-1　反映病理生理变化的实验室检测指标

检测指标	病理生理变化
血糖↑	胰岛素释放减少、胰高血糖素释放增加、胰腺坏死
TB、AST、ALT↑	胆道梗阻、肝损伤
白蛋白↓	大量炎性渗出、肝损伤
BUN、肌酐↑	休克、肾功能不全
血氧分压↓	急性呼吸窘迫综合征
血钙↓	胰腺坏死
三酰甘油↑	既是急性胰腺炎的病因,也可能是其后果
血钠、钾、pH↓	低血钠、低血钾、酸中毒

(二)影像学检查

急性胰腺炎的影像学检查为急性胰腺炎的确诊及其预后的监测,提供了更可靠的依据。

1. 超声检查　超声检查有助于急性胰腺炎的诊断,但易受胃肠道积气的影响。水肿型急性胰腺炎患者可见胰腺均匀肿大;坏死型急性胰腺炎患者,除胰腺轮廓及其周围边界模糊不清外,坏死区呈低回声,并显示坏死区范围与扩展方向,可证实有无腹水、胰腺脓肿或囊肿等。

2. CT 检查　CT 扫描可见胰腺增大、边缘不规则、胰腺内低密度区、胰周脂肪炎症改变、胰内及胰周液体积聚,甚至有气体出现。坏死灶在造影剂增强动脉期无增强显影。与周围无坏死胰腺形成鲜明对比,可发现胰腺脓肿、假性囊肿。

3. ERCP 和选择性动脉造影　对于急性胰腺炎,特别是出血坏死性胰腺炎是不适合的,反而加重了胰腺的损害。

【诊断】

1. 诊断条件　急性胰腺炎应该在患者入院后 48 小时内明确

诊断,诊断主要满足下列条件中任意两条即可成立:①急性上腹痛;②血清淀粉酶和(或)脂肪酶大于或等于正常值3倍;③CT扫描有特征性发现。急性胰腺炎患者可以出现血清淀粉酶和脂肪酶升高小于正常值3倍,此时需要CT扫描来明确诊断。

2. 诊断难点　通常情况下,临床医师根据患者腹部症状体征及血淀粉酶升高做出急性胰腺炎的诊断。但仍存在诊断难点。

(1)90%以上的急性胰腺炎患者主诉有腹痛表现,但是,约有2%的急性胰腺炎患者没有任何腹痛主诉,其首发症状常为休克或昏迷。

(2)血清淀粉酶升高对于急性胰腺炎的诊断也并不可靠。约有10%的致死性胰腺炎患者血清淀粉酶正常。

(3)多种其他疾病也可以引起血清淀粉酶升高,此时即使测定尿液中淀粉酶,也无助于提高诊断的准确性。

(4)急性胰腺炎的相关临床和实验室检查缺乏特异性,最终诊断有赖于综合符合急性胰腺炎的临床表现和检查结果,同时需要除外那些可以导致类似表现的疾病。

(5)既往的急性胰腺炎病史可能有助于做出正确的判断。

【鉴别诊断】

急性胰腺炎需要与各种急腹症鉴别,如消化性溃疡穿孔、急性胆囊炎、胆石症、急性肠梗阻等。这些疾病检查血淀粉酶时,一般不会超过500 U。此外本病还需要与不典型心绞痛或心肌梗死鉴别。

1. 消化性溃疡穿孔　此类患者常有溃疡病史,腹痛剧烈,突然发病肝浊音界缩小或者消失,膈下可见游离气体。

2. 急性胆囊炎、胆石症　临床表现相似,而且可能两者合并存在,故需鉴别。胆囊炎的疼痛位于右上腹,常放射到右肩部。胆石症疼痛常常位于右上腹部,且有绞痛发作史,Murphy征阳性。B超有助于鉴别。

3. 急性肠梗阻　以脐周为主的阵发性绞痛,肠鸣音亢进,可见胃肠型及蠕动波,影像学检查可见扩张的肠管以及阶梯状气液平面。

4. 心绞痛与心肌梗死　有时疼痛可限于上腹部,但是没有压痛及腹肌紧张。心电图显示心脏缺血、损伤、坏死征象,血清酶学如 CPK、GOT、LDH 升高可资鉴别。

【治疗】

急性胰腺炎的治疗原则在于去除潜在的病因和控制炎症。轻型胰腺炎经内科治疗后多在 5～7 日康复。重型胰腺炎则需在内科治疗的基础上根据病情给予器官支持,后期并发症可通过内镜或外科手术治疗。如诊断为胆源性急性胰腺炎,宜在本次住院期间完成内镜治疗或在康复后择期行胆囊切除术,避免日后复发。

(一)内科治疗

1. 监护　由于急性胰腺炎患者病情变化较多,细致的监护对及时了解病情发展很重要。病程初期监测内容除体温、血压、呼吸、心率、意识等生命体征外,腹痛、腹胀、肠蠕动、腹膜炎体征、血氧饱和度、尿量、粪便、胃肠减压引流物、有无黄疸及皮肤瘀斑等均应逐日记录。入院初即应检测前述反映病理生理变化的实验室指标,以后根据病情决定复查的间隔时间。有心律失常者应予心电监测。对重症患者,应给予肺、肾、循环、肝、肠等器官的功能支持。

2. 禁食和胃肠减压　急性胰腺炎时使用鼻胃管减压,不仅可以缓解因麻痹性肠梗阻所导致的腹胀、呕吐,更重要的是可以减少胃液、胃酸对胰酶分泌的刺激作用,而限制了胰腺炎的发展。由于食糜刺激胃窦部和十二指肠而致胰酶分泌,通常要禁食时间较长。当淀粉酶降至正常后,再禁食数日,否则由于进食过早,而致胰腺炎复发。

3. 抑制胰腺分泌

(1)H_2 受体阻断药:如西咪替丁、雷尼替丁、法莫替丁等均可减低胃酸的分泌,并能抑制胰酶的作用。每日 500～1000mg,静脉滴注。

(2)抑肽酶:除了能抑制胰蛋白酶分泌以外,并能抑制激肽酶、纤维蛋白溶酶的分泌。目前的剂量是 2 万 U/kg 体重,加入静脉输液内滴注,1 周为 1 个疗程。

(3)氟尿嘧啶(5-FU):其可以抑制核糖核酸(DNA)和脱氧核糖核酸(RNA)的合成。在急性胰腺炎时,用其阻断胰腺外分泌细胞合成和分泌胰酶。

(4)生长抑素及类似物:生长抑素抑制胰腺、胆囊及小肠分泌和溶酶体的释放,松弛 Oddi 括约肌,使胰腺引流通畅,并通过刺激网状内皮系统而减轻重症急性胰腺炎的内毒素血症等多种效应,抑制血小板活化因子的释放以及对胰腺实质细胞的保护作用,还可诱导损伤的胰腺细胞凋亡以减轻炎症反应。

(5)其他药物:①细胞因子和血管活化因子拮抗药来昔帕泛,可有效减轻症状,减少器官衰竭的发生,降低死亡率;②加贝脂是一种非肽类蛋白酶抑制药,它可抑制胰蛋白酶、激肽释放酶、纤维蛋白溶酶、凝血酶等蛋白酶的活性,抑制这些酶所造成的病理生理变化,从而抑制急性胰腺炎的病情进展和多脏器损害;③乌司他丁对胰蛋白酶、α_2-糜蛋白酶、透明质酸酶等有抑制作用。能抑制炎性介质、溶酶体酶的释放,具有稳定溶酶体膜、清除氧自由基等作用,对轻型和重型胰腺炎均有较好的疗效,不良反应少;④钙通道阻断药如维拉帕米、硝苯地平等具有扩张血管、改善胰腺血供、防止胰腺腺泡细胞钙超载而起保护作用。可阻止胰腺炎由轻型向重型的发展,限制胰腺坏死,改善急性胰腺炎的预后。

4. 镇痛　急性胰腺炎患者疼痛剧烈时应考虑镇痛治疗。在严密观察病情下,可注射盐酸哌替啶。不推荐应用吗啡或胆碱能受体拮抗药,如阿托品、山莨菪碱等,因前者会收缩 Oddi 括约肌,后者则会诱发或加重肠麻痹。

5. 补液治疗　补液是维持血容量、水、电解质平衡的主要措施。急性胰腺炎患者的补液量包括基础需要量和流入组织间隙的液体量。早期常有血液浓缩,充分补液非常重要。还应注意输注胶体物质和补充微量元素、维生素。

6. **营养支持**　轻型急性胰腺炎患者,只需短期禁食,不需肠道或肠外营养;重型患者常先施行肠外营养,待病情趋向缓解,则考虑实施肠内营养。进行肠内营养时,应注意患者的腹痛、肠麻痹、腹部压痛等胰腺炎症状和体征是否加重,并定期复查电解质、血脂、血糖、总胆红素、血清蛋白水平、血常规及肾功能等,以评价机体代谢状况,调整肠内营养的剂量。

7. **预防和抗感染**　胰腺感染是病情向重症发展,甚至死亡的另一重要原因。导致胰腺感染的主要细菌来自肠道。预防坏死胰腺的感染可采取:①为减少肠腔内细菌过生长,可采用导泻,促进肠蠕动和清洁肠道。导泻药物可选硫酸镁,每次口服 5～20g,同时饮水 100～400ml;也可用磷酸钠等洗肠液,中药(大黄、番泻叶)导泻在临床也广为应用。在此基础上,口服抗生素(如诺氟沙星、多黏菌素等)清除肠腔内细菌。②尽早肠内营养,维持肠黏膜屏障的完整,减少细菌移位。③预防性全身给予抗生素(喹诺酮类或头孢类)。

当患者出现胰腺或全身感染,致病菌主要为革兰阴性菌和厌氧菌等肠道常驻菌,应选择喹诺酮类或头孢类抗生素,联合针对厌氧菌的甲硝唑。严重败血症或上述抗生素疗效欠佳时应使用亚胺培南等。要注意真菌感染的可能,可经验性应用抗真菌药。

(二)内镜治疗

起因于胆总管结石性梗阻、急性化脓性胆管炎、胆源性败血症及胆道蛔虫的急性胰腺炎应尽早行 EST 等内镜治疗,取出胆道结石、蛔虫等,放置鼻胆管引流,胆道紧急减压,既有助于阻止急性胰腺炎病程,又可迅速控制感染。这种在 ERCP 基础上发展的内镜下微创治疗效果肯定,创伤小,可迅速缓解症状、改善预后、缩短病程、节省治疗费用,属对因治疗,可缩短病程,避免急性胰腺炎复发。适宜于内镜治疗的其他导致急性胰腺炎的病因包括肝吸虫、胰管结石、慢性胰腺炎、胰管先天性狭窄、壶腹周围癌、胰腺癌、Oddi 括约肌功能障碍及胰腺分裂等。对重症急性胰腺炎的后期并发症如胰腺假性囊肿和脓肿也可内镜治疗。

(三)外科治疗

多数急性胰腺炎不需外科干预,即使是重症急性胰腺炎也应尽可能采用内科及内镜治疗。临床实践表明,重症急性胰腺炎时经历大的手术创伤将加重全身炎症反应,增加病死率。当重症患者内科及内镜治疗不能阻止胰腺进一步坏死时,可行经皮腹膜后穿刺引流,必要时以微创方式清除胰腺坏死组织。

与急性胰腺炎相关的主要手术治疗是胆囊切除术,以解决病因。目前胆囊切除术多采用腹腔镜完成。新近的临床研究认为,对于有 1 次急性胰腺炎发作史患者,有结石的胆囊即应切除;对轻中度胆囊结石相关急性胰腺炎,胆囊切除术应在本次胰腺炎恢复后 10 日左右实施,重症胰腺炎则应在恢复后 4 周左右施行;不及时切除,在 6~18 周,有 25%~30% 的患者将再次发生急性胰腺炎。

微创治疗无效的胰腺假性囊肿、脓肿和脾静脉栓塞等并发症需要外科开腹手术治疗。

第二节　胰腺脓肿

胰腺脓肿(pancreatic abscess)由急性胰腺炎的坏死组织或并发假性囊肿继发感染所致,可发生在胰腺任何部位,主要致病菌为肠道杆菌。脓肿溃破腐蚀邻近脏器,可引起肠瘘或出血。

【病因】

胰腺脓肿的病因主要是急性胰腺炎和胰腺手术。病原菌侵袭途径主要包括以下几个方面。

1. **直接蔓延**　病原菌经胰腺周围组织或脏器直接侵袭所致。

2. 血行感染 原处病灶的病原菌经血流导致胰腺感染。

3. 淋巴途径 病原菌经淋巴管播散。

4. 肠道细菌移位 肠道内细菌通过肠壁黏膜上皮细胞屏障后,经肠系膜淋巴结移位至胰腺。

引起胰腺脓肿的常见病原菌种类中革兰阳性菌以金黄色葡萄球菌为主,革兰阴性菌以大肠埃希菌、假单胞菌、变形杆菌和克雷伯杆菌等为主,厌氧菌感染也较常见。胰腺脓肿多为混合感染,单个脓肿较多见,但也可表现为多发脓肿。

【临床表现】

1. 症状 急性胰腺炎症状好转后又出现寒战、高热、腹痛,白细胞增多,50%的患者出现黄疸,血清淀粉酶升高并可持续 1 周以上;还可表现为持续性心动过速、呼吸加快、肠麻痹;并且患者呈中毒现象,体温逐步上升,偶有胃肠道的症状(如恶心、呕吐及食欲缺乏),少数患者出现糖尿病症状。但在少数患者中可无发热,仅表现为持续性心动过速、轻度食欲缺乏、肺不张和轻度的肝功能异常。

2. 体征 上腹部压痛、肌紧张,上腹部可扪及边界不清压痛性包块,肠鸣音减弱,50%患者合并黄疸。

【辅助检查】

1. 血常规 白细胞计数显著增高常达$(20\sim50)\times10^9/L$,血培养可有细菌生长,血清及尿淀粉酶呈持续升高可持续 1 周以上。

2. X 线检查 左侧膈肌升高,左肺不张,胸腔积液。腹部 X 线片显示胃肠道积气,横结肠麻痹,胃移位。

3. B 超检查 局限性圆球形,充满液体及内有坏死组织的光点。

4. CT 检查 CT 片中显示液体的积聚,特别是积聚液体中存在气体是脓肿形成的病理特征。脓肿中存在气体是主要的标志。CT 可确定脓肿部位、体积并与假性囊肿相鉴别。

5. **腹部 X 线片**　胰腺区内发现多数小气泡影即小气泡征或气液腔(脓肿内产气菌感染所致),另外可见横结肠麻痹、胃肠道积气呈类似"皂泡"样透亮区。

6. **磁共振成像(MRI)**　可显示胰腺增大和胰腺脓肿区血管稀疏征象。

7. **胃肠钡剂检查**　可见胰腺区增大征象、十二指肠环增宽,根据脓肿的不同部位和大小胃和横结肠有不同程度和不同方向的移位。

8. **选择性腹腔动脉造影**　可见胰血管与小肠血管移位,其程度与脓肿大小有关。

【诊断】

由于胰腺脓肿的症状和体征往往受原发病和胰腺手术的影响,所以在胰腺脓肿的诊断中重在对此病的认识,对于急性胰腺炎和胰腺手术后的患者,若体温持续升高,或腹胀同时伴随腹痛,或触及腹部包块均应考虑胰腺脓肿的可能。

影像学检查是胰腺脓肿诊断的重要手段,其中 B 超和 CT 检查是胰腺脓肿诊断中的最佳方法,由于肥胖或腹胀对 B 超检查的影响,CT 检查在胰腺脓肿的诊断中更具有良好的应用价值。

逆行胰胆管造影检查,对明确胰腺脓肿是否有瘘道产生具有一定的意义。选择性血管造影检查,仅适用于胰腺脓肿并发腹腔或消化道出血的诊断和栓塞治疗。

【鉴别诊断】

本病需与胆石症、肝癌、胰腺囊肿相鉴别。

【治疗】

胰腺脓肿的治疗原则是早发现、早治疗。治疗时应彻底清除坏死组织,引流排尽脓液。

1. **内科治疗**　内科治疗是胰腺脓肿治疗的基础,积极的抗感染治疗可预防菌血症和脓肿并发症的发生。当外科手术后及经皮穿刺引流亦需要积极的抗感染治疗。恰当选用抗生素,根据病原菌体外培养,针对感染的细菌合理选择有效抗生素。根据药动学研究,应用能够透过血-胰屏障的抗生素,如喹诺酮类药物或三代先锋霉素。如不能确定感染菌,一般是多种抗生素的联合应用。其次,应用强效胰酶抑制药尽可能给予全身支持治疗,补充蛋白、脂肪糖、维生素及电解质等。

2. 经皮穿刺引流　在超声或 CT 引导下,经皮穿刺脓肿再放置导管引流可作为胰脓肿的初期或单个脓肿积聚的治疗。但经皮放置的导管较细,很难将坏死物碎屑和稠厚的脓液引流出来,常需要放置多根引流导管引流。成功率 9%～15%,故不能代替手术引流;或双套管负压吸引引流,亦可同时另置一硅管于脓腔,滴入含抗生素的液体。

3. 手术治疗　胰腺脓肿治疗愈早效果愈好,通过外科手术引流和清创是治疗胰腺脓肿的最有效的方法。治疗原则是及时彻底地引流、积极全面地支持和正确有效地抗感染。手术的切口常有腹正中切口、上腹横切口和经腹膜后途径等。手术引流的方式主要有封闭式引流、开放式引流和引流加灌洗等类型,封闭式引流即单纯的腹腔引流管负压引流,开放式引流则是指开放式填塞引流或应用拉链缝合,以便定期开腹手术清创引流。而引流加灌洗则是在手术引流的基础上,手术后予以腹腔持续灌洗。

第三节　胰性脑病

胰性脑病(pancreatic encephalopathy,PE)是发生于急性重症胰腺炎病程中的神经精神障碍,也可发生于轻型胰腺炎或慢性胰腺炎的急性发作过程中。胰性脑病在急性重症胰腺炎中的发生率远高于急性轻症胰腺炎,发病年龄趋向中、老年,病死率高。随着临床上胰腺炎就诊率越来越高,应重视胰性脑病的早期诊断、积极预防和处理。

【病因及发病机制】

1. 胰酶激活 在正常情况下,血-脑屏障可预防血浆高分子和毒性物质通过。在病理情况下,血-脑屏障通透性增加,有害物质可通过,引起脑损伤。在重症急性胰腺炎期间,非常高浓度的胰酶(包括胰蛋白酶、弹性蛋白酶、脂肪酶和 PLA_2)进入循环,其中 PLA_2 起最重要作用。活化的 PLA_2 转化脑磷脂和卵磷脂为高度毒性的溶血脑磷脂和溶血卵磷脂,也可破坏血脑屏障,溶解细胞膜的磷脂结构,水解线粒体,引起脑代谢障碍和水肿。此外,内毒素中的脂多糖可增加血-脑屏障通透性,在溶血卵磷脂和内毒素之间可能有级联效应。PLA_2 有强大的亲神经性,可直接作用于脑细胞的磷脂层,引起脑细胞水肿、局灶性出血性坏死、严重的轴突脱髓鞘改变,以及继发性神经元细胞代谢障碍导致不同的神经精神症状。PLA_2 活化,破坏乙酰胆碱小囊泡并抑制乙酰胆碱释放,导致神经肌肉传递紊乱,是普遍公认的胰性脑病的发病机制。

2. 细胞因子 并发于中毒症状的重症急性胰腺炎与细胞因子的过量产生引起器质性和功能性损伤密切相关。研究发现,早期重症急性胰腺炎本身引起的细胞因子增加。在继发性内毒素血症后,细胞因子进一步增加引起放大(瀑布效应)和器官功能的损伤,主要参与的细胞因子是 TNF-α、IL-6、IL-8 和 IL-1β。

3. 血流动力学紊乱 重症急性胰腺炎可产生坏死毒素和胰酶,并激活激肽、血液凝固、补体和其他系统,对血动力学稳定性有严重的不良影响,对微循环有强大的影响。在缺血和缺氧情况下,胰腺可分泌心肌抑制因子降低心肌泵功能,并加剧器官的灌注减少。重症急性胰腺炎产生的血性腹水渗入腹腔,减弱膈肌运动,同时血浆胶体渗透压引起肺水肿和通气功能障碍,加重缺氧。大量的液体进入第三间隙,引起循环容量不足,严重干扰血流动力学稳定性,导致微循环障碍、脑缺血症和缺氧。频繁呕吐和腹膜、网膜的广泛水肿,也加重休克。上述因素可引起脑缺血和缺氧及微循环紊乱,最终形成恶性循环,导致不可逆的中枢神经系统损伤、多器官衰竭甚至死亡。可发生胰腺和邻近器官的感染、毒素和酶吸收增加,因为坏死性胰腺组织的引流缺陷或引流阻断;同时,血管活性物质的释放如前列腺素和组胺显著降低脑组织的灌注。所有这些因素均促进胰性脑病的发生。

4. 内皮素-1(ET-1)和一氧化氮(NO) 在重症急性胰腺炎期间,ET-1 和 NO 增加,ET-1/NO 比率失衡可引起全身性循环障碍。已知血清 ET-1/NO 比率增加和脑水肿、血-脑屏障损害和脑死亡呈正相关。

5. 氧自由基(OFR)和 PLA_2 的协同作用 在并发大脑损伤的重症急性胰腺炎的发病机制中 OFR 起重要作用。大脑间质和神经元肿胀随着时间加重并且也发生髓鞘退化。超氧化物歧化酶(SOD)活性、脑组织 OFR 清除剂下降,促进血浆 PLA_2 和丙二醛(MDA)活性增加,其协同参与胰性脑病的发生和恶化。OFR 代谢产物 MDA 含量和 PLA_2 活性增加,可能是胰性脑病的原因。重症急性胰腺炎脑组织 OFR 代谢产物 MDA 增加的可能机制如下:①胰酶激活催化次黄嘌呤产生 OFR 的黄嘌呤氧化酶,通过血-脑屏障损伤脑组织。②胆汁酸是一种 PLA_2 前体的活化因子,在胆源性胰腺炎期间,反流到胰管的胆汁激活 PLA_2,PLA_2 通过门静脉系统到达重要的器官,如肝、肺和脑破坏细胞膜的磷脂,降低脑细胞的功能,引起意识障碍。③PLA_2、炎症介质和损伤的血管内皮细胞都可激活血小板和释放 OFR。④在胰性脑病晚期,多器官系统衰竭发生时,随着脑缺氧和毛细血管栓塞进一步损伤,并且产生的 OFR 也会加重脑损伤。

6. 低氧血症 在重症急性胰腺炎发生后 48 小时内,58% 的患者有动脉低氧血症,严重的低氧血症也可引起微循环紊乱和组织缺血,这进一步加重脑缺血、缺氧和损伤。

7. 继发性细菌/真菌感染 在重症急性胰腺炎晚期发生继发性细菌和(或)真菌感染。各种病原体、毒素和抗原-抗体聚合物可激活肾上腺髓质系统、补体系统、激肽系统、血液凝固和纤维化系统。它们可产生各种血管活性物质、腹膜坏死组织吸收、腹腔感染、肺部感染和(或)真菌感染引起的毒血症和败血症、感染性休克和多器官功能障碍。另一方面,病原体毒素可直接作用于脑细胞损害线粒体功能并减少 ATP 合成,随后引起脑细胞代谢障碍和细胞性脑水肿。重症急性胰腺炎患者长期并大量给予广谱抗生素改变肠内菌丛,引起肠功能障碍、肝和肾损伤,免疫功能下降,同时极大增加真菌感染的可能性。在重症急性胰腺炎晚期真菌菌血症诱发中枢神经系统的真菌感染,这也可能参与胰性脑病的发生。

8. 水和电解质紊乱　重症急性胰腺炎常伴随电解质的紊乱,如钠、镁、磷、钙和钾。水、电解质和渗透压的改变易于影响脑细胞引起代谢异常、水肿、急性颅内高压和脑膜刺激。在重症急性胰腺炎期间,肝和肾功能不全、电解质紊乱,如钠、镁、磷、钙和钾及低蛋白血症可引起脑灌注降低、脑水肿、代谢障碍和脑细胞损伤。胰腺坏死总是伴随胰岛细胞功能障碍,胰岛素产生下降,血糖浓度提高导致渗透性利尿。在晚期,发生血容量减少和肾小球滤过率下降、血糖进行性提高、高渗血液、神经功能障碍和昏迷。

9. 维生素 B_1 缺乏病　维生素 B_1 是硫胺素焦磷酸盐的前体,焦磷酸盐是三羧酸循环中丙酮酸、α-酮戊二酸和红细胞乙醇转移酶的重要辅酶。维生素 B_1 缺乏发生时,转酮醇酶活性下降,丙酮酸不易进入三羧循环氧化,血中丙酮酸含量增加。在补充大量糖的重症急性胰腺炎患者,丙酮酸脱氢酶的活性可能下降。血中丙酮酸含量增加和大量的丙酮酸潴留在人体,并通过肾代谢影响能量代谢和应用,进而诱发神经系统症状。因为人体不能合成维生素 B_1,体内储存很少,容易造成缺乏。维生素 B_1 缺乏病引起背侧丘脑、丘脑背部和乳头体功能损害及认知的部分能力丧失。重症急性胰腺炎患者长期禁食,尤其是术后,可能易于忽略补充维生素 B_1,因此,易于发生韦尼克脑病的临床症状。此外,维生素 B_1 缺乏病与内环境紊乱和细胞代谢异常有关。

10. 其他因素　高脂血症、高血糖症或大脑代谢异常、氮质血症和手术应激,也可能与早期胰性脑病有关。晚期胰性脑病(感染阶段)可能与过早摄食、疾病反跳、长期禁食、摄食缺乏、全身性器官代偿耗竭引起的消耗性疾病、内环境缓冲系统破坏或并发于大出血和低血容量性脑损伤引起的休克的继发性腹腔高压。胰岛素治疗可引起低血糖症,这也是胰性脑病的重要诱发因素。

【病理】

主要病理改变为多发性小动脉和毛细血管玻璃样变、坏死,血管周围水肿,静脉淤血;大脑皮质、丘脑、脑桥、小脑或脑干可有出血和弥漫性脂溶性脱髓鞘改变。

【临床表现】

胰性脑病有两个发病高峰:一是在重症急性胰腺炎发病后的急性炎症期(2~9 天)内,往往同时伴有其他器官功能障碍;二是在重症急性胰腺炎的恢复期(2 周后)。临床表现呈多样性,主要表现为精神神经异常,定向力障碍,精神错乱,伴幻觉、妄想、躁狂等。

1. 脑病症状及精神障碍　先有精神运动性兴奋,如多语、烦躁不安,继而定向力障碍、反应迟钝,进一步发展为嗜睡、木僵、昏迷,偶见抽搐和癫痫样发作。

2. 脑膜刺激征　表现为弥漫性头痛、头晕、呕吐、眼球痛、感觉过敏、颈项强直、Brudzinski 征和 Kernig 征阳性等。

3. 脑脊髓病综合征　角膜反射迟钝、水平性眼球震颤、耳聋、吞咽困难、运动性或感觉性失语、面瘫、痉挛性瘫痪、四肢强直、肌肉疼痛、反射亢进或消失、腹壁反射消失、锥体束征和局灶性神经损害等。

【辅助检查】

1. 实验室检查

(1)血清髓鞘碱性蛋白(MBP):血清 MBP 含量测定,可视为判断重症急性胰腺炎有无脑损害及其严重程度的一种特异性高且简便的生化指标。

（2）腰穿脑脊液（CSF）检查：急性胰腺炎伴胰性脑病时其CSF中淀粉酶和脂肪酶浓度升高。

2. 影像学检查

（1）脑电图检查：主要表现为轻、中度广泛性慢波，同步性δ及θ波暴发等，多见于慢性胰腺炎并发胰性脑病者，但非特异性，病愈后脑电图恢复正常。

（2）脑CT检查：常为阴性，少数可发现脑组织呈局灶性坏死或类脑炎改变。

（3）磁共振成像：大部分为阴性，偶见脑室周围及基底节区水肿、小灶出血、脱髓鞘改变及部分脑白质信号改变，但均为非特异性。

【诊断】

胰性脑病绝大多数为临床诊断，目前尚无统一的诊断标准、可靠的实验室及影像学检查指标，早期确诊较困难。胰性脑病的发生是多因素作用的结果，急性呼吸窘迫综合征、高血糖的发生可能是其高危因素。一般认为具备以下2～3点者，可考虑诊断胰性脑病。

1. 有急性胰腺炎病史（特别是重症急性胰腺炎）。

2. 早期或恢复期出现中枢神经症状和体征，并排除其他因素所致异常。

3. 血清MBP水平升高。

4. 脑电图出现轻至中度广泛性慢波，同步性θ及δ波，中长程δ波阵发出现；脑部磁共振成像有类似多发性硬化等表现；脑部CT有脱髓鞘等表现。

【鉴别诊断】

胰性脑病是疾病早期急性全身炎症反应所致多脏器衰竭的一部分，多发生于发病2周之内，病死率高。急性胰腺炎和神经精神症状是诊断胰性脑病的必要条件；对胰腺炎表现不典型、急性胰腺炎恢复期及慢性复发性胰腺炎出现意识和精神障碍者,应考虑到胰性脑病的可能,以免误诊。在疾病的诊断过程中首先需与神经精神疾病鉴别。

1. 韦尼克脑病(Wernicke encephalopathy,WE)　韦尼克脑病是慢性酒精中毒常见的代谢性脑病,是硫胺缺乏导致的急症。临床表现:①眼运动异常,主要影响动眼、滑车神经核,以外直肌受累多见,可有水平或垂直震颤,水平凝视轻瘫,直至完全眼瘫。②躯干性共济失调,见于下肢,表现为步态、姿势及下肢强直性震颤。③意识改变,早期为注意力不集中,思维减慢,记忆力下降,未经治疗可发展为嗜睡,昏迷甚至死亡。病理表现为神经元丧失,胶质细胞增生,内皮增生、淤血,丘脑、中脑导水管周围髓鞘溶解。韦尼克脑病的诊断标准为血清中红细胞转酮酶降低。MRI对 WE 诊断有较高敏感性和特异性。

2. 糖代谢紊乱　低血糖和高血糖导致的昏迷,高渗性或酮症酸中毒性昏迷;急性胰腺炎时可合并低血糖或高血糖,1%~5%患者出现低血糖,约 50%出现暂时性高血糖。如果在治疗过程中血糖监测不力或胰岛素应用不当,可致低血糖昏迷或糖尿病酮症酸中毒和非酸中毒糖尿病昏迷。

3. 电解质紊乱

(1)低钙血症:是急性胰腺炎最常见的并发症,其发生率为30%~60%。血钙低于 1.75mmol/L 以下时,患者全部死亡。急性胰腺炎时血钙降低可致神经-肌肉应激性增高,严重者可致癫痫样发作等精神症状。

(2)低钠血症:大量液体的渗出、频繁呕吐、补给不足等时常可以出现。低钠血症患者产生脑水肿,重者形成脑病,甚至死亡。当低钠血症合并低氧血症时,病情则更为凶险。

(3)低磷血症:酒精性急性胰腺炎及长期全胃肠外营养而未注意补磷者,易发生低磷血症。当血磷严重下降(<0.16mmol/L)时,可出现神经系统的明显损害和神经精神症状。

4. 炎性介质致大量液体渗出引起低血容量休克,脑循环障碍　重症急性胰腺炎伴发的重度低血容量性休克及中毒性休克的早期,常见表现为淡漠、嗜睡、反应迟钝等。

5. 严重感染、败血症　引起高热、头痛、谵妄、嗜睡等症状;感染性胰腺坏死(IPN)在出现明显的局部和全身中毒症状时多伴随神经精神症状。

6. 深部真菌感染　患者可出现意识改变。

7. 其他　要注意低氧血症或急性呼吸窘迫综合征致脑缺氧所引起的精神症状。因未及时提高胶体渗透压,液体渗透入脑组织,引起脑水肿以及转移性脑肿瘤、维生素缺乏等引起的脑部症状等。如低蛋白血症及低氧血症使神经细胞对毒性物质的耐受性降低,患者易出现神经精神症状,手术创伤及麻醉、肝肾功能不全等所致的精神症状。

【治疗】

由于胰性脑病确切发病机制仍不清楚,且临床多为散发病例,目前尚无特异有效的胰性脑病治疗方法。治疗急性胰腺炎是预防胰性脑病发生的基础。抑制胰腺分泌、阻断胰蛋白酶活性,纠正贫血、电解质紊乱、低蛋白血症,预防感染是治疗的关键。

1. 内科治疗

(1)禁食、胃肠减压和纠正电解质紊乱。

(2)降颅内压治疗:对于有颅内压增高者,可酌情应用甘露醇、高渗糖水、地塞米松、血浆及白蛋白等。

(3)抗生素的选用:除应注意到细菌敏感性外,还需考虑血-脑屏障和血-胰屏障的存在,可选用氟喹诺酮类和甲硝唑。

(4)胰酶抑制药的应用:如抑肽酶、加贝酯、依地酸钙。

(5)胰岛素治疗:应根据血糖值及时调整胰岛素的用量。

(6)镇静药的应用:兴奋型以镇静药为主,轻者可用安定类镇静药,中度到重度者可用普鲁卡因或加用抗精神病药物如安坦等。

（7）中枢神经系统营养药物：如肌苷 AIP、辅酶 A、细胞色素 C 及维生素组成的能量合剂等。

（8）完全静脉营养支持和补充大剂量维生素 B_1。

（9）生长激素合并生长抑素的应用：生长激素对早期胰性脑病有治疗作用，生长激素与生长抑素联合应用有可能降低胰性脑病的发生。

（10）血液透析。

（11）乌司他汀和细胞因子抗体可根据情况选用。

2. 外科治疗　目前认为，除非并发严重的腹腔室隔综合征、急性梗阻性化脓性胆管炎或腹腔感染时，在全身炎性反应综合征期内不考虑手术治疗。原则上早期不推荐手术，胰性脑病不是手术的指征，手术中因探查致胰腺组织挤压，可使胰酶在血中的浓度增高；手术使血流动力学紊乱加重，减少各组织器官的灌注；血浆胶体渗透压下降，促进肺间质水肿形成，加重机体缺氧等更易诱发胰性脑病。盲目手术会造成"二次打击"，加重包括脑组织在内的各脏器的损伤。一般在病程 3～4 周，行 CT 增强检查，明确胰腺坏死的部位、范围，确定手术时机，手术尽量清除胰腺坏死组织，确保引流管放置位置正确，引流通畅。术后常规加用抗生素。

第四节　胰　腺　癌

胰腺癌（carcinoma of pancreas）系胰腺外分泌腺的恶性肿瘤，临床主要表现为腹痛、消瘦、黄疸等，恶性程度极高，其病情发展快，预后很差。近年来胰腺癌发病率明显上升，发病年龄以 45－65 岁多见，男性比女性多见。胰腺癌可发生于胰腺任何部位，按其发生部位可分为胰头癌、胰体尾部癌和全胰癌。胰头癌最常见，约占 60%。

本病的早期诊断困难。出现明显食欲缺乏、上腹痛、进行性消瘦和黄疸，上腹扪及肿块；影像学检查发现胰腺有占位时，诊断胰腺癌并不困难,但已属晚期,绝大多数已丧失手术的时机。因此,对于 40 岁以上,近期出现下列临床表现者应重视:①持续性上腹不适,进餐后加重伴食欲缺乏;②不能解释的进行性消瘦;③不能解释的糖尿病或糖尿病突然加重;④多发性深静脉血栓或游走性静脉炎;⑤有胰腺癌家族史、大量吸烟、慢性胰腺炎者,应密切随访。

【病因及发病机制】

胰腺癌的病因及发病机制至今未明,慢性胰腺炎被视为胰腺癌的癌前病变,在不健康的生活方式(如吸烟、饮酒等),长期接触某些物理、化学致癌物质等多种因素长期共同作用下,导致一系列基因突变,包括肿瘤基因的活化、肿瘤抑制基因功能丧失、细胞表面受体-配体系统表达异常等。遗传性胰腺炎常伴有高胰腺癌发病率,表明遗传因素与胰腺癌的发病有一定关系。

【病理】

胰腺癌一般是指外分泌胰腺发生的癌,绝大多数起源于导管系统。2000 年 WHO 肿瘤国际组织学将胰腺癌按病理形态分类如下。①导管腺癌:黏液性非囊性癌、印戒细胞癌、腺鳞癌、未分化癌(分化不良癌)、未分化癌伴破骨细胞样巨细胞、混合性导管-内分泌癌;②浆液性囊腺癌;③黏液性囊腺癌:非浸润型、浸润型;④导管内乳头状黏液癌:非浸润型、浸润型(乳头状-黏液癌);⑤腺泡细胞癌:腺泡细胞囊腺癌、混合性腺泡-内分泌癌;⑥胰母细胞瘤;⑦实性假乳头状癌;⑧其他类型。

1. 导管腺癌 导管腺癌又称导管细胞来源的腺癌,由类似正常胰腺导管结构的黏液腺体组成,占外分泌胰腺恶性肿瘤的 $80\%\sim90\%$。大多见于 50 岁以上的男性,低于 40 岁者罕见。约 2/3 的病例肿瘤位于胰头部,导致胆管阻塞和黄疸;1/3 病例肿瘤位于胰体、胰尾或二者交界处,患者常出现疼痛或体重减轻。导管腺癌不论在什么部位,生长都很快,多数患者在确诊或手术时已扩散。突出的表现是直接蔓延至周围器官,累及的组织器官因肿瘤在胰头或胰尾而不同,可累及腹膜、腹膜后、十二指肠、胃、左肾上腺和脾等。胰腺周围淋巴结的转移也很常见,转移的淋巴结组群也与肿瘤的原发部位有关。

肉眼观:胰腺导管腺癌瘤体常为实性,界限不清、质硬,呈灰白或灰黄色。胰头部肿瘤的最大直径为 2～5cm,出血坏死和囊性变罕见,或仅出现于肿瘤体积较大时。胰体、胰尾部肿瘤体积相对较大,最大直径>7cm,常呈弥漫性生长并浸润胰腺实质,受累的导管或小导管常扩张,其内充满肿瘤坏死组织,可出现囊性变。

镜下观察:大多数导管腺癌为高分化或中等分化,高分化胰腺导管腺癌由分泌黏液的柱状细胞形成管状、腺样结构,甚至呈乳头状突出。癌细胞常规则地单层排列,有时也可见多层排列。细胞异型性小,核分裂象≤5 个/10HPF,可见黏液分泌。肿瘤边界清楚,常形成较致密的结缔组织反应,肿瘤周围的胰腺组织常继发慢性胰腺炎。

2. 囊腺癌　绝大多数胰腺囊腺癌患者为女性,肿瘤常位于胰腺体尾部,对放疗、化疗均不敏感,完整切除肿瘤是提高生存率的关键,5 年生存率明显好于胰腺导管腺癌。

肉眼观:瘤体大小不等,呈不规则圆形或分叶状,表面光滑包膜完整,与正常胰腺明显分离,且与周围结构无明显的粘连,少数瘤体表面可有粗大血管围绕,受肿瘤侵害而有不同程度的破坏,和周围结构形成粘连、固定。切面可单房或多房,在光滑的内壁面上,有菜花状突起,乳头状形成或皱褶样表现,囊液为胶状黏液性或清澈无色或呈褐色,间有坏死组织混杂。

镜下观察:切面呈囊状,囊壁由纤维结缔组织构成,被覆柱状或立方上皮,有明显异型性,常见瘤细胞呈乳头状增生突入囊腔内构成癌巢,腔内含有黏液或浆液。囊腺癌相当部分是由囊腺瘤恶变而来。切片中可见二者移行的形态,甚至同一镜下视野内可见正常分化的良性区,典型未分化的恶性区和趋向恶化的非典型区。

3. 导管内乳头状黏液癌 胰腺导管内乳头状黏液腺癌大多发生在胰头部,肿瘤堵塞主胰管或大的分支,可引起慢性胰腺炎症状,常发生胰腺功能不全。该肿瘤罕见,预后相对较好。肿瘤孤立或多发息肉样病变散布于导管壁,扩张的胰腺导管含有黏液栓子,周围的胰腺组织明显增厚和纤维化。

镜下可见密集不规则的分支乳头状结构,常缺乏纤维血管轴心。胞质内黏液消失。明显核复层,深染,核仁明显。有异型性,呈浸润性生长。

4. 腺泡细胞癌 腺泡细胞癌多见于老年人,男性多于女性,其他年龄包括儿童病例偶有报道。可发生于胰腺的任何部位,多见于胰头部,症状无特殊性,黄疸少见。肿瘤是否转移与预后密切相关,成人腺泡细胞癌生物学行为类似于导管腺癌,可早期死亡或广泛转移至局部淋巴结、肝和肺。发生在小儿的肿瘤预后较好。

肉眼观:肿瘤一般较大,直径 2~15cm,分界清楚,呈分叶状,质地较软,黄白色,常有出血和坏死。

镜下观察:肿瘤细胞呈多角形、圆形或矮柱形。核圆、常位于基底部。肿瘤细胞由纤维组织分割呈大结节,排列呈小腺体或小梁状,脑质强嗜酸性颗粒状,内含 PAS 阳性的酶原颗粒。核大小一致,圆形,较大,核仁明显,核分裂象多见。

5. 胰母细胞瘤 胰母细胞瘤是罕见的胰腺恶性肿瘤,常发生于 1－8 岁的儿童,男性较为多见。多发生于胰头或胰体部。

肉眼观:肿瘤分界清楚,体积大,直径 7~12cm,圆形,质地软,来源于胰头腹膜部分的成胰细胞瘤多有包膜,来源于背胰部分的肿瘤多无包膜。常有出血、坏死及理性变。

镜下观察:肿瘤由上皮和间叶成分混合而成,上皮成分常较多,由单一的多边形细脑形成巢状、条索状、管状或腺泡状结构,胞质内可见 PAS 阳性物质,核分裂象易见。可见呈巢分布的腺泡和管状结构,其间夹有软骨等间叶成分。间叶成分包括疏松排列的梭形细胞、透明变的纤维血管间质或软骨等。大多数肿瘤由成熟的纤维组织包绕。鳞状细胞巢或鳞状小体散布于整个肿瘤,中心可能有角化。可见纤维包膜和邻近器官浸润。

6. 实性-假乳头状癌　胰腺实性假乳头状癌出现神经、血管和深部浸润则诊断为实性假乳头状癌。该肿瘤少见,多见于青春期及青年女性,男性罕见。临床上可无症状或仅有上腹不适,属低度恶性,预后相对较好。

肉眼观:为分界清楚的圆形肿块,分叶状。直径 2~20cm(平均 10cm),实性和囊性区域混合存在,可有灶性坏死及出血。较易完全切除,仅偶见复发和肝转移。

镜下观察:实性区域由较为一致的瘤细胞构成或有假乳头形成,并常因坏死而出现囊性区域。瘤细胞脑质呈嗜酸性颗粒状,有时含有 PAS 染色阳性的小滴。核圆形或卵圆形,核仁不明显。典型的表现为核出现锯齿状或出现核沟。核异型性不明显,核分裂少,核皱褶明显。肿瘤间质中有大量薄壁血管或血窦,肿瘤细胞围绕纤维血管蒂呈复层排列形成假菊形团或假乳头状突起为其特征。这种改变可能为缺血导致的变性改变,其他变性改变包括坏死、血管周围透明变和黏液变、胆固醇肉芽肿和泡沫细胞积聚等。某些瘤细胞 α_1-抗胰蛋内酶阳性。

电镜和免疫组化:尚未确定其起源。瘤细胞多具有腺泡细胞特征,如免疫组化糜蛋白酶和胰蛋白酶阳性。但亦有报道认为其具有内分泌细胞特征,如含有生长抑素细胞或导管细胞的特征。有的肿瘤亦含有高亲和雌性激素和孕激素受体。该肿瘤如无血管、神经浸润和淋巴结转移,肝转移应为交界性。

【临床表现】

胰腺癌起病隐匿,早期无特殊表现,可诉上腹不适、轻度腹泻、食欲缺乏、乏力等,数月后出现明显症状时,病程多已进入晚期。其主要临床表现有腹痛、黄疸、腹泻、体重减轻及转移灶症状。整个病程短、病情发展快、迅速恶化。

1. 腹痛　常为首发症状,早期腹痛较轻或部位不清,以后逐渐加重且腹痛部位相对固定。典型腹痛为持续、进行性加剧的中上腹痛或持续腰背部剧痛,可有阵发性绞痛;餐后加剧;仰卧与脊柱伸展时加剧,俯卧、蹲位、弯腰、坐位或蜷膝侧卧位可使腹痛减轻;用解痉止痛药难以奏效,常需用麻醉药,甚至成瘾。

2. 黄疸　黄疸是胰腺癌,尤其是胰头癌的重要症状,黄疸属梗阻性,常伴小便深黄及陶土色大便,且呈进行性,黄疸虽有时会轻微波动,但不会完全消失,胰体尾癌常在波及胰头时才出现黄疸,而胰腺癌晚期出现黄疸有时可能是肝转移所致。胰头癌若使胆总管下段梗阻而出现无痛性的胆囊肿大,呈 Courvoisier 征,对胰头癌具有重要诊断意义。

3. 消化不良　新近出现的轻度消化不良性腹泻、肠胀气常是胰头癌早期的临床表现而被忽略。当肿瘤快速增大,胰腺外分泌功能明显受损后,患者食欲明显下降,恶心、腹泻加重,甚至出现脂肪泻,腹痛部位可不固定。

4. 体重减轻　90%的患者有明显的体重减轻,其中部分患者可不伴腹痛和黄疸。晚期常呈恶病质状态。消瘦原因包括癌的消耗、食欲缺乏、焦虑、失眠、消化和吸收功能障碍等。

5. 转移灶症状

(1)呕吐:胰头癌压迫邻近的空腔脏器如十二指肠,常使其肠曲移位或梗阻,患者可表现为胃流出道梗阻的症状。

(2)上消化道出血:胰腺癌浸润至胃、十二指肠,破溃出血,或脾静脉或门静脉因肿瘤侵犯而栓塞,继发门静脉高压症,导致食管-胃底静脉曲张破裂出血。

【辅助检查】

1. 血、尿与粪检查　胰腺癌患者的血、尿淀粉酶升高多因胰腺癌早期胰管堵塞,导致继发性胰腺炎或伴慢性胰腺炎。血液检查可能显示阻塞性黄疸及功能受损情况,血清胆红素升高且以直接胆红素为主。碱性磷酸酶(AKP)、血清 γ-氨酰转移酶(γ-GT)、LDH、亮氨酸氨基肽酶(LAP)和 5′-核苷酸酶等均可增高。部分患者血清脂肪酶和淀粉酶升高。

2. 血清中肿瘤相关抗原的检测

(1)胰腺癌相关抗原(PCAA)和胰腺特异性抗原:胰腺癌肿前者的阳性率约53%,但慢性胰腺炎和胆石症也有 1/3 到 50%的阳性率。而对于后者,Ⅰ期胰腺癌时阳性率高达 60%,且良性胰腺疾病和胆系疾病者阳性率较低。以上 2 种抗原可以联合检测。

(2)胰腺胚胎抗原(POA):在胰腺癌患者中,POA 增高者达 73%,但其特异性不高,胃癌和结肠癌的阳性率分别在 50%和 40%左右。肿瘤切除后 POA 明显下降,术后 1~2 个月降至正常,复发时 POA 上升。

(3)糖抗原 CA19-9:此抗原是一种与消化道癌相关的抗原。抗原决定簇为含唾液酸的神经节苷脂,已获得单抗。在胰腺癌、结肠癌、胃癌和胆管癌,其阳性率分别为 86.2%、33.7%、28.5%和 73.5%。CA19-9 血清值与胰腺癌的部位、主胰管扩张、有无转移及病期无明显关系,但在肿瘤切除后下降。

(4)采用 ELISA 法测定血清癌胚抗原(CEA)、糖抗原 CA50:CEA 在胰腺癌中的敏感性、特异性和难确性分别为 36.4%、94.7%和54%;CA50 的上述值分别为 74.6%、82.2%和 76.7%。另外,观察 CEA 的动态变化,有助于评估胰腺癌的预后。

3. 腹部检查　为首选筛查方法,可显示＞2cm 的胰腺肿瘤,对晚期胰腺癌的诊断阳性率可达 90%。超声图像呈无回声、边缘不规则的不均质肿块,肿块的伪足样伸展是胰腺癌的典型征象,常同时伴有胰管不规则狭窄、扩张或中断,胆囊肿大,侵及周围入血管时表现血管边缘粗糙及被肿瘤压迫等现象。

4. 增强 CT　小胰腺癌(＜2cm)较少发生坏死,胰腺形态近乎正常,CT 平扫一般呈等密度,病灶难以显示,当疑有胰腺癌时,增强扫描尤为重要。胰腺癌在增强 CT 扫描时大多表现为低密度肿块,胰腺部分或胰腺外形轮廓异常扩大。螺旋 CT 图像伪影少,成像质量高,有助于小病灶的检出。增强螺旋 CT,对<2cm 胰腺癌的检出率可达到 80%～90%。

5. 内镜超声检查　胰腺癌患者在超声胃镜可见胃后壁外方有局限性低回声的实质性肿块,其边缘粗糙。典型者边缘呈火焰状。若病变浸润周围大血管时,可见血管边缘粗糙或被肿瘤压迫等现象,能对手术切除的可能性做出一定的判断。胰腺癌检出率近乎 100%,且可在超声内镜下穿刺,行组织学或细胞学检查。

6. ERCP　除能直接观察十二指肠壁和壶腹部有无癌肿浸润情况外,还可显示胰胆管受压以及主胰管充盈缺损和移位,诊断准确率可达 90%。直接收集胰液做细胞学检查及壶腹部活检做病理检查,可提高诊断率。必要时可同时放置胆道内支架,引流以减轻黄疸,为手术做准备。

7. MRCP　是无造影剂即可显示胰胆管系统的无创性检查手段,显示主胰管与胆总管病变的效果基本与 ERCP 相同。但缺点是无法了解壶腹等病变,亦不能进行微创治疗。

8. 钡剂检查　近 50% 的胰腺癌有异常表现,尤以低张十二指肠造影更满意。胰头癌时可发现十二指肠曲增宽或十二指肠降段内侧呈反"3"形征象;十二指肠壁僵硬、黏膜破坏或肠腔狭窄或胃、十二指肠、横结肠受压而移位等。

【诊断】

对胰腺癌高危人群用血清胰腺癌标志物进行初筛,结合临床表现,对疑有胰腺癌的患者,先做 B 超检查,如胰腺轮廓形态有改变,胰腺内有低密度区,胰管扩大及胆总管增宽、胆囊胀大,则胰腺癌可能性大,此时可用 CT 或 MRI 检查证实,可再继续进行ERCP 检查或直接剖腹探查。在 B 超或 CT 引导下做针穿刺细胞学检查、基因诊断或加做选择性动脉造影可以明确病变部位、范围和估计手术切除的可能性。

本病的早期诊断困难,因此,重视下列胰腺癌高危人群的随访,有针对性地进行筛查和监测,有望提高早期胰腺癌的诊断率。诊断标准:①年龄>40 岁,近期出现餐后上腹不适,伴轻泻;②有胰腺癌家族史者;③慢性胰腺炎,特别是慢性家族性胰腺炎;④患有家族性腺瘤息肉病者;⑤胰腺导管内乳头状黏液亦属癌前病变;⑥大量吸烟、饮酒,以及长期接触有害化学物质;⑦不能解释的糖尿病或糖尿病突然加重;⑧不明原因消瘦,体重减轻超过 10%。

【鉴别诊断】

1. 慢性胰腺炎　慢性胰腺炎症状与胰腺癌很相似,但慢性胰腺炎病程长,反复发作,可有脂肪泻,黄疸少见,进展缓慢。X 线腹部 X 线片、B 超、CT 检查可发现胰腺部位的钙化点。

2. 壶腹癌和胆总管癌　胆总管、Vater 壶腹和胰头三者解剖位置邻近,三者发生癌肿时临床表现十分相似,都以梗阻性黄疸为特征表现。三者中胰头癌手术切除率和预后最差。B 超、CT、ERCP 等对鉴别诊断有重要价值。

3. 慢性胃部疾病　慢性胃炎、消化性溃疡、功能性消化不良等慢性胃部疾病,临床表现为非进行性,可有规律性腹痛,与饮食关系密切,多无体重减轻及食欲减退。胰腺癌以中老年多见,病程短,进行性加重,体重下降迅速。内镜检查是首选的鉴别诊断方法。

4. 病毒性肝炎　胰头癌患者常有上腹饱胀、隐痛不适及黄疸,易与病毒性肝炎相混淆。

5. 胆囊炎、胆石症　胰腺癌可有发热、腹痛、黄疸等症状,临床上易与胆囊炎、胆石症相混淆。胆石症腹痛常呈阵发性绞痛,黄疸在腹痛发作后 1～2 天出现,短期内可消退,上腹可有压痛和反跳痛,这与胰腺癌有明显不同。B 超、CT 和 ERCP 可以确诊。

【治疗】

目前对于胰腺癌尚无有效的治疗手段。对小病灶仍以争取手术治疗为主,对失去手术机会者,可行姑息治疗辅以化疗或放疗。

1. 围手术期处理 胰腺癌患者常全身情况欠佳,而根治性手术尤其是胰十二指肠切除术创伤大、出血多、并发症多、手术死亡率高,因此,正确积极的围术期处理十分关键。

(1)加强营养、纠正低蛋白血症:宜给予高蛋白、高糖、高维生素、低脂肪饮食,辅以胰酶等助消化药物。

(2)维持水、电解质平衡。

(3)补充维生素 K:患者常有不同程度的肝功能损害,重度阻塞性黄疸者由于胆汁不进入肠道,使脂溶性维生素 K 不能正常吸收,导致凝血酶原合成不足。因而应注射维生素 K,直到手术,同时进行保肝治疗。

(4)控制糖尿病:胰腺癌患者糖尿病发生率比普通人群高得多,一旦检查证实,应使用普通胰岛素控制血糖在 7.2～8.9mol/L,尿糖在(＋)～(－)范围内。

2. 手术切除 胰腺癌患者可行胰、十二指肠切除术或扩大根治术,但由于确诊者已多属晚期胰腺癌,其手术切除率仅为10%～20%。对无法根治者,仅可行姑息性手术以缓解症状。

3. 内镜治疗 作为姑息治疗解决胰腺癌患者的胆总管梗阻状态。可通过 ERCP 或 PTCD 在胆总管内放置支架,内引流解除黄疸;若不能置入支架,可行 PTCD 外引流减轻黄疸。

4. 化疗 目前尚无有效的单个化疗药物或联合的化疗方案,可延长胰腺癌患者的生命或改善生活质量,胰腺癌常用化疗方法有以下两种。①静脉化疗:常用的药物有吉西他滨、氟尿嘧啶、顺铂、泰素帝、草酸铂、阿瓦斯汀、卡培他滨等。其中,吉西他滨主要作用于 DNA 合成期的肿瘤细胞,而成为胰腺癌化疗的最常用药物。②区域性动脉灌注化学疗法(介入化疗):总体疗效优于静脉化疗。

5. 放疗 胰腺癌放疗的疗效不及化疗,对于化疗效果不佳者可作为次要选择或联合应用,有助于改善患者生活质量,减轻癌性疼痛,延长患者生命。放疗的方法主要有适形调强放射治疗、γ刀和^{125}I粒子短程放疗。

6. 对症处理　胰腺癌患者可根据疼痛程度,采用世界卫生组织推荐的镇痛三阶梯治疗方案。即轻度疼痛使用非甾体抗炎药,如吲哚美辛控释片;中度疼痛可用弱阿片类药物,如曲马朵缓释片;重度疼痛则应使用强阿片类,口服药物如磷酸吗啡(美施康定),剂量可逐渐增加;注射剂可选用哌替啶、吗啡等。晚期胰腺癌患者腹痛十分顽固,可采用50%乙醇行腹腔神经丛注射或椎管内注射吗啡等镇痛。

胰酶制剂可改善消化不良、减轻脂肪泻;对阻塞性黄疸患者应补充维生素K;胰岛素治疗并发的糖尿病;肠内及静脉营养维持晚期胰腺癌及术后患者的能量需求。

第8章

消化内科急危重症操作技术

第一节 消化道异物的急诊内镜处理

消化道异物可见于消化道任何部位,在临床上并不少见,以往处理此种急诊多需外科手术或五官科在麻醉下取出异物,随着内镜技术的进展和设备的普及,内镜下消化道异物取出术逐渐开展起来,其操作方法相对其他治疗手段简单易行,且成功率高并发症少,费用低、痛苦小,患者易于接受。目前内镜下消化道异物取出是首选治疗手段。

【分类】

1. 根据异物的来源分类 消化道异物根据异物的来源可分为:①外源性异物,如硬币、别针、发夹、缝针、戒指等金属性异物,以及鱼骨、塑料玩具、食物块、橡胶管等非金属性异物;②内源性异物,胃内蛔虫团、植物性结块(如胃柿石)等;③医源性异物,手术时遗留在体内的异物,如吻合口缝线、吻合钉、金属夹,及其他一些医用器物,如口腔科尚未安装成功的义齿等,称之为医源性异物。

2. 根据异物的形状分类 消化道异物根据异物的形状可分为:①长条形异物,如竹筷、铁钩、体温表、牙刷、铅笔、铁丝等;②圆形异物,如硬币、金戒指、纽扣、果核、瓶盖等;③不规则形异物,眼镜架、义齿牙托、玩具等;④尖锐异物:如金属针、刀片、玻璃、铁夹子等。

3. 根据异物滞留部位分类 消化道异物根据异物滞留部位

可分为:①上消化道异物:食管异物、胃内异物、十二指肠异物;
②下消化道异物:小肠异物、结肠及直肠异物。

【异物进入体内的原因】

异物进入体内的原因主要是有意和无意两种。上消化道异物多见于老人和小孩,多为无意进入体内的异物。老人消化道异物多由牙齿松动脱落不能咀嚼食物以至口腔感觉障碍所致,或因不能咀嚼较大的食物团,致食物团引起阻塞。小孩因对外界环境认识不足或好奇,所玩耍的各种玩具及其他物品均可被吞下,这些异物可潴留于消化道的各个部位,可有或无症状,部分患儿可有多个异物潴留于体内的不同部位。年轻人上消化道异物多为有意吞入的异物,如罪犯为逃避制裁而吞下各种可得到的物体,如钢笔、铁钉、打火机、钥匙、汤勺、刀片等。另外一类年轻人上消化道异物见于有精神疾病患者。嗜酸性食管炎的患者,可在咽下正常的食物团块时出现梗阻症状。下消化道异物可以是吞咽下的异物由上消化道进入下消化道,也可以是由肛门塞入的异物。近年来下消化道异物有增加的趋势,主要有两方面原因,一方面犯罪团伙利用人体携带毒品,另一方面为自体性娱者或畸形性行为者塞入的异物。

【临床表现】

消化道异物的临床表现各异,与异物所在部位、异物大小、异物是否引起相关并发症等有关。食管异物最常见的临床表现为吞咽困难和吞咽痛,以及胸骨后不适。一些尖锐的异物可导致食管壁的损伤,并由此导致持续的食管异物感,这种异物感即使在异物取出后仍存在,因此一部分患者可反复就诊于不同的医院,而再次接受胃镜检查。也有一小部分食管异物患者会出现呼吸道阻塞相关症状,如气急,胸闷,咳嗽等,这种情况往往是由于异物位于上食管括约肌入口处造成的。一些唾液腺分泌过多的患者也会出现吞咽困难的症状,这类患者就诊时往往随身携带一容器以接纳其唾液,这些患者往往不存在真正的食管阻塞,而仅仅是过多的唾液引起吞咽困难的感觉。一旦异物由食管进入胃内，患者可无胃部疾病相关的临床表现，但若没能将异物取出，异物进入小肠后可再次出现相应的临床表现，如腹痛、呕吐、发热等相关的肠梗阻或消化道穿孔的相关表现。

直肠异物的患者可以无症状，大部分患者无明显的异物摄入史，可表现为肛门疼痛、瘙痒、便血、肠梗阻、脓肿等。一部分患者可有异物引起的相关并发症表现，如穿孔、腹膜炎、肠梗阻等。由于异物多嵌顿在消化道生理狭窄处，可损伤消化道黏膜，引起糜烂、出血甚至穿孔。异物在体内存在的时间越长，损害就越严重，特别是硬质和较大的尖锐异物在食管内滞留时间过长（超过24小时），会造成食管壁受压、黏膜充血糜烂、穿孔，甚至有发生食管气管瘘、食管主动脉瘘的危险。因此，消化道异物引起的一些并发症也有助于异物的诊断，如发热、颈部或胸部的捻发音、水肿、血性唾液、呕血等均提示颈部或食管出现穿孔，腹膜炎体征提示肠道穿孔，胃肠型或蠕动波提示肠梗阻。

儿童患者消化道异物的临床表现与成人有所不同，患儿表现出呼吸道症状的可能性更大。约50%的患儿可无典型的临床表现，且患儿往往不能自述吞咽异物，而表现为哭闹，这进一步增加了诊断的难度。

【诊断】

1. 消化道异物的诊断需明确以下几个方面的内容：异物的种类、异物所在的部位、异物进入体内的时间，是否出现异物所致的并发症等。

2. 不建议钡剂检查，因其可影响内镜的检查和治疗，且对可能存在穿孔的患者有导致纵隔及胸膜腔感染的危险。高渗性造影剂（泛影葡胺等）也应慎用，虽不影响随后内镜检查的视野，但高渗性的液体进入胸腔可引起严重的胸膜炎。

3. 放射线和内镜检查可明确绝大多数异物的诊断。放射线可发现不透X线异物所在的部位及其并发症，对怀疑食管异物的患者需重点观察食管的生理性狭窄部位,尤其是食管的第 1 和第 2 狭窄部位,异物位于此处的可能性更大。单纯的正位片往往不能满足诊断的要求。侧位片检查可发现一些正位片上难以发现的与脊柱重合的异物,也有助于鉴别位于气管分叉处的异物。对于小儿,需怀疑其全消化道内多个异物的可能性,往往需拍摄多张 X 线片。CT 检查在一些透 X 线消化道异物诊断和并发症诊断方面具有优势,薄层螺旋 CT 在诊断食管异物方面有非常肯定的作用,其定位准确,可判断是否存在穿孔、瘘管、脓肿等。对于考虑出现食管主动脉弓瘘者,薄层螺旋 CT 检查是非常好的方法,此时患者表现为间歇呕血,往往无法胜任胃镜检查。内镜检查不仅可明确异物的部位、种类,还可实施及时的治疗,同时可明确是否有黏膜损害,并在部分患者中发现引起梗阻的病因(如老年患者因食管肿瘤所致的食物团阻塞)。

4. 除上述相关检查外,细致的体格检查亦相当重要。一旦发现皮下气肿、气胸、胸膜炎、腹膜炎、蠕动波等体征,往往提示出现并发症。

【内镜治疗的适应证与禁忌证】

1. 适应证　理论上讲,只要是上消化道异物无内镜检查禁忌证者均是内镜取出的适应证。一旦消化道异物诊断确立均应尽早取出,只要没有发生穿孔,就需要急诊内镜治疗,以免异物潴留体内时间过长损伤黏膜,出现出血、穿孔、中毒等并发症,同时可避免尖锐异物两端均刺入消化道管壁为后续治疗带来困难。若能确定异物为尖锐的异物(如牙签),即使异物已顺利到达结肠也建议内镜取出。由肛门塞入的异物多为低位异物,部分可自行排出,对于高位异物引起并发症的可能性远高于低位异物,宜紧急内镜下取出。

2. 禁忌证　除不能耐受内镜检查和不配合检查者外,消化道异物的内镜治疗无明显的绝对禁忌证。但对于异物引起消化道穿孔导致严重全身感染者,多需外科手术处理,不宜内镜下试取。

对于毒品携带者体内包装完整的毒品,在没有出现梗阻症状时建议密切观察,因为内镜治疗的过程中可导致包装破裂引起急性中毒,观察过程中一旦出现梗阻症状或包装破裂出现中毒症状则需立即手术治疗。有严重食管静脉曲张、食管病理性狭窄、贲门失弛缓、贲门痉挛等患者的食管异物,若预计在取异物的过程中可损伤食管,出现并发症,则属相对禁忌证。

【内镜取出术】

(一)术前准备

1. 实施异物取出前需仔细准备可能用到的器械和附件设备,并详细询问病史,了解吞入异物的性质、形状、大小及吞入时间、发病后的处置情况及患者症状变化。

2. 常规行 X 线检查,明确异物所在部位、数量、形态、大小、有无穿孔并发症、是否邻近重要脏器及大血管等。

3. 胃内异物需确保患者空腹,无食物残渣影响观察,若患者已经进食则让患者左侧卧位,避免异物继续下行至小肠。

4. 术前稳定患者情绪,取得患者配合,并向其讲明治疗的意义、方法、步骤及过程,使患者能够较好地配合治疗。对过度紧张者可适量注射安定类镇静药物,并给予松弛平滑肌药物,咽喉部利多卡因局部喷雾麻醉;对无法配合的患者(如精神病患者、儿童)可由麻醉师施行丙泊酚静脉滴注麻醉后进行。

5. 另准备好氧气、输液用液体药物、肾上腺素、止血药等急救药品。

(二)操作技巧

治疗过程中各型内镜均可选用,双通道治疗内镜更有利于异物取出。钳取器械可根据异物的性质和形状选用:长条形异物可选用圈套器或把持钳,尖锐异物可选用鼠齿钳或鳄鱼钳,球形或扁平异物可选用网篮或网兜。碎小的金属异物可选用磁性取出钳。体外检查器械功能应作为治疗前的一项常规工作。

准备工作完成后,常规缓慢进镜,详细观察会厌部、食管入口处及梨状窝,进入食管后仔细观察食管腔内有无其他异物潴留,食管黏膜有无损伤、狭窄、静脉瘤、静脉曲张等,食管是否存在环形收缩,并评估在异物取出的过程中是否会损伤食管黏膜,若视野不清应充分冲洗显露视野后再继续进镜。见到异物后需充分注气以显露完整异物,并冲洗异物周边黏液,观察异物与食管或胃壁的关系,若尖锐异物刺入食管壁或胃壁,则需评价刺入深度、是否有可能损伤大血管、是否已经发生穿孔等。假若异物进入体内的时间不能明确(如不能表达的儿童患者),建议内镜检查的同时做好手术前的准备,因为很可能异物已经进入体内很长时间,已经造成梗塞部位黏膜的透壁性炎症和穿孔。看到异物后,首先应仔细观察异物的形状、大小及其性质,如异物表面被食物等残渣覆盖,则应及时注水冲洗,使异物充分暴露,避免盲目牵拉,再进一步了解异物与心脏、大血管的位置关系。如选择的器械在使用过程中并不满意时,应及时更换其他器械。异物取出时,要保证其长轴和食管的管腔相平行,然后再将异物拉至内镜头端,再与内镜同步退出,同时需保持视野清晰,观察异物有无脱落。当异物通过咽部时,应将患者头部后仰,使食管开口部与咽喉部形成钝角,以利于异物顺利通过。如遇有阻力,切勿强行退镜,以避免穿孔或咽部受损。异物取出后食管、胃黏膜无损伤及轻度擦伤的患者禁食两小时后可进食冷流质饮食。食管黏膜撕裂并出血及胃黏膜损伤、溃疡并出血的患者,给予局部喷洒凝血酶止血,并禁食、抑酸、补液及抗炎治疗。

(三)不同类型异物的取出方法

1. 食物团的内镜下取出　多数患者能够明确表达,食物团进入体内的时间和相关症状出现及持续的时间。一旦确立诊断宜尽早实施治疗,异物团阻塞食管超过 24 小时后并发症的风险(黏膜糜烂、出血、穿孔等),可显著增加。

在将异物取出的过程中需注意保护患者的气道,以避免唾液、食管及胃内容物的误吸,更重要的是要防止异物在通过咽喉入口时进入气管,对于不能配合治疗的患者可考虑采用麻醉状态下气管插管的方式避免误吸或异物进入气管。对于阻塞明显且食管腔内有唾液潴留的患者,应在实施治疗前吸尽食管腔内液体,以充分显露视野并可避免误吸。进入食管的各种肉块可通过透明帽吸引的方式将其吸出,此方法相对安全有效。将食管腔内食物团推入胃腔是最近被提倡的一种治疗方式,但不可暴力,谨防食道远端有良恶性狭窄,引起大出血、穿孔等并发症,在推入的过程中需保持清晰的视野和使用适当的推送工具,必要时可用导丝引导。对于可能存在食管蹼的患者应避免使用该治疗方式。在推送的过程中,如果阻力较大可考虑给患者注射高血糖素,以松弛食管下段括约肌(LES),部分患者在注射高血糖素后食物团可自行进入胃腔,如果仍感觉有较大阻力建议放弃该治疗方式。出现食物团阻塞食管的患者多存在一些食管的器质性疾病,如食管蹼、胃酸反流引起的食管溃疡性狭窄、嗜酸性食管炎等,在处理食物团梗阻的同时需治疗这些原发病。

2. 长条形棒状异物的内镜下取出　如果异物长度超过 6cm,其一般很难通过幽门进入十二指肠,此时往往需要将其取出。

长条形棒状异物可用圈套器取出。对外径较细、表面光滑的棒状物,可用三爪钳、鼠齿钳、鳄嘴钳、"V"形钳、扁平钳钳取较为方便。如异物一端直径大而锐利,另一端小面光滑,光滑的一端常先吞入,这类异物用圈套套取的位置一端不要超过 1cm,否则退出贲门常较困难。

3. 球形异物的内镜下取出　进入体内的球形异物取出时首选网篮或网兜,异物位于胃内时收紧网篮或网兜较容易,若异物位于食管时网篮不易打开,可将异物进一步推送至胃内后再套取异物将其取出。

4. 尖锐或锋利异物的内镜下取出　尖锐异物若为长条形,大部分情况下可参照长条形异物的方法取出。

若尖锐异物形态不规则,如食管腔内鱼刺、鸡骨、假牙套、别针等,这些异物可能刺入食管壁,需根据异物刺入食管壁的方向确定治疗方法。如刺入部分在前端可夹持其尾部拔出异物,再随内镜一起取出。如刺入部位在尾部,则需先将异物向下推送,至异物拔出后将异物送入胃腔内调整方向,才可将异物取出。若异物两端均刺入食管壁,可用胃镜头端按压异物一端,若异物能够脱离则可顺利取出,若异物不能脱离可用气囊扩张的方法:使食管腔随气囊扩张而扩大,利用气囊压迫食管壁使异物一端脱落于腔内,可避免硬性钳拔造成食管壁的再损伤。若尖锐异物刺入主动脉弓处时,必须先行 CT 检查明确异物与主动脉弓的关系,即使没有发现异物已经刺入主动脉弓,在治疗前也需做好外科手术的准备,因为治疗过程中可能损伤主动脉弓。若尖锐异物一端有孔,可采用穿线法将其取出。对于锋利的刀片需夹持其一端中部陷处,轻轻回拉使刀片贴近内镜前端,然后缓慢退镜至贲门部,嘱患者平静呼吸,避免咳嗽,看清贲门及食管舒张时缓慢退镜,食管收缩时暂停退镜,以防刀片划伤食管壁,当退镜至咽部时,嘱患者头部稍后仰,即可顺利将镜连同刀片一起退出。可采用胃镜前端加装保护套的方法(将男用安全套自中段剪断,取其末端约 5cm套入内镜前端,用透明胶带将安全套断端固定在镜头前端约 1 层面处),进镜后夹住刀片的一端中部凹陷处,退镜时安全套于贲门处反转将刀片包裹,并缓慢退镜将刀片顺利取出。

5. *吻合口及胃内缝线和吻合钉残留的内镜下取出*　由于缝线及吻合钉可引起组织炎症反应,甚至导致溃疡及出血,因此对吻合口黏膜显露缝线残留,应作为一种异物在内镜下取出。将缝线周围冲洗干净,采用剪刀或拆线器与活检钳拔除法取出。

6. *下消化道异物的内镜下取出*　小肠异物若没有引起明显梗阻症状可适当观察,一旦有引起梗阻的前兆则需立即外科手术。高位结肠的异物若可进入直肠多可自行排出,若观察超过 72小时仍不能进入直肠则需内镜或手术干预。

直肠异物的处理:直肠异物的处理过程中,首要的一点是评价是否出现并发症,一旦确定出现并发症,如穿孔、腹膜炎、出血、梗阻等,必须手术治疗。若没有出现相关并发症可考虑内镜治疗,即使异物自行排出后也需内镜检查,排除肠黏膜损伤。找到异物后若尖端已经刺入肠壁,则可抓住其游离端,沿适当的方向将其拽出,并在保持其尖端位于后面的情况下将其随内镜取出。外界塞入直肠的异物多为钝形异物,可直接用手取出或通过产钳、Foley 导尿管、吸引器等方法取出。

(四)消化道异物内镜取出术并发症及其处理

1. 消化道黏膜损伤及出血、穿孔　较大而锐利的异物,取出不慎时可发生。黏膜损伤及出血者应禁食,给予制酸剂。

2. 消化道化脓性炎症及溃疡、纵隔脓肿　在异物吞下或取出过程中若有黏膜损伤,可发生急性炎症、糜烂及溃疡,如有穿孔可并发纵隔脓肿。患者出现高热、胸部疼痛等症状,除禁食、制酸外,应给予足量广谱抗生素及支持疗法,必要时外科手术治疗。

3. 窒息及吸入性肺炎　常发生在吞入特大异物及全身麻醉下取异物的婴幼儿,因胃内容物吸入或较大异物在咽喉部堵塞引起。一旦发生应紧急处理抢救。

第二节　三腔二囊管压迫止血术

三腔二囊管压迫止血术就是利用充气气囊,直接压迫胃底和食管下段的曲张静脉,达到止血的目的,是消化内科常用的急救技术。三腔二囊管(S-B 管)由三腔(胃管腔、胃气囊腔、食管气囊腔)和二囊(胃气囊、食管气囊)组成,胃气囊腔通球形胃气囊,充气后压迫胃底;食管气囊腔通椭圆形气囊,充气后压迫食管下段;胃管腔通胃腔,经此腔可行吸引、冲洗或注入药液。

【适应证与禁忌证】

1. 适应证　门静脉高压引起的食管、胃底静脉曲张破裂出血者。

2. 禁忌证 严重冠心病、高血压及心功能不全者。

【术前准备】

1. 患者准备

(1)向患者及家属说明放置三腔二囊管的重要性、方法及配合事项,以取得患者充分的配合,告知操作过程中的风险及意外,教会患者做吞咽及深呼吸动作,以配合插管。

(2)询问患者既往有无鼻部疾病,检查鼻腔状况,注意黏膜有无炎症、肿胀,有无鼻息肉、鼻甲肥厚和鼻中隔偏曲,清除鼻腔内的结痂及分泌物。

(3)若戴眼镜或义齿,应取下妥善放置。

(4)对躁动不安或不合作患者,可肌内注射异丙嗪或地西泮。

2. 器械准备

(1)治疗盘、治疗碗、三腔二囊管、镊子、止血钳 3 把或弹簧夹 1～3 只、50ml 注射器、纱布、治疗巾、压舌板、液状石蜡、棉签、胶布、剪刀、别针、手电筒、手套、弯盘、血压计、听诊器、牵引架、滑轮、0.5kg 重沙袋(或盐水瓶)、牵引绳。

(2)检查三腔二囊管有效期及性能:①向胃气囊注气 200～300ml,压力维持 40～50mmHg(5.3～6.7kPa),食管气囊注气 100～150ml,压力维持 30～40mmHg(4.0～5.3kPa)。②用止血钳或弹簧夹夹住管口后检查气囊有无损坏、漏气或变形。③检查气囊是否漏气有 3 种方法,放入水中察看有无气泡逸出;观察注入气量与抽出气量是否相等;将气囊放在耳旁倾听有无漏气声。④在管腔末端开口处对应标记食管气囊、胃气囊和胃管腔。

【操作方法】

1. 根据病情采取半卧位或坐位,无法坐起者取右侧卧位或平卧位并将头偏向一侧。

2. 颌下铺治疗巾,检查、选择、清洁鼻腔。

3. 协助患者口服液状石蜡 20～30ml。

4. 戴手套,抽尽气囊内空气,用液状石蜡润滑三腔二囊管前端及气囊外面,由鼻腔慢慢插入,嘱患者做深呼吸。

5. 插入至 10～15cm(咽喉部)时,嘱患者做吞咽动作,当患者吞咽时顺势将三腔管向前推进,也可饮少量盐水或止血药液以助三腔管顺利插入。

6. 三腔管插入 50～65cm 处,经检查证实已达胃腔(同证实胃管插入胃内的 3 种方法)。

7. 向胃气囊充气 200～300ml,压力维持在 40～50mmHg(5.3～6.7kPa),将血管钳夹住胃气囊外口,然后将该管末端反折以弹簧夹夹紧,防止气体漏出。

8. 将牵引绳结扎在三腔管尾端前 10～25cm 处,并将三腔管向外牵拉至感到有中等阻力,表示充气的胃气囊已压迫胃底贲门部。牵引绳另一端用 0.5kg 重牵引物通过滑轮牵引,固定于牵引架上,抬高床脚,使牵引角度呈 40°左右,牵引物离地面约高 30cm。

9. 若仍有出血,再向食管气囊充气 100～150ml,压力维持在 30～40mmHg(4.0～5.3kPa),以压迫食管下段静脉,同样反折管腔末端,用弹簧夹夹紧。

10. 用注射器抽吸胃内容物,冲洗,遵医嘱注入止血药液。

11. 酌情协助清洁患者面部,整理床单,洗手。

12. 记录置管时间、长度及患者反应。

【拔管方法】

1. 三腔二囊管一般放置时间为 3～5 天,经放气证明出血停止,留管观察 24 小时仍无出血,即可拔管。

2. 拔管前口服液状石蜡 20～30ml,润滑黏膜和管、囊外壁,抽尽囊内气体,以缓慢、轻巧的动作拔管。

3. 记录拔管时间及患者反应。

4. 拔管后需继续观察病情,有无再出血情况。如有出血征兆,可再次置管压迫止血。

【注意事项】

1. 严密观察患者意识、生命体征变化,观察止血情况。

2. 压迫止血过程中,如抽出新鲜血液,应检查牵引松紧或气囊压力,并做适当调整,保证牵引效果。

3. 三腔二囊管固定后不可任意拉动,如提拉不慎或患者用力咳嗽,可引起气囊破裂、滑脱至咽喉部,引起呼吸困难和窒息。此时应立即取下管口末端弹簧夹,抽出气囊内气体或剪断三腔管,放出气体。

4. 患者若感胸骨下不适,出现恶心或频繁期前收缩,应考虑胃气囊进入食管下端挤压心脏引起期前收缩,应随时予以调整。

5. 注意口腔与鼻腔清洁,嘱患者不要将唾液、痰液咽下,以免误入气管引起吸入性肺炎。每日 2 次向鼻腔滴入少量液状石蜡,减少三腔二囊管对鼻黏膜的损伤。

6. 注意营养供给,维持水、电解质平衡。

第三节　食管-胃底静脉曲张的内镜治疗

食管-胃底静脉曲张破裂出血,是肝硬化患者的主要并发症和死亡原因之一。内镜检查发现食管-胃底静脉曲张的患者,在 2 年内发生曲张静脉破裂出血的危险性在 $20\%\sim35\%$,而一旦发生食管-胃底静脉曲张破裂首次出血,再出血的危险性就更高。尽管目前各种药物及其他医疗手段在临床上得到广泛应用,但出血的死亡率仍然很高,尤其是首次静脉曲张破裂出血。对食管-胃底静脉曲张的处理,包括预防首次出血、治疗紧急大出血、预防再出血等,措施包括药物治疗、内镜治疗、介入治疗、手术治疗等。其中内镜治疗是其中最重要的一项,其目的是控制急性食管-胃底静脉曲张破裂出血,并尽可能使静脉曲张消失或减轻,以防止其再出血。内镜治疗包括内镜下曲张静脉套扎术、硬化剂或组织黏合剂(氰基丙烯酸盐)注射治疗。

一、食管-胃底静脉曲张套扎治疗

内镜下食管静脉曲张套扎术(endoscopic esophageal varix ligation,EVL)是把安装在内镜头端的橡皮圈套扎在被吸入的曲张静脉上,形成息肉状,数日后自行脱落,与内痔弹性橡皮环套扎原理一致。EVL具有设备简单、操作方便、安全有效、不良反应少和可重复进行等特点。主要适合于中度和重度以上静脉曲张患者。EVL治疗后的患者,可能会加重门静脉高压性胃病。

【适应证与禁忌证】

1. 适应证 ①急性食管静脉曲张出血;②外科手术后食管静脉曲张再发;③中重度食管静脉曲张虽无出血史但存在出血危险倾向(一级预防);④既往有食管静脉曲张破裂出血史(二级预防)。

2. 禁忌证 ①有上消化道内镜检查禁忌证;②出血性休克未纠正;③肝性脑病≥Ⅱ期;④过于粗大或细小的静脉曲张。

【术前准备】

1. 患者准备 术前口服盐酸利多卡因胶浆10ml,肌内注射地西泮5mg,为减少食管和胃蠕动可静脉内注射10mg解痉药物山莨菪碱(654-2)。患者取左侧卧位,先做常规胃镜检查,了解食管静脉曲张的范围和程度,除外胃十二指肠病变,了解胃黏膜病变和胃底静脉曲张的程度,确定治疗策略。开展内镜下治疗选择无痛麻醉胃镜更有利于操作,但需要提前充分评估麻醉风险。

2. 器械准备 除电子胃镜外,连续结扎器是主要用具,包括六连环或者七连环套扎器。

【手术过程】

常规内镜检查后,将连续结扎器正确安装在内镜上并检查确认位置。内镜进入胃腔后,吸尽胃内气体,自贲门口上方开始仔细辨认和选择曲张静脉结扎点,尽量避免表面有溃疡、糜烂、明显红色征的曲张静脉(可在其下方结扎)。选择好结扎点后将内镜前端靠近并抽负压,当视野变成一片红色后即开始顺时针旋转手动控件的旋钮180°,当听到"咔嗒"一声或突破感出现后,表明皮圈已弹出并结扎在该曲张静脉上,即已完成一次套扎。如此反复在不同部位螺旋后退结扎。

【术后处理】

经胃镜套扎治疗术后 6 小时可进流质饮食,应卧床休息。结扎后的患者在 48 小时内可有不同程度的吞咽不适、哽噎感和胸骨后隐痛不适。这是由于结扎后曲张静脉局部缺血坏死。一般无需特殊处理可自行缓解。

【疗程】

内镜下食管静脉曲张套扎术套扎间隔10~14 天可行第 2 次套扎,直至静脉曲张消失或基本消失。建议疗程结束后 1 个月复查胃镜,每隔 3 个月复查第 2、3 次胃镜,以后每6~12 个月进行胃镜复查,复发时追加治疗。

二、内镜下硬化剂治疗

食管静脉曲张硬化剂治疗(esophageal variciform sclerotherapy,EVS)是食管静脉曲张破裂出血急诊止血和预防再出血的有效手段,常用的硬化剂是 1% 的乙氧硬化醇。硬化注射的目的是使静脉血管内皮细胞破坏,局部迅速形成血栓,组织水肿、炎症坏死,最终纤维组织增生、瘢痕形成达到消失曲张静脉的目的。

【适应证与禁忌证】

1. 适应证　①食管静脉曲张急性出血;②既往有食管静脉曲张出血史;③门静脉高压症外科手术后再发;④不适宜手术治疗者。

2. 禁忌证　①有上消化道内镜检查禁忌者;②出血性休克难以控制。

【术前准备】

1. 患者准备　与结扎治疗相同。

2. 器械准备　主要是胃镜和胃镜下注射针,静脉曲张专用气囊或者透明膜安置于胃镜头端,注气后可起到暂时压迫止血和阻断血流作用,提高硬化治疗的安全性。

【手术过程】

操作方法可分为直接注射法、内镜附加气囊注射法及内镜附加透明帽注射法。在急诊检查中,发现静脉曲张出血或者在多次治疗后静脉曲张不明显的情况下常采用单纯注射法。选择性内镜下注射硬化剂预防再出血,通常采用内镜附加气囊或者透明帽注射法,注射过程中以及注射后压迫止血可减少操作的危险性。

先从贲门附近的曲张静脉开始注射,优先选择血管内注射,注射量每点 2～10ml,可以视血管内注射情况。如果注射到血管旁或者选择血管旁注射,一般 2～4ml。注射同一平面注射过多点或者同一点注射过多量硬化剂可能导致狭窄发生,尤其血管旁注射。每次注射乙氧硬化醇的总量不能超过 30ml,注射结束后可将内镜伸入贲门口,气囊内注气压迫贲门口 3～5 分钟(根据注射过程中出血情况决定),减少注射针眼部位的出血及乙氧硬化醇在食管静脉内的凝固。透明帽边缘压迫也是很好的选择,可以直接观察出血情况。

【术后处理】

硬化剂注射治疗后,患者需要卧床休息,避免恶心、用力屏气、用力排便等。术后禁食时间一般为 4 小时,4 小时后可进食冷流食,急诊活动性出血治疗的患者,禁食时间可适当延长。应用制酸药物时,通常主张应用质子泵抑制药,首次由于禁食可静脉应用,也可在开放饮食后立即口服应用如奥美拉唑 20mg,每日 2次,以免胃酸反流侵蚀组织黏合剂注射部位发生出血。对急性食管静脉曲张破裂出血治疗的患者及红色征、重度食管静脉曲张、肝功能较差、凝血酶原时间延长的高危患者,可适当使用特利加压素、奥曲肽或者生长抑素治疗 8～12 小时或者更长。

【疗程】

第1次硬化治疗后,再行第2、3次硬化治疗,直至静脉曲张消失或基本消失。每次硬化治疗间隔时间为1周左右。第1个疗程一般需3~5次硬化治疗。建议疗程结束后1个月复查胃镜,每隔3个月复查第2、3次胃镜,6~12个月后再次复查胃镜。发现静脉再生必要时行追加治疗。

三、内镜下组织黏合剂治疗胃静脉曲张

胃静脉曲张常常出血量大、内镜下治疗的风险更大而有别于食管静脉曲张破裂出血的治疗。组织黏合剂其化学名为氰丙烯酸盐,即 N-丁基-2-氰丙烯酸盐(Histoacryl),是一种快速固化水样物质,与血液接触后即时产生聚合反应,经内镜注射入曲张静脉,可有效地闭塞血管和控制曲张静脉出血。

【适应证】

1. 急性胃静脉曲张出血。

2. 胃静脉曲张有红色征或表面有糜烂,有出血史。

【术前准备】

1. 患者准备 与内镜下结扎治疗相同。

2. 器械准备 注射组织黏合剂的器械准备与注射硬化剂相似,纤维胃镜或者电子胃镜,通常选择电子胃镜且操作者和配合助手需要同时观看监视器以观察病灶及注射过程,因为注射组织黏合剂更需要助手配合。注射针(与硬化剂注射针相同,一般一次性使用)、2~5ml 注射空针、10~20ml 注射针、组织黏合剂、高渗糖水(25%)、碘化油或者硬化剂(乙氧硬化醇)等。

【手术过程】

注射前经胃镜活检孔道先注入 1ml 碘油,使碘油在导管内形成一层油性薄膜,预防组织胶堵塞活检孔道。现多采用三明治夹心法注射,碘油冲管,组织黏合剂注射,碘油冲管注射,也有学者采用高渗糖溶液-组织黏合剂-高渗糖溶液。每点组织胶混合液不超过2ml。总量

根据胃静脉曲张的大小进行估计,最好一次将曲张静脉闭塞。

【术后处理】

组织黏合剂注射治疗后,需要应用抑酸药物,通常主张应用质子泵抑制药。对急性胃静脉曲张破裂出血患者以及红色征、伴有食管静脉曲张、肝功能较差、凝血酶原时间延长的高危患者,可选择联合降门脉压力药物维持治疗 8～12 小时或者更长。

尽管组织黏合剂有较稳定的理化特性,但部分患者应用后仍有一定的并发症,如注射后发热、胸骨后疼痛、败血症、纵隔炎、肺与脑血管栓塞、门脾静脉栓塞、吸入性肺炎以及注射过程中及注射后固化物脱落出血。注射过程中以及注射后大出血、脑动脉或者其他系统栓塞是主要而严重的并发症。需要提高警惕,发现问题及时进行相关处理。

【疗程】

1 周、1 个月、3 个月及 6 个月复查胃镜。可重复治疗至胃静脉闭塞。

第四节　非静脉曲张性上消化道出血内镜止血

非静脉曲张性上消化道出血是发生于屈氏韧带以上消化道由非食管胃底静脉曲张疾病引起的出血,其主要病因包括消化性溃疡、急性胃黏膜病变、应激性溃疡、上消化道肿瘤、恒径动脉综合征、食管贲门黏膜撕裂综合征、胆胰管疾病所致出血及胃空肠吻合术后吻合口出血等。急性非静脉曲张性上消化道出血是消化科和急诊科医生最常遇到的急症。一旦发生上消化道出血,只要情况允许,应及时进行内镜检查,既能做出正确的定位和定性诊断,又可在内镜直视下进行止血治疗。

需要注意的几点:内镜检查时应根据病灶特征选择合适的止血措施,如溃疡面附着的凝血块应冲洗干净以便进一步处理,发现活动性喷血、渗血或有凝血块附着应即刻行内镜下止血。内镜止血后仍需密切监测生命体征,观察有无再出血,再出血病例仍首选内镜下止血。低危患者内镜检查后 24 小时内禁食,高危患者行内镜下止血治疗后至少应留院 72 小时以上。

一、喷洒药物止血

【适应证与禁忌证】

1. 适应证　黏膜糜烂渗血,肿瘤破溃出血或面积较大但出血量不大的情况。其他同普通内镜适应证。

2. 禁忌证　大出血伴休克者;其他同普通内镜禁忌证。

【术前准备】

1. 患者准备　按普通内镜检查常规做术前准备,可于术前 10 分钟肌内注射地西泮 10mg,山莨菪碱 10mg。休克者需要先输血、输液纠正休克,血压稳定后再做内镜治疗。

2. 器械准备　各类消化内镜均可,专用喷洒导管及各种准备喷洒的药物。①冰盐水去甲肾上腺素溶液,浓度为 80mg/L,最多喷洒 100～200ml;②凝血酶,临时配制,浓度以 400μg/20ml 为宜;③巴曲酶,临时配制,1～2μg 用生理盐水 10ml 稀释后局部喷洒;④微米大黄炭,临时配制,1～2 粒用生理盐水 20ml 稀释后局部喷洒。

【操作方法】

内镜检查发现出血灶后,从活检管道插入喷洒导管,在距离病灶 1～2cm 处对准出血灶直接喷洒止血药物,直至显性出血停止。本法简便易操作,但有再出血可能。

二、注射药物止血

局部注射止血法是在内镜直视下将止血药物注射入出血灶内,通过收缩溃疡局部黏膜下血管、栓塞和凝血达到止血目的。

【适应证与禁忌证】

1. 适应证　溃疡、肿瘤等所致出血。

2. 禁忌证　同喷洒药物止血。

【术前准备】

1. 患者准备　同喷洒药物止血。

2. 器械准备　除准备好所适用的专用注射针外,余均同喷洒药物止血法。

【操作方法】

内镜检查发现出血灶后,先经活检管道插入塑料导管,冲洗干净表面的血凝块并注意病灶表面有无血管显露,确认后在血管周围3~4处,注射高渗钠,肾上腺素溶液(1.5%氯化钠溶液20ml加0.1%肾上腺素1ml),每处3ml。当内镜下发现出血灶后,也可直接注射1:10 000肾上腺素溶液,每点注射0.5~1ml,总量为10ml,注射于出血灶周围黏膜及出血处,直至出血停止。本法同样操作简单易行,但有0~3%的穿孔发生率。

三、金属夹止血

对于上消化道持续性涌血和小动脉出血,金属夹止血已作为第一选择,其疗效明显优于其他内镜下止血方法。

【适应证与禁忌证】

1. 适应证　止血夹子多用于血管性出血,如内镜下息肉摘除术后、胃肠道黏膜血管畸形、食管贲门黏膜撕裂症及消化性溃疡的血管性出血等。另外,还可用来标记早期胃癌范围、边界、部位以指导手术和闭合黏膜切除引起的黏膜缺损。

2. 禁忌证　同喷洒药物止血法。

【术前准备】

1. 患者准备　同喷洒药物止血法。

2. 器械准备　①持夹钳:由操作部、外管、内管及金属夹钩三部分组成,且具有旋转装置,用于钳夹前调整金属夹方向;②金属夹：根据夹臂长度不同分为标准型、长夹子及短夹子三种类型。又根据夹子臂之间的角度分为 90°、135°两种类型。

【操作方法】

治疗前先安装好金属夹，经内镜钳道将推送管送出内镜前端，推出金属夹，继而张开金属夹，对准出血灶，轻轻按住并稍加压，然后收紧并断离金属夹，金属夹即将病灶连同附近组织夹紧。在遇到溃疡出血时，要夹边缘，因中央基底部为坏死组织，其质地脆弱无法钳夹止血并有引起穿孔的可能。为进一步确保止血效果防止再出血，可根据病灶性质，必要时可放置 3～4 枚，甚至近 10 枚金属夹。然后经内镜钳道插入喷洒导管，对准病灶喷洒冰盐水去甲肾上腺素溶液，确认金属夹钳夹位置适宜、准确。金属夹止血治疗后，局部炎症过程形成肉芽肿组织，1～4 周自行脱落并经消化道排出体外。

四、氩离子血浆凝固术

氩离子血浆凝固术（argon plasma coagulation，APC）是一种新型的非接触性凝固方法，经离子化气将高频能量传送至靶组织，该组织表层可获有效凝固，从而起到止血和破坏有关组织等治疗作用。氩离子血浆凝固术对组织的凝固深度一般不超过3mm，且在正常的操作过程中不接触组织，因而避免了探头与组织粘连撕拉组织产生再出血。治疗后坏死凝固组织无炭化现象，有利于伤口愈合。且治疗过程中不产生烟雾，视线较好。

【适应证与禁忌证】

1. 适应证　消化道出血，早期癌肿，良、恶性狭窄，息肉、血管畸形、Barrett 食管和糜烂胃炎等。

2. 禁忌证　同喷洒药物止血法。

【术前准备】

1. 患者准备　同喷洒药物止血法。

2. 器械准备　氩离子凝固器由两大部分组成，即离子器装置和电凝装置。

【操作方法】

内镜直视下发现病灶或出血灶时,即从内镜活检管道插入氩离子血浆凝固术探头对准病灶出血处距病灶 0.5～1.0cm 进行治疗,每次 3～5 秒,连续治疗数次,直到创面泛白甚至呈黝黄色,出血停止。APC 治疗的并发症较少,偶见的并发症有穿孔、溃疡出血、黏膜及皮下气肿、胃肠胀气、腹痛等,不良反应发生主要与功率过高、操作不当有关。

第五节　下消化道出血的急诊内镜治疗

下消化道出血是指屈氏韧带以下部位的消化道出血,占整个消化道出血的 20%。下消化道出血的患病率虽不及上消化道出血高,但临床亦常发生。其中,小肠出血比大肠出血少见,但诊断较为困难。近年来由于检查手段增多及治疗技术的提高,下消化道出血的病因诊断率有了明显提高,急性大出血病死率亦有所下降。

一、内镜诊断

多数下消化道出血有明显血粪,结合临床及必要实验室检查,通过结肠镜全结肠检查,必要时配合 X 线小肠钡剂造影检查,确诊一般并不困难。内镜检查应根据患者粪便情况制订不同的方案。对粪隐血阳性的患者,应及时行结肠镜检查,如结肠镜检查未发现病变,还应行胃镜检查。对黑粪的患者,仅在胃镜检查未发现病变时,才选择结肠镜检以明确诊断。间断的暗红色血粪是下消化道出血最常见的症状,多来源于直肠或远端结肠,因此应首选乙状结肠镜或肛肠镜,如未发现病变,再行全结肠镜检查。对急性大出血的患者,应首先评价患者的一般情况,并推荐早期进行结肠镜检查,同时给予内镜下止血治疗。

不明原因消化道出血是指常规消化道内镜检查(包括检查食

管至十二指肠降段的胃镜及肛直肠至回肠末段的结肠镜检查)不能确定出血来源的持续或反复消化道出血。多为小肠出血(如小肠的肿瘤、Meckel 憩室和血管病变等),虽然不多见(占消化道出血的 3%～5%),但却是消化道出血诊断的难点。在出血停止期,先行小肠钡剂检查;在出血活动期,应及时做放射性核素扫描和(或)选择性腹腔动脉造影;若上述检查结果阴性则选择胶囊内镜和(或)双气囊小肠镜检查;出血不止危及生命者行手术探查,探查时可辅以术中内镜检查。

行急诊结肠镜检查,可以择期进行。由于该类患者的出血部位还是以上消化道病变为主,并且胃镜检查相对安全易行,应首选。只有当胃镜检查阴性或胃镜所发现的病变不能解释出血时,才考虑行结肠镜检查。对急性下消化道患者,特别是病情危重的患者,应慎行急诊结肠镜检查。对于鲜血便,尤其是便后出血或喷射状出血的患者,考虑病变位置较低,建议先行直肠镜检查。还应提出注意的是,对老年患者,在出血停止后行结肠镜检查,即使发现血管畸形,也不能判断血管畸形就是引起出血的病灶,还应除外结肠以外的小肠或其他部位的出血。

二、内镜治疗

下消化道出血主要是病因治疗,大出血时应积极抢救。治疗措施包括一般急救措施及补充血容量,凝血酶保留灌肠有时对左半结肠出血有效,血管活性药物应用,内镜止血治疗;动脉栓塞止血治疗,经内科非手术治疗仍出血不止危及生命,无论出血病变是否确诊,均是紧急手术的指征。

内镜下止血治疗是重要的治疗手段,急诊结肠镜检查如能发现出血病灶,可试行内镜下止血。

【适应证与禁忌证】

1. 适应证　各类下消化道出血均可行紧急内镜检查和治疗,大量出血时影响视野观察,建议检查前清洁灌肠以清除肠腔内血块,必要时采用其他诊治方法,待病情稳定后再进行肠镜检查和处理。

2. 禁忌证 ①严重心、肺功能不全;②疑有消化道急性穿孔;③不能耐受内镜检查或不能配合者。

【术前准备】

1. 患者准备 治疗前维持患者生命体征平稳,告知注意事项,取得患者合作。出血量不大的患者,检查前3日少渣饮食,检查前1日流质饮食,检查日上午禁食。检查前晚用泻药清肠或清洁灌肠。

2. 器械准备 带冲水装置的结肠镜,其余器械准备同上消化道出血。

【手术方法】

与上消化道出血相比,下消化道出血能用内镜止血的并不多,大肠出血相对简单,可考虑内镜下治疗者较多见于内镜下治疗或术后吻合口出血;冲洗肠腔后如能找到出血部位,常用的治疗方法同上消化道,包括内镜下药物局部注射(可用于痔疮出血)、热凝止血和机械止血(金属夹)3种,根据不同病因采用一种或多种联合的方法止血。对于小肠出血,胃镜和结肠镜可用于十二指肠和末端回肠的小肠出血诊治。小肠镜操作复杂,内镜下治疗难度较大。

【术后处理】

监测生命体征,禁食或流质饮食,密切观察粪便颜色、血流动力学及血红蛋白等改变,观察是否有再出血。肠镜治疗后发生再出血时,应根据情况选择二次内镜下止血,并请介入科和外科会诊,以备介入、开腹手术等其他手段止血。

第六节　电动洗胃术

电动洗胃术是将胃管插入患者胃内,利用电动吸引器反复注入和吸出一定量的溶液,以冲洗并排出胃内容物,减轻或避免吸收中毒的胃灌洗方法。

【目的】

1. 清除胃内毒物或刺激物　减少毒物吸收,还可利用不同灌洗液进行中和解毒,用于急性食物或药物中毒。毒物进入人体后4～6小时洗胃最有效。

2. 减轻胃黏膜水肿　幽门梗阻患者饭后常有滞留现象,引起上腹胀满、不适、恶心、呕吐等症状,通过洗胃、减轻潴留物对胃黏膜的刺激,减轻胃黏膜水肿、炎症。

3. 手术或检查前的准备　如胃部、食管下段、十二指肠手术前。

【适应证与禁忌证】

1. 适应证　非腐蚀性毒物中毒,如有机磷、安眠药、重金属类、生物碱及食物中毒。

2. 禁忌证　强腐蚀性毒物(如强酸、强碱)中毒,肝硬化伴食管-胃底静脉曲张,胸主动脉瘤、近期内有上消化道出血及胃穿孔、胃癌等。

【术前准备】

1. 患者准备　评估患者,解释。患者头偏向一侧,平卧、松衣领、裤带。

2. 物品准备　洗胃机、清水桶、污水桶、小桶、洗胃液、治疗盘、治疗碗、纱布、镊子、血管钳、压舌板(必要时备开口器)、胃管、标本瓶、电筒、胶膏4根、剪刀、液状石蜡、弯盘、20ml注射器、水温计、一次性治疗巾。

【操作方法】

1. 接电源,开电源开关。

2. 铺治疗巾,电筒检查鼻腔,移下污水桶。

3. 洗手,戴口罩;备洗胃水,测水温后还原水温计,将注水管、排水管放入相应桶内。

4. 手套(放义齿),取胃管,测量长度(前额发际至剑突,45～55cm),胶膏定位,取纱布倒少许液状石蜡,润滑胃管前段,一手持镊子夹住胃管前段插入 10～15cm,拖入患者头部,顺势将胃管插入至预定长度,插管过程中做吞咽动作以便胃管顺利插入。指导患者在机器送气时避免张口,用鼻子吸气。避免治疗过程中发生胃胀气现象。用注射器注入 10ml 空气,听气过水声并回抽有胃液,证实在胃内后,胶膏固定,连接冲吸管与胃管,固定。

5. 洗胃机复位,按工作键,洗胃过程中密切观察病情。

6. 洗胃完毕,按工作键,分离胃管,松胶膏,取纱布,反折胃管前段并拔管(还原假牙)。脱手套,取纱布揩净面部,取治疗巾。整理床单位,协助医生进行下一步抢救处理。

7. 关电源开关,将洗胃机管道放入小桶内,污物桶置处置间倾倒,冲洗,提回治疗室,将洗胃机推回治疗室。

8. 清理治疗盘内用物,一次性用物毁形弃去,弯盘等浸泡。洗手,还用物至治疗室,擦治疗盘。

9. 接电源,大桶与小桶分别放入 5000ml、2000ml 84 消毒液,三管至入相应桶内开机消毒,冲吸完毕更换清水冲洗。洗手,擦拭治疗车上下两层及洗胃机,还原治疗盘,推车至抢救室,备清水半桶。

10. 洗手,取下口罩。

【注意事项】

1. 首先注意了解患者中毒情况,如患者中毒的时间,强酸强碱等腐蚀性毒物者切勿洗胃,以免造成穿孔,可给蛋清和牛奶内服,以保护胃黏膜。

2. 插管动作要轻柔,以免损伤胃黏膜,昏迷患者头偏向一侧,以免发生吸入性肺炎。

3. 洗胃过程中,若患者感觉或回流中带血或出现虚脱现象,应停止洗胃,遵医嘱及时处理。

4. 若患者呼吸困难,发绀者应先行吸氧,保证呼吸道通畅,再行洗胃。心脏停搏者暂停洗胃。

5. 服毒或精神失常,给予约束,宜用开口器防止咬伤舌头及口腔黏膜。

6. 洗胃时勿按压胃部,以防损伤胃黏膜,引起出血。

7. 为自我保护,工作人员可穿围裙,戴手套进行操作。

8. 常用洗胃液,如生理盐水、温开水、2% 碳酸氢钠溶液、0.02% 高锰酸钾等。

9. 温度为 25~38℃ 常用 10 000~20 000ml。

第七节　经皮内镜下胃、空肠造口术

经皮内镜下胃、空肠造口术(percutaneous endoscopic gastro-jejunostomy)是内镜引导下经腹壁穿刺在胃或空肠内置入造瘘管,重建消化道营养通路的技术。包括经皮内镜胃造口术(percutaneous endoscopic gastrostomy,PEG)和经皮内镜空肠造口术(percutaneous endoscopic jejunostomy,PEJ)。经皮内镜下胃、空肠造口术,是目前解决胃肠外营养最好的方法,可以避免剖腹手术,受到医生和患者广泛接受。

【适应证】

主要是经口摄入困难或摄入不足,胃肠功能正常,需长期营养支持者。

1. 神经系统疾病致长期丧失吞咽功能或吞咽困难者,如脑血管意外、外伤、重症肌无力、咽麻痹、多发性硬化,神经性厌食等。

2. 口咽部、食管恶性肿瘤致梗阻、食管穿孔、食管气管瘘。

3. 改善囊性纤维化、短肠综合征、烧伤等经口营养摄入不足患者的营养状态。

4. 严重胆外瘘需回输胆汁以助消化者。

5. 幽门梗阻或者恶性肿瘤致肠梗阻等的引流。

【禁忌证】

1. 绝对禁忌证

(1)难以纠正的凝血机制障碍或血小板减少。

(2)完全性口咽或食管梗阻、败血症、全胃切除术、器官穿孔等。

2. 相对禁忌证

(1)腹水。

(2)影响操作的胃前壁病变。

(3)门静脉高压所致腹壁静脉曲张。

(4)胃次全切除术后等。

【术前准备】

1. 患者准备　术前禁食或停止鼻饲8小时以上,目前均采用无痛苦麻醉下行内镜治疗,也可肌内注射解痉药。有些患者因张口困难应用开口器辅助放入牙垫,常规脉搏、氧饱和度监测,必要时血压、心电监测,以保证操作过程安全顺利。

PEG操作前一般先常规行胃镜检查,注意了解有无食管静脉曲张、幽门梗阻及胃前壁有无明显影响PEG的病变。重度以上的食管静脉曲张有可能在推拉造口管时引起曲张静脉破裂出血。如果患者行PEG是以肠内营养支持为目的,就应注意有无幽门梗阻及肠梗阻,这种情况不适于做PEG。

2. 器械准备　一般采用电子胃镜,活检孔28mm以上,经皮胃造瘘系统采用COOK公司胃造瘘管。

【操作方法】

(一)经皮内镜下胃造口术

经皮内镜下胃造口术是放置PEG管,提供一个更可靠的半永久性肠道通道,对于需要超过4周人工营养的患者需要考虑该方法。

胃造口包括牵拉法(Ponsky法)、推进法和穿刺法。

1. 牵拉法　内镜操作者通过活检通道插入一圈套或活检钳

在预定穿刺点的下方,体外操作者在内镜监视下用穿刺针经切口垂直穿入胃腔内,放引导导丝入胃腔内,内镜下用圈套或活检钳钳住引导导丝,连同内镜一起退出口腔。此时胃腔内快速注满空气,以保证胃体膨胀,将从口腔引出的环形引导导丝与胃造口管尖端的环形导线套接。在胃造口管外涂抹少许润滑剂,体外操作者将腹壁穿刺孔一侧的引导导丝垂直拖出,当造口管的尖端到达胃壁时,术者会感到有阻力,稍加拉力,造口管即可拖出腹壁。将外固定钮套入造口管固定在腹壁外并锁紧,记录造口管在体内的长度,接上接头。

2. 推进法　穿刺定位等步骤与牵拉法相同,引导导丝为一单根,经穿刺套管送入胃腔,内镜钳夹并经口腔取出,将一头带有扩张器的长硬造口管顺着导丝推入胃腔直至露出腹壁。此时导丝的两端应适当拉紧,协助造口管推入。

3. 穿刺法　此方法与以上两种方法不同之处是造口管改由腹壁放入。穿刺后经套管放入一条导丝,沿导丝扩张穿刺孔约0.8cm 后再放入一套管,经此插入一条 Foley 造口管或 Foley 尿管。将其前端气囊充气后,拔除套管,Foley 管在预定部位固定。

造口管放好后,8～12 小时便可开始进行管饲,先注入少许温开水,患者无不适,则可适当增加流质饮食。

(二)经皮内镜下空肠造口术

经皮内镜下空肠造口术对于建立一个空肠通路,在技术上要求很高,但对那些有胃轻瘫、恶心、呕吐和不能耐受经胃喂食的患者,可以提供一个可靠的半永久性通道。开始和胃造瘘一样,对于准备 PEJ 的患者预防性应用抗生素。PEJ 技术与胃造口术相似,但也有许多不同之处。首先从两侧肋缘下直到髂脊的大片区域需要做准备,因为透照可以发生在腹壁的任何地方。假如患者曾行过胃部分切除,胃肠道曾改过道,PEJ 可能要选择在腹中线的右侧。PEJ 需要两人操作,一人做穿刺,另外一个人是熟练的内镜医师。内镜医师必须预计到用手指按压找到透光处需要较长的时间(5~30分钟)。用21~23G的腰穿针作为探针,用其穿入小肠。与PEG相比,PEJ需要内镜医师用细的腰穿针更多次的试穿。Ponsky牵位术更加适合PEJ。当内镜通过胃进入小肠后,内镜医师要特别注意镜子头部是否已超过十二指肠。Billroth Ⅱ式术后的患者要将PEJ管放入输出襻。儿童用结肠镜对于未手术过的患者是有利的。可能要反复将肠镜进入或退出数次,以及用于指按压腹壁观察透光而确定造口的位置。

在开始操作前,做腹壁操作的医师,一手拿着麻醉用的注射器和针,另外一只手拿探针,假如看到透光了,迅速进行局部麻醉,并迅速将探针刺入小肠内。但要小心不要将穿刺针刺到内镜的镜身。然后将圈套器从内镜活检孔道送入小肠内并将探针牢牢抓住,然后腹壁操作的医师将套管针顺着探针穿入肠腔内。这时可以静脉给胰高糖素以减少小肠的张力。当套管针进入小肠腔内,再用圈套器抓住套管针并退出探针。然后将引导钢丝通过套管针送入小肠内,其后用圈套器抓住引导钢丝,经胃、食管和口腔拉出。这时再给引导钢丝处的皮肤局麻,并用手术刀将皮肤切开一小切口,然后在口腔处将PEJ管与引导钢丝连接,用牵拉法将造口管经食管、胃和小肠拉出腹壁。

【并发症及其处理】

1. 造口周围感染及脓肿形成

(1)主要原因:为常见并发症。发生这一并发症与患者因素有关(如糖尿病、肥胖、营养不良、长期用皮质激素);也与技术因素(如拉式PEG管、小的切开、没有预防性用抗生素);护理因素(垫片过度地牵拉)有关。

(2)预防及处理:在放置PEG管时预防性应用抗生素可减少感染发生。感染发生后除用抗生素治疗外,还要行局部清创引流。

2. 垫片埋藏综合征 垫片埋藏综合征是指内垫片下的溃疡或整个坏死,以致PEG管从胃内和腹部脱出。

(1)临床表现:PEG 管周围的漏出增加,PEG 周围的感染,导管的固定,喂饲时遇到阻力或喂饲时患者的腹痛。

(2)主要原因:可能是内垫片和外垫片压得过紧,也可能由于内垫片过硬、营养不良和疮口愈合不良或是由于营养的补充而使体重增加,使腹壁增厚。

(3)预防及处理:可在造口管和腹壁间留约 0.5cm 的空隙,以减少内垫片对胃黏膜的压力。将 PEG 管取出,即可以通过将 PEG 管推入胃内,然后用胃镜从嘴取出,也可以从腹壁将 PEG 管拔出。当患者几周或 1 个月未用造口管,内固定片可能完全被埋入胃壁或腹壁内,如果遇到这种情况,需要用针刀和电切开刀切开固定片以便将其取出。

3. 造口管滑脱 早期 1 周内的造口管滑脱是 PEG 严重并发症之一,常需改做开腹胃造口术及对症处理。1 周后造口管脱落,局部可能形成一瘘道,可用气囊造口管从原瘘口置入,注气后拉紧造口管,防止脱出及胃液外流。一般不需再次行穿刺胃造口术。

4. 出血

(1)主要原因:一般常见于食管静脉曲张的患者或穿刺点偏于胃体大弯侧,该处血管丰富,如多次穿刺也可引起出血。

(2)预防及处理:对食管静脉曲张、凝血机制障碍、腹水等患者行 PEG 应格外小心。胃腔内的出血一般拉紧造瘘管或内镜下处理均可获满意疗效。腹腔内出血应先观察及药物止血,因为这种出血一般并不严重,非手术治疗可解决。

5. 呼吸道反复吸入和感染 对于有肺炎史或食管炎史者,常常因为反复呼吸道吸入而造成反复发作性肺炎,可于造口前大剂量静脉注射抗生素及局部定期或每日过氧化氢溶液消毒,预防造瘘局部体表感染。

6. 营养管堵塞 常继发于药物或食物灌注后,可采取按揉营养管、注射器反复抽注水、应用酶液灌注等方法,若不成功可更换营养管。

第八节 胃肠减压术

胃肠减压术是将胃管自口腔或鼻腔插入胃内,利用负压和虹吸原理,吸引出胃肠道内的液体、气体和内容物,以降低胃肠道压力,缓解腹胀,减轻胃肠道壁充血水肿,局限炎症,有利于吻合口愈合,促进胃肠道功能恢复的一种治疗措施。

【适应证与禁忌证】

1. 适应证 ①急性胃扩张;②急性胰腺炎;③胃、十二指肠穿孔;④胃肠道手术后腹部胀气,胃排空障碍;⑤机械性或麻痹性肠梗阻;⑥误服毒物、毒药;⑦采集胃内容物,做胃液分析或行胃脱落细胞检查。

2. 禁忌证 ①食管狭窄;②严重的食管静脉曲张;③严重的心肺功能不全、支气管哮喘;④食管和胃腐蚀性损伤。

【术前准备】

1. 患者准备 充分评估患者病情及治疗情况,询问患者既往有无插管经历,了解心理状态与合作程度,观察鼻腔黏膜有无红肿、炎症,有无鼻中隔偏曲等情况。向患者解释胃肠减压的目的、操作过程及注意事项,取得患者配合。若戴眼镜或义齿,应取下妥善放置。

2. 器械准备

(1)导管:检查导管是否通畅,有无老化、破损、长度标记是否清楚,带气囊的导管充气后有无泄漏。

(2)负压吸引装置:分手提、电动负压吸引器、简易的带有弹簧装置的自动负压吸引装置。使用前应检查负吸引的效果。

(3)其他器械:治疗盘、弯盘、纱布、液状石蜡、注射器、黏合胶布、生理盐水、塑料布或治疗巾、止血钳或镊子等。

【操作方法】

1. 插管

(1)胃、十二指肠引流管置入:患者取坐位或半卧位,胸前铺塑料布或治疗巾,用液状石蜡纱布润滑胃管前段,左手持纱布托住胃管,右手持镊子夹住胃管前面沿一侧鼻孔缓慢插入,到咽部时(14~16cm),清醒患者嘱做吞咽动作,插入长度为 45~65cm(到达幽门长度约为 65cm)。昏迷患者插管时,应将患者头向后仰,当胃管插入会厌部时(约 15cm)左手托起头部。下颌靠近胸骨柄,加大咽部通道的弧度,使管端后壁滑行,插至所需长度。

(2)用注射器抽吸胃内容物,未抽出胃液可用以下方法检查:①将听诊器放剑突下,用注射器向胃内注入 10~30ml 空气,如能听到气过水声,表示管在胃中;②将胃管外端浸入一碗水中,若有持续多量气泡逸出,则表示误入管,应立即拔出;③若插气管过程中患者出现恶心、呕吐,应暂停片刻,嘱患者做深呼吸或做吞咽动作,随后迅速将管插入,以减轻不适。

(3)胃管位置调整合适后将鼻腔外端胃管拭净,用黏合胶布固定于鼻翼处。

2. 连接负压吸引装置 将胃管末端连接于负压瓶(或简易负压吸引器),再将负压瓶导管与吸引器的胶管相连。

3. 拔管

(1)胃管通常在术后 48~72 小时、肠鸣音恢复、肛门排气后拔除。

(2)拔胃管时,先将吸引装置与胃管分离,夹紧胃管末端,嘱患者吸气然后屏气,迅速拔出,以减少刺激,防止患者误吸。

(3)擦净患者鼻孔及面部胶布痕迹,妥善处理胃肠减压装置。

(4)记录拔管时间及患者反应。

【注意事项】

1. 胃肠减压管应妥善固定,防止扭曲、打折、受压、移位或脱出,一旦胃管脱出应及时报告医生。

2. 密切注意胃肠减压管是否通畅。

3. 每天检查胃管插入的深度,鼻饲前检查胃管是否在胃内,并检查患者有无胃潴留,胃内容物超过 150ml 时,应当通知医师减量或者暂停鼻饲。

4. 维持有效负压:①负压吸引器压力值为－5～－7kPa,既能保持有效吸引,又能防止发生引流管堵塞。②一次性负压吸引器负压值最大为－10～14kPa,一般胃肠减压器压下 2/3 即可。③负压盒应先排气,再连通胃管,防止气体挤入胃内。

5. 注射器抽吸减压应每隔 1～2 小时抽吸 1 次。

6. 胃肠减压期间应禁食、禁水,一般应停服药物。如需胃内注药,则注药后应夹管并暂停减压 0.5～1 小时,避免药物被吸出。

7. 观察引流物颜色、性状和量,并总结 24 小时引流液量。

8. 观察胃肠减压后的肠功能恢复情况,术后 12 小时即可酌情鼓励患者在床上翻身,有利于胃肠功能恢复。

9. 适当补液,加强营养,维持水电解质平衡。

10. 加强口腔护理,预防口腔感染和呼吸道感染,必要时给予雾化吸入,以保持口腔和呼吸道的湿润及通畅。

第九节　肝脓肿穿刺术

肝脓肿可由溶组织阿米巴原虫或细菌感染所引起。阿米巴肝脓肿的发病与阿米巴结肠炎有密切关系,且脓肿大多数为单发;细菌性肝脓肿常见的细菌有大肠埃希菌、金黄色葡萄球菌、链球菌、厌氧菌等。

【适应证与禁忌证】

1. 适应证　经影像学检查证实的肝脓肿,符合介入治疗的患者。肝脓肿直径为 5～10cm、脓肿张力不大、目前尚无破溃可能、位置表浅易于定位的脓肿。

2. 禁忌证　①有出血倾向者;②并存另一个紧急剖腹手术的绝对指征者;③穿刺针道无法避开大血管及胆囊者;④疑为肝棘球蚴病合并感染者;⑤脓肿早期,脓腔尚未完全液化,以实性炎症为主者;⑥疑为恶性肿瘤或血管瘤合并感染者;⑦脓肿较小或脓肿位置较深者。

【术前准备】

1. 患者准备　患者取平卧位,告知手术目的及过程,取得配合。术前常规查血液分析、凝血功能、血型。

2. 器械准备

(1)超声仪:选用线阵或扇型实时超声诊断仪,穿刺前以 40% 甲醛密封熏蒸消毒探头。

(2)穿刺针:常用型号为 18～23G,以 22G 最常用,长度为 15～20cm,根据脓腔的大小及部位,分别选用型号各异的套管针。

(3)引流管:为 12～14G 套管针。

(4)消毒的超声耦合剂。

3. 药物准备　给予 2% 利多卡因、甲硝唑注射液或庆大霉素盐水、敏感抗生素。

【操作方法】

1. 穿刺点选在脓腔离皮肤最浅、引流途径安全,避开肺、膈肌、胆管及胆囊的肋骨间隙。

2. 经 B 超定位后,手术部位常规消毒,铺无菌洞巾,以 2% 利多卡因按选定穿刺点逐层局麻至肝包膜,在 B 超引导下持穿刺针按预先选定位置及方向经皮穿刺缓慢进针,进入脓腔后拔出针芯,接 50ml 或 100ml 无菌注射器抽吸脓液,将抽出脓液送常规检查和细菌培养＋药物敏感试验。

3. 尽量将脓液抽吸干净,然后注入庆大霉素盐水或甲硝唑注射液反复冲洗,直至抽出液清亮。

4. 然后置引流管,拔出穿刺针针芯,缝线固定,末端接负压引流器引流,局部纱布包扎,胶带固定,密切观察血压、脉搏、体温及腹部情况。

5. 每日用敏感抗生素冲洗 2 次,3～5 日复查 B 超,根据脓腔变化至脓腔消失后拔管,如脓液黏稠,可注入糜蛋白酶。

【术后处理】

选用敏感抗生素静脉滴注,加强营养支持治疗。3～5 日后复查 B 超,患者体温正常、临床症状消失及超声显示脓腔基本消失或直径＜2cm 可拔出引流管。

第十节　内镜逆行胰胆管造影术

内镜逆行胰胆管造影术(endoscopic retrograde cholangio-pancreatography,ERCP)技术是当今临床医学中最受人瞩目的领域之一,其已经由当初的仅具有诊断价值,转化为有诊断和治疗作用的技术手段,为目前胆系和胰腺疾病诊断和治疗的基本技术之一。ERCP 技术与其他内镜技术相比是一项复杂且难度较大的内镜技术,具有一定的危险性,正确的掌握该技术需一定的时间并需接受正规的训练,这对减少并发症的发生,降低 ERCP 的危险性至关重要。急诊 ERCP 技术多用于急性胆管炎和胆源性胰腺炎的治疗,在一些患者不仅可缓解症状还可针对病因治疗,为随后可能的手术治疗提供充分的准备。

一、诊断性胆管造影

【适应证与禁忌证】

1. 适应证　随着其他非侵入性和微侵入性影像技术的广泛运用,如 CT、内镜超声、MRCP,已很少单独应用内镜逆行胆管造影作为诊断手段。诊断性胆管造影主要适用于有以下临床表现的患者,如高度怀疑胆道梗阻、胆道炎症或者胆胰管的肿瘤。主要的适应证,见表 8-1。

表 8-1　诊断性胆管造影

疑有胆道疾病	内镜下行组织和胆汁取样
疑有胆道梗阻所致黄疸或胆汁淤积	组织活检、细胞刷、细针穿刺
急性胆管炎	胆汁采集
结石性胰腺炎	术前定位
其他影像学检查见胆道损伤	恶性肿瘤
胆瘘	良性狭窄
引导内镜下指令	慢性胰腺炎
括约肌切开术	测压
胆道引流	Oddi 括约肌
	胆道

2. **禁忌证**　大部分的禁忌证都是相对禁忌证,在这些患者中需要权衡检查的风险和潜在的益处。在选择患者时,病情严重和不稳定的患者,如急性胆管炎伴休克或胆管结石所致败血症或胆管狭窄,诊断性胆管造影对挽救患者的生命仍具有重要价值。ECRP 运用于急性坏死性胰腺炎和临床低度怀疑胆管结石的患者被认为是相对禁忌证,因为胰管造影可能导致胰液细菌感染。其他相对禁忌证,包括病情不稳定的心肺疾病患者或者严重的凝血功能障碍的患者。生命垂危的患者,若因临床确需要做的,ERCP 术前常需要充分的准备。ERCP 一般不建议用于疑有 Ⅲ 型 Oddi 括约肌功能异常的患者(除非需要测压)。

【术前准备】

1. **患者准备**　最近的用药史和体格检查结果;全血细胞计数、凝血酶原时间和部分凝血活酶时间、血清肝功能、血清淀粉酶和(或)血清脂肪酶;上腹部 B 超、CT 和(或)MRCP;碘过敏者试验。

下午检查的患者早餐可进食流食。准备麻醉的患者需禁食12~16 小时和(或)检查前晚进食流食。有便秘的患者或近期口服造影剂的患者,可以口服缓泻清洁剂,以清除肠内容物;有条件者在检查前 30～60 分钟口服二甲聚硅氧烷溶液可以减少胃肠内泡沫。

2. 器械准备

(1)内镜设备:对于一些特殊患者如 Billroth Ⅱ式术后、Roux-Y 胃肠吻合者及胆肠吻合的患者,可先备用标准的侧视十二指肠镜,有时需使用 160cm 的儿科结肠镜或 220cm 的肠镜,位于达到胆管。

(2)放射设备:最好选择平台能活动变化的 X 线机,它可以使患者头部和脚部都倾斜 30°,C 臂型 X 线机可以进行头部、足部、垂直和水平方向的运动,因此可以进行多角度的观察。

(3)保护设备:铅围裙、铅眼镜和对甲状腺的保护设备。

【操作方法】

1. 操作前准备和患者镇静

(1)监测:建立静脉通路,监测血压、脉搏、ECG、血氧饱和度。

(2)患者镇静:常规使用镇静和镇痛药物,如地西泮、咪达唑仑(2～10mg)、哌替啶(25～150mg)或枸橼酸芬太尼(50～150μg),给药方式为缓慢静脉注射。有时需用抗蠕动药(如胰升血糖素或阿托品)抑制患者十二指肠蠕动。

(3)急救药物和设备:治疗心动过缓药物(如阿托品)和高血压药物(如拉贝洛尔);苯二氮䓬类和麻醉拮抗药作为急救用药,需在患者出现强烈药物反应时使用;且需有全自动除颤仪。

2. 患者体位　在开始插镜时,为便于通过胃通常患者取左侧卧位,左手臂于背后,内镜进入十二指肠后再取俯卧位。

3. 进镜方法

(1)按常规操作插入内镜,至食管下端,旋转弯角钮向下观察贲门口,无病变可顺利通过贲门入胃内。

(2)进入贲门后,调弯角钮向下,像前视镜那样边注气边进镜通过胃体部,抵达胃窦部。

(3)通过幽门与前视镜不同,十二指肠到达幽门口前,必须使幽门成半月形,才能通过幽门到达十二指肠球部。

(4)到达球部后再少许进镜,并将镜身顺时针方向旋转 60°～90°,再将弯角钮向上,便可通过十二指肠上角,到达十二指肠降部拉直内镜后,即可在十二指肠降部找到乳头。

4. 主乳头插管方法　患者取俯卧位,乳头插管最好在平面中心位置进行,借助于内镜弯曲部的上下左右弯曲功能及旋转镜身,使用抬举器,精细调节造影导管的头端,并吸出肠腔内过多气体,推进或回拉内镜,以帮助内镜头端接近乳头。

如果开始时乳头不明显,可以轻轻地抬起黏膜皱褶,可以注入更多的气体使其扩张,或使用胰高血糖素抑制蠕动,以利于乳头的显露。如果出现十二指肠憩室,那么主乳头常位于憩室边缘,但是有 5%～10% 的病例乳头位于憩室内。

随后可进行主乳头插管。插管方向朝向镜面的 11～12 点更容易进入胆管;若朝向 3～5 点的方向更容易进入胰管。胆管开口常位于 10 点至 2 点钟的范围内。插管时导管顶端要轻柔地插入乳头开口。深插管(即导管插入乳头开口超过 1cm 即为深插管)为更加安全的位置,其可以进行注射、液体吸引,患者体位的改变及内镜位置的改变,均不会引起导管滑出。

5. 选择性胆管深插管　在大多数有胆管病变的患者,开始一般常选择 5F 的标准导管,随后加用导丝或者切开刀来帮助。如果插管的角度与头端的方向不一致,改用切开刀或弯曲导丝的头端往往能取得合适的角度。在主乳头明显的患者(即乳头很明显地突入十二指肠腔内),胆管内的通道常常好像阶梯样。开始插管要稍内头侧,然后再使其稍垂直于肠壁,然后再插向头侧。在此操作的过程中同时需要将内镜向头侧处,并降低抬举器,将镜头靠近乳头。当最初向头端并同时垂直插管时,锐利的导丝可能穿透壶腹部顶端。因此需要轻柔地插入导丝和更加垂直地插入导管。

6. 造影与摄片　插管成功后,当确认导管已插入胆管内,先注入已稀释(15%泛影葡胺)的造影剂,推注速度为每秒0.2～0.6ml为宜,压力不宜过大,注入量太大、过浓,可遮盖病变(结石)。标准的造影剂(泛影葡胺)浓度应为25%～30%,在胆管造影中最常用。这一浓度可使直径2～6mm的小胆管显影良好,还能使扩张胆管内的充盈缺损很好地被显示。然而胆管狭窄的细节和末端肝内胆管的显影最好要用不稀释的造影剂(50%～60%浓度)。

注射器最好使用20ml的注射器,因为其可以避免经常更换注射器(常更换注射器会导致气泡进入)。每次更换注射器,需要往回抽吸,以排空Luer连接管内的气泡,并且使造影剂充盈导管头。造影剂的注射需在X线监视下进行。

退出内镜时,边吸引边退镜,推出内镜,按照病灶部位可转动体位,使病灶显示清楚再行摄片。

二、诊断性胰腺造影

【适应证与禁忌证】

1. 适应证

(1)腹痛和(或)实验室及影像学提示有胰腺疾病。

(2)不明原因的复发性急性胰腺炎。

(3)发作期的急性重症胆源性胰腺炎。

(4)胰腺癌的姑息性治疗。

(5)已证实或怀疑有胰瘘的患者。

(6)胰腺功能不全或吸收不良的。

(7)合并有腹痛、黄疸或胰瘘的慢性胰腺炎,准备手术治疗作为手术前的辅助治疗。

(8)胰腺假性囊肿的治疗或术前辅助治疗。

(9)发作性腹痛,怀疑为Oddi括约肌功能紊乱的测压。

2. 禁忌证

(1)仅仅为了诊断不是行内镜下逆行胰腺造影的适应证。

(2)对于单纯性腹痛而其他检查是正常的。

【术前准备】

患者的准备、镇静药应用、体位和诊断性胆管造影是相同的。对下列患者要在术前用抗生素:已知或怀疑有实质性坏死、胰管梗阻、胰瘘、在腹腔有积液而且不易引流的患者,如胰周的积液和假性囊肿者。

【操作方法】

内镜在十二指肠的位置是有效行胰胆管插管造影的关键。对于胆管造影最佳的镜头位置是从乳头的下方向上看,十二指肠的降部的近端向后看。随后的插管向上和稍微向后而进入胆管,相当于乳头钟面10~12点的位置。相反胰管造影的镜头最佳位置是面对着乳头,稍微向前看的位置,插管时按稍微向前和向上的轨道而进入胰管,大概位于乳头钟面的1~3点的位置。

主乳头插管的设备与胆管造影相似。当导管已明显插入后,可在透视的指导下谨慎地注入造影剂,但要比胆管造影更缓慢地推注造影剂。正常胰管的容积比胆管小得多,过度的充盈,即使是很小剂量造影剂的注入也会引起不良后果。插管至正常分支或异常的导管系统。刚开始注入造影剂也会引起阶段性的过度充盈。同样用导丝引导的插管也必须比胆管插管小心谨慎,因为导丝可以导致分支的穿孔,也可以发生在注入造影剂之前。一旦证实位置正确就可以进行胰管完全充盈的造影。

如果发现有解剖学的异常、病理变化、胰腺分裂等要避免从主乳头插管胰腺造影,约90%可经由副胰管插管来完成。假如辨别和操作困难,可以用促胰液素以促使胰液排出至十二指肠,一般在用药数分钟内即可出现效果。同时可以喷洒亚甲蓝至十二指肠,这样有利于看见清亮的胰液。一旦看清楚了副乳头即可插管,插管通常稍向头后侧的水平方向,通常需要用较小直径的配件,进入胰管并且显影。

胰管插管多选择垂直于十二指肠壁或在钟面 1～2 点位置进行,避免过度挤压乳头,以免乳头水肿影响插管。插管不顺利时,可多次轻微改变方向和位置。胆管插管多从乳头插入,有时通过用导管挑起乳头顶部,向钟面 11～12 点方向插管。

三、胆管炎的急诊 ERCP 治疗

需急诊 ERCP 处理的胆管炎多为重症急性胆管炎,也称急性梗阻性化脓性胆管炎。多由胆道结石、寄生虫、肿瘤、狭窄等原因导致胆道梗阻,继发胆管化脓性感染,使胆管内压力升高,当该压力大于胆管分泌压时可出现胆管静脉反流,出现全身脓毒血症,还可因脓性分泌物进入肝出现肝脓肿,部分患者还可出现弥散性血管内凝血(DIC)。重症急性胆管炎典型的临床表现为 Charcot 三联征(腹痛、黄疸、寒战高热),部分患者可出现五联征(精神症状及休克)。以往该病多由外科医生处理,但手术创伤大,病情复杂,患者死亡率较高。随着内镜技术的进步,急诊 ERCP 胆道引流的成功率高达 95%,目前已经成为治疗该病的标准方法。

对于单纯胆总管结石或壶腹部嵌顿结石所致的重症急性胆管炎,应首选鼻胆管引流治疗。若患者一般状况允许,可在 Oddi 括约肌切开(EST)后行碎石及取石治疗,彻底解除胆道梗阻;若取石不彻底或考虑到切开的乳头水肿有可能再次导致引流不畅时,应放置鼻胆管引流,以保持胆汁及脓液顺利排出。如果患者一般情况较差,不允许做过多的操作,可在 EST 后植入鼻胆管引流,部分患者可不切开括约肌直接行鼻胆管引流,待患者一般状况好转后再做进一步手术或内镜治疗。若梗阻由乳头部或胆总管下段良性狭窄引起,可在狭窄部位做切开或用扩张器扩张狭窄部位后植入鼻胆管,待患者一般情况好转可考虑置入支架缓解狭窄,避免再次发作重症急性胆管炎。若梗阻由恶性肿瘤引起,患者多表现为黄疸、发热,可在内镜下用导丝通过狭窄部位后置入支架或鼻胆管,以达到引流胆汁的目的。

四、急性胰腺炎的急诊 ERCP 治疗

目前急诊内镜治疗急性胰腺炎仅限于胆源性胰腺炎(ABP)的患者。急性胆源性胰腺炎的内镜治疗尽可能在 24 小时内行 EST,超过 72 小时行 EST 则并发症将增加。在发病初期终止高压胆汁逆流至胰腺是治疗急性胆源性胰腺炎的关键。急性胆源性胰腺炎患者,在早期手术后由于疾病本身和手术的双重打击,易引发全身性炎症反应综合征和多器官功能不全综合征,创伤大、恢复慢。ERCP 或 EST 可先在微创下及早发现并解除急性胰腺炎的病因,缓解症状,使患者渡过急性反应期,防止急性胰腺炎向重症发展,可推迟甚至避免手术。

五、急诊 ERCP 的并发症及其处理

因技术本身的原因,ERCP 操作的过程中仍不可避免出现一些并发症,这在急诊 ERCP 过程中更容易出现。因为所有这些需急诊 ERCP 的患者,一般状况多较差,且存在严重感染、血容量不足、乳头水肿、凝血功能差等危险因素。

1. 出血 ERCP 手术过程中乳头切开造成的局部出血通常微量,多可自行止血,如果因渗血而影响视野可用 1∶10 000 去甲肾上腺素于切开边缘及出血点处注射止血。搏动性出血可采用注射止血或钛夹止血,若活动性出血在很短时间内即使视野模糊内镜下无法观察出血部位,说明可能存在较大的动脉出血,宜尽早考虑外科手术止血。出现大出血多因为切开方向错误或因切口过大及乳头部血管变异等引起。

2. 穿孔 ERCP 术中导致的穿孔是相对少见但严重的并发症,引起穿孔的原因主要是切口过大和切开方向的错误。向肠腔内注入造影剂时可见造影剂漏至腹腔,或腹部透视时可见膈下游离气体,或 CT 示后腹膜积气;若穿孔较大可直接观察到切开后呈

黑洞样的穿孔,通常小的穿孔不表现出临床症状。小穿孔可非手术治疗:以钛夹夹闭穿孔处,并留置鼻胆管和胃肠减压管,禁食、禁水,静脉补充营养物质和抗生素。经过处理患者临床症状加重,出现腹痛发热等表现,多预示着保守治疗失败,需外科手术修补穿孔处。对于较大的穿孔预计非手术治疗不能成功或合并大出血时,宜尽早手术治疗。

3. 感染　ERCP 术后感染多发生在原有胆道感染合并引流不畅的患者。预防 ERCP 术后感染最主要的办法是积极引流,包括扩大乳头切开、处理狭窄胆道、取出引起阻塞的结石、置入鼻胆管进行胆道冲洗等。

4. 胰腺炎　ERCP 术后胰腺炎多出现在术后数小时,发生率约为 3%。通常表现为腹痛和淀粉酶升高。重症胰腺炎少见,非手术治疗多可很快恢复。

参 考 文 献

［1］ 邓长生.消化疾病急症学.北京:人民卫生出版社,2016.

［2］ 王晶桐.消化内科以问题为中心的教学手册.北京:北京大学医学出版社,2012.

［3］ 王莉慧,刘梅娟,王箭.消化内科护理健康教育.北京:科学出版社,2018.

［4］ 叶丽萍,毛鑫礼,何必立.消化内镜诊疗并发症的处理.北京:科学出版社,2018.

［5］ 吴斌,陈小良,李建忠.消化内镜基本操作规范与技巧.北京:科学出版社,2017.

［6］ 张震,王学梅.消化系统急症的超声诊断.沈阳:辽宁科学技术出版社,2017.

［7］ 陈靓靓,朱玉环.内科危重症急救手册.北京:金盾出版社,2016.